U0396531

黄汉儒　主审

吴小红　秦祖杰　主编

《民族醫藥報》验方汇编

广西科学技术出版社
·南宁·

图书在版编目（CIP）数据

《民族医药报》验方汇编 / 吴小红，秦祖杰主编. —南宁：广西科学技术出版社，2021.12
ISBN 978 - 7 - 5551 - 1501 - 4

Ⅰ. ①民… Ⅱ ①吴… ②秦… Ⅲ ①民族医学—验方—汇编—中国 Ⅳ ①R29

中国版本图书馆 CIP 数据核字（2021）第 267682 号

《民族医药报》验方汇编

吴小红　秦祖杰　主编

策划编辑：罗煜涛	责任校对：吴书丽
责任编辑：李　媛	装帧设计：韦娇林
助理编辑：梁佳艳	责任印制：韦文印

出 版 人：卢培钊
出版发行：广西科学技术出版社
社　　址：广西南宁市东葛路 66 号
邮政编码：530023
网　　址：http://www.gxkjs.com
印　　刷：广西民族印刷包装集团有限公司

开　　本：890 mm×1240 mm　1/32
字　　数：650 千字
印　　张：26
版　　次：2021 年 12 月第 1 版
印　　次：2021 年 12 月第 1 次印刷
书　　号：ISBN 978 - 7 - 5551 - 1501 - 4
定　　价：360.00 元

编委会

序

　　民族医药是我国传统医药的重要组成部分，其丰富多彩的诊疗方法和大量行之有效的验方、秘方，曾经为各民族的健康繁衍发挥了积极的作用，至今仍是广大人民群众赖以防病治病的有力武器。

　　《民族医药报》作为我国独家全国公开发行的民族医药类专业报纸，自创刊以来，一直高度重视民族医药独特诊疗技术及验方、秘方、单方的收集整理和宣传报道工作。经过多年的努力，现将收集到的多条验方、秘方，除已在报纸上公开发表外，由有关专家汇总和审定，编写成《〈民族医药报〉验方汇编》，以满足专业工作人员和各民族病患者的临床需求及科研、教学、产业开发的需要。

　　该书即将公开出版发行，希望它能为民族医药事业和产业的发展发挥应有的促进作用。在临床应用方面，建议在专业人员的指导下选择针对病证的验方，以期安全有效。

　　是为序。

黄汉儒

2021 年 11 月

　　黄汉儒，教授，主任医师，博士研究生、硕士研究生导师，享受国务院政府特殊津贴专家（有突出贡献的专家），首届桂派中医大师，第五批全国老中医药专家学术经验继承工作指导老师。广西民族医药研究院名誉院长（原广西民族医药研究所首任所长），广西中医药大学壮医药学院名誉院长，广西国际壮医医院壮医学术首席专家，民族医药报社首任社长，中国民族医药学会、中国民族医药协会原副会长，广西民族医药协会终身名誉会长，广西壮族自治区第八届全国人大代表，广西壮族自治区第六届、第八届政协委员。我国壮医药学术理论的奠基者、壮医药学科的主要创建者和学术带头人，主编出版《壮族医学史》《中国壮医学》等学术专著。

前　言

　　民族医药是各族人民长期与疾病做斗争的经验总结，是祖国传统医药的重要组成部分，其历史悠久，理论各具特色，诊疗技法、方药临床疗效显著，至今仍为各民族的健康繁衍发挥着积极的作用。

　　《民族医药报》创办于1989年，是我国目前唯一一种公开发行的民族医药类专业报纸。30多年来，《民族医药报》始终坚持以弘扬民族医药文化、服务大众健康为己任，专注于推动民族医药传承创新发展，刊登了大量介绍民族民间方药的文章，普及推广民族医药独特的防病治病、养生保健理念及方法。民族医药也因其简、便、廉、验的特色而深受读者及患者的信赖。

　　21世纪以来，人们对民族医药的关注与日俱增，将特色突出、疗效显著的民族民间方药结集出版的呼声日益高涨。为此，《民族医药报》编辑部收集整理了2013—2019年《民族医药报》刊登的验方、秘方，经过分类编目、规范体例、文字审定，最后由专家把关定稿，辑成这部约65万字、收录约2000组（共4000多条）验方的著作——《〈民族医药报〉验方汇编》。这些验方、秘方是《民族医药报》传承和弘扬民族医药文化的重要成果，可服务广大患者，为大众防病治病提供参考。该著作的出版，对广大民族医药工作者的临床诊疗用药和教学、科研等方面具有重要的参考价值，对促进民族医药事业发展、推动民族医药走向世界具有重要的现实意义。

　　《〈民族医药报〉验方汇编》即将付梓，在此对坚守在民族医药宣传阵地辛勤耕耘的全体工作者，为《民族医药报》提供验方、秘

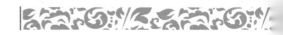

方的民族民间医生和医学爱好者，关心和支持《民族医药报》的医药专家和社会各界人士等表示衷心的感谢。未来，《民族医药报》将继续肩负起传承和弘扬优秀民族医药文化的重任，讲好民族医药故事，为促进民族医药的传承和创新发展做出新的更大的贡献。

编者

2021 年 11 月

编写说明

　　一、本书收录的医药方是 2013 年 1 月至 2019 年 12 月《民族医药报》刊登的验方、秘方。

　　二、在编写体例上，每组验方分列序号、献方人及献方时间、药方、用法、主治，以便查阅和进一步临床验证。验方序号（如【验方 01】【验方 02】）以献方人进行编排，每位献方人对应 1 组验方，每组验方包含 1 条或 1 条以上单方、复方。

　　三、本书的病名以遵循原方为主，中医、西医、民族医病名均使用。

　　四、本书的药名以遵循原方为主，按原方抄录。

　　五、本书所收录医药方的药物剂量采用法定计量单位（如克、千克、毫升、升）。药物凡未注明鲜用者，均为干品；药方凡用到酒的，如无说明，一般指米双酒。

目 录

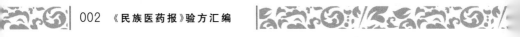

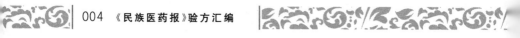

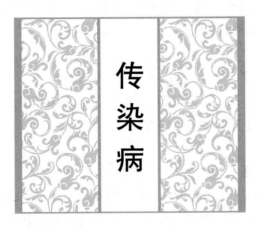

传染病

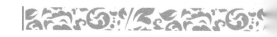

病毒性肝炎

【验方 01】（张立华，2015 年 8 月 14 日）

柴胡 10 克，赤芍 20 克，生地黄 20 克，麦冬 10 克，制大黄 10 克，茯苓 50 克，茵陈 20 克，青黛 20 克（包煎），板蓝根 50 克，滑石 30 克，栀子 10 克。水煎服，每日 1 剂，10 日为 1 个疗程。适用于黄疸（阳黄）型肝炎。

【验方 02】（丹霞，2015 年 11 月 20 日）

白背桐 30 克，小田基黄 15 克，红穿破石 15 克。水煎服，每日 1 剂。适用于慢性肝炎、肝脾肿大。

【验方 03】（玉凤花，2015 年 11 月 20 日）

地苦胆 10 克，鸡桑根 30 克，茵陈 15 克，红穿破石 20 克，蓝花柴胡 10 克，藤黄连 15 克，葫芦茶 20 克，露兜簕 20 克，羊耳菊 15 克。水煎服，每日 1 剂。适用于黄疸型肝炎。

【验方 04】（张勤，2019 年 8 月 30 日）

（1）乙型肝炎。金钱草 12 克，车前子 12 克（包煎），泽泻 12 克，薏苡仁 12 克，决明子 15 克，山楂 12 克，牡丹皮 10 克，丹参 15 克，白花蛇舌草 15 克，紫河车 12 克，桑枝 30 克，生黄芪 15 克，何首乌 12 克，当归 12 克，大黄炭 10 克，生地黄 15 克，桃仁 15 克，黄精 10 克。水煎 2 次，合并药液，分早晚 2 次服，每日 1 剂。有清除余邪、扶正补虚、调理气血之功效。

（2）甲乙混合型肝炎。大青叶 15 克，板蓝根 50 克，生石膏 30 克（先煎），茵陈 50 克，生大黄 10 克，半枝莲 30 克，白花蛇舌

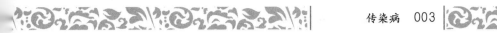

草 30 克，焦苍术 15 克，炒白术 30 克，垂盆草 35 克，车前子 30 克，炒黄芩、炒黄柏各 15 克，知母 10 克，黄芪 30 克，柴胡 15 克，制香附 15 克，炙鸡内金 6 克，炒谷芽、炒麦芽各 30 克，焦山楂 15 克，生甘草 8 克，海金沙、金钱草各 30 克。水煎，分 3 次服，每日 1 剂。

（3）黄疸型肝炎。茵陈 60 克，栀子、黄柏、大黄各 15 克，赤芍、蒲公英、板蓝根各 30 克，虎杖 10 克。水煎，分 2 次服，每日 1 剂。有清热利湿、疏肝利胆之功效。胆汁淤积，酌加丹参、牡丹皮、泽兰；蛋白质代谢紊乱，加桃仁、红花、党参、黄芪、白术、厚朴。

【验方 05】（郭旭光，2019 年 1 月 11 日）

（1）茵陈、葛根、白茅根、茯苓、山楂、佩兰各 10 克，铁观音茶 3 克。上药加清水适量，浸泡 10～15 分钟，煎取药液，分 3 次服，每日 1 剂。适用于酒精性肝炎。

（2）石斛、茵陈、鱼腥草、玉竹、谷芽、麦芽、枸杞子、白芍各 15 克，野菊花、郁金、佛手、牡丹皮、鸡内金各 10 克。水煎服，每日 1 剂，30 日为 1 个疗程，可连服 1～2 个疗程。适用于慢性乙型肝炎。

【验方 06】（古月，2018 年 6 月 8 日）

生地黄、沙参、柴胡、延胡索、麦冬各 12 克，当归、枸杞子、牡丹皮、五味子、女贞子各 10 克，白茅根、虎杖各 15 克。水煎，分 3 次服，每日 1 剂。适用于慢性丙型肝炎。

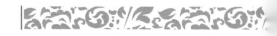

【验方07】（郑玉平，2018年12月28日）

柴胡、当归、莪术、党参、炒白芍、茯苓各10克，茵陈、丹参、黄芪、女贞子各20克，板蓝根、五味子各15克。水煎2次，合并药液，分早中晚3次服，每日1剂。亦可共碾为末，炼蜜为丸，每丸重10克，每日服3丸。适用于急慢性病毒性肝炎。

【验方08】（景胜辑，2013年5月3日）

茵陈30克（后下），大黄、郁金、连翘、枳壳各15克，金银花、蒲公英、金钱草、薏苡仁各12克，栀子、黄芩、黄柏、牡丹皮各10克，青黛3克（冲服）。水煎服，每日1剂。适用于急黄型重症肝炎。

【验方09】（张大夫，2017年1月27日）

（1）胆汁淤积型肝炎。茵陈30克，栀子12克，大黄10克，赤芍30克，水红花子30克，郁金15克，垂盆草30克，泽兰15克，莪术10克，甘草6克，泽泻12克，薏苡仁30克，柴胡12克，虎杖30克。水煎服，每日1剂。

（2）胆汁淤积型肝炎。茵陈30克，虎杖20克，赤芍30克，丹参20克，郁金10克，白茅根30克，茜草、生大黄各10克，炒栀子15克。水煎服，每日1剂。大便溏泻，去大黄，加炒白术、茯苓；胸腹满闷，加厚朴、全瓜蒌、槟榔；心烦欲呕，加竹茹、豆蔻仁；发热，加金银花、连翘；寒热往来，加柴胡、黄芩。

（3）湿热疫毒之邪内蕴肝胆，胆汁溢于肌肤而发黄。茵陈、赤芍各30克，白术、茯苓、赤小豆、玉米须、白茅根各20克，大黄、栀子、泽兰、红花、益母草各10克。水煎服，每日1剂。

【验方 10】（梁庆森，2017 年 4 月 21 日）

白花蛇舌草、麦芽、谷芽、车前草各 30 克，虎杖 15 克，栀子、枳壳、牡丹皮各 10 克，龙胆草、柴胡各 6 克。煎取药液 800 毫升，分 2 次服，每日 1 剂，30 日为 1 个疗程。适用于乙型肝炎。每个疗程结束后检查肝功能、乙肝两对半各 1 次。治疗期间必须注意忌食辛辣、油炸等热性食品，戒烟酒，远房事，并适当锻炼身体。

【验方 11】（王廷兆，2017 年 6 月 2 日）

败酱草、夏枯草、车前草各 60 克，茵陈 15～30 克。水煎，分 2～3 次服，每日 1 剂，15 日为 1 个疗程。适用于传染性肝炎。

【验方 12】（百越，2017 年 7 月 7 日）

车前草 100 克，茵陈 30 克，金钱草、板蓝根各 20 克，泽兰、赤芍各 15 克，炒麦芽 5 克，生栀子、生大黄、白术、神曲、山楂各 10 克。水煎服，每日 1 剂。适用于黄疸型肝炎。

【验方 13】（马龙，2018 年 1 月 26 日）

（1）茵陈 30 克，栀子 6 克，生大黄 3 克。水煎，分 2 次服，每日 1 剂。适用于乙型肝炎。热重者，加柴胡、黄芩各 6 克；恶心呕吐者，加砂仁、藿香各 5 克；腹胀者，加厚朴、枳壳各 30 克；食欲不振者，加焦三仙 10 克；尿黄者，加木通 6 克。

（2）茵陈 30 克，茜草 18 克，板蓝根 15 克，白茅根 60 克。水煎，分 2 次服，每日 1 剂。适用于乙型肝炎。便秘者，加大黄；腹痛者，加郁金、延胡索；腹胀者，加枳壳、厚朴；呕吐者，加枳实。儿童剂量酌减。

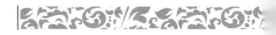

（3）大青叶 20 克，田基黄 20 克，茵陈 20 克，鸡蛋 2 个。将鸡蛋洗净外壳，与诸药一起入锅，加 400 毫升水煮 30 分钟，滤取药液，分早晚 2 次吃蛋喝汤，每日 1 剂，连服 7 日。适用于乙型肝炎。

【验方 14】（张勤，2018 年 12 月 28 日）

（1）活血解毒清热方。虎杖 500 克，露蜂房、紫草、龙胆草、槟榔各 100 克。露蜂房蒸后微火烤干，与其他药共研细粉，炼蜜丸，温水送服，成人每次服 10 克，每日 3～4 次（儿童剂量酌减）；或以茵陈、板蓝根、连翘煎水送服。有活血解毒、利湿清热之功效。适用于乙型肝炎。

（2）抗原汤。当归、白术、柴胡各 10 克，茯苓、虎杖各 15 克，茵陈 20 克，白花蛇舌草 30 克，甘草 6 克。水煎服，每日 1 剂，30 日为 1 个疗程。有清热解毒、活血调肝之功效。适用于乙型肝炎。

（3）疏肝健脾汤。柴胡、枳壳、川芎、香附各 12 克，郁金、太子参、茯苓各 15 克，陈皮、半夏各 12 克，白术、黄芩各 15 克。水煎，分 2 次服，每日 1 剂。有疏肝理气、健脾和胃之功效。适用于乙型肝炎。

【验方 15】（韩玉乐，2018 年 1 月 26 日）

（1）健脾疏肝饮。苍术、白术、茯苓、厚朴、郁金、谷芽、麦芽、姜半夏各 10 克，桂枝 4.5 克，木瓜、青皮、陈皮各 6 克，甘草 3 克。水煎服，每日 1 剂。有疏肝解郁、健脾化湿之功效。适用于慢性肝炎早期肝硬化，证属脾虚肝郁、湿浊内蕴者。

（2）犀泽汤。水牛角 30 克，泽兰、败酱草 15 克，苍术 10 克，仙人对坐草、土茯苓、平地木各 30 克。水煎服，每日 1 剂。有清热解毒、活血祛瘀之功效。适用于慢性肝炎早期肝硬化，证属湿、热、瘀相互交结者。

【验方 16】（王庭巧，2014 年 9 月 26 日）

（1）蜂房、太子参、黄芪各 20 克，虎杖 12 克，五味子 10 克，丹参、牡丹皮各 15 克。水煎，分 2 次服，每日 1 剂，1～2 个月为 1 个疗程。适用于急慢性乙型肝炎。

（2）黑蚂蚁 50 克，黄芪、茵陈、鳖甲、三七各 10 克，五味子、淫羊藿各 5 克。烘干研成细末，成人每次服 5 克，饭后用温水加蜂蜜调服，每日 3 次，3 个月为 1 个疗程。适用于急慢性乙型肝炎。一般服 2 个疗程后病情稳定。

【验方 17】（朱时祥，2013 年 8 月 30 日）

（1）鲜小蓟全草 200 克。煎取药液 200 毫升，分 2 次服。适用于传染性肝炎。

（2）鲜马兰根 50 克，茵陈、地耳草各 30 克。水煎服，每日 1 剂。适用于急性肝炎。

（3）虎杖 10 克，田基黄 15 克，大黄、栀子、茵陈各 10 克。水煎服，每日 1 剂。有祛湿、清热、退黄、保肝之功效。适用于各型肝炎。

（4）半边莲 15 克，白茅根 30 克。水煎代茶饮，每日 1 剂，连服 10～20 日。适用于黄疸型肝炎、肝硬化及肝硬化腹水。

（5）玉米须 15 克。水煎代茶饮，每日 2 剂。有利尿退黄之功效。适用于湿重于热的黄疸（阳黄）型肝炎。

（6）茵陈 15 克，干姜 6 克。水煎服，每日 1 剂。有温阳利湿、疏肝化瘀之功效。适用于阴黄，症见身目黄染，神疲食少，腹胀如鼓，舌淡，脉沉细。

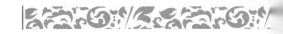

结核病

【验方01】（张志远，2013年11月29日）

十大功劳30克，矮地茶30克，百部120克。共研细末，炼蜜为丸，每丸重15克。每次1丸，每日3次，温水送服。适用于结核性胸膜炎。

【验方02】（唐崇茂，2019年10月25日）

（1）太子参20克，沙参25克，百合50克，川贝母15克，紫菀20克，炙百部15克，知母20克，玉竹25克，五味子10克，地骨皮20克，桔梗15克，生地黄30克。水煎2次，每次煎30分钟，合并药液，分3次温服，每日1剂。适用于肺结核，症见咳嗽痰少、痰中带血、五心烦热、自汗盗汗、气短形消。

（2）沙参90克，天冬120克，麦冬、百部、茯苓各120克，款冬花150克，阿胶90克，夏枯草300克。共研细末，炼蜜为丸，每丸重10克。每次1丸，每日2~3次。适用于肺结核。

（3）北沙参、麦冬、地骨皮、知母各10克，鳖甲20克（先煎），西洋参3克（另炖、兑服），川贝母1.5克（研末冲服），阿胶20克（烊化冲服），三七3克（研末冲服）。水煎服，轻者每日1剂，重者每日2剂。适用于肺结核咯血。痰黄黏稠，加鱼腥草15克、瓜蒌10克；盗汗甚，加煅龙骨、煅牡蛎各24克（打碎、先煎），麻黄根10克；烦躁失眠，加黑栀子10克、夜交藤15克。

（4）猫眼草、蟾蜍皮、木鳖子、独角莲、守宫、乳香、没药各等分。置于香油中炸枯去渣，加黄丹收膏，待药温热时加入麝香，摊纸上制成膏药备用，用时置于火上烘软，外敷于结核病灶在前胸、后背的相应部位上，以及大椎、肺俞、膻中等穴位。每3日换

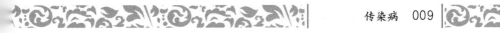

药 1 次，2 个月为 1 个疗程。适用于肺结核。

（5）紫花地丁、夏枯草各 500 克，金银花、山药、白及、麦冬各 300 克，川贝母 60 克，黄连 15 克，化橘红、当归、茯苓、甘草各 150 克。将上药共研细末，炼蜜为丸，共 300 粒，封藏备用。每日早饭前服 3 丸，3 个月为 1 个疗程。适用于肺结核。

（6）盘肠草 60 克，夏枯草 20 克，百部 10 克，地骨皮 12 克，柴胡 15 克，黄芩 15 克，百合 15 克，石斛 15 克，女贞子 15 克，甘草 15 克。水煎服，每日 1 剂。适用于肺结核。

（7）党参 16 克，黄芪 18 克，淮山 16 克，知母 16 克，玄参 16 克，生龙骨 16 克，生牡蛎 16 克，丹参 10 克，三棱 10 克，莪术 10 克。水煎服，每日 1 剂。有益壮气机、养阴滋润、活血化瘀之功效。适用于肺结核。

（8）紫河车 30 克，百部 120 克，鸡蛋壳 90 克，明党参 120 克，白及 120 克，冰糖 1000 克。上药除冰糖、白及外，皆以微火烘干，各研为细粉，过细筛；白及含大量胶质，极难成粉，用砂炒至微黄褐色后，去砂，待凉后研细粉，过细筛。将 5 味药粉混合，加水适量，放入冰糖，以砂锅熬成糊状膏即可。温水冲服，每次 1 大茶匙，每日 2～3 次。适用于纤维空洞型肺结核。临床使用效验良好，可适量长期服用。

【验方 03】（福如海，2016 年 6 月 25 日）

五味子 15 克，西洋参 15 克（先煎），北沙参 15 克，百合 15 克，小蓟 15 克，百部 20 克，乌梅 10 克，龟板 15 克，党参 15 克，紫河车 6 克（研粉），白及粉 10 克（冲服）。水煎服，每日 1 剂。适用于肺结核，症见长期低热、面色苍白、午后颧红、自汗、盗汗。

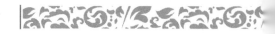

【验方 04】（严永和，2017 年 5 月 26 日）

（1）猪肺 1 个，百合 30 克，党参 30 克。将猪肺洗净切块，加入后二味和适量的水，文火煮熟，加入葱、盐调味。食猪肺饮汤，每日 2 次，每次 1 碗。适用于气阴两虚型肺结核。

（2）海参适量，粳米或糯米 100 克。将海参浸透，剖开洗净，切片煮至熟烂，加入淘洗净的粳米，与海参同煮粥，调味分次服食。每日 1 剂，连续服食 2 周。适用于肺肾阴虚型肺结核。

（3）猪肺 20 克，白果 15 克，百合 30 克。将白果去壳洗净，百合掰瓣洗净，猪肺洗净切块，加水以文火煮熟，调味即可。分 2 次服食，每日 1 剂，连续服食 1～2 周。适用于肺脾气虚型肺结核。

（4）百合 30 克，麦冬 30 克，贝母粉 10 克，粳米 100 克。将百合、麦冬共煎取汁，与粳米煮粥，加入贝母粉和适量冰糖，调匀。分 2 次服食，每日 1 剂。适用于肺热阴虚型肺结核。

（5）白木耳 15 克，百合 30 克，冰糖适量。将白木耳、百合一起煎水，加入冰糖调味。分 2 次服食，每日 1 剂。适用于肺阴虚型肺结核咯血。

（6）猪肝 1 个，海螵蛸 45 克。分别烘干研末。猪肝每次 2 克，海螵蛸每次 15 克，白开水送服，每日 3 次。适用于空洞型肺结核。

【验方 05】（吴明，2015 年 2 月 27 日）

（1）生黄芪、山药、枸杞子、龟板、鹿角胶（烊化冲服）、生地黄、麦冬、当归、白芍各 15～20 克，百部、白及、黄芩、地骨皮各 20～30 克。水煎服，每日 1 剂。适用于耐药性肺结核。

（2）百部、黄芩、射干、夏枯草、黄连、鱼腥草、地骨皮各 20～30 克，冬虫夏草 3 克（研末冲服）。水煎服，每日 1 剂。适用于耐药性肺结核。

【验方06】（梁展云，2015年7月31日）

（1）麦冬、天冬、金银花、炒菖蒲、栀子、紫苏子、云苓、阿胶、玄参、天花粉、芦根各10克，川贝母、生地黄、白及、桑白皮各6克，杏仁、甘草各5克。水煎取液，早饭前、晚睡前分服，每日1剂。一般病情服20剂即可见效。适用于肺结核。

（2）百部、地榆、丹参各18克，黄芩10克。水煎服，每日1剂。适用于浸润型肺结核。

（3）浮小麦、糯稻根各30克，五味子、地骨皮各10克，黑豆衣6克，大枣5枚。水煎，分2次服，每日1剂。对肺结核盗汗明显者有疗效。

【验方07】（宁蔚夏，2015年8月28日）

（1）山药、百合、粳米各50克。共煮为粥，加冰糖调味。早晚各食1次，半个月为1个疗程。适用于肺结核。

（2）乌骨鸡肉100克，冬虫夏草10克，山药50克。共煮汤，常食用。适用于肺结核。

（3）马齿苋250克，大蒜头1个。水煮沸，代茶常饮。适用于肺结核。

【验方08】（郭光，2014年2月14日）

白木耳10克，先以清水泡透，再加白糖适量清蒸1~2小时，每日早晚空腹服，连服7~10日。或白木耳、白及粉各6克，冰糖适量，混合清蒸1~2小时后服用，每日1次，连服5~7日。适用于肺结核咯血。

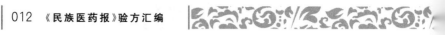

【验方09】（唐崇茂，2015年1月9日）

白及60克，炙鳖甲24克（先煎），小蓟32克，柴胡15克，地骨皮12克，生地黄24克，半枝莲24克。水煎，分3次服，每日1剂。具有祛热、消炎、镇痛、滋阴养肾、清热除蒸之功效。适用于肾结核。

【验方10】（胡祉文，2015年2月27日）

以下民间验方适用于淋巴结结核，中医称之为"瘰疬"。

（1）斑蝥30克（去头），海金沙30克，寒食面10克，榆树皮适量。共捣烂，调和诸药如泥状，外敷患处。

（2）斑蝥15克，去翅足，用粟米500克同斑蝥炒至焦黄，去米后细研，加入薄荷末100克，共研细末，与乌鸡蛋的蛋清和丸，如绿豆大。每日服5丸。

（3）麝香0.2克，鸽粪45克（炒）。共研细末，备用。每次5克，每日2次，温酒送服。

（4）密陀僧、胡粉各10克，熊胆、芦荟、白及、白蔹各30克。共研细末，外敷患处，每日1次。

（5）白僵蚕适量，炒至微黄，研细末。每次5克，温水送服。

腮腺炎

【验方01】（俞振芳，2013年3月22日）

（1）金银花10克，连翘10克，板蓝根10克，牛蒡子5克，柴胡4克，薄荷3克。水煎服，每日1剂，连服3～4剂。适用于流行性腮腺炎。

（2）鲜蒲公英30克（或干蒲公英20克），冰糖适量。上药捣

碎与 1 个生鸡蛋清拌成糊状，摊在纱布上，敷患处。每日换药 1 次，连用 3～5 日，可愈。适用于流行性腮腺炎。

【验方 02】（王大夫，2019 年 4 月 26 日）

（1）吴茱萸 15 克，大黄、胡黄连、胆南星各 6 克。共研细末，每次取 6 克，用醋调成糊状，外敷双侧涌泉穴。适用于流行性腮腺炎。

（2）大黄末 15 克，鲜紫花地丁 30 克，鲜侧柏叶 20 克。共捣成泥状，外敷于腮腺炎肿胀部位。适用于腮腺炎。

（3）黄连、黄柏、生大黄各 50 克，乳香、没药各 25 克。共研细末，用细茶汁调成糊状，外敷患部，干则换之，继用香油调敷。适用于腮腺炎。

【验方 03】（郭亚维，2017 年 6 月 9 日）

桃仁、红花各 10 克，川芎、赤芍各 3 克，蒲黄、五灵脂、海藻、柴胡各 6 克。水煎，分 2 次服，每日 1 剂。对慢性腮腺炎有较好的疗效。

【验方 04】（农培德，2013 年 8 月 16 日）

黄芩 12 克，玄参 12 克，络石藤 10 克，黄连 6 克，连翘 10 克，蒲公英 10 克，板蓝根 15 克，桔梗 10 克，马勃 6 克，牛蒡子 10 克，金银花 10 克，柴胡 10 克，僵蚕 10 克，陈皮 6 克，升麻 3 克，射干 10 克，夏枯草 10 克，薄荷 5 克（后下），甘草 6 克。水煎，分 3 次温服，每日 1 剂。同时可配合服用中成药六神丸，每日 2～3 次。适用于腮腺炎。

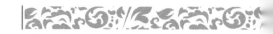

【验方05】（胡献国，2015年2月13日）

以下验方适用于腮腺炎。

（1）伤湿止痛膏。外贴患处，每日换药1次，3～6日均可获愈。本品具有良好的清热解毒和活血止痛之功效，故外治腮腺炎效果甚佳。

（2）六神丸。

①取本品内服，成人每次服4～10粒，小儿每次服1～3粒，婴儿禁服，饭后温水吞服，每日3次，连服2日。同时取本品5～10粒，研细末，加米醋或白酒少许调匀，外敷患处，每日3次。伴有全身症状者可加服普济消毒饮（丸剂）。一般用药次日即可见效。

②取六神丸30粒，冰硼散15克，青黛30克，芒硝12克，共研细末，加老陈醋适量调为稀糊状，敷于腮腺肿胀处和涌泉穴（左侧腮肿敷右侧涌泉穴，右侧腮肿敷左侧涌泉穴），每6～8小时更换1次，直至发热、腮肿消退。可配合内服夏元大板汤（夏枯草、元参、大青叶、板蓝根）。

（3）冰硼散。取本品3克，用少量冷开水拌湿，敷于腮腺肿胀处，包扎固定，2～3日换药1次。初起者可控制肿势，已肿者可减轻肿胀疼痛，促使症状早日消退。

（4）南通蛇药片。取本品8～10粒研细，用注射用水调糊后外敷患处。每日4次，早、中、晚及临睡前调敷。若体温下降，次数可逐渐减少。

（5）玉枢丹。

①视病情轻重，取本品2～5粒口服，每日2～3次；同时取本品3～6粒研末调醋敷患处，每日1～2次，连敷2～5日。

②取本品10粒，胆南星6克，吴茱萸、生大黄各10克，共研细末，装瓶备用。每次取药末8克，用米醋调为稀糊状，外敷双侧

涌泉穴，敷料包扎，胶布固定。每日换药 1 次，连敷 3～5 日。

（6）如意金黄散。取本品适量，以大青叶捣烂加米醋适量调敷患处，干则以醋适量润之。每日换药 1 次，连敷 3～5 日。

（7）白降丹。将黑膏药摊平，以火柴点本品少许于膏药中心，使膏药中心微白即可（用量过大则灼伤皮肤，出现大水疱，疼痛难忍），贴于患处，连用 3～5 日。

（8）中华跌打丸。取本品 2 粒，六神丸 10 粒，共研细末，醋调为糊状，置于黑膏药上，外敷患处。每日换药 1 次，连敷 3～5 日，便可热退肿消。

（9）双黄连粉针剂。取本品适量，加适量鸡蛋清调匀涂敷患处，外用纱布包扎固定。每日换药 2 次，3 日为 1 个疗程。多数人用药 3 次后，症状即可明显减轻，用药 1 周左右即可痊愈。

（10）清开灵。取大黄粉、大贝粉各 10 克，加清开灵针剂适量调匀，外敷患处及双侧涌泉穴。每日换药 1～2 次，连敷 3～5 日即可。

（11）西瓜霜喷剂。西瓜霜喷剂 3～6 克，鱼石脂软膏 1 支，混合均匀，敷于患儿头面部肿胀处，外用纱布包扎固定。3 日换药 1 次，连敷 2～3 次即可。

（12）青黛散。取本品适量，研细末，用适量米醋调为稀糊状，外敷患处，敷料包扎，胶布固定。每日换药 1 次，连敷 3～5 日。

【验方 06】（张平，2015 年 3 月 27 日）

以下验方适用于急性腮腺炎。

（1）每日取空心菜 500 克，水煎，加红糖适量，分 1～2 次服完。

（2）青黛 15 克，鸡蛋 1 只，白糖适量。青黛、鸡蛋清调烧酒冲服；再用青黛粉加白糖调敷腮部，每日 1～2 次。

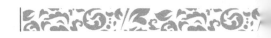

（3）鲜马齿苋水煎，加糖调服；同时醋调捣烂后的马齿苋泥敷腮部，每日 1～2 次。

（4）大葱白 3 根，浮萍 150 克。水煎服，每日 2～3 次。

（5）绿豆 100 克，金银花 100 克，白菜 50 克，蒲公英 80～100 克。水煎服，每日 2 次，每次间隔 4 小时。

（6）赤小豆适量，水煎服，蜜调味；同时将赤小豆捣烂，用醋，或蜜，或蛋清适量调糊状，外敷患处，每日 1～2 次。

【验方 07】（陈修源，2015 年 3 月 27 日）

以下验方适用于腮腺炎。

（1）木鳖子仁适量，置于瓷碗或碟中，加少许清水磨成浆糊状，以棉签蘸涂患处，每日 10 余次。干后即涂，保持湿润。

（2）鲜梧桐花 20 朵。捣烂外敷患处，药干后再换，每日数次。一般外敷 28 小时，共计 12 次，可退热消肿。

（3）鲜大青叶 100～300 克。加白醋捣烂敷腮肿部。敷药面积大于患处。每日 1 次，必要时 2 次。药干后加醋使其保持湿润，连敷 5 日为 1 个疗程。

（4）鲜蒲公英 30～60 克，白糖 30 克。将鲜蒲公英洗净和白糖同放药罐内，加水 300～400 毫升，文火煎开后再维持 15 分钟左右，用净纱布过滤，取药液分早晚 2 次服。或取鲜蒲公英适量捣烂如泥，加鸡蛋清适量调成糊状，外敷患处，每日 1 次。治疗小儿流行性腮腺炎，一般 1 周之内肿胀、疼痛消退，热退，多无并发症。

（5）地龙 20～30 条，白糖 30 克。洗净地龙肚内泥土，置于玻璃杯内，加入白糖腌渍，约 50 分钟后逐渐分泌出白黄色黏液，然后以玻璃棒用力搅拌，即成灰棕色的糊状地龙糖浆。将其直接涂于肿胀处，再用湿纱布覆盖固定，每日涂药 3～4 次。

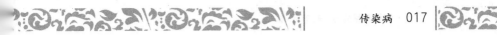

或取大活地龙 6 条，冰片 5 克。冰片研细末，地龙捣烂，制成直径 5 厘米左右的薄饼摊于纱布上，贴于患处，外盖一层塑料薄膜，胶布固定。每日换药 1 次。

（6）全蝎 30 克，香油 60 克。用清水洗去全蝎的杂质与咸味，晾干备用。香油烧热，放入全蝎炸至焦黄，取出。每日服 15 克，分早晚 2 次服。或用香油将全蝎炸至焦黄，每次服 1 条，每日 2 次，连服 2 日。

【验方 08】（包华民，2015 年 3 月 27 日）

生大黄适量，研细末，用食醋调成糊状敷患处，每日换药 1～2 次。适用于腮腺炎。

【验方 09】（狄俊虹，2013 年 9 月 27 日）

以下验方适用于流行性腮腺炎。

（1）鲜马齿苋 30 克，捣烂如泥，外敷患处。

（2）鲜乌蔹莓茎叶适量，洗净捣烂，外敷患处。

（3）鲜败酱草 50 克，生石膏 10 克。二者捣碎，加鸡蛋清调匀，外敷患处。

（4）鲜蒲公英 20 克，捣烂，加鸡蛋清调匀，外敷患处。

（5）鲜马蓝全草适量，捣烂，外敷患处。

（6）鲜芙蓉叶、野菊花叶适量，捣烂，加砂糖水少许调匀，外敷患处。

（7）鲜扶桑根皮、鲜木芙蓉叶各等量，石蒜少许。共捣烂，外敷患处。

（8）鲜紫花地丁、鲜蒲公英各 100 克，捣烂为糊，外敷患处。

（9）土茯苓 1 枚，在粗质碗内倒入适量米醋，将土茯苓磨成醋

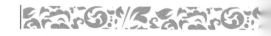
浓汁，用药棉蘸药汁涂于患处，药干再涂。

（10）连翘粉、大黄粉各等量，加黄酒调成糊状，外敷患处。

（11）牛黄解毒片研细末，用米醋调成稀糊状，外敷患处。

（12）冰硼散 3 克，用少量冷开水调成糊状，外敷患处。

【验方 10】（景欣，2014 年 3 月 14 日）

以下验方适用于腮腺炎。

（1）鲜而多汁的仙人掌一块，去外皮和小刺，捣烂如泥，敷于患处，外盖纱布，用胶布固定，6～8 小时或每日换药 1 次，一般 2～3 日即可治愈。仙人掌味淡性寒，具有清热解毒、消肿止痛之功效。

（2）吴茱萸 15 克，生大葱 12 克，川黄连 8 克，胆南星 4 克。焙干研细末，加醋调成饼状，敷双侧涌泉穴，每日 1 次。

（3）雄黄 5 克，大黄 15 克。共研细末，用米醋调成糊状，外敷患处，每日 1 次。也可用适量赤小豆研末，用食醋调糊外敷，每日 1 次。

（4）鲜金银花 50～100 克（干品 30～50 克），稍加浸洗后水煎，煎沸后再煎 3～5 分钟，去渣取药液约 250 克，待凉或放入冰箱内冷藏。以上为 1 日量，分 2～3 次代茶饮，连饮 5～7 日。

（5）豆腐 30 克，绿豆 60 克，冰糖 50 克。加适量水煮汤，待绿豆煮烂后服用，每日 1 次，连服 3 日。

（6）绿豆 60 克，白菜心 3 个。先加适量水煮绿豆，待绿豆快煮烂时，再放入白菜心煮熟，加盐或冰糖调味，每日分 2 次食用，连食 4 日。

百日咳

【验方 01】（卫一鸣，2013 年 3 月 1 日）

柴胡 3.5 克，桔梗 5 克，黄芩 2.5 克，桑白皮 3 克，栀子 0.5 克，甘草 1 克，石膏 10 克。水煎服，每日 1 剂。适用于小儿百日咳。百日咳是一种由百日咳杆菌引起的急性呼吸道传染病，临床特征为咳嗽逐渐加重，呈典型的阵发性、痉挛性，咳嗽终末出现深长的鸡啼样吸气性吼声，病程长达 2～3 个月。

【验方 02】（木蝴蝶，2014 年 6 月 27 日）

天竺黄 10 克，僵蚕 6 克，紫苏子 6 克，半夏 6 克，瓜蒌皮 10 克，麦冬 6 克，杏仁 3 克，五味子 3 克，百部 3 克，炙款冬花 3 克，旋覆花 3 克（包煎）。水煎取液 150 毫升，3～5 岁患儿分 4 次服，6～7 岁患儿分 3 次服，服时加蜂蜜一匙，每日 1 剂。有祛风化痰、止咳平喘之功效。适用于小儿百日咳痉挛期、阵发性咳嗽。肺热痰黄，减半夏 3 克，去款冬花、百部，加鱼腥草 10 克、川贝母 6 克；肺寒痰清、手足不温，加干姜 3 克；鼻、巩膜出血，去百部、款冬花，加生地黄、赤芍、川贝母各 6 克。

【验方 03】（谭家峰，2017 年 1 月 20 日）

百部 500 克，白前 250 克，白沙参 250 克，鼠曲草 500 克，芦根 250 克。加水 4000 毫升，煎 30 分钟，滤取药液，药渣再加水 2000 毫升，同上法煎取药液，然后将 2 次药液合并，浓缩至 500 毫升。1～2 岁患儿每次服 4 毫升，3～5 岁患儿每次服 6 毫升，6～10 岁患儿每次服 10 毫升。适用于小儿百日咳。

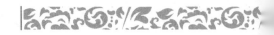

【验方04】（李珍新，2017年3月31日）

（1）鲜车前草根50克，切碎，水煎或冲泡，加冰糖适量饮汁。适用于百日咳。

（2）川贝母15克（研细粉），冰糖50克，放入500毫升米汤内，隔水蒸15分钟即可。每日1剂，小儿酌减。适用于小儿百日咳。

（3）大蒜、红糖各10克，生姜2片。加水150毫升，隔水炖熟，去渣，分2～3次服，每日1剂。适用于百日咳。

（4）鲜鱼腥草60克，绿豆120克。水煎取液，加冰糖30克溶化后饮服。每日1剂，连服3～4剂。适用于百日咳初起。

（5）蒜头2个，捣烂，加冰糖适量，沸水冲泡，滤汁代茶饮。

（6）胡萝卜120克，大枣10枚。水煎取液，代茶饮，连服十余次即可见效。适用于小儿百日咳。

（7）莱菔子适量，焙干研细末。每次3克，白糖水送服，1日数次。适用于百日咳。

（8）麻黄、甘草各6克，代赭石18克（先煎），百部、葶苈子、姜半夏、杏仁、威灵仙、桑白皮各10克，制蜈蚣3克。水煎，分2次服，每日1剂。适用于百日咳。如症状较重，可每日服2剂，剂量可随年龄不同有所增减。兼有外感，加蝉蜕、葛根；咽喉痛，加玄参；痰色黄，加鱼腥草、前胡；咳久阴伤、舌红，加麦冬、沙参；气虚，加百合、太子参。

（9）猪胆1个，百部粉18克，白糖适量。猪胆取汁烘干研末，将百部粉和白糖拌匀分包备用，每日服2～3次。适用于百日咳。以上药量，1岁以内患儿分18次服，1～2岁患儿分12次服，2岁以上患儿分6次服。

急性结膜炎

【验方01】（张勤，2018 年 3 月 30 日）

（1）在急性结膜炎流行期间，可用板蓝根、野菊花、夏枯草、金银花、牛蒡子、黄芩、栀子、甘草适量煎水服，以预防该病。

（2）急性结膜炎病轻者，为风热上攻。症见眼红，痒痛交作，畏光流泪，怕热，目中干涩有异物感，眼分泌物呈黄白色且结块。治宜疏风散热、解毒。方用金银花、连翘、野菊花、夏枯草各 15 克，竹叶、薄荷、桔梗、牛蒡子各 10 克，芦根 110 克，甘草 3 克。水煎，分 3 次服，每日 1 剂。

（3）急性结膜炎病重者，为火毒炽盛。症见单眼或双眼满眼发红，甚至出现小出血点，胞肿明显，眼痛，头痛，眼分泌物多且黏结或流淡血水，眼中灼热、畏光。治宜泻火解毒。方用柴胡、板蓝根、野菊花各 15 克，黄连、黄芩、陈皮、大力子、薄荷、僵蚕、升麻、大黄各 10 克，玄参 12 克，甘草 3 克。水煎，分 3 次服，每日 1 剂。

【验方02】（刘谊人，2013 年 2 月 22 日）

金银花 8 克，板蓝根 10 克，野菊花 10 克，蒲公英 10 克，紫背天葵 8 克，鱼腥草 10 克，紫花地丁 10 克，赤芍 8 克，牡丹皮 8 克，紫草 8 克。水煎，每日 1 剂，分 3～4 次服，每次 30 毫升。适用于急性结膜炎。

【验方03】（南越，2013 年 3 月 22 日）

决明子 15 克，野菊花 15 克，青葙子 15 克，蝉蜕 15 克，桑叶 10 克。水煎服，每日 1 剂。适用于急性结膜炎。

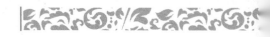

性传播疾病

【验方01】（郭旭光，2013年5月17日）

（1）土茯苓30克，生薏苡仁30克，黄芩15克，栀子10克，茯苓皮15克，生地黄30克，玄参10克。水煎，每日1剂，分早晚2次服。适用于生殖器疱疹，尤其是疱破糜烂者。一般服药6～10剂即可获明显疗效。

（2）桃仁、红花、赤芍、白芍、当归、熟地黄各10克，白术、何首乌、川芎、甘草各6克，板蓝根、夏枯草各15克。水煎服，每日1剂，10日为1个疗程。适用于尖锐湿疣。

【验方02】（马龙，2018年3月30日）

（1）淋病内服方。龙胆草20克，栀子、当归、黄芩、泽泻、车前草各15克，柴胡、滑石、黄柏、草薢各10克，白花蛇舌草30克。水煎，每日2剂，分4次服，每6小时服1次。

（2）淋病外洗方。断肠草100克，蛇床子、地肤子、苍耳子、五倍子、苦参、枯矾各25克。水煎取液，外洗或坐浴，每日2～4次，每日1剂。

【验方03】（伍振云，2013年12月13日）

（1）尖锐湿疣内服方。半边莲、白花蛇舌草、蒲公英、生薏苡仁各30克，桃仁12克，虎杖15克，山药25克，炒白术12克，山慈菇10克，金银花10克，甘草8克。水煎服，每日1剂。

（2）尖锐湿疣外洗方。板蓝根、大青叶、木贼、苦参、生薏苡仁、艾叶各35克，黄柏、大黄、白鲜皮、白花蛇舌草各25克，连翘、制香附、甘草各14克。水煎取液，先熏后洗再坐浴，每次

20～30 分钟，每日 1 剂。

【验方 04】（胡佑志，2016 年 3 月 19 日）

乌梅、五倍子、苦参、板蓝根、马齿苋、蛇床子各 30 克，明矾 20 克。加水 2000 毫升，煎取药液，倒入木盆中，先熏后坐浴。每日 2 次，7 日为 1 个疗程。适用于尖锐湿疣，一般用药 5～14 日疣体即可脱落。

【验方 05】（大志，2017 年 4 月 14 日）

六神丸 40～50 粒，研细粉，加食醋 10～20 毫升，调匀后外涂患部。每日 4～5 次，连用 4～15 日。适用于尖锐湿疣。首次涂药时，用消毒针头将疣体划破，之后根据疣体的完整程度分次划破疣体。或将疣体刺破后涂抹利多卡因注射液，用氟尿嘧啶将六神丸细粉调成糊状，再加少许食醋调匀，涂抹在破损疣体表面，第 2 日破损的疣体缩小干瘪，第 3 日破损表面伤口复原后再次挑破，再次用药。此法用于预防复发，需 2～3 日涂抹 1 次。

【验方 06】（徐玉梅，2017 年 12 月 1 日）

蛇床子 40 克，硼砂、花椒、蜈蚣各 30 克，黄柏 60 克，雄黄、枯矾各 20 克，冰片 15 克。研细过筛，高温消毒，用时取适量药粉与醋调成糊状，涂敷患处。每日 1～2 次，1 个月为 1 个疗程。适用于尖锐湿疣。

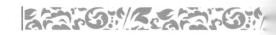

疟 疾

【验方01】（陈国华，2013年1月4日）

柴芩青马常夏汤。柴胡、马鞭草各18克，黄芩15克，常山、青蒿、半夏各12克，生甘草6克。水煎取液300毫升，于疟疾发作前2小时服，每日1剂，连服3～5剂。适用于间日疟、三日疟，证见寒热往来，反复发作，发有定时。发作时，先怕冷，继而发热，最后遍体汗出，热退身和，舌红、苔白或黄腻，脉弦数等。

舌苔白厚或白腻者，为夹有湿邪，宜加苍术、厚朴、草果、佩兰之类；胸脘胀满，吐酸吐苦，或吐黄涎而黏者，为胆热重而夹痰，宜加竹茹、枳实之类；疟疾已久者，正气不足，气血已虚，宜加人参、黄芪、当归。生病及服药期间，禁房事、饮酒及油腻之物。必须在疟发前2小时服药，否则很难起到截疟之效。

【验方02】（陈如广，2015年5月29日）

（1）疟疾发作，伴有呕吐。柴胡、常山各15克，姜半夏10克。水煎，分3次冷服。发病前1日的晚上服1次，发病半日前和发病2小时前各服1次。本方也可治恶性疟疾。

（2）间日疟。常山6克，乌梅肉4个。共研细末，分2次服。发病当日早上服2次，发病前1小时服1次，温水送服。

（3）各种疟疾发作，症见发冷寒战，冷后发热，继之汗出，可选用下列诸方。

①常山12克，草果6克。共研细末，分2次服，早晚各服1次，温水送服。

②胡椒末1克，小膏药1张。把胡椒末撒在膏药上，于发作前2小时，在第3胸椎或大椎穴处用针浅刺几下，然后贴上膏药，一

般贴1～3日取下。

③斑蝥1只，小膏药1张。将斑蝥去头、足、翅，研细末，每次取少许放在膏药中央，在发作前1～3小时将膏药贴在第3胸椎上，发疱后即揭去，用消毒针挑破疱，挤去黄水，涂以汞溴红溶液，外覆纱布，用橡皮膏固定。本药切不可入眼及入口。

④生知母、生贝母、生半夏各3克，共研细末，在发作前1～2小时，用生姜汁涂抹脐部，然后将药敷于脐部，用胶布固定，发作后的5～6小时取下。

⑤大蒜头捣烂，取豌豆大的一粒，在发作前3小时敷于手腕桡动脉搏动处，待发疱后，用消毒针将泡挑破，挤去黄水，涂上汞溴红溶液，外覆纱布，用橡皮膏固定。

【验方03】（南越，2019年5月17日）

土常山30克，假鹰爪15克，马鞭草15克，黄皮叶15克，墨旱莲15克。水煎2次，合并药液，分2次服，每日1剂，5日为1个疗程。有清热毒、除瘴毒、通调龙路和火路之功效。适用于瘴疟引起的发冷寒颤、发热身痛、恶风等，对感冒时出现的类似症状也有较好的疗效。

手足口病

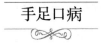

【验方01】（辰星，2014年2月28日）

手足口病是由多种肠道病毒引起的儿童常见传染病，多发于5岁以下儿童，表现为口痛，厌食，低热，手、足、口腔等部位出现小疱疹或小溃疡等。壮医药物熏蒸法是通过药物燃烧的烟雾或煮药的蒸气熏患处或周围环境，以防病治病的一种方法。壮医预防手

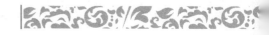

足口病，可用艾叶、石菖蒲、藿香、佩兰各10克，加水1000毫升，在敞开的器皿中煎煮，利用煎煮时产生的蒸气熏蒸房间，时间30分钟。以上剂量可供30平方米的场所使用，熏蒸时人最好离开房间，关好门窗。

【验方02】（蒋振民，2015年4月17日）

生石膏20克，黄芩6克，玄参、板蓝根、蝉蜕、竹叶各10克，荆芥、牛蒡子、紫草各5克，甘草3克。水煎，分早晚2次服，或频频少量饮服，每日1剂。适用于手足口病。

麻 疹

【验方】（秋云，2014年4月4日）

麻疹是由麻疹病毒引起的急性呼吸道传染病，一年四季均可发生，但以冬末春初为主要发病季节，患者多为儿童。以下介绍几款小儿麻疹食疗方。

（1）香菜汤。香菜适量，洗净切段，水煎，趁热置患儿鼻旁熏，同时蘸汤趁热拭颜面及颈项，每日1~2次，可促使麻疹透发。可祛风通窍。适用于小儿麻疹初期透发不畅、透而复没。

（2）四味芦根茶。芦根30克，鲜萝卜120克，葱白7根，青橄榄7枚。水煎代茶饮，每日1剂。可解毒利咽、消肿化痰。适用于防治麻疹、白喉、流感。

（3）雪梨饮。大甜水梨1个。洗净，去皮、核，切成薄片，用冰镇矿泉水浸泡半日，频频饮服，每日1剂。可滋养阴液。适用于麻疹恢复期。

疥　疮

【验方01】（韩正光，2016年6月11日）

疥疮是由疥螨引起的接触性传染病，好发于指缝、腕部、肘部、腋窝、下腹部及生殖器等皮肤薄嫩部位，患处剧烈瘙痒，夜间尤甚。笔者自拟疥疮乳膏外搽。疗效显著。

硫黄、枯矾、轻粉各10克，醋酸氟轻松冰片乳膏10支（每支10克）。先将硫黄、枯矾、轻粉分别研细末，混合均匀，再调入醋酸氟轻松冰片乳膏，贮瓶备用。洗澡后，患处重点涂药，最好是全身涂抹，每日1次。适用于疥疮。本方中硫黄杀虫疗疮，为治疗疥螨的要药；枯矾解毒止痒；轻粉攻毒，杀虫止痒。配以皮质激素药膏醋酸氟轻松冰片乳膏，具有较强的消炎、止痒等作用，收效甚速。涂药期间不洗澡，不换衣服，治愈后方可洗澡，更换新衣服。原有的旧衣服应煮沸消毒后再穿。屡经验证，一般用药3～4日即愈。

【验方02】（吴明，2014年6月27日）

大枫子、蛇床子、硫黄各50克，黄柏20克，花椒15克。加水约3000毫升，煎取药液2500毫升；加水再煎，煎取药液2000毫升，合并2次的药液。先用肥皂和清水洗澡，再用药液稍用力擦洗患处，每次约洗20分钟，每日1次，连洗2～4日即可痊愈。适用于疥疮。

【验方03】（郭旭光，2016年2月20日）

五子苦参汤。苦参、硫黄各40克，大枫子、蛇床子、百部各30克，五倍子、地肤子、苍耳子、白鲜皮、紫花地丁、蒲公英、

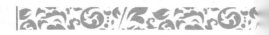

大黄各 20 克。加水 3000 毫升，煎至 1600 毫升，滤取药液，待温度适宜后，用药液擦洗全身，除头面部外，着重擦洗患处皮肤。每日 1 剂，分早晚 2 次用，一般用药 5～7 日即可治愈。适用于疥疮。用药后应勤洗、烫晒贴身衣物及被褥等，以防再度感染。

【验方 04】（蒋振民，2017 年 7 月 21 日）

苦参、蛇床子、百部、千里光各 30 克。水煎取液，趁热先熏后洗患处。每日 1 剂，早晚各 1 次，每次 30 分钟。适用于疥疮结节，一般用药 7～10 日结节可消退。

【验方 05】（陈洪祥，2018 年 1 月 5 日）

透骨草 15～20 克，紫花地丁 10 克，苦参 25 克，牛蒡子根 20 克，三颗针 15 克，大皂角 1 个，白花丁香树枝 20 克。水煎 2 次，合并药液，待温度适宜后外洗患处。每日 1 剂，分 3 次用。适用于疥疮。

【验方 06】（宋琪，2015 年 11 月 13 日）

以下验方适用于疥疮。

（1）硫黄、白矾、白芷、吴茱萸、川椒各等量。共研细末，加茶油适量同煎，待冷后涂患处。

（2）生川乌头 7 枚，捣碎，加水 1000 毫升，煎至 300 毫升，去渣取液，温洗患处。禁内服。

（3）樟脑 24 克，硫黄 4.5 克，炒川椒、枯矾各 3 克。共研细末，用麻油调匀，摊在新的粗布内包好，用线扎紧。先将疥疮针刺去脓，随即将药包置于炭火上烘热，按于患处，每日 3～5 次，待其不再起脓则可用药包趁热擦患处。如在秋冬季节，一般 4～5 日

即可结痂而愈。如药包的布被脓浆糊实，须换布另包。

（4）蛇床子、大枫子肉、芒硝、樟脑各 10 克，决明子 15 克（炒黑），油核桃 5 个。共研细末，用纱布包好擦患处。

（5）薄荷、百部各 20 克。水煎外洗，然后配以白果捣烂外敷。

丝虫病

【验方】（玉凤花，2014 年 9 月 26 日）

以下验方适用于丝虫病引起的淋巴管炎。

（1）二叶红薯根 30 克，毛天仙果根 30 克，老鼠耳根 30 克。水煎服。

（2）羊耳菊 50 克，土牛膝 15 克，一点红 15 克，忍冬藤 30 克。水煎服。

（3）地胆草 30 克，忍冬藤 30 克，土牛膝 15 克，鸡血藤 15 克。水煎服。

（4）杜鹃根 30 克，英莲根 30 克。水煎服。

（5）地胆草 30 克。水煎服。

（6）马鞍藤根 30 克，毛天仙果根 30 克，老鼠耳根 30 克。水煎服。

（7）朱砂根 30～60 克。水煎，调酒服。

鹅口疮

【验方】（鲁莱光，2015 年 9 月 25 日）

鹅口疮是由白色念珠菌感染口腔所致，多见于新生儿及久病体弱、营养不良的婴幼儿。中医认为，本病多由心脾积热或虚火上浮

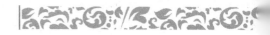

所致。方用：细辛 2.5 克，研末，加适量面粉，温水调成黏稠饼状，直径 3～4 厘米、厚 0.5 厘米，直接敷脐，盖以塑料薄膜，用纱布贴膏固定，早晚各换药 1 次，一般 3 日内溃疡愈合，疼痛、流涎、拒食消除。小儿高热或泄泻后，满口糜烂，流涎甚，痛甚不能饮食者用之亦有效。

水 痘

【验方】（郭亚维，2018 年 1 月 19 日）

蜡梅 3 克，连翘 10 克，金银花 10 克，板蓝根 20 克，蝉蜕 3 克，赤芍 6 克，甘草 3 克，黄连 2 克，木通 3 克，紫花地丁 10 克，车前子 6 克（包煎）。水煎服，每日 1 剂。有清热解毒、渗湿之功效。适用于小儿水痘内热炽盛症。

流行性感冒

【验方 01】（陈抗美，2018 年 2 月 23 日）

（1）银翘桑菊方。金银花、连翘、牛蒡子各 15 克，桑叶、菊花、桔梗各 10 克，芦根 30 克，竹叶、甘草、薄荷（后下）各 3 克。水煎 2 次，共煎取药液 400 毫升，分 2 次服，每日 1 剂。有疏风解表、清热解毒之功效。适用于流行性感冒发病初期，发热或未发热，咽红不适，轻咳少痰及无汗等症。

（2）麻杏石膏方。炙麻黄 5 克，生石膏 35 克（先煎），黄芩、柴胡各 15 克，杏仁、知母、桔梗、生甘草、浙贝母各 10 克。水煎 2 次，共煎取药液 400 毫升，分 2 次服，每日 1 剂。有清热解毒、宣肺止咳之功效。适用于流行性感冒高热、咳嗽、目赤、咽痛、痰黏、咯痰不爽和口渴喜饮等症。

（3）麻黄青蒿方。炙麻黄、生大黄（后下）各6克，生石膏45克（先煎），青蒿、鱼腥草各15克，知母、黄芩、赤芍、葶苈子、浙贝母各10克，生甘草3克。水煎2次，共煎取药液400毫升，分2次服，每日1剂。有解毒清热、泻肺活络之功效。适用于流行性感冒高热不退、头身疼痛、咳嗽较重、喘促短气、少痰或无痰，以及心悸和躁扰不安等症。

（4）参附黄连方。生晒参、青蒿、山茱萸各15克，金银花20克，制附子（先煎）、枳实各10克，黄连、大黄各6克。水煎2次，共煎取药液400毫升，分2次服，每日1剂。有益气固脱、清热解毒之功效。适用于流行性感冒汗出、尿少、神志昏蒙、呼吸浅促、胸腹灼热、四肢厥冷等症。

【验方02】（郭亚维，2018年4月20日）

藿香、厚朴、茯苓、紫苏梗、佩兰、大腹皮、白芷、大豆黄卷各10克，陈皮、甘草各6克。水煎，分2次服，每日1剂。有芳香透表、清热化湿之功效。适用于春夏之交的流行性感冒。

【验方03】（小华，2017年2月24日）

贯众、紫苏、荆芥各10克，甘草3克，水煎服或泡水饮，每日1次，连服3日。流感期间，也可用贯众10克、板蓝根或大青叶12克、生甘草3克煎服，每日1剂。或把葱白捣成糊状，晚上睡前敷于双脚掌心大致涌泉穴的位置，敷黄豆粒大小即可，用胶布固定，次日早晨揭去，连用2～3日即可。适用于防治流行性感冒。

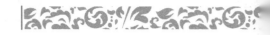
狂犬病

【验方01】（张勤，2018年8月31日）

狂犬病指被病兽咬伤后感染狂犬病毒所致的急性传染病。临床表现为恐水、怕风、咽肌痉挛、进行性瘫痪等。人患狂犬病后的病死率几近100%。因此，一旦被犬、猫等咬伤，应立即接种狂犬疫苗，以下民间偏方只有在偏远地区无法接种疫苗时才可试之。

（1）杏仁3克，防风3克，马钱子3克（炮制后去皮毛），雄黄6克，黄连4.5克，制川乌4.5克，黄柏6克，黄芩6克，羌活6克，白芷6克，虎骨6克，荆芥6克，甘草3克。共研细末，每日早晨取5克，用生姜、薄荷煎汤送服。适用于狂犬病。

（2）五爪龙根、野葡萄根、青羊参各12克。水煎，分早晚2次服，每日1剂。适用于狂犬病。

（3）钩藤10克，搜骨风10克，滑石6克，薏苡仁6克，全蝎3克，斑蝥5个（去翅、脚，制透），甘草6克。水煎，分早晚2次服，每日1剂。适用于狂犬病。

【验方02】（伍振云，2013年1月11日）

鹰不扑25克，贯众根18克，土牛膝21克，桑白皮18克，仙鹤草16克，山龙眼根24克，淡竹叶7克。加少许白酒水煎，分2~3次服，每日1剂。适用于狂犬病。

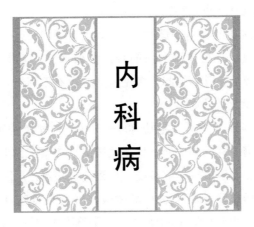

内科病

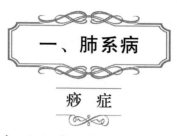

一、肺系病

痧 症

【验方】（唐卜申，2013年7月26日）

（1）痧症初起。南蛇藤根15克，青木香10克。水煎，兑酒服，即可见效。有祛风湿、强筋骨、活血通络之功效。适用于痧胀、呕吐、腹痛。凡痧初起，多见腹痛，也有不痛者，只觉昏沉胀闷。忌服生姜及辛辣物。

（2）诸痧症及中暑。粗盐200～300克，揉搓两手腕、两胁、两脚心、心窝、背心共8处，反复揉搓出许多紫红色点，渐觉松畅至愈。有驱浊、解瘴气、散痧疫、止诸痛之功效，虽简但见效快。

（3）诸痧急症。烟屎油开水冲服，患者自觉味甜或不甜、不辣，即对症，可连续服用。有解寒热、散痧毒之功效。适用于痧症。

感 冒

【验方01】（施善葆，2015年10月30日）

以下验方适用于感冒鼻塞。

（1）按摩法。取侧卧位，左侧鼻塞右侧卧，右侧鼻塞左侧卧，然后用食指揉按鼻翼两侧的迎香穴，1～2分钟后即可见效。

（2）变位法。此法适用于婴儿。婴儿鼻塞时，常常哭闹不止，无法卧床入睡。如将婴儿竖直抱起，很快便可安然入睡。

（3）滴药法。多采用麻黄碱滴鼻液滴鼻，滴入2～3滴，疗效显著。但此药有副作用，不可长期使用。

（4）蒸熏法。葱白1把（或洋葱3～4个），切碎煎汤，用蒸气熏鼻。或将食醋煎沸以鼻吸蒸气，疗效均较好。

（5）填充法。葱白打碎捣汁渗于药棉内，用药棉填充鼻腔，或将大蒜头削至合适的大小，用薄层棉花包好填充鼻腔，均可迅速见效。

（6）热敷法。睡前将纱布用热水浸透，置于两耳上热敷10分钟，鼻腔即可通畅，呼吸自如。这是因为人耳中有一个调节鼻内血液循环的微小神经网络，高温刺激可使血管扩张，有利于消除病菌和病毒，对感冒有一定的治疗作用。或单纯用热毛巾敷鼻也有一定疗效。

【验方02】（胡佑志，2013年12月20日）

黄芪10克，防风6克，玄参10克，炒白术15克，百合10克。水煎2次，混匀药液，分早晚2次温服，每日1剂，5日为1个疗程。适用于气阴两虚型频繁感冒。

【验方03】（蒋振民，2018年3月2日）

生石膏15克，炒栀子、连翘、知母、桔梗、赤芍、金银花、生地黄、黄芩、玄参各10克，牡丹皮、黄连、淡竹叶、甘草各6克。水煎服，每日1剂。适用于顽固性感冒。

【验方04】（倪早菊，2013年6月7日）

感冒时，因鼻塞而感到呼吸困难，可把生葱的葱白部分切断，将切口处放在鼻孔前并用力呼吸，数分钟后，鼻塞可逐渐消失。如果鼻塞太严重，可将生葱的葱白部分直线切开，取出葱白内带有刺激性黏液的薄膜，将其贴在鼻孔下，5～10分钟后，待呼吸畅通，

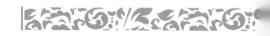

再取下薄膜即可。

【验方05】（任纪海，2015年1月9日）

（1）姜糖橘皮水预防流行性感冒。感冒流行季节前夕，将10余片鲜姜、一把橘皮共煎水，喝前放入适量红糖，每日趁热喝几杯，可预防流感。

（2）可乐煮鲜姜防治流行性感冒。鲜姜20～30克，去皮切碎，加入一大瓶可乐，用铝锅煮开，趁热喝下，防治流行性感冒效果良好。

（3）白酒治流感。用硬币等光滑硬物蘸白酒，轻轻刮前后胸、曲池及下肢曲窝处，直至皮肤发红发热，然后喝一碗热姜糖水，约15分钟后便大汗淋漓，汗后周身轻松舒适。此时注意免受风寒，感冒便可很快痊愈。

（4）香油拌鸡蛋治感冒愈后的咳嗽。将30克香油加热后打入1个鲜鸡蛋，再冲进沸水搅匀，趁热喝下。早晚各1次，2～3日可见效。

【验方06】（大志，2015年6月5日）

伸筋草、威灵仙各20克，当归15克。水煎，滤取药液，倒入盆中，兑入适量温水浴足，每次15～20分钟。水温下降后再兑入热水，边泡边搓揉，直至双足暖和、皮肤发红为止。每晚1次，连用15日。可温肾散寒、活血通络，从而预防伤风感冒或缓解伤风感冒的症状。

【验方07】（马宝山，2015年11月27日）

（1）黄芪茶。黄芪10克，白术、防风各6克，乌梅1个。放保温杯中，开水泡10分钟后代茶饮，可反复冲泡，每日1剂。黄芪益气固表，可调节人体免疫功能，增强抗病能力；防风为祛风佳

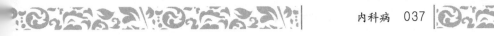

品，可祛除头面及肢体的风邪；白术健脾和胃，配黄芪使中焦气血得充；乌梅收敛肺气，且有较强的抑菌与增进食欲之功效。临床证明，寒冬常饮黄芪茶可防治感冒，还能增强机体抗病能力。长期频服，必有良效。

（2）中医认为，运用辛温解表法治风寒感冒的关键在于发汗，而葱性味辛温，可祛风发表、通阳发汗。故成年人喝感冒冲剂时，可在其中加入 20 克葱末同时饮下；吞服胶囊时，可在吞下胶囊十几分钟后，冲点葱末水喝下，可使药物更好更快起效。

（3）因感冒或鼻炎导致鼻塞时，可将 2 个鸡蛋煮熟后用柔软的布包好，紧贴鼻翼两侧，在迎香穴处上下缓慢滚动，直到鸡蛋冷却为止。再将鸡蛋煮热，取出再用，每次约 20 分钟，鼻塞可快速缓解。如 1 次效果不佳，可反复进行。

（4）苍术、羌活各 30 克，明矾 10 克，共研细末装瓶备用。生姜 30 克捣烂成泥，放入陶瓷容器中，再将容器放入开水盆中加热。将研好的药末与姜泥和匀，令患者握于两手掌心 20 分钟，同时卧床盖被取暖。适用于风寒感冒。若患者恶寒甚，无汗，再喝点姜糖水（生姜 4 片，白糖 2 汤匙），或被窝里放置热水袋，以促发汗祛病。

【验方 08】（鲁莱光，2014 年 1 月 17 日）

葱白 5 根拍扁，生姜 3 片切丝，糯米 100 克洗净，同时入锅加水熬成稀粥，趁热服食，以微微出汗为佳。有疏散风寒之功效。适用于外感风寒身痛、无汗。注意风热感冒、气虚汗多者不宜食用。

【验方 09】（苏广，2014 年 2 月 21 日）

（1）感冒，发热头痛，全身痛。葱白 7 根，生姜 30 克，茶叶

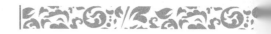

5 克。红糖适量，水煎服，盖被发汗即愈。

（2）伤风感冒，全身疼痛，头痛，发热，怕冷等。山苍子根30 克，红辣蓼 30 克，络石藤 30 克，芍药 15 克。水煎服，忌生冷腥荤之物。

（3）流行性感冒，头痛。紫苏叶 3 克，薄荷叶 6 克，藿香叶6 克，金银花 10 克，茶叶 5 克。水煎服。

（4）感冒发热，怕冷，头痛，咳嗽，鼻塞，全身酸痛，脉浮紧。车前草 50 克，鱼腥草 30 克，白茅根 30 克，紫苏叶 20 克，淡竹叶 30 克，马兰草 30 克，辣蓼 20 克，夏枯草 30 克，仙鹤草 30 克，水煎服。

【验方 10】（张作光，2017 年 1 月 27 日）

（1）涂擦葱汁汤。用葱煎汤擦脚心和背心，对轻度伤风感冒有良好的疗效。

（2）饮用葱汁。鲜葱 3～5 棵，用热水浸泡后尽可能将其碾碎，然后将葱用纱布包起来，挤出葱汁，再调以适量开水，睡前饮用。对感冒有显著的治疗效果。

（3）葱蘸醋食用。大葱 3～5 棵，蘸食醋食用，一般一次即可治愈感冒，适量长期食用有益无害。

（4）饮用洋葱液。洋葱能有效杀死感冒病菌，是治疗感冒的灵药。取 1/4 个洋葱，切碎后放入锅里加少量水煮，取汁，凉后适量调以热水，在睡前饮用即可。

【验方 11】（韩玉乐，2017 年 4 月 14 日）

中医治疗感冒主要有以下六大经典方，经辨证使用，可有效缓解各种感冒引起的不适症状。

（1）桂枝汤。症见出汗恶风，发热，伴全身肌肉酸痛，胃口差。治宜辛温解表，调和营卫。方用桂枝、白芍、炙甘草各10克，生姜2片，大枣10枚。水煎服，小儿药量减半，服药后可喝点热粥，以助身体微出汗，效果更好。一般患者在服药后的第2日可痊愈。

（2）麻黄汤。症见恶寒发热，无汗，伴周身关节疼痛。治宜发汗解表，宣肺平喘。方用麻黄、杏仁各5克，桂枝、炙甘草各10克。水煎服，小儿药量减半。

（3）葛根汤。症见头痛恶风，伴后项痛，周身肌肉酸痛，喉咙痛，口渴。治宜发汗解肌，生津。方用葛根15克，桂枝、白芍、炙甘草各10克，麻黄5克，生姜2片，大枣10枚。水煎服，小儿药量减半。

（4）大青龙汤。症见发热无汗，咳吐浊痰，自觉外冷内热，伴周身疼痛，口渴，胃口差。治宜发汗解表，清热除烦。方用麻黄、杏仁、炙甘草各10克，桂枝15克，生姜2片，大枣10枚。水煎服，小儿药量减半。

（5）小青龙汤。症见咳吐清白痰，恶寒，无汗，伴周身疼痛，胃口差，咽痒欲咳。治宜辛温解表，温肺化饮。方用麻黄、白芍、五味子、炙甘草、半夏各10克，干姜、细辛各5克，桂枝15克。水煎服，小儿药量减半。

（6）小柴胡汤。症见自觉忽冷忽热，恶心，伴两胁胀满。治宜和解少阳，和胃降逆。方用柴胡、半夏、黄芩、党参各15克，生姜2片，大枣10枚，炙甘草10克。水煎服，小儿药量减半。

【验方12】（陈日益，2017年5月26日）

荆芥10克，紫苏叶10克，生姜10克，茶叶6克，红糖30克。

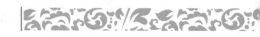

水煎取液，冲兑红糖，趁热饮下，盖被而卧取微汗，便可退烧，剩下的药液加热代茶饮。适用于风寒感冒所致的恶寒发热、头痛、鼻塞、流清涕、痰少清稀、呕吐、咳嗽等。

【验方13】（常怡勇，2016年2月27日）

生石膏15克，炒栀子、连翘、知母、桔梗、赤芍、金银花、生地、黄芩、玄参各9克，牡丹皮、黄连、淡竹叶、甘草各6克。水煎服，每日1剂。适用于顽固性感冒。

【验方14】（南越，2016年7月9日）

西洋参5克（另煎，兑服），炒白术15克，炙黄芪25克，陈皮5克，当归10克，豨莶草15克，生姜25克，甘草5克。水煎，分早晚2次服，每日1剂，5日为1个疗程。有补气阴、健脾胃、实肌肤之功效。适用于体虚，经常感冒，动则大汗淋漓，头晕眼花，不耐劳作，甚则眩晕发作，舌淡、苔白，脉沉细无力等。

轻度发热，口干多饮，酌加生地黄、麦冬、沙参、生石膏；不发热，只怕冷，甚至四肢发凉，寒气较甚，酌加桂枝、肉桂、附子；兼腹胀纳差，酌加砂仁、厚朴、炒神曲等。

【验方15】（容小翔，2016年6月18日）

糯米100克，葱白5根，生姜20克，艾叶10克。后三味用纱布包好，加鸡汤适量，文火慢煮糯米成粥。煮熟后去药包，加米醋50毫升调匀，趁热服下，卧床盖被，微出汗，一般3剂痊愈。服药期间注意避风。有扶益气血、养脾解表之功效。适用于产后气血不足所致的风寒感冒。症见头痛恶寒，畏风肢冷，恶露不畅，小腹冷痛，舌淡，脉浮无力等。

【验方 16】（张廉方，2016 年 3 月 26 日）

冬春之交，忽冷忽热，俗称"倒春寒"，易患感冒。老人体弱气虚，卫阳不固，易中风邪。因此捂春显得尤为重要，切勿大意。

麻黄 10 克，杏仁 10 克，甘草 10 克，干姜 10 克，半夏 15 克，厚朴 15 克，白果 15 克，全蝎 8 克，地龙 15 克，僵蚕 15 克。水煎，每日 1 剂，分 4 次服，白天服 2 次，晚上服 2 次。有祛风解痉、止咳、温化寒痰、宣肺降气之功效。适用于倒春寒所致感冒。本方为三拗汤化裁而成，三拗汤为发汗散寒、宣肺降气的治疗外感风寒的名方，加干姜、半夏温化寒痰；加白果、厚朴平喘降气；全蝎味辛，祛风解痉，与地龙、僵蚕同用，有协同解痉、顿挫咳喘之功效，且立竿见影。

【验方 17】（韦斌，2014 年 5 月 17 日）

（1）感冒头痛。

①葛根汤去风寒。感冒头痛难忍，大脑昏沉，中医常以葛根汤治疗外感风寒引起的头痛、肩颈紧绷等。但葛根汤中的麻黄碱会加强心肌收缩力，使用时请避免服用具有强心作用的洋地黄类药物。

②川芎配菊花有上清头目之功效，以 500 毫升开水冲泡川芎、菊花各 3 克饮用，对缓解头痛或偏头痛很有帮助。宜选择淡黄色已晒干的杭白菊，避免新鲜的黄菊花。此外，可尝试按压风池穴及合谷穴，可行气止痛，一般每个穴位按压 3～5 分钟即可见效。

（2）感冒鼻塞流涕。葱白豆豉汤通肺气。不论是鼻塞还是涕流不止，中医认为都是因寒气侵入、肺气不通所致。用葱白、淡豆豉煎水服，可缓解鼻塞。葱白连根煎水服，可祛风发汗，对风寒引起的鼻塞、头痛效果很好。鼻塞还可按压位于鼻翼外缘的迎香穴，当感觉鼻部比较舒畅后，再搭配按压风池穴，可使肺气运行顺畅。

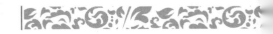

（3）感冒咽喉痛、咳嗽。

①感觉咽咙干痒，尚属于感冒早期，可喝绿豆汤解内热。如果喉咙有痰，黏稠不易咳出，则为热性感冒，可选用清热、化痰的牛蒡子、浙贝母、瓜蒌等；如果咳出清痰，又有畏寒症状，则为寒性感冒，可选用祛寒、镇咳的陈皮、金橘等。每味药3克，用500毫升开水冲泡饮用。

②按摩穴位则以少商穴、列缺穴为主。两穴均属肺经，少商穴位于大拇指内缘的指甲根部，是治疗咽喉疾病的特效穴，可缓解咽喉疼痛；列缺穴位于腕横纹上1.5寸，桡骨茎突上方，肱桡肌与拇长展肌腱之间，有止咳利咽之功效。

（4）感冒发热。如发热，非高热，可取金银花、连翘、桑叶、杭菊花、薄荷、牛蒡子，用开水冲泡饮用。也可在大椎穴（正坐低头，第七颈椎棘突下的凹陷处）上下左右各10厘米的区域由上往下刮痧。

【验方18】（胡献国，2013年6月21日）

防风，又名关防风、口防风、青防风，为伞形科植物防风的根。中医认为，防风性微温，味辛、甘，入膀胱经、肝经、脾经，有祛风解表、解痉、止痒和胜湿止痛之功效。适用于风寒感冒、恶风发热、自汗头痛、风湿痹痛、骨节酸痛、皮肤瘙痒等。本品性缓质润，微温而不燥，味甘而不峻，辛散而窜，尤善祛风，为祛风解表要药。《本草纲目》言其主治大风、头眩痛恶风；《本草汇言》言防风为散风寒湿痹之药；《本草正义》言其通治一切风邪，为风病之主药；《本草纲目》言防风得葱白能行周身。临床常将防风与葱白同用，治疗风寒感冒，相辅相成，疗效倍增。本品以祛外风见长，凡血虚生风、肝阳化风、脾虚慢惊风者不宜选用。现介绍4则粥疗方。

（1）防风粥。防风 10 克，大米 10 克，葱白 2 根。防风入锅加清水适量，浸泡 5～10 分钟后，水煎去渣，加大米煮粥，待熟时调入葱白，再煮沸一会即成。可疏风解表、散寒止痛。适用于风寒感冒、畏风发热、自汗头痛、风湿痹痛、骨节酸痛等。

（2）猪肾核桃防风粥。猪肾 1 对，核桃 2 枚，人参、防风各 15 克，葱白 2 根，大米 50 克，食盐少许。猪肾去筋膜，剖开洗净，切细；核桃炒香研末，人参、防风研细末，葱白切细。先取大米煮粥，待沸后调入猪肾，核桃等，煮至粥熟，调入食盐服食。可补肾、益气、聪耳。适用于肾气亏虚引起的耳聋、耳鸣等。

（3）防陈二白粥。防风、白芍、陈皮、白术各 10 克，大米 50 克。诸药洗净放入锅中，加清水适量，浸泡 5～10 分钟，水煎去渣，加大米煮为稀粥服食，每日 1 剂，连服 3～5 日。可泻肝补脾。适用于肝旺脾虚引起的肠鸣腹痛，大便溏泻、泻时腹痛等。

（4）玉屏风粥。防风、黄芪、白术各 10 克，大米 50 克。诸药洗净放入锅中，加清水适量，浸泡 5～10 分钟，水煎去渣，加大米煮粥服食，每日 1 剂。可益肺固表。适用于自汗，盗汗，反复上呼吸道感染等。

咳嗽、气管炎

【验方 01】（星辰，2015 年 2 月 27 日）

（1）大金发藓 10 克，沙参 10 克，黄柏 6 克，梧桐树皮 6 克，大血藤 6 克，蛇衔草 6 克。水煎服，每日 1 剂。适用于咳嗽、盗汗。

（2）小松柏 10 克，黄柏 6 克，沙参 10 克，梧桐树皮 6 克，大血藤 6 克，五皮风 6 克。水煎服，每日 1 剂。适用于阴虚咳嗽伴

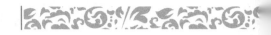
盗汗。

（3）白粉藤茎 15 克，百合 15 克，冰糖 30 克。水煎服，每日 1 剂。适用于久咳。

（4）枇杷叶 30 克，白绒草 30 克，鱼腥草 15 克。水煎服，每日 1 剂。适用于久咳。

（5）连钱草 15 克，紫苏叶 10 克，薄荷 10 克，前胡 10 克。水煎服，每日 1 剂。适用于伤风咳嗽。

（6）竹节参 10 克，鼠曲草 15 克，藕节 15 克，川贝母 6 克。水煎服，每日 1 剂。适用于咳嗽痰多。

（7）南天竹根 30 克，鲜枇杷叶 15 克（去毛）。水煎服，每日 1 剂。适用于肺热咳嗽。

（8）三叉苦根 45 克。水煎，调冰糖服。适用于肺热咳嗽。

（9）九头狮子草嫩叶 7 片。蒸麦芽糖服。适用于虚弱咳嗽。

（10）大金牛草、牛大力、红苓根、白茅根各适量。水煎服，每日 1 剂。适用于风热咳嗽。

（11）石吊兰 30 克，五皮风 15 克，车前草 15 克。水煎，分 3 次服，每日 1 剂。适用于风寒咳嗽。

【验方 02】（敬淑艳，2015 年 3 月 6 日）

鲜白萝卜 200 克，杏仁 10 克，猪肺 1 个。萝卜、猪肺洗净切块，加入杏仁，一起炖熟调味食用。适用于咳嗽痰多。

【验方 03】（胡大夫，2017 年 1 月 6 日）

橘红丸主要用于治疗久咳和一些陈旧性咳嗽，如哮喘、肺气肿、支气管炎、体虚引起的咳嗽。如果出现咳嗽气喘，胸膈烦闷，口干舌燥，舌苔黄腻，痰色黄质稠，为热咳，均可服用橘红丸。成

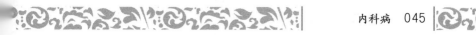

人每次服 1 丸，病重者每次服 2 丸，每日 2 次，空腹温开水送服，可连续服用 5～7 日，儿童用量酌减。服药时忌食辛辣、油腻食物。外感风寒引起的咳嗽，临床表现为痰色白、质清稀有沫，畏寒，小便清长，舌苔白等，一般不宜服用橘红丸。

【验方 04】（唐崇茂，2019 年 9 月 27 日）

（1）麻黄 10 克，桂枝、白芍、干姜、五味子、大枣、甘草各 24 克，半夏 32 克，石膏 120 克，细辛 3 克。水煎服，每日 1 剂。适用于急性支气管炎早期和中期。

（2）半夏 12 克，细辛 3 克，五味子 5 克，前胡 10 克，茯苓 12 克，白芷 10 克，桂枝 5 克，枳壳 10 克，党参 12 克，酒白芍 6 克，生姜 3 片，大枣 4 枚，甘草 5 克。水煎，分 3 次饭后服，每日 1 剂。适用于急性支气管炎，症见咳嗽咳痰，呕哕，胸胁满闷。

（3）生地黄、熟地黄、茯苓、玄参、百合、淮山药、麦冬各 24 克，山茱萸、黛蛤散（包煎）各 15 克，五味子 6 克，白芥子、款冬花各 12 克，甘草 5 克，川贝粉 3 克。水煎服，每日 1 剂。适用于急性支气管炎，症见咽痛较剧，声音嘶哑，夜间咳甚，喉痒即咳，每咳连续数十声，痰有咸味，胸胁隐痛。

（4）麻黄 6 克，半夏、桑白皮、五味子各 10 克，细辛 3 克，山海螺、夜交藤、胡颓子各 24 克，甘草 5 克。煎取药液 200 毫升，每晚 8 时高位保留灌肠，5 日为 1 个疗程。适用于支气管哮喘。

（5）鱼腥草、败酱草、薏苡仁各 32 克，黄芩、贝母、杏仁、茯苓、炒白术各 12 克，桑白皮、丹参各 15 克，桔梗、甘草各 6 克。水煎服，每日 1 剂。适用于慢性支气管炎继发感染。

（6）桔梗 10 克，生麻黄 3 克，细辛 3 克，五味子 10 克，半夏 10 克，桂枝 10 克，生石膏 30 克。水煎服，每日 1 剂。适用于喘息性气管炎。

（7）麻黄 6 克，桑白皮 10 克，紫苏叶 10 克，大腹皮 10 克，杏仁 10 克，肉桂 3 克，陈皮 10 克，薄荷 6 克，甘草 10 克，乌梅 2 枚，生姜 3 片。水煎服，每日 1 剂。适用于多年喘病不愈。

（8）熟地黄 30 克，麻黄、沉香、肉桂各 5 克，鹿角胶（烊化冲服）、法半夏、茯苓各 10 克，干姜、陈皮各 6 克，白芥子 9 克，甘草 6 克。水煎服，每日 1 剂。适用于喘咳多年，每遇冬春季发作频繁者。症见喘咳胸闷，喉中痰鸣，动则更甚，不能平卧，痰多稀沫，咳甚则遗尿，形寒肢冷，腰以下尤甚，夜尿频多，面色晦滞，舌淡紫、苔白腻，脉沉滑。

（9）制乳香、制没药、麻黄、制马钱子各等量。共研细末，装瓶备用。每次 3 克，开水冲服，每日 3 次。适用于慢性支气管炎。

（10）黄芪 24 克，旋覆花 10 克，地龙 6 克，百部 10 克。上药制成浸膏片 54 片（每片含生药 0.3 克），每次服 6 片，每日 3 次；或水煎服。适用于慢性支气管炎。

【验方 05】（郭旭光，2019 年 9 月 6 日）

夏枯草 20 克，法半夏 10 克，代赭石 30 克，车前草 30 克。水煎，分早晚 2 次服，每日 1 剂。适用于慢性支气管炎久咳气急痰多。

【验方 06】（肖德荣，2019 年 1 月 4 日）

桑叶、沙参、麦冬、菊花、桔梗、天花粉、玉竹各 10 克，竹叶、生甘草各 6 克，扁豆 12 克。水煎 3 次，合并药液，分 3 次饭后温服，每日 1 剂。有清燥润肺化痰之功效。适用于感冒发热、久咳不愈。

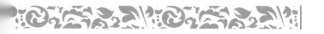
【验方07】（韩科，2017年1月6日）

（1）生梨1个，干荔枝10个，川贝母3克，冰糖少许。梨去心切碎，干荔枝去壳带核，将上药蒸熟后趁热服下，每日1次，3～5日即可治愈。适用于冬季风寒咳嗽。

（2）茶叶5克，白萝卜100克。开水冲泡茶叶，白萝卜切片，置锅中煮烂，加食盐调味，倒入茶水即可食用，每日2次。适用于冬季气管炎咳嗽痰多。

（3）杏仁、桑叶、牛蒡子各10克，桔梗、薄荷叶各5克。水煎服，每日2次。适用于冬季风热咳嗽。

（4）桑叶25克，杏仁、冰糖各15克。水2碗，煎成1碗，趁热温服，出汗即愈。适用于冬季风寒咳嗽。

（5）白萝卜、梨各1个，生蜂蜜30克，白胡椒7粒，麻黄少许。上药置于碗内，蒸熟服用。适用于冬季风寒咳嗽。

【验方08】（鲁莱光，2017年2月10日）

萝卜250克，切丝，加水400毫升，武火烧开，打入鸡蛋1个煮熟，加入精盐、味精、麻油各适量。分1～2次趁热服。对气管炎等引起的咳喘有较好的辅助治疗作用。

【验方09】（吴明，2017年2月10日）

（1）核桃松仁蜜汤。松仁100克，核桃仁200克，分别打碎后入锅，加水500毫升，煮沸50分钟后加蜂蜜100毫升，搅匀关火，冷却后装瓶密封。每次1匙，温开水冲服，每日2次。适用于干咳、腹泻及糖尿病患者不宜饮用。

（2）陈皮5片，槐花蜜2匙，白砂糖1匙。陈皮用开水焯过，沥干水分，研末放入锅内，加适量开水和白砂糖煮10分钟，再加

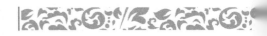

入蜂蜜煮 5 分钟，即为陈皮蜜膏，冷却后即可食用。对老年人慢性支气管炎、成人和儿童咳嗽、哮喘有效果。

（3）柴胡 8 克，黄芩、荆芥、杏仁、枇杷叶、紫苏叶各 12 克，党参、白及各 15 克，生姜、大枣各 10 克，甘草 3 克。水煎，分 2 次温服，每日 1 剂。适用于表寒咳血，一般 1 剂后汗止、咯血停，1～3 剂即愈。

【验方 10】（林利华，2016 年 1 月 23 日）

风寒或虚寒咳嗽，症见咯稀白痰或少痰，咽喉发痒，夜间咳甚者，无论新旧之咳，服用以下生姜蜂蜜水可取效。生姜 50 克，蜂蜜 30 克。生姜捣碎，加水适量，煎沸 5 分钟左右，取汁约 300 毫升，稍冷后加蜂蜜搅匀，分早晚 2 次服，连服 2 日，儿童用量酌减。

【验方 11】（朝晖，2016 年 11 月 25 日）

青黛 5 克，海蛤粉 30 克，人参 10 克（或党参 20 克），麦冬 15 克，五味子 10 克，细辛 3 克，炙甘草 10 克（小儿用量酌减）。水煎 2 次，合并药液，分 2～3 次服，每日 1 剂。有益气生津、清咽止咳之功效。适用于气阴两虚咳嗽，如外感后咳嗽，慢性咽喉炎、气管炎等引起的咳嗽。

痰多稀白、纳呆、舌苔白，加白术、陈皮、法半夏；咽炎、扁桃体增大，加射干、板蓝根、金银花；兼见便结，加胖大海；素有喘咳、气逆痰多，加麻黄、桂枝、紫苏子、葶苈子；若见阵发痉咳，状若百日咳，加百部、马兜铃；时有低热，加青蒿、鳖甲；自汗、盗汗明显，加黄芪、防风；咽痒甚，加僵蚕、胆南星、细辛（用量酌加）；血虚心悸、舌淡脉细，酌加当归、熟地黄、丹参。

【验方 12】（张仁，2016 年 11 月 11 日）

麻黄 5 克，杏仁、荆芥、前胡、桔梗、紫苏子、法半夏、陈皮、桂枝、百部、白前各 10 克。水煎，分 2 次服，每日 1 剂，2～3 剂即可。也可选用中成药，如通宣理肺丸，每次 1 丸，每日 3 次。只要坚持服用，一般 3 日左右可痊愈。适用于风寒感冒咳嗽，症见痰色稀白，呈泡沫状，伴有头痛、鼻塞、流清涕，或伴有畏寒、无汗等症状，舌淡红、苔薄白，脉浮紧。

【验方 13】（韩正光，2016 年 3 月 19 日）

咳喘糖丸。瓜蒌霜 200 克，百合 50 克，制杏仁 50 克，远志 50 克，紫苏子 50 克，白芥子 50 克，川贝母 50 克，桑白皮 50 克，葶苈子 50 克，炒莱菔子 40 克，麦冬 40 克，冬虫夏草 30 克，大枣 20 克，红糖 300 克（以黑者为佳），饴糖 200 克，蜂蜜 200 克，鲜梨汁 400 毫升。上药研细粉备用，以文火炖红糖、饴糖、蜂蜜至溶化，加入研细的药粉及鲜梨汁调匀，制成药丸，每丸 10 克，装入大玻璃瓶中备用。每日早晚饭后各服 1 次，每次 5 丸，温开水送服。适用于慢性支气管炎、喘息性支气管炎、肺气肿、肺心病引起的咳嗽、哮喘，效果显著，坚持服食可治愈。服药期间，禁烟酒，禁食辣椒、大蒜等刺激性食物和鱼、虾、蟹等发物，忌食生冷之物。注意保暖，防止感冒。

【验方 14】（胡佑志，2016 年 1 月 30 日）

（1）杏仁粥。甜杏仁 15 克（捣碎），粳米 50 克。一同放入锅中熬粥服食，每日 1 次，连服 7 日。甜杏仁具有祛痰止咳、润肺平喘之功效，此粥适宜受寒所致的咳嗽、痰清稀、气短等。

（2）桔梗粥。桔梗 10 克，粳米 50 克。一同放入锅中熬粥服

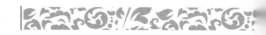

食，每日1次，连服7日。桔梗味苦、辛，性微温，入肺经，具有祛痰止咳、宣肺排脓之功效，此粥适宜冬季受寒诱发的急慢性支气管炎，以及咳嗽、哮喘等。

（3）冬花粥。款冬花15克，粳米50克。一同放入锅中熬粥服食，每日1次，连服7日。款冬花味辛，性温，具有润肺下气、化痰止咳之功效，此粥适宜冬季燥邪伤肺所致的干咳、少痰。

【验方15】（张标远，2017年3月31日）

（1）黄芪30克，白术10克，防风10克，苍术10克。共研细末，每次取10克，加面粉少许，用温开水调成糊状，敷于脐部，纱布覆盖，胶布固定，24小时后取下。有益气健脾、燥湿化痰之功效。适用于慢性支气管炎，平日反复感冒，咳痰。

（2）苍耳子8克，公丁香10克，吴茱萸10克，白芥子6克，肉桂6克，细辛6克，半夏10克。共研细末，每次取2克，用开水调成糊状，敷于脐部，纱布覆盖，胶布固定，4～6小时后取下，隔日1次。适用于寒性慢性支气管炎、咳嗽痰喘。

（3）鱼腥草15克，青黛10克，蛤壳15克，葱白15克，冰片0.3克。前三味研细末，加入葱白、冰片捣成糊状。将药糊分3次敷于脐部，纱布覆盖，胶布固定。每日换药1次，9日为1个疗程。有清热解毒、祛痰定喘之功效。适用于慢性支气管炎。

（4）制附片20克，干姜20克，肉桂20克，山柰10克。共研细末，装瓶备用。用时先用拇指在双侧肺俞穴即背部第3胸椎下凹陷，督脉旁开1.5寸处用力按揉1分钟，使局部潮红后，将适量药末用凉开水调成糊状，敷在双侧穴位上，胶布固定。4～6小时后取下，隔日换药1次。有温补肾阳、止咳平喘之功效。适用于寒性慢性支气管炎。

（5）白胡椒 7 粒，栀子 10 克，桃仁 7 粒，杏仁 7 粒，鸡蛋 1 个。将前四味研细末，用鸡蛋清调成糊状，敷于双足涌泉穴（足心前凹陷中），纱布覆盖，胶布固定。每日换药 1 次。有宣通脉络之功效。适用于慢性支气管炎。

【验方 16】（丁烽，2017 年 12 月 29 日）

（1）沙参 20 克，麦冬 15 克，玉竹 15 克，川贝母 10 克，天花粉 15 克，苦杏仁 10 克，百合 15 克，甘草 10 克。水煎，分 2 次服，每日 1 剂。适用于肺阴亏虚型气管炎。

（2）霜桑叶 15 克，菊花 15 克，连翘 20 克，薄荷 6 克（后下），芦根 20 克，前胡 10 克，桔梗 10 克，甘草 10 克。水煎，分 2 次服，每日 1 剂。适用于风热犯肺型气管炎。

（3）桑白皮 12 克，黄芩 15 克，石膏 30 克，知母 10 克，浙贝母 10 克，栀子 10 克，淡豆豉 6 克，麦冬、天冬各 12 克。水煎，分 2 次服，每日 1 剂。适用于风燥伤肺型气管炎。

【验方 17】（彭铮，2017 年 10 月 20 日）

（1）川麦雪梨膏。川贝母、山丹、款冬花各 15 克，麦冬 25 克，雪梨 1000 克，蔗糖适量。雪梨榨汁，梨渣同诸药水煎 2 次，每次 2 小时，合并药液，兑入梨汁，文火浓缩后加入蔗糖适量，煮沸即成。每次 15 克，每日 2 次，温开水冲饮或调入稀粥中服食。可清肺润喉、生津利咽。适用于燥咳。

（2）枸杞雪梨膏。枸杞子 10 克，川贝母、山丹、款冬花各 15 克，麦冬 30 克，雪梨 1000 克，蔗糖适量。雪梨榨汁，梨渣同诸药水煎 2 次，每次 2 小时，合并药液，兑入梨汁，文火浓缩后加入蔗糖适量，煮沸即成。每次 15 克，每日 2 次，含化或温开水冲饮，

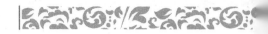

或调入稀粥中服食。适用于慢性咽炎。

【验方18】（任昉，2017年11月17日）

南沙参、北沙参各12克，杏仁10克，甘草、桔梗各6克，川贝母5克。水煎，分2次温服，每日1剂。有清燥、润肺、止咳之功效。适用于慢性支气管炎，症见顽固性咳嗽，干咳少痰或无痰，咽干，气短。

【验方19】（阳凤霞，2015年1月16日）

防风6克，桔梗、僵蚕各10克，红花、荆芥、薄荷、甘草各3克。水煎，餐后服，每日1剂，10日为1个疗程。适用于咽痒干咳、无痰。

【验方20】（张勤，2015年1月16日）

党参、黄芪、蜜炙桑白皮各6克，五味子4克，紫菀5克，熟地黄7克。煎取药液200毫升，加入蜂蜜1匙，分2次温服。适用于肺虚久咳，症见反复咳嗽不愈，伴气短，稍劳则咳喘不止。

【验方21】（蒋振民，2015年4月10日）

百合、麦冬、贝母各4.5克，熟地黄、生地黄、当归各10克，玄参、桔梗各2克，白芍、甘草各3克。水煎，分2次饭后温服，每日1剂。适用于肺肾阴虚、虚火上炎，症见咽喉干痛，咳嗽气喘，咳痰，痰中带血，头晕目眩，午后潮热，舌红、苔少。

【验方22】（施善葆，2015年3月13日）

（1）桑叶、菊花、黄芩、白芍、钩藤、蔓荆子各15克，石决明 30 克，甘草 10 克。水煎，分 3 次服，每日 1 剂。适用于妊娠咳嗽伴头痛。

（2）紫菀、桔梗、天冬、白前各 12 克，桑白皮、杏仁、青皮、竹茹、甘草各 10 克。水煎，分 2 次服，每日 1 剂。适用于妊娠咳嗽，症见咳甚尿失禁，胸胁胀满，面目浮肿。

（3）熟地黄、炙百合、麦冬各 15 克，山药 20 克，山茱萸、阿胶珠（烊化）、五味子各 10 克。水煎，分 3 次服，每日 1 剂。适用于妊娠咳嗽，症见痰少或痰中带血，咳甚尿失禁。

（4）党参、白术、茯苓、炙甘草、紫苏叶、桔梗各 15 克。水煎服，每日 1 剂。适用于妊娠咳嗽。

（5）百合、阿胶（烊化）、杏仁各 10 克。水煎服，每日 1 剂。适用于妊娠咳嗽。

（6）当归 12 克，白芍、沙参、麦冬、紫菀、款冬花、桑白皮各 10 克、川贝母、知母、阿胶（烊化）、五味子、甘草各 6 克。水煎服，每日 1 剂。适用于妊娠咳嗽伴干咳无痰。

（7）百合 20 克，紫菀、麦冬、桔梗、桑白皮、竹茹各 15 克，甘草 10 克。水煎，分 3 次服，每日 1 剂。适用于妊娠咳嗽痰少。

（8）党参、黄芪各 15 克，陈皮、醋升麻各 7.5 克，桑螵蛸、益智仁、焦白术各 25 克，若遗尿带红加地骨皮 10 克。水煎，分 2 次服，每日 1 剂，连服 4～6 日。适用于妊娠咳嗽尿失禁。

【验方 23】（丽娜，2015 年 6 月 26 日）

（1）声嘶咳嗽。

①天冬 15 克，麦冬 15 克，熟地黄 30 克，玉竹 30 克，沙参 15 克，百合 40 克。水煎服，每日 1 剂。

②竹蔗 500 克，玉竹 60 克，沙参 30 克。水煎服，每日 1 剂。

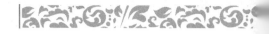
（2）肺燥咳嗽。

①木瓜 30 克，猪瘦肉 40 克。水煎服，每日 1 剂。

②木耳 60 克，川贝母 15 克。水煎服，每日 1 剂。

（3）肺热咳嗽。甘榄 10 个，冰糖 30 克。水煎服。

（4）久咳虚证。米糠 30 克（炒黄），枯矾 3 克，杏仁 14 克，五味子 15 克。粉碎混匀，炼蜜为丸。每日 1 次，开水吞服，每剂可服 3 日。

（5）五脏虚损咳嗽。紫河车 1 个，水煎服；或配人参丸，加阿胶炖服。

【验方 24】（胡佑志，2015 年 7 月 3 日）

（1）紫菀、款冬花、乌梅、百部、白僵蚕、炙枇杷叶、地龙各 6 克，蝉蜕、生姜、甘草各 3 克。水煎，分 3 次服，每日 1 剂，14 日为 1 个疗程，连服 2 个疗程。适用于咳嗽变异性哮喘。过敏性鼻炎，加辛夷花、诃子各 3 克；咽干，加沙参、麦冬各 6 克。

（2）砂仁、生姜、甘草、僵蚕各 5 克，牛蒡子、厚朴、槟榔、紫菀、茯苓、法半夏、陈皮、香附各 10 克，草果 3 克。水煎，分 3 次服，每日 1 剂。适用于慢性持续性咳嗽，症见咳嗽遇寒加重，痰色白而稀，易咳出，口淡不渴，畏寒肢冷，胸闷，饮食量少，脉沉。

（3）麻黄、杏仁、甘草各 5 克，葶苈子 15 克，石膏 30 克。水煎，药液倒在木制脚盆里浴足，每日 1 剂，每日 2~3 次，每次 15~30 分钟，连续 3~5 日。有清热宣肺、止咳化痰之功效。适用于咳嗽引起的咽喉肿痛、咳黄黏痰、流黄涕等。

（4）艾叶 50 克，放入 1500 毫升开水中煎煮 15 分钟，滤取药液，倒入盆中，待温度适宜后浸泡双足，每晚睡前 1 次，每次 15~20 分钟，连续 3~5 日。对风寒所致的咳嗽有疗效。

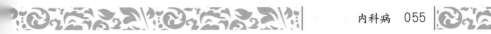

（5）柚子1个，剥皮，削去内层白髓，切碎，放于盖碗中，加蜂蜜适量，隔水蒸至烂熟。兑少许黄酒内服，早晚各服1匙，连服15日即可止咳平喘。适用于咳喘。

【验方25】（丹霞，2015年10月30日）

（1）胡颓子叶20克，五味子10克，茯苓10克，白术10克，党参10克。水煎服，每日1剂。适用于久咳。

（2）绵毛鹿茸草30克，连钱草15克，浙贝母10克，桔梗10克。水煎服，每日1剂。适用于热咳。

（3）鲜鱼腥草15克，石吊兰15克。水煎服，每日1剂。

（4）石吊兰30克，五皮风15克，车前草15克。水煎，分3次服，每日1剂。适用于风寒咳嗽。

（5）土党参60～120克，白胡椒10克，艾叶10克。水煎服，每日1剂。适用于寒咳。

（6）肺形草30克，鱼腥草5克，连钱草15克，甘草6克。水煎服，每日1剂。适用于热咳。

【验方26】（鲁莱光，2014年1月31日）

喉源性咳嗽以呛咳、阵咳、干咳为特点，或者咳出少量黏稠的泡沫样痰，咽干喉痒，胸闷气逆；或咳剧而干呕。临床用以下方剂治疗，往往可获得满意效果。

（1）荆芥穗7克，金银花、麦冬、胖大海、浙贝母、赤芍各10克，蝉蜕、桔梗各6克，甘草5克。水煎，在上午、下午服用，每日1剂。肺气虚且反复感冒，加黄芪12克，白术10克，防风6克；阴虚火旺，去荆芥穗，加知母、炒黄柏各6克，生地黄12克；大便干燥，加牛蒡子10克；胸闷不适，加瓜蒌10克，炒枳壳6克。

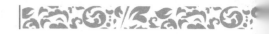

（2）鱼腥草 40 克，桑叶、紫菀、桔梗、玄参各 15 克，蝉蜕 10 克，炙甘草 6 克。水煎，分 3 次服，每日 1 剂。

【验方 27】（丽妮，2014 年 2 月 21 日）

将 1 茶勺黑胡椒放入茶杯，加盖用开水浸泡 10 分钟，再加入 2 勺蜂蜜饮用即可。黑胡椒可以缓解咽喉充血，蜂蜜可抗菌，两者配合可以很好地缓解咽喉不适。

【验方 28】（于长学、梁兆松，2014 年 6 月 6 日）

白矾 50 克，陈醋 30 毫升，大葱白 3 根（取最下端带须根的，1 寸长）。白矾碾细末，大葱白洗净埋在热灰里烧熟，然后取出捣成泥，与白矾末、陈醋一起拌匀。晚上睡前洗脚，擦净后将药按男左女右包在脚心上。适用于陈年久咳。

【验方 29】（萧旭，2014 年 11 月 28 日）

（1）半夏、茯苓、贝母各 15 克，熟地黄、陈皮、厚朴各 12 克，葶苈子 10～15 克，当归、甘草各 10 克。水煎，分 3 次服，每日 1 剂，症状缓解后每 2 日 1 剂。适用于咳嗽日久，伴喘咳，痰白量多，苔腻，脉滑为主症者。一般服药 6～15 日即可见效。表虚，加黄芪 20 克、白术 12 克、防风 10 克；久咳喘甚，加杏仁 12 克、麻黄 10 克、细辛 5～8 克；痰黄，加桑白皮、瓜蒌皮各 12 克、黄连 6 克。

（2）重楼适量，去皮研细末，每次 3 克，饭后温开水送服，每日 2 次，10 日为 1 个疗程，共服 3 个疗程，每个疗程间隔 3 日。重楼具有清热解毒、平喘止咳之功效，治疗慢性气管炎效果良好。

【验方30】（倪早菊，2013年11月29日）

罗汉果1个，鱼腥草50克，白茅根15克，紫苏梗15克，桑白皮15克，百合50克，野菊花15克，板蓝根15克，甘草15克。加水3碗，浸泡30分钟，武火煎开，转文火再煎30～40分钟，煎至约1碗的量。分早晚2次服，每日1剂。适用于久咳不愈。

【验方31】（长学，2014年4月25日）

柚子皮150～200克，洗净，加水适量，煮沸20分钟，每日分4～5次服完，一般服用1～3日症状即可明显减轻，对咳嗽、咽痛有较好的效果。如觉得苦味可放少许冰糖调味。

【验方32】（张勤，2014年5月17日）

玄参15克，石斛12克，麦冬10克，生地10克，桔梗20克，杏仁10克，蝉蜕10克，牛蒡子10克，薄荷6克（后下），连翘10克，川贝母3克（冲服），蛇床子10克。水煎服，每日1剂，一般3剂即可见效。适用于咽痒咳嗽。

【验方33】（狄俊虹，2014年6月20日）

苍术50克，麻黄50克，鸡蛋1个。药和鸡蛋加水500毫升，文火煎煮30分钟，趁热用鸡蛋滚熨双侧肺俞穴、涌泉穴。鸡蛋凉后再加热，如此反复3～5次。适用于小儿咳嗽。家长要先试温，避免烫伤小儿。

【验方34】（马宝山，2014年9月12日）

（1）秋燥咳嗽。秋梨1个，桑叶12克，川贝母10克，百部10克，蜂蜜适量。水煎服。

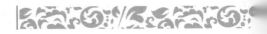

（2）秋燥所致的发热头痛、咽干鼻燥、干咳无痰或痰少黏稠。桑叶 10 克，杏仁 10 克，淡豆豉 10 克，栀子 6 克，梨皮 12 克，川贝母 10 克，北沙参 10 克，甘草 3 克。水煎，分 3 次服，每日 1 剂。

（3）秋季感冒之口鼻干燥。梨 1 个，薄荷 6 克，紫苏叶 10 克。将薄荷、紫苏叶浸泡 15 分钟，再煎 15 分钟，把梨切碎放入继续煎 5 分钟。温服，每日 1 次。

（4）秋燥鼻炎。生地 12 克，玄参 12 克，白芍 12 克，丹参 10 克，麦冬 10 克，川贝母 6 克，甘草 6 克，白芷、辛夷（包煎）、薄荷（后下）各 3 克。水煎服，每日 1 剂。

（5）久咳。五倍子、胡桃肉、五味子、麦冬各 100 克。研细末，每次取 6 克，加蜂蜜调服，每日早晚各 1 次。由于五倍子的收敛作用较强，故新感骤咳患者不宜使用此方。

【验方 35】（福如海，2014 年 5 月 9 日）

鱼腥草、白芍、黄芪、葛根、仙鹤草各 50 克，蒲公英、地龙、丹参、何首乌各 30 克，僵蚕、五味子各 20 克，甘草、石菖蒲、川芎各 15 克，杏仁 10 克。水煎服，每日 1 剂，15 日为 1 个疗程。适用于重症慢性支气管炎、早期肺气肿。症见咳嗽，痰多，体弱无力，声低音怯，头晕眼花，头面部皮肤发绀，下肢水肿，脉沉细无力等。

【验方 36】（杨晓威，2014 年 5 月 30 日）

百部 20 克，水煎 2 次，合并药液约 60 毫升，可加少许白糖或蜂蜜调味，每次服 20 毫升，每日 3 次、10 日为 1 个疗程。百部味甘、苦，性微温，归肺经，有润肺下气、止咳、杀虫之功效，可用于治疗新旧咳嗽、肺痨嗽、百日咳等，坚持服用，对慢性支气管炎咳嗽疗效良好。

慢性支气管炎咳嗽多发生于中老年人，病程缓慢，多数起病隐匿，初起在寒冷季节发病，出现咳嗽及咳痰的症状，清晨最明显，痰早期呈白色黏液泡沫状，黏稠不易咯出，在感染或受寒后症状迅速加重，痰量增多，黏度增大或呈黄色脓性。单味百部治喘咳，古医籍早有记载。现代药理研究表明，百部有镇咳作用，能降低呼吸中枢的兴奋性，对多种致病菌，如结核杆菌、白喉杆菌、葡萄球菌、肺炎球菌、绿脓杆菌等均有抑制作用，据此临床上以单味百部治疗慢性支气管炎咳喘效果良好。

【验方 37】（于长学，2013 年 8 月 16 日）

百部、全瓜蒌、杏仁各 200 克，龙眼肉 100 克，川贝母、骨碎补各 150 克，金毛狗脊 80 克，竹沥水 70 毫升，板蓝根 250 克，共研末。每次 10 克，每日 2 次，开水冲服。适用于气管炎。忌吸烟、饮酒及食用产气食物。一般 3 日见效，可连服 4 个月。

【验方 38】（南丁，2013 年 9 月 13 日）

西洋参 5 克（含服），沙参 10 克，白术 10 克，茯苓 10 克，半夏 10 克，陈皮 10 克，桃仁 10 克，瓜蒌壳 15 克，丹参 5 克，枳壳 20 克，炙甘草 5 克，山楂 15 克，槟榔 10 克。水煎服，每日 1 剂，5 日为 1 个疗程。适用于老年人慢性支气管炎，症见反复发作，喉中痰鸣，唇焦色绀，口干食少，小便少，大便干结，短气懒言，纳食减少，舌紫、苔少，脉浮而涩等。

【验方 39】（李典云，2013 年 2 月 22 日）

（1）金银花、鱼腥草各 50 克，生地黄、麦冬各 30 克，桃仁、

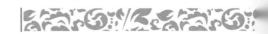

红花各 20 克，丹参、当归各 50 克，川贝母 20 克，桔梗 30 克，甘草 15 克。水煎 2 次，每次 20 分钟，弃渣取液，倒入木盆（散热慢），先熏蒸，再浸泡双足，每日 2 次，每次 30 分钟。有清热、化痰止咳、活血化瘀之功效，可降低血液黏稠度，改善组织器官的缺血缺氧状态，从而改善临床症状及通气功能。适用于慢性阻塞性肺疾病、慢性支气管炎、慢性肺源性心脏病等。临床验之，效果良好。咳嗽、低热，加桑白皮、地骨皮各 150 克；痰多呈泡沫状，加干姜、细辛各 20 克；大便秘结，加熟地黄适量，当归加至 120 克。

（2）胆南星、枇杷叶、桔梗、瓜蒌各 15 克，防风 12 克，甘草 15 克。水煎取液，倒入木盆内（散热慢），先用蒸气熏脸并将其吸入，待药液温度适宜后再浸泡双足，每次 20～30 分钟。本方对小儿喘息性支气管炎、老年慢性支气管炎疗效佳。治疗期间勿感风寒，忌食生冷、肥腻荤腥、辛辣刺激性食物。

【验方 40】（林中，2013 年 4 月 26 日）

（1）风寒袭肺咳嗽。由风邪与寒邪相合犯肺，肺气壅遏不宣所致，可见于急性上呼吸道感染。症见咳嗽频繁，痰稀少，咽喉痒，鼻塞流涕，恶寒，舌苔薄白，脉浮紧。治宜祛风散寒、宣通肺气。方用金沸草散加减：荆芥、法半夏、前胡、旋覆花、杏仁各 10 克，细辛 3 克，紫苏叶 7 克，生姜 3 片，甘草 5 克。1 剂，水煎服。服 1 剂后诸症减轻，续服 2 剂后告愈。

（2）风热犯肺咳嗽。由风邪与热邪相合犯肺，肺失清肃，热熬津液所致。多见于急性支气管炎、急性上呼吸道感染等，症见咳嗽，痰黄或黄白、不易咳出，鼻塞，头痛，胸痛，舌边红、苔薄黄。治宜疏风清热、宣肺化痰。方用桑菊饮加减：桑叶、菊花、牛蒡子、杏仁、桔梗、蔓荆子、连翘、前胡各 10 克，蝉蜕 10 克，薄荷3克。1剂，水煎服。服1剂后咳嗽减轻，痰易咳出、痰由黄转白，续服2剂而安。

（3）风痰闭肺咳嗽。因患者平素脾虚，运化功能失常，痰湿内停，外感风邪致风痰内盛而发此证，可见于慢性咽喉炎、慢性支气管炎、过敏性咳嗽等。症见咳嗽频频，痰多，日久不愈，遇风加剧，咽喉痒，头重头晕，舌苔白，脉弦滑。治宜祛风解表、化痰止咳。方用止嗽散加减：荆芥、紫菀、桔梗、白前、百部、防风各10克，甘草、陈皮各10克。1剂，水煎服。服1剂后，如胸闷、痰盛，加紫苏梗、枳实、制南星各10克，服2剂后咳嗽止。

【验方41】（黄爱和，2013年10月11日）

桔梗10克，僵蚕10克，甘草3克，薄荷3克，荆芥3克，川红花3克，防风6克。水煎，饭后慢慢服下，每日1剂，10日为1个疗程，一般连服3剂病情好转。适用于喉风咳嗽。服药期间注意保暖，如果晚上病情加重，睡前服药1次。服药时在口中含片刻，效果更好。忌食辛热刺激性食物。喉风咳嗽的主要表现为咽喉发痒则咳，干咳无痰，自觉喉部黏膜发胀，剧烈咳嗽时两腮鼓起，似面部浮肿。本病多发于秋冬季节，体虚者易患本病。

【验方42】（丁树栋，2013年11月29日）

喉源性咳嗽属中医学"咳嗽"的范畴，由咽喉炎症引发，炎性反应刺激感觉神经末梢，产生反射性咳嗽。其主要症状是咽痒、咳嗽、痰少或无痰，多呈阵发性呛咳、越咳越剧烈，甚至呈痉挛性咳嗽，少量饮水润喉可使症状暂时缓解，遇刺激性气体、粉尘等可使症状加重。以下验方可用于治疗喉源性咳嗽。

（1）荆芥、桔梗、紫菀、款冬花、牛蒡子、麦冬、甘草、连翘

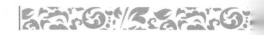

各 10 克，百部、薄荷各 6 克，金银花 30 克。水煎，分早晚 2 次服，每日 1 剂。

（2）防风、桑叶、菊花、忍冬藤各 12 克，荆芥、款冬花、桔梗、前胡、杏仁、沙参各 10 克，薄荷、甘草各 6 克。水煎，分早晚 2 次服，每日 1 剂。

（3）野菊花、蒲公英各 15 克，牛蒡子、瓜蒌、川贝母、荆芥、防风、甘草各 10 克，百部、射干各 6 克，橘络 12 克，生姜 15 克。水煎，分早晚 2 次服，每日 1 剂。

（4）半夏、瓜蒌、杏仁、荆芥、防风、牛蒡子、甘草各 10 克，金银花 30 克，薄荷 6 克，玄参、芦根各 12 克，生地 15 克。水煎，分早晚 2 次服，每日 1 剂。

（5）桑白皮、川贝母、杏仁、紫苏子、半夏、黄芩、百部、防风、荆芥、牛蒡子、沙参、麦冬、甘草各 10 克，薄荷 6 克。水煎，分早晚 2 次服，每日 1 剂。

【验方43】（唐中元，2013 年 2 月 8 日）

当归 10 克，茯苓 10 克，甘草 10 克，川芎 10 克，杏仁 10 克，贝母 10 克，桑白皮 12 克，青皮 11 克，五味子 10 克，冰糖 15 克。水煎 4 次，煎取药液 800 毫升，每次服 100 毫升，每日 1 剂。一般 3 剂见效，禁烟酒。适用于支气管炎。

【验方44】（郑丽娜，2015 年 10 月 23 日）

燥咳，表现为干咳不止，无痰或痰少难咳，痰中带血丝，并伴有口干咽痛、喉痒、声音嘶哑、舌红少津等。以下验方适用于燥咳。

（1）杏仁炖雪梨。杏仁 10 克，去皮打碎；雪梨 1 个，去皮切

片。同放碗内，加冰糖 20 克，开水适量，放置锅内加盖隔水炖煮 1 小时即可服用，每日早晚各 1 次。

（2）白蜜萝卜汁。白皮萝卜适量，洗净、去皮、切碎取汁，每 50 毫升汁加白蜂蜜 20 毫升，调匀顿服，每日 2 次。

（3）雪梨白藕汁。雪梨 2 个，去皮、核；白藕去节，等量切碎。一同绞汁代茶饮，次数不限。

（4）贝母冰糖汁。川贝母 5 克，研细末，冰糖 20 克，同放碗内，加水 50 毫升，隔水炖煮 30 分钟即可服用，每日早晚各 1 次。

【验方 45】（韩玉乐，2018 年 3 月 2 日）

（1）款冬花、天花粉、麦冬、冬瓜子、党参各 24 克，百部 18 克，桑白皮、五味子、知母各 12 克。水煎，分早晚 2 次服，每日 1 剂。适用于阴虚肺燥久咳。

（2）杏仁、浙贝母、陈皮、柴胡、香附、郁金、炒枳壳、款冬花各 10 克，赤芍、白芍各 15 克，紫菀、旋覆花（包煎）各 12 克，煅瓦楞子 30 克（先煎），绿萼梅、佛手各 6 克。水煎服，每日 1 剂。有清热化痰、润肺止咳、疏肝理脾之功效。适用于热蕴肺，咳嗽痰黄。

（3）鲜丝瓜花 30 克（干品 10 克），洗净放入杯中，加开水 900 毫升，冲泡 10 分钟，调入蜂蜜 20 毫升，分 2 次服用，每日 1 剂，连服 4 日。《滇南本草》中记载，丝瓜花性寒，能清肺热，消痰下气，止咳。蜂蜜具有滋养、润燥、解毒之功效，对咳嗽有较好的疗效。两者配合，对肺热咳嗽有良效。

【验方 46】（佚名，2013 年 3 月 22 日）

（1）款冬花、百部各 15 克，知母、贝母各 10 克，桑白皮 5 克。

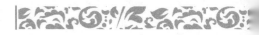

水煎服。有温肺散寒、祛痰止咳之功效。适用于急慢性气管炎。

（2）麻黄10克，杏仁10克（去皮尖），五味子3克，石膏15克（先煎），甘草3克。水煎服。有止咳化痰、解表清热之功效。适用于急慢性气管炎。

（3）胡桃仁40个，樟木叶250克（干品，露干采收）。研末，蜂蜜调浆服，每次10克，每日2次。适用于慢性支气管炎病久虚热、干咳痨嗽。

（4）豆腐皮60克，白果仁12克（去皮），冰糖30克。水煎服。适用于老年人喘咳日久。

（5）大蒜头3个（去皮），白糖50克，姜1片。煮熟，1日3餐服完。适用于急慢性气管炎、咳喘。

（6）矮地茶30克，苍耳子15克，金樱子30克，五味子10克。水煎服。适用于老年人慢性支气管炎。

（7）红米、白胡椒、桃仁、杏仁各7粒，栀子10克。研末，加入适量鸡蛋清，调成饼状，贴双侧涌泉穴。适用于老年人支气管炎。

（8）沙参5克，贝母3克，百合15克。水煎服。适用于老年人支气管炎干咳。

（9）大蒜头1～2个，白糖适量。加水适量煮熟常吃。适用于支气管炎。

（10）鱼腥草30克，桑白皮15克。水煎服。适用于小儿肺炎、支气管炎。

（11）柚子1个，挖1个小孔，将1个鸡蛋放入内部，封固，放炭火（柴草火）内烧熟，吃蛋。3日内可连吃3～7个。适用于老年人慢性支气管炎。

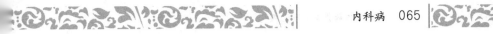

【验方47】（古月，2018年1月12日）

芦根15克，沙参、麦冬、浙贝母、知母、枇杷叶、火麻仁、全瓜蒌、鱼腥草各12克，百部、五味子、天花粉各8克。水煎，分3次服，每日1剂。适用于迁延期慢性支气管炎。

【验方48】（钱景欣，2018年1月19日）

沙参、麦冬、扁豆、玉竹、栀子、瓜蒌、浙贝母各10克，天花粉、杏仁、桔梗、桑叶各6克，甘草5克，牡丹皮、黄芩各12克。水煎，分早晚2次空腹温服，每日1剂，10日为1个疗程。有清养肺胃、生津润燥之功效。适用于燥伤肺阴、津液亏损所致的慢性支气管炎，症见咽干口渴，干咳痰少而黏，发热，舌红、苔少。

【验方49】（郑玉平，2018年10月5日）

（1）百合30克，西洋参片3~5克，天冬10克，银耳20克。百合、银耳洗净，温水浸泡30分钟，加水慢熬至银耳烂熟时，加西洋参片、天冬再熬10分钟，加入白糖，用莲藕粉勾芡即成。分2~3次服食，每日1剂。适用于急慢性支气管炎、神经官能症、失眠等，对久咳痰少、痰中带血、舌燥咽干、手足心热、食欲不振、神疲乏力等也有较好的疗效。

（2）前胡13克，川贝母12克，炒杏仁10克，桔梗10克，白前10克，蜜炙紫菀10克，蜜炙百部10克，甘草7克，生姜3片。水煎2次，煎取药液300毫升，分3次温服，每日1剂。适用于遇寒引起的咳嗽、咽痒、咯白痰，或伴微恶寒发热，也可用于上呼吸道感染、急慢性气管炎、急慢性咽炎等引起的咳嗽。

（3）百合20克，紫菀、麦冬、桔梗、桑白皮、竹茹各15克，甘草10克。水煎，分3次服，每日1剂。适用于妊娠咳嗽痰少。

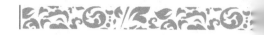

【验方50】（胡佑志，2018年12月28日）

（1）枇杷叶250克，鱼腥草500克，甘草流浸膏16毫升，薄荷水16毫升。将枇杷叶、鱼腥草洗净切碎，连同余药水煎至1000毫升，滤取药液，装瓶备用，饭后用热开水冲服，每次10毫升，每日3次。适用于慢性支气管炎。

（2）百部20克。水煎2次，煎取药液60毫升，分3次服，每日1剂，连服2～3周。适用于慢性支气管炎。

（3）鱼腥草、车前草、鼠曲草各15克，地龙、百部各6克。水煎至50毫升，分3次服，每日1剂，10日为1个疗程，连服3个疗程。适用于慢性支气管炎。

【验方51】（张志远，2015年1月2日）

乌梅3个（去核），生姜3克，麦冬、五味子各5克，阿胶、炙桑白皮各3克，桔梗适量。水煎服，每日1剂。适用于冬春季老年性咳嗽。

【验方52】（大志，2015年1月16日）

炙甘草5克，绿茶1克，紫菀6克，款冬花10克。水煎沸后再煎5分钟，滤取药液，加蜂蜜适量。分3次服，每日1剂。有宣肺止咳之功效，对咳嗽，尤其是老年咳嗽有较好的疗效。

【验方53】（容小翔，2015年4月24日）

杏仁10克，紫菀10克，炙麻黄5克，海浮石10克，浙贝母5克，白芥子3克。水煎服，每日1剂，5日为1个疗程。为冬病夏治方，可于夏日炎热之时服1～2个疗程。有降气化痰、畅膈宽胸、温中止咳之功效。适用于老年慢性支气管炎，症见久咳气逆，

痰多胸闷，饮食不振，痰白量多，虚胖。

【验方54】（梁庆森，2015年5月1日）

（1）牛胆汁晒干研粉，装入胶囊内，每次饭后服2～3粒，每日2次。

（2）炒芥菜子5～10克，炒莱菔子8～12克，陈皮6克，甘草6克。水煎服，每日1剂。适用于咳嗽、气喘、痰多。

（3）冬瓜仁15～20克，红糖适量。捣烂研细，分2次用开水冲服，每日2次。适用于慢性支气管炎伴咳嗽。

（4）炒杏仁30克，百合40～50克，冰糖20克。煎汤，喝汤吃百合，每日1剂，4～6剂即可见效。适用于慢性支气管炎伴咽喉痛、干咳。

（5）桑白皮、前胡、浙贝母各12克，地骨皮、不出林、黄芩、天冬各15克，天竺黄、瓜蒌皮、甘草各6克，地龙18克。水煎服，每日1剂。适用于肺热痰盛咳喘。

【验方55】（郭亚维，2016年3月19日）

（1）小百部15～30克。水煎，分3次服，每日1剂。本品味甘性温，有润肺止咳之功效，傣族常用此单味药水煎服治疗支气管炎。

（2）岩豇豆20克，岩白菜20克，虎杖20克。煎取药液750毫升，分3次服，每日1剂。适用于慢性支气管炎。

【验方56】（廖建华，2016年6月11日）

慢性支气管炎是指气管、支气管黏膜及其周围组织的慢性非特异性炎症，以咳、痰、喘、哮为主要临床表现。俗话说："药王菩

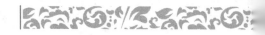
萨笑嘻嘻，哈痨气鼓病难医。"哈痨气鼓即指咳痰喘哮。本病的病因较复杂，外因包括细菌、病毒及肺炎支原体感染，理化因素（吸烟、大气污染、寒冷空气）的刺激、过敏等；内因包括呼吸道局部防御和免疫功能低下（先天遗传因素、上呼吸道的慢性病、老年人免疫功能减退）、维生素 A 缺乏、自主神经功能紊乱等。本病是一种严重危害身心健康的多发病、常见病，据统计，我国的患病率为 3％～5％，多见于 40 岁以上的中老年人。如果长期慢性发作，可发展为阻塞性肺气肿及慢性肺源性心脏病。

慢性支气管炎属中医"咳嗽""喘证""哮病"的范畴，症见咳嗽，气喘，痰涎壅盛，痰多清稀或吐泡沫痰，胸中满闷，喘息有声，呕恶纳呆，苔白厚腻而滑。治宜健脾燥湿、理气化痰，补益肺气、化痰止咳，温补脾胃、止咳定喘，解表化饮、止咳平喘，降气止咳、化痰消食等。方用三子养亲汤加味。炒紫苏子 10 克，炒莱菔子 12 克，白芥子 6 克，酥皂荚 2 克（去筋、皮、子），洋金花 1 克，甘草 6 克。研细末，过筛后装入胶囊，咳、痰、喘、哮俱全者每次服 3 克，咳、痰、微喘者每次服 2 克，每日 2 次，早晚用蜂蜜冲开水送服。若吐黄色稠黏痰，加硼砂 2 克。忌烟、酒、辛辣油腻之物。合并心脏病、吐血、鼻出血、高热，以及孕妇忌用。

【验方57】（胡佑志，2016 年 6 月 11 日）

六子养亲汤。牛蒡子、白芥子、葶苈子各 10 克，紫苏子、冬瓜子、炒莱菔子各 12 克。水煎，分 3 次温服，每日 1 剂。适用于慢性支气管炎属气逆痰滞的实证，临床以咳嗽、痰多、苔白、脉滑为主症。气虚和阴虚致咳者不可服用。

笔者曾用该方治疗一名 75 岁男性患者，该患者患慢性支气管炎 15 年，10 日前感冒导致病情复发，口服和静注抗生素及平喘类

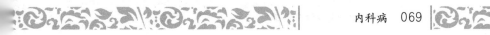

药物，效果不佳而转诊中医。证见咳嗽，时有喘气，痰多色白、呈泡沫状，喉中痰鸣漉漉，夜间加重，发作时不得平卧，伴有便秘，苔白腻，脉滑数有力。辨证为气逆痰滞，治以降气化痰、消积导滞。服药6剂后咳喘症状减轻，便秘消失，大便排出部分黏稠性物质，夜间咳喘减轻，喉中微有痰鸣音。效不更方，续服上方12剂，诸症消失。嘱患者将剂量减半，布包煎液当茶饮，饮服15剂，以巩固疗效。两个月后电话回访，未再复发。

【验方58】（玉凤花，2015年10月30日）

（1）老年慢性支气管炎及支气管哮喘。白兰花、麻黄、丁香、苦杏仁、桔梗、薄荷、紫苏叶、枇杷叶、白前、藿香、礞石、生石膏各等量。研粗末，制成枕芯使用，连用2～3个月。有宣肺、化痰、止咳之功效。适用于老年人慢性支气管炎及支气管哮喘缓解期的治疗。

（2）慢性疲劳综合征。党参、黄芪、菊花、天麻、枣仁、柴胡各等量。研细末，制成枕芯使用，连用1～2个月。有健脾益气、祛风通络之功效。

（3）视神经衰弱。绿豆衣、橘叶、龙胆草、桑叶、地骨皮、菊花、决明子各150克。研粗末，制成枕芯使用，连续用2～3个月。

（4）颈椎病、肩周炎、风湿病。蚕沙200克，绿豆衣、白芷、川芎、防风各100克。研粗末，制成枕芯使用。有祛风通窍之功效。

（5）高血压、脑动脉硬化。当归、羌活、藁本、制川乌、黑附片、川芎、赤芍、红花、广地龙、广血竭、石菖蒲、灯心草、细辛、桂枝、丹参、防风、莱菔子、威灵仙、乳香、没药、冰片各等量。研粗末，制成枕芯使用，每日枕用时间不少于6小时，连用

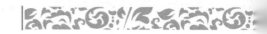
3～6个月或更长时间。对高血压、脑动脉硬化、风湿性关节炎、腰椎病等有不同程度的防治作用。

肺气肿

【验方01】（鲁莱光，2016年9月2日）

（1）山药90～150克，玄参25克，白术、炒牛蒡子各15克，鸡内金10克。煎取药液300～400毫升，分2～3次温服，每日1剂，30日为1个疗程。适用于慢性阻塞性肺疾病。咳剧，加川贝母、瓜蒌、杏仁各10克；痰多，加陈皮、半夏、茯苓各10克；喘甚，加白芥子、紫苏子、白果各10克；心悸、夜寐不宁，加龙骨、牡蛎各30克；阴虚，加生地黄、百合各30克，麦冬10克；阳虚，加红参须、淡附片各6克；气虚，加黄芪30克，生晒参10克；血瘀，加丹参15克，桃仁、莪术各10克。服药期间应戒烟酒，忌食辛辣刺激性食物。

（2）五味子适量，研细末，过筛，加入70%酒精适量，调成糊状，装瓶备用或临用时调配。使用时取硬币大小的药糊外敷神阙穴，外以塑料薄膜覆盖，胶布固定。每日睡前敷用，次日清晨取下，20日为1个疗程。适用于阻塞性肺气肿。

【验方02】（张勤，2019年4月12日）

桑白皮10克，桑椹12克，桑寄生12克，五味子45克，黄精12克，补骨脂12克，平地木12克，功劳叶12克，鹅管石12克，老紫苏梗10克，防己10克，昆布10克。水煎，分3次服，每日1剂。适用于慢性阻塞性肺气肿。痰郁阻肺，加黄芩、瓜蒌仁、鱼腥草；寒痰，加白芥子、前胡、半夏；肝肾不足，加附子、淫羊

藿、巴戟天、杜仲、女贞子、枸杞子、何首乌、山茱萸；久咳久喘兼肝郁，加青皮、陈皮、柴胡、前胡；下肢甚至全身浮肿，加防己、防风、猪苓、车前草。

【验方 03】（小翔，2016 年 7 月 16 日）

红参 50 克，沙参 50 克，紫河车 50 克，麦冬 25 克，橘红 25 克。研细末，每次服 3 克，每日 2～3 次。症状改善后，改为每日服 1～2 次，服完 1 剂为 1 个疗程。服后见效时，宜连服 2～3 个疗程。以后每隔 2～3 个月服 1 剂，宜坚持服用。有补肺气、纳肾气之功效。用于调理肺气肿，可改善症状，提高生活质量，预防或减少肺源性心力衰竭。

【验方 04】（岭南，2016 年 3 月 19 日）

附子 30 克（先煎 1 小时），生黄芪 20 克，葶苈子 30 克，桑白皮 25 克，生姜皮 10 克，半夏 10 克，胆南星 10 克，紫菀 15 克。水煎服，每日 1 剂，5 日为 1 个疗程。有温阳利水、止咳平喘之功效。适用于肺源性心脏病急性发作，症见突然心悸，气急加剧，身体水肿、漫及下肢和全身，咳嗽，痰多而稀，四肢不温，尿少，舌青紫、苔厚腻，脉弦滑等。病情危急时，应配合现代医学的强心、利尿、输氧等抢救措施。

【验方 05】（任昉，2006 年 11 月 18 日）

（1）紫苏子 12 克（捣碎），粳米 100 克，冰糖 6 克。加水适量，武火煮沸后改文火慢煮成粥，加入冰糖即可食用，早晚分次温服。有健脾燥湿、化痰止咳之功效。适用于调养肺源性心脏病，症见胸闷纳呆、咳嗽痰多。

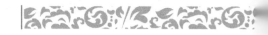
（2）瓜蒌皮 12 克，黑芝麻、生姜各 15 克。水煎服，每日 1 剂。有清肺润肺、温中化痰之功效。适用于老年慢性肺源性心脏病。

（3）甜杏仁 15 克，核桃仁 30 克。共捣烂，加蜂蜜、生姜汁各 1 汤匙，上锅蒸沸后即可食用。有温中补肾之功效。适用于肺源性心脏病肺肾气虚。

【验方 06】（唐崇茂，2018 年 5 月 25 日）

（1）沙参 12 克，麦冬、五味子、杏仁、玉竹、川贝母各 10 克。水煎服，每日 1 剂。有补气生津之功效，适用于气津两伤所致的肺气肿。

（2）党参、茯苓各 12 克，白术、半夏各 10 克，炙甘草、陈皮 6 克。水煎服，每日 1 剂。有益气补肺之功效。适用于肺气虚弱型慢性支气管炎、肺气肿。症见病后虚弱，面色苍白，气短喘促，声低懒言，乏力自汗，咳嗽无力，痰稀白，易感冒等。

（3）紫苏子、陈皮、半夏、当归、厚朴各 12 克，沉香末（冲服）、肉桂各 2.5 克，前胡、杏仁各 12 克。水煎，分 2 次服，每日 1 剂。有除痰降气之功效，适用于肺气肿。

（4）黄芩、瓜蒌仁、半夏、胆南星、橘皮、杏仁（打碎）、枳实、姜竹茹各 15 克。水煎，分 2 次服，每日 1 剂。有清肺化痰之功效。适用于痰热所致的肺气肿。

（5）党参 12 克，黄芪 12 克，白术 15 克，茯苓 10 克，甘草、半夏各 6 克，陈皮、紫苏子、莱菔子各 10 克，白芥子 12 克，大枣 10 枚。除陈皮、大枣外，余药水煎，取药液煎大枣和陈皮 10 分钟，吃大枣、喝汤。有健脾益气、化痰平喘之功效。适用于脾虚所致的肺气肿。症见喘促，气短，言语无力，痰多稀白，四肢倦怠，食少

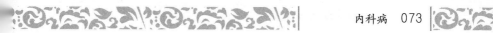

腹胀，大便稀溏，舌淡、苔白滑或薄腻，脉细软。

（6）熟地黄、山茱萸、五味子各 12 克，肉桂 3 克，补骨脂、胡桃肉各 12 克。水煎，分 2 次服，每日 1 剂。有补肾纳气之功效。适用于肾气衰弱所致的肺气肿。

（7）紫苏子 12 克，白芥子 10 克，莱菔子 10 克，山药 60 克，人参 32 克。水煎，分 2 次服，每日 1 剂。有扶正祛邪、降气化痰之功效。适用于痰涎壅盛所致的肺气肿。

（8）鳖甲 32 克，阿胶 15 克，芦根 45 克。水煎，分 3 次服，每日 1 剂。有养阴润肺、化痰止咳、平喘之功效。适用于肺气肿。

（9）天竺黄 16 克，浙贝母 12 克，枳壳 10 克，黑豆 10 克。共研细末，每次取 5 克，开水送服，早晚各 1 次。适用于肺气肿。

（10）鸡骨丹（紫玉簪花）茎、叶、花 9～15 克。水煎服，每日 1 剂。适用于肺气肿。

（11）桑白皮 12 克，麻黄、桂枝各 5 克，杏仁 14 粒，细辛、干姜各 4.5 克。水煎服，每日 1 剂。适用于水饮伏肺，胀满急喘。

【验方 07】（蒋振民，2018 年 9 月 21 日）

紫苏子 10 克，杏仁 10 克，葶苈子 10 克，紫菀 12 克，款冬花 10 克，陈皮 10 克，桑白皮 12 克，黄芩 6 克，茯苓皮 30 克，生薏苡仁 30 克，赤小豆 30 克，丹参 30 克，生黄芪 12 克。水煎，分早晚 2 次服，每日 1 剂。适用于重度肺气肿。

【验方 08】（欧阳军，2015 年 8 月 28 日）

慢阻肺患者的饮食原则应为高热量、高蛋白和高维生素，并补充适量无机盐。另外，食疗有很好的辅助作用。

（1）人参核桃糊。白参 100 克，核桃仁 500 克，白糖粉 200 克。

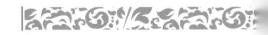

白参、核桃仁烘干，研细末，加白糖粉拌匀，瓶装备用。每次取15克，用少量开水调成糊状服食，每日2次。适用于支气管哮喘缓解期，症见气短乏力，活动后气促、气喘，苔白，脉细。

（2）山药薏红羹。山药50克，薏苡仁30克，炒扁豆50克，大枣10枚。山药洗净，去皮切片，与其他材料同入砂锅，加水适量，小火煨煮成稠羹，可加少许糖调味，分早晚2次服。适用于喘咳症缓解期，症见气短气促，活动后加重，神疲乏力，便溏，苔薄白，脉细弱。

（3）当归核桃羊肾羹。当归20克，核桃仁40克，枸杞子20克，茯苓15克，小茴香3克，羊肾200克。除羊肾外，余药用纱布包好，水煎3次，取液，再放入羊肾、调味料，煮至羊肾烂熟即可食用。有补气血、益肝肾之功效，适用于慢阻肺肾虚气喘。

（4）百合猪肺汤。猪肺200克，百合12克，川贝母10克，蜂蜜适量。猪肺切成小块洗净，焯水10分钟后，再与百合、川贝母同入砂锅，用中火煨1小时，加入蜂蜜调味，吃猪肺喝汤。有润燥止咳平喘、清热安神养肺之功效。适用于老年哮喘、慢性支气管炎、干咳及病后心悸烦躁。

（5）桂圆参蜜膏。党参250克，沙参125克，桂圆肉125克。用适量清水浸泡发透后煎煮3次，每20分钟，合并药液，文火熬成清膏，加蜂蜜适量，煮沸停火，冷却后装瓶。每次1匙，开水冲服，每日3次。有润肺止咳、开胃健脾、补中益气之功效。适用于老年人冬季体质虚弱、喘咳、消瘦乏力、四肢寒冷诸症。

（6）冬虫夏草粥。冬虫夏草5克，糯米100克。共煮粥，加入适量冰糖，再煮片刻即可食用。有补虚损、益肺肾、止咳喘之功效。适用于虚痨咳喘、干咳咯血、盗汗自汗、腰膝酸软、阳痿遗精、病后体虚等，产后体弱的妇女食用可增强体质、恢复健康。

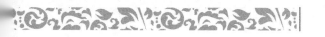

哮　喘

【**验方 01**】（胡佑志，2019 年 6 月 7 日）

（1）支气管哮喘。

①丹参、枇杷叶各 150 克，防风 100 克，桔梗、瓜蒌、五灵脂各 50 克，麻黄、蝉蜕各 20 克，甘草 10 克。水煎，分 2 次服，每日 1 剂，7 日为 1 个疗程。药渣另煎取药液 2500 毫升，倒入足浴桶内，趁热熏蒸双足，待温度适宜后浴足，每次 45 分钟，早晚各 1 次。适用于支气管哮喘。本方药物用量较大，虽无剧毒之品，但也应谨慎，建议内服时从小剂量开始缓慢递增。

②胆南星 25 克，枇杷叶、桔梗、瓜蒌各 15 克，五灵脂、丹参各 30 克，防风 25 克。加水 2500 毫升煎煮，滤取药液，倒入木盆内，先熏蒸双足，待温度适宜后再浸洗双足。每日 1 剂，每晚 1 次，10 日为 1 个疗程。有止咳、化痰、平喘、降气之功效。适用于支气管哮喘。

③鲜柚子肉 50 克，蜂蜜 25 克，白酒适量。将柚子肉放入瓶罐中，加白酒适量，密封一夜后取出，倒入锅内煎煮至余液将干时，加蜂蜜拌匀，稍煮片刻，即可食用。每日 1 次，连服 3～5 日。对咳嗽痰多的哮喘尤为适宜。

（2）咳嗽变异性哮喘。白芍、百部、麦冬各 15 克，紫菀、白前、前胡各 12 克，旋覆花 8 克，荆芥、陈皮、麻黄、杏仁、白僵蚕、法半夏、紫苏叶各 6 克，桔梗、甘草各 5 克。水煎，分 3 次服，每日 1 剂，15 日为 1 个疗程，连服 2 个疗程。咽喉痛，加板蓝根 12 克、知母 6 克；咳甚，加炙枇杷叶 10 克。

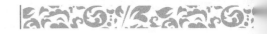

【验方02】（霍光兴，2017年10月20日）

白果10克，麻黄6克，款冬花10克，半夏10克，桑白皮10克，紫苏子10克，杏仁10克，黄芩10克，甘草6克。水煎，分2次服，每日1剂。适用于热哮。

【验方03】（吴明，2016年4月9日）

枸杞子6～8粒，菊花3～6朵，金银花12朵，冬虫夏草4～6根。用200毫升左右的沸水冲泡，饮用时加蜂蜜1汤匙。按每日1～3杯的量频频饮服，忌烟和辛辣刺激性食物。1～3个月后能止住老年性慢性支气管哮喘。

【验方04】（蒋振民，2016年10月14日）

（1）炙麻黄、麻黄根、生甘草各4.5克，苦杏仁、桃仁、郁李仁、白果、百部、款冬花、辛夷、苍耳子各10克，车前草24克。水煎，分3次服，每日1剂，一般用药7～10剂可显效。适用于过敏性哮喘。

（2）麻黄3克，生甘草3克，生石膏15克，苦杏仁10克，桑白皮10克，瓜蒌皮10克，紫苏子10克，生代赭石30克。水煎3次，合并药液，分3次饭后服，每日1剂，一般连服3～5剂可控制病情或痊愈。适用于过敏性哮喘。

【验方05】（丁树栋，2016年7月23日）

小儿支气管哮喘，是变态反应引起的支气管痉挛、黏膜水肿和分泌物增多，临床以阵发性呼吸困难、哮喘、咳嗽、咯痰为特征。本病属中医学"哮喘"的范畴。发作期主要有寒哮和热哮，缓解期多表现为肺虚和脾虚，临床分型辨治如下。

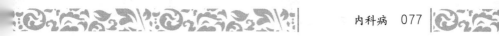

（1）寒哮。呼吸急促，喉中哮鸣，胸闷憋气如窒，面色晦暗带青，形寒肢冷，口不渴或渴喜热饮，天冷或受寒易发作，舌苔白滑，脉弦紧或浮紧。治宜温肺散寒、化痰平喘。方用：麻黄5克，桂枝5克，杏仁3克，白芍5克，干姜6克，姜半夏2克，五味子3克，炙甘草5克。水煎，分早晚2次服，每日1剂。

（2）热哮。喘急气粗，喉中痰鸣如吼，阵阵呛咳，痰黄黏稠，不易咯吐，烦闷不安，面赤口苦，口渴喜饮，汗出，或兼发热，舌红、苔黄腻，脉滑数。治宜清热宣肺、化痰平喘。方用：麻黄5克，生石膏15克，黄芩5克，金银花10克，连翘5克，知母3克，杏仁3克，款冬花5克，甘草3克。水煎，分早晚2次服，每日1剂。

（3）肺虚哮。常易感冒，气短声低，自汗怕风，每因气候变化而诱发哮喘，舌淡，脉细弱。治宜补肺益气。方用：人参3克，五味子3克，麦冬15克，杏仁5克，桔梗3克，甘草5克。水煎，分早晚2次服，每日1剂。

（4）脾虚哮。平素食少脘闷，倦怠乏力，大便溏烂，或食油腻后易腹泻，往往因饮食不当而诱发哮喘，舌淡，脉缓无力。治宜益气健脾化痰。黄芪10克，人参3克，茯苓6克，白术6克，香附5克，陈皮3克，竹茹6克，甘草5克。水煎，分早晚2次服，每日1剂。

【验方06】（岭南，2016年7月16日）

生黄芪、仙茅各10克，百部、百合、北沙参各15克，麻黄5克，杏仁、桂枝、炒白芍、炒赤芍、白芥子、紫苏子、橘红各10克，枇杷叶15克，鱼腥草15克，制僵蚕10克，生大黄2克（后下），滑石10克，甘草3克。水煎2次，上午9点、下午3点

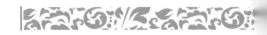

各服 1 次。哮喘发作期，每日 1 剂，连服 15 日为 1 个疗程；哮喘缓解期，以及好发季节用于预防发作，隔日服 1 剂，连服 15 剂。

【验方 07】（卫一夫，2016 年 6 月 4 日）

桃仁、五味子、麻黄、橘络各 10 克，地龙、岩白菜各 15 克，杏仁、葶苈子、紫苏子、紫菀、沙参各 12 克，红花 6 克。水煎服，每日 1 剂。适用于久咳哮喘。

【验方 08】（春盟，2016 年 5 月 28 日）

党参 30 克，麦冬 15 克，熟地黄 12 克，白术 6 克，山茱萸 15 克，茯苓 15 克，知母 12 克，枸杞子 15 克，核桃仁 5 个，紫河车粉 10 克（兑服），甘草 6 克。除紫河车粉外，余药浓煎 3 次，合并药液，兑入紫河车粉，分 3 次服，每日 1 剂。有补肾纳气、归气定喘之功效。适用于慢性支气管炎、肺气肿、支气管哮喘、过敏性哮喘、心源性哮喘。咳嗽痰多，加款冬花、紫菀以止咳化痰；喉痒、干咳少痰，加天花粉、雪梨以养阴生津润肺。

【验方 09】（于长学，2017 年 12 月 22 日）

（1）炒白芥子、炙麻黄各 4 克，炙款冬花、桔梗、延胡索、细辛各 3 克，甘草 2 克。共研细末，加入冠心苏合胶囊药粉 6 克调匀，用姜汁调成糊状药膏，为 1 人 1 次的量。先用药艾在背部两侧定喘穴至肾俞穴之间温灸，后将药膏贴于定喘、肺俞、膈俞穴，用胶布固定，每天贴药 1 次，4 日为 1 个疗程。适用于支气管哮喘。

（2）鲜毛茛叶 3～5 克，天文草 3～5 叶。共捣烂如泥，加少量姜汁混合调匀，贴于大椎穴，纱布覆盖，胶布固定。3 次为 1 个疗程，每次贴药间隔时间为 10 日，30 日为 1 个疗程，一般每年贴

1个疗程。适用于支气管哮喘。

（3）桑白皮 10 克，杏仁 10 克，生石膏 10 克，黄芩 10 克。共研细末，过筛，用凉水调和制成直径约 2.5 厘米的药饼 8 个，分贴于华盖、膻中、肺俞穴，包扎固定。每次贴 4～5 小时，每日 1 次，连贴 10 日为 1 个疗程。适用于热哮。

（4）鱼腥草 15 克，青黛 10 克，蛤壳 10 克，葱白 3 克，冰片 0.3 克。前三味研碎末，加入葱白、冰片与药末共捣烂成糊状。用时先以 75％ 酒精消毒脐部，然后以药糊敷脐，每日换药 1 次，10 日为 1 个疗程。适用于咳嗽，咳吐稠黄痰，口干，舌苔黄，脉数。

（5）麻黄 10 克，生半夏 20 克，吴茱萸 20 克，白芥子 40 克，明矾 20 克，杏仁 20 克。共研细末，以 30％ 二甲基亚砜调成软膏，装 20 克入塑料盒备用。用时取蚕豆大小的一团，置于伤湿止痛膏中心，分别贴于双侧涌泉穴，每晚换药 1 次，半个月为 1 个疗程。适用于哮喘。

（6）川乌、桑枝、桃枝、枣枝、槐枝、柳枝、肉桂、白芷、当归、白及、白薇、赤芍、连翘、茯苓、木鳖子、乳香、没药各等分。用麻油浸药 1 夜，然后去除表面浑浊，加适量黄丹制成膏药，于三伏天贴两侧肺俞、膏肓穴各 1 次，隔 5 日换药 1 次，每伏贴 9 次共 45 日，次年如法贴治 9 次。适用于支气管哮喘。敷药的同时，服紫河车 1～2 个。

（7）氨茶碱 2 片，克咳敏 1 片，芫花 1 克，细辛 1 克。共研末备用，用时取药末填敷脐中，外用纱布覆盖，每日换药 1 次。适用于哮喘及喘息型支气管炎。

【验方 10】（郭旭光，2013 年 8 月 30 日）

（1）北五味子 250 克，新鲜红壳鸡蛋 10 个。先水煎北五味子，

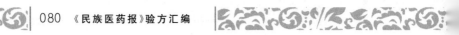

待药液冷却后将鸡蛋连壳放入浸泡5～7日，每日早晨用开水或热黄酒冲服鸡蛋1个，服时加白糖适量。适用于哮喘。

（2）鲜胡萝卜150克，陈皮10克，冰糖适量。水煎，分2次服，每日1剂。适用于哮喘。

（3）鲜百合50克，杏仁10克（去皮尖，打碎），粳米50克，生姜2片。共熬稀粥，加白糖适量，温服。适用于哮喘。

（4）葶苈子10克（炒黄、研末），大枣20枚。大枣加水500毫升，煎取药液200毫升，加入葶苈子末后再煎10分钟，连汤服下。适用于哮喘。

【验方11】（马宝山，2014年8月22日）

紫苏叶10克，紫苏子10克，苦桔梗6克，麻黄3克（捶绒）。开水泡15分钟后服用。适用于秋季哮喘。

【验方12】（官立刚，2013年8月30日）

（1）玫瑰花15克，辛夷花10克，当归20克，红花15克，苏木10克。水煎取液，待温度适宜后浴足。适用于哮喘。

（2）伸筋草15克，透骨草15克，五加皮12克，三棱12克，莪术12克，秦艽12克，海桐皮12克。水煎取液，待温度适宜后浴足。适用于哮喘。

（3）桃仁20克，红花15克，杏仁20克，细辛20克，薄荷10克。水煎取液，待温度适宜后浴足。适用于哮喘。

【验方13】（张勤，2015年4月24日）

（1）制大黄、桃仁、莪术、地鳖虫各10克，白芍15克，地龙15克，炙黄芩、熟地黄各20克，厚朴、生甘草各6克。水煎，分

2次服，每日1剂。有逐瘀破血、缓中补虚之功效。适用于痰瘀互阻型支气管哮喘，症见咳喘痰鸣，入夜尤甚，兼面色晦暗，自汗，盗汗。

（2）姜汁、梨汁、藕汁、萝卜汁各1茶盅，鲜牛乳2茶盅，山楂1000克。先将山楂煮烂去核，四汁和鲜牛乳煮沸后加入山楂拌匀，储于瓷器内密封7日即可服用。每次服1茶盅，每日早晚各1次。适用于哮喘，可经常服用，效佳。

【验方14】（潘继森，2015年8月14日）

海螵蛸、黄砂糖粉各适量，将海螵蛸放新瓦上焙干，研粉。将药粉和黄砂糖拌匀，加热开水冲化即可饮用，成人每次服16克，少儿每次服7克。适用于哮喘，连服数次即可见效。

【验方15】（玉凤花，2013年1月25日）

熟附片10克，肉桂3克，淡干姜3克，陈皮4.5克，姜半夏10克，党参10克，炒白术10克，茯苓10克，菟丝子10克，生地黄10克，炙甘草4.5克，水煎服。有温肾助阳、宣肺定喘之功效。适用于子夜哮喘。服7剂后，若哮喘得到控制，上方去甘草、生地黄，党参、茯苓、菟丝子各加量至12克，加炙黄芪、补骨脂各12克，加胡桃仁10克，以巩固疗效。

【验方16】（张志远，2014年4月11日）

（1）支气管哮喘。500克葡萄洗净，加100克研碎后的冰糖，放入大口瓶中，用500克二锅头酒浸泡。封好瓶口，放置阴凉处，密封20日即可服用。每日早上空腹、晚上睡前各服20克左右，连服1个季度。

（2）过敏性哮喘。鹅管石 30 克，生麻黄 8 克。共捣碎，水煎 30 分钟，服时加生姜汁数滴。适用于素有哮喘史，突遇寒冷而发作者。

【验方 17】（梁庆森，2014 年 4 月 25 日）

车前子 12 克，浙贝母、杏仁、五味子各 20 克，土茯苓 50 克，桑白皮、法半夏、当归各 20 克，甘草 6 克。水煎，分 3 次服，每日 1 剂，7 日为 1 个疗程。适用于哮喘、支气管炎、肺气肿、肺心病、支气管扩张、肺纤维化等。

【验方 18】（倪早菊，2014 年 10 月 3 日）

每晚睡前用热水泡脚 10～15 分钟，再取鲜葱白 50 克，鲜生姜 15 克，捣成泥状，敷在脚心，外用纱布包扎，次日晨起揭去。每晚 1 次，2 周为 1 个疗程，每个疗程间隔 7 日。一般使用 1～3 个疗程即可见效。适用于风寒引起的哮喘，对受凉感冒后引发的咳喘有效。

二、脾胃病

反 流

【验方 01】（杨相国，2016 年 2 月 13 日）

胃食管反流病属中医学的胸胁痛、反酸、噎膈、嘈杂等范畴，主要病机为肝胆脾胃的气机升降失常。因此，根据病机分型辨治至关重要。

（1）胆胃不和型。症见胸骨后灼痛、发怒后症状加重，胸胁烦闷，腹胀纳呆，尿黄，口苦咽干，嗳气太息，恶心泛酸，舌边尖红、苔薄黄或黄腻，脉弦数或弦细。治宜利胆和胃。党参 30 克，旋覆花（包煎）、代赭石（先煎）、柴胡、紫苏梗、竹茹、枳壳、青蒿、生姜、陈皮、茯苓各 15 克，半夏、木香、甘草、枳实、黄芩、黄连各 10 克，大枣 6 枚。水煎 3 次，合并药液，分 3 次服，每日 1 剂。

（2）肝气郁结型。症见情志抑郁，胸闷不舒，善太息，胸胁胀闷、胀痛或窜痛，嗳气或太息后症状减轻，妇女可伴有经前乳房、少腹痛或怒后胃脘及胸胁痛，食欲不振，嗳气时心窝有烧灼感，胃脘痞满，舌红、苔薄白，脉弦。治宜疏肝和胃。方用：柴胡、白芍、陈皮、当归、香附、紫苏叶、枳壳、竹茹、厚朴各 15 克，木香、生姜、甘草、砂仁、郁金、生姜各 10 克。水煎 3 次，合并药液，分 3 次服，每日 1 剂。

（3）痰瘀交阻型。症见胸骨后疼痛明显，多为刺痛或闷痛，入夜痛甚，脘腹胀满，纳呆乏力，吞咽不利，泛吐清水、痰涎，或兼见便溏、头身困重，舌有瘀点瘀斑、苔白腻，脉细涩。治宜祛痰化瘀。方用：旋覆花（包煎）、代赭石（先煎）、柴胡、白芍、赤芍、枳壳、乌药、茯苓、北沙参、浙贝母各 15 克，半夏、川芎、生蒲黄、五灵脂、香附、红花、郁金、川楝子、延胡索各 10 克。水煎 3 次，合并药液，分 3 次服，每日 1 剂。

（4）脾胃虚弱型。症见胸骨后疼痛，面色萎黄，肢体困倦，神疲乏力，食少纳呆，嗳气吐酸，大便溏泻，胃脘胀痛或胀闷，舌淡、苔薄白，脉细无力。治宜健脾益胃。方用：旋覆花（包煎）、代赭石（先煎）各 15 克，党参、黄芪、山药各 30 克，白术、茯苓、当归、白芍、桔梗、枳壳、柴胡、大枣各 15 克，木香、半夏、

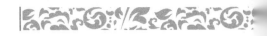
甘草、陈皮、枳实、砂仁、竹茹、紫苏叶各10克，生姜3片。水煎3次，合并药液，分3次服，每日1剂。

（5）胃阴不足型。症见胸骨后灼热疼痛，口渴咽干，吞咽食物时干涩难咽，胃脘胀闷疼痛，食少纳呆，便秘，舌红少津，脉弦细。治宜养阴益胃。方用：旋覆花（包煎）、代赭石（先煎）各15克，枸杞子30克，沙参、麦冬、生地黄、当归、石斛、玉竹、桑叶、白芍、火麻仁各15克，甘草10克。水煎3次，合并药液，分3次服，每日1剂。

（6）肝胃郁热型。症见胸骨后灼热疼痛或剑突下疼痛，嗳气，反酸嘈杂，心烦易怒，小便短赤，大便秘结，舌红、苔薄黄，脉弦数。治宜泻肝益胃。方用：旋覆花（包煎）、代赭石（先煎）、柴胡、紫苏梗、牡丹皮、白芍、白术、茯苓、当归、竹茹、陈皮、枳壳、芦根、麦冬各15克，黄芩、黄连、半夏、木香、栀子、枳实、青蒿各10克，生姜3片，大枣10枚。水煎3次，合并药液，分3次服，每日1剂。

【验方02】（丁树栋，2016年7月9日）

胆汁反流性胃炎是由于流入十二指肠的胆汁及肠液通过幽门逆流至胃，刺激胃黏膜引起的炎症性病变，是胃炎中较为常见的类型。胃镜下可见胃液较多，呈黄绿色，胃黏膜充血、水肿，或糜烂。其病因主要为胃大部切除及胃空肠吻合术后，或幽门功能失调，或慢性胆道疾病等所致。临床以胃脘部疼痛，反酸嘈杂，呕吐苦水等为主症。本病属中医学"胃脘痛""痞满""泛酸"的范畴，中医分型辨治效果较好。

（1）肝胃不和型。症见胃脘部痞满胀痛，痛连两胁，嘈杂泛酸，时而泛吐苦水，嗳气频频，自觉咽部如有物梗。舌淡、苔白，脉弦。治宜疏肝理气，和胃降逆。方用：柴胡 10 克，香附 12 克，枳壳 10 克，白芍 10 克，旋覆花 12 克，代赭石 10 克，茯苓 12 克，甘草 6 克。水煎，分早晚 2 次服，每日 1 剂。若属肝郁化火，症见烦躁易怒，口干口苦，舌红、苔黄，脉弦数，加栀子 10 克、龙胆草 6 克、蒲公英 15 克、黄连 6 克、吴茱萸 3 克；痛甚，加延胡索 12 克、川楝子 10 克；大便秘结，加大黄 10 克、莱菔子 12 克。

（2）气滞血瘀型。症见胃脘部疼痛，痛有定处，或痛如针刺，食后痛甚，呃逆泛酸，或吐血便血，舌紫暗，脉涩。治宜活血化瘀，理气止痛。方用：丹参 30 克，木香 10 克，蒲黄 12 克，五灵脂 10 克，砂仁 6 克，三七粉 3 克（冲服），白及 10 克，甘草 6 克。水煎，分早晚 2 次服，每日 1 剂。神疲乏力，加黄芪 30 克、党参 12 克；烦躁口渴，舌红，脉数，加黄连 10 克、麦冬 12 克。

（3）湿热中阻型。症见胃脘痞满，灼热疼痛，恶心，不思饮食，口干口苦，烦闷不舒，舌红、苔黄厚腻，脉弦滑。治宜清热化湿，和胃降逆。方用：黄连 10 克，栀子 10 克，陈皮 12 克，半夏 6 克，枳实 10 克，茯苓 12 克，竹茹 10 克，白蔻仁 6 克，蒲公英 20 克，泽泻 10 克。水煎，分早晚 2 次服，每日 1 剂。食少纳呆，加谷芽 15 克、麦芽 15 克，鸡内金 12 克；脘腹胀满不舒，加香橼 10 克、佛手 10 克。

（4）脾胃阴虚型。症见胃脘部疼痛，饥不欲食或食后腹胀，口干咽燥，大便秘结，舌干红、少苔，脉细数。治宜健脾益胃，养阴止痛。方用：生地黄 15 克，沙参 12 克，麦冬 12 克，党参 10 克，白术 10 克，茯苓 12 克，川楝子 10 克，延胡索 10 克，白芍 10 克，甘草 6 克。水煎，分早晚 2 次服，每日 1 剂。嘈杂泛酸重，加黄连 10 克、吴茱萸 3 克。

（5）中气亏虚型。症见胃脘部绵绵作痛，时胀时消，倦怠乏

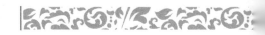

力、大便不调，舌淡、苔薄，脉缓弱无力。治宜益气健脾，和胃止痛。黄芪30克，党参12克，白术10克，茯苓12克，延胡索10克，大枣6枚，炙甘草10克。水煎，分早晚2次服，每日1剂。四肢不温、恶寒喜暖，加干姜10克、桂枝10克；大便溏薄，加升麻10克、柴胡10克、苍术10克。

【验方03】（王庭巧，2016年5月14日）

太子参60克，石斛12克，姜半夏10克，生姜3片，厚朴10克，砂仁10克，茯苓12克，大枣3枚，焦白术12克，生甘草10克，鸡内金10克。水煎，分2次服，每日1剂，连服10～15日为1个疗程。适用于慢性肥厚性胃炎。

【验方04】（伍振云，2016年1月16日）

胆汁反流性胃炎是指由幽门括约肌功能失调，导致十二指肠内容物反流入胃，对胃黏膜造成损害的疾病。临床表现为腹胀，中上腹疼痛、持续烧灼感，恶心，严重者可有呕吐等。中医常用四逆散合左金丸加减治疗本病，效果佳。柴胡、白芍、枳实各10克，香附、郁金、黄连、吴茱萸、甘草各7克，水煎，分2次温服，每日1剂，7日为1个疗程，可视病情服2～3个疗程。此方能导胆热下行，胃得和降而诸症可愈。

【验方05】（严永和，2014年5月9日）

茯苓、海螵蛸、神曲、蒲公英各12克，姜半夏、枳壳、浙贝母各10克，陈皮、炒竹茹各6克，甘草4克，黄连3克，吴茱萸2克。水煎，分3次于饭前1小时温服，每日1剂。适用于肝胃不和、痰热内蕴型胃食管反流病，症见胸部或胃脘灼热疼痛，泛酸嗳气，舌苔黄厚，脉滑数。

【验方 06】（寒玉，2017 年 11 月 3 日）

北沙参 15 克，炒白术、麦冬各 10 克，法半夏 6 克，茯苓 12 克，荷叶 5 克，砂仁（后下）、木蝴蝶各 3 克，海螵蛸 15 克，土贝母 6 克，白及 10 克。水煎，分 3 次服，每日 1 剂。有养阴和胃、抑酸护胃、开郁化痰之功效。适用于气阴两伤、痰气郁结型反流性食管炎。

【验方 07】（郑玉平，2015 年 9 月 25 日）

姜半夏、厚朴各 12 克，醋柴胡、枳壳、黄芩各 10 克，酒大黄 6 克，甘草 5 克，白芍、陈皮、浙贝母、海螵蛸、连翘各 15 克，煅瓦楞子 30 克。水煎，分早晚 2 次服，每日 1 剂，6 日为 1 个疗程，连服 1～2 个疗程。适用于胆汁反流性胃炎。

【验方 08】（张志远，2013 年 8 月 30 日）

（1）柴胡 12 克，黄芩、半夏、生姜各 10 克，党参 15 克，大枣 10 枚，甘草 10 克。水煎取液 400 毫升，分早晚 2 次温服，每日 1 剂。适用于胆汁反流性胃炎。

（2）柴胡、香附、旋覆花、枳壳各 12 克，竹茹、陈皮、清半夏、柿蒂各 10 克，代赭石、海螵蛸、浙贝母、白及、延胡素各 15 克，黄连 6 克，吴茱萸、三七各 3 克。水煎服，每日 1 剂，15 日为 1 个疗程。适用于反流性糜烂性食管炎。

（3）木炭适量，研粉，和红糖制成梧桐子大小的药丸。每日适量服用，对胃酸过多有良效。

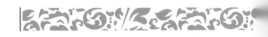

【验方 09】（宋超，2013 年 6 月 28 日）

反流性食管炎是由胃、十二指肠内容物反流入食管引起的食管炎症性病变，内镜下表现为食管黏膜破损，即食管糜烂，或食管溃疡。胃食管反流病患者中约有 40％表现为反流性食管炎。反流性食管炎可发生于任何年龄的人群，成人的发病率随年龄增长而升高。患者餐后应尽量保持全身或躯干直立，还应注意减轻腹压，避免剧烈活动，忌穿紧身衣、束腰带。睡前少饮用热茶或饮料，戒烟，平日限制酒、酸性刺激性食物及糖、巧克力、咖啡等的摄入。调情志，适寒温，配合适当的治疗，方能治愈疾病。中医常对反流性食管炎进行分型辨治。

（1）情志不畅型。症见胸骨后疼痛或有烧灼感，每因情志不畅诱发或加重，胃脘及胁肋部胀痛，反酸，食欲不振等。治宜疏肝理气、和胃降逆。方选疏肝散：柴胡 12 克，白芍 20 克，海螵蛸 12 克，郁金 12 克，黄芩 12 克，川楝子 12 克，延胡索 15 克，制香附 12 克，紫苏梗 12 克，半夏 12 克，枳壳 12 克，甘草 6 克，水煎服。

（2）肝郁化热型。症见胸骨后疼痛或有烧灼感，反酸嗳气，性情急躁易怒，头面燥热，口干口苦，多饮，大便干结，舌红。治宜疏肝清热、和胃降逆。方选清肝丸：生地黄 20 克，牡丹皮 12 克，栀子 12 克，黄芩 12 克，泽泻 12 克，天花粉 12 克，白芍 15 克，柴胡 12 克，瓜蒌 15 克，决明子 15 克，竹茹 12 克，黄柏 12 克，甘草 6 克。水煎服。

（3）脾虚气滞型。症见剑突下或胸骨后有隐隐烧灼感，胃脘胀满，食欲减退，反酸或泛吐清水，大便不调等。治宜健脾理气、温胃降逆。方选理气汤：丁香 6 克，柿蒂 15 克，紫苏梗 15 克，旋覆花 12 克，枳壳 15 克，厚朴 12 克，白术 12 克，延胡索 12 克，党参 15 克，茯苓 12 克，紫苏梗 15 克，半夏 12 克，甘草 6 克。水煎服。

（4）气虚血瘀型。症见吞咽困难，胸骨后疼痛，神疲乏力，面色无华，形体消瘦，舌淡暗、舌边有瘀点。治宜益气养阴、化瘀散结。方选益气化瘀汤：黄精 12 克，玉竹 12 克，丹参 30 克，茯苓 15 克，太子参 15 克，浙贝母 15 克，紫苏梗 12 克，柿蒂 12 克，当归 12 克，郁金 12 克，三七粉 3 克，桃仁 10 克，延胡索 10 克，甘草 6 克。水煎服。

（5）脾虚胃热型。症见剑突下灼热，胃脘隐痛胀闷，纳呆，反酸，泛吐清水，嗳气等。治宜健脾益气、清胃降逆。方选健脾清胃汤：党参 15 克，白术 12 克，茯苓 15 克，半夏 12 克，黄芩 12 克，延胡索 15 克，大枣 12 克，干姜 10 克，黄连 10 克，炙甘草 10 克，海螵蛸 20 克，蒲公英 15 克，瓦楞子 15 克，甘草 6 克。水煎服。适用于反流性食管炎。

胃炎、胃痛

【验方 01】（唐崇茂，2019 年 3 月 29 日）

（1）黄芪 15 克，茯苓 15 克，党参 24 克，白术、陈皮、半夏各 10 克，木香、砂仁、炙甘草各 5 克。水煎，分 2 次服，每日 1 剂。适用于胃下垂。

（2）炙黄芪 120 克，防风 3 克，炒白术 10 克，炒枳壳 15 克，煨葛根 12 克，山茱萸 15 克。水煎，分 2 次服，每日 1 剂。有益气、举陷、升阳之功效。适用于中气下陷型胃下垂。

（3）人参、砂仁各 26 克，苍术 60 克，陈皮 20 克，九香虫 30 克。共研细末，装入胶囊。每次服 2 克，每日 3 次。适用于胃下垂。

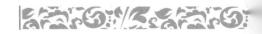

【验方02】（唐崇茂，2019年8月30日）

（1）黄精15克，白及、海螵蛸各10克，高良姜5克。共研细末，每次取3～9克，温开水送服，每日3～4次。适用于胃及十二指肠球部溃疡。

（2）海螵蛸32克，白及15克，党参、延胡索各15克。水煎2次，合并药液，分2次饭前温服，每日1剂。有清热利湿之功效。适用于胃及十二指肠溃疡。

（3）人参6克，淮白术15克，茯苓18克，柴胡12克，佛手6克，海螵蛸、瓦楞子各18克，甘草5克。水煎，分3次服，每日1剂。有疏肝和胃、健脾益气之功效。适用于慢性胃炎、胃肠神经官能症、胃及十二指肠溃疡。反酸嗳气，加砂仁6克（后下）、延胡索或象贝母25克，研细粉，每次服3～6克；肝气郁结，加白芍、枳壳、郁金各12克，或加服左金丸；肝郁化火或胃热过盛，合用三黄泻心汤；脾胃虚寒，加黄芪16克、桂枝10克、法半夏12克，或加服附桂理中汤；吐血便血，加炒侧柏叶12克、白及10克、阿胶12克、三七粉3克；胃阴亏虚，加麦冬12克、石斛12克、玉竹12克。

（4）太子参32克，茯苓16克，淮山药16克，石斛16克，玉竹16克，麦芽32克，丹参16克，鳖甲32克（先煎），甘草10克，三七粉3克。水煎服，每日1剂。适用于慢性浅表性胃炎、萎缩性胃炎。

【验方03】（鲁莱光，2017年6月16日）

白芍200克，甘草150克，冰片15克，白胡椒20克。共研细末，每次服5克，饭前30分钟温水送服，每日3次，连服2个月为1个疗程。适用于胃及十二指肠溃疡。

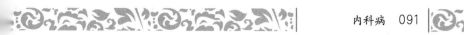

【验方04】（蒋振民，2016年7月30日）

（1）黄连10克，吴茱萸4.5克，川楝子12克，丹参、白芍各30克，延胡索、枳实各24克，五灵脂、陈皮、佛手、当归各15克，海螵蛸、柴胡各18克，生大黄4.5克。水煎，分2次服，每日1剂，7日为1个疗程。适用于十二指肠球部溃疡。

（2）黄芪、丹参各30克，党参、升麻、柴胡、蒲公英、肉桂、蒲黄、三棱、莪术、牡丹皮各10克，川芎15克，红花12克，细辛5克，甘草6克。水煎，分早晚2次服，每日1剂。适用于胃黏膜脱垂。

【验方05】（郑玉平，2016年6月18日）

（1）维吾尔族方。小羊羔肠子适量。将羊肠浸水、洗净、翻开，外撒玉米粉。翻转羊肠，放适量油盐煮食。每日3次，连食1个月。此方出自新疆吐鲁番地区的牧民所，治疗胃和十二指肠溃疡疗效显著。所用羊肠系6个月左右的绵羊或山羊的十二指肠。

（2）土家族方。蚤休20克，鲜猪肚1只。在猪肚内塞入用水浸透的蚤休，扎紧猪肚两端，加水及盐，用文火慢熬，最后倒出药渣，喝汤食肉。每隔4日服用1剂，连服1个月左右。有消肿散瘀、清热疗疮之功效，可加速溃疡面愈合，在土家族民间应用较广。

（3）彝族方。韭菜白300克，鲜蜂蜜250毫升，鲜猪油200毫升。韭菜白烤干研粉，鲜蜂蜜和鲜猪油拌匀成蜜油。每次取蜜油9毫升，加韭菜白6克服用，每日3次，连服1～3周。具有润护胃肠、增食欲、通便之功效，彝族民间喜用此方治疗胃炎、胃溃疡等病。

（4）瑶族方。野荞麦根90克，猪骨头适量。炖服，每日1剂，

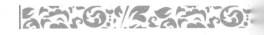

连服 7 日，此后每隔 2 日服 1 剂，连服 1～3 周。此方为瑶医祖传方，治疗胃溃疡效果颇佳。

【验方 06】（常怡勇，2016 年 4 月 9 日）

赤芍、白芍、钩藤各 30 克，当归、白蒺藜各 15 克，生甘草、川楝子各 12 克，延胡索、降香各 10 克。水煎，分上午、下午 2 次服，每日 1 剂，连服 7 剂，以巩固疗效。适用于胃痉挛。

【验方 07】（王廷兆，2015 年 7 月 10 日）

荜茇 10 克，佛手 15 克，肉桂 10 克，高良姜 10 克，鸡内金 10 克，木香 10 克，海螵蛸 20 克。水煎，分 2 次服，每日 1 剂，连服 10～15 日。适用于胃痛。

【验方 08】（张廷福，2015 年 9 月 11 日）

胃脘痛由气机不畅，中脘部气滞血瘀所致。其本为脾胃虚弱，标乃气滞、血瘀、痰浊、湿热等。治以理气为主，宜行气、活血、燥湿、清火、化痰、消食、和中并治。

炒鸡蛋壳（勿炒糊）、延胡索各 15 克，炒山药、全当归各 30 克，白术、茯苓各 15 克，木香、山楂各 10 克。共研细末，每次服 15 克，饭后 30 分钟温开水调服，每日 3 次。有活血化瘀、行气止痛、健脾消食等功效。适用于胃脘痛。笔者临床观察近 20 年，疗效颇佳。痛甚，加服延胡索粉 2～3 克/次；消化道溃疡，加服呋喃唑酮片 0.1 克/次（0.1 克/片，此药使用最长不可超 30 日）。治疗期间，忌烟、酒及辛辣刺激性食物。

【验方09】（胡佑志，2016 年 7 月 23 日）

黄芪 50 克，甘草、乳香、没药、丹参、天花粉、佛手、木香、桂枝、延胡索、海螵蛸、五灵脂各 10 克，党参、白芍、鸡血藤各 30 克，制附子、吴茱萸各 6 克。水煎，分早晚 2 次服，每日 1 剂。有补脾益气、行滞化瘀、温中止痛之功效。适用于老年人消化性溃疡。

笔者曾用该方治疗一名 65 岁男性患者，该患者胃痛 10 余年，先后到多家医院治疗。曾因上消化道出血住院，胃镜检查确诊为十二指肠球部溃疡出血，治疗 10 日后病情好转出院，之后上腹部隐痛时轻时重，长期服药无效。诊见上腹隐痛，泛吐清水，痛有定处，夜间尤甚，食欲不振，神疲乏力，四肢不温，舌紫暗、苔薄白腻，脉迟缓无力。根据病史分析，患者年岁已高，体弱多病，脾寒胃弱，纳食不多，运化迟缓，故痛而不甚，泛吐清水；得暖则安，为寒气稍散，故痛渐减；脾主四肢，阳虚则四肢欠温，神疲乏力；脾阳不振，久病入络，故舌紫暗、苔薄白腻，脉迟缓无力。诊断为胃脘痛，证属脾胃虚弱，瘀阻湿滞。患者服药 10 剂后前来复诊，自觉效果尚好，脘腹疼痛症状减轻，饮食增加，精神较佳。上述基本方随症加减，连服 3 个月，诸症消失而告愈，后复查胃镜显示溃疡面已经消失。

【验方10】（郑丽娜，2016 年 2 月 20 日）

每日三餐饭前空腹嚼食生花生仁 12～15 粒，对胃炎和轻度消化性溃疡有奇效，1～3 周临床症状大大减轻。食用生花生仁后，胃蠕动搅拌将糊状油渍的花生乳附着在胃黏膜上，防止了胃黏膜炎症的扩散，使胃酸分泌减少，保护了胃黏膜及溃疡面，从而可促进溃疡愈合、炎症消失。该法简易廉便，可作为胃炎、消化性溃疡的

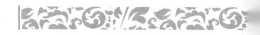

辅助疗法。

【验方 11】（韩正光，2016 年 2 月 20 日）

焦栀子 10 克（捣碎），姜黄连 10 克（捣碎），川芎 10 克，酒香附 12 克，土炒苍术 12 克，姜厚朴 12 克，枳壳 12 克，陈皮 12 克，白豆蔻 10 克（捣碎，另包，后下），砂仁 10 克（捣碎，另包，后下），海螵蛸 15 克，土贝母 15 克（捣碎），醋延胡索 12 克（捣碎），珍珠母 30 克（研粉），木香 10 克（另包，后下），香橼 12 克，甘松 12 克，瓦楞子 12 克（研粉），炙甘草 10 克，三七粉 6 克（冲服）。除三七粉外，余药用冷水浸泡 30 分钟，加热煮沸约 25～30 分钟，滤取药液 750 毫升，按上法再次加水煎煮，混合得到药液 1500 毫升，分 3 次温服，每日 1 剂。其中，三七粉每次 3 克，早、晚各服 1 次，用药液或温开水冲服。适用于消化性溃疡。

方中焦栀子、姜黄连清热泻火，燥湿；川芎、延胡索活血行气，散瘀；苍术健脾胜湿；枳壳降气除痞；香附、木香、姜厚朴、陈皮、甘松、香橼、白蔻仁、砂仁理气散寒止痛；海螵蛸、瓦楞子、土贝母等收敛止血，制酸止痛；加之三七止血化瘀，消肿定痛。本方药物温而不燥，寒温并举，共奏活血化瘀、理气散寒、制酸止痛、收敛消肿之功效，切中病机，对消化性溃疡进行全面调理，故收效甚速。

笔者运用上方共治疗消化性溃疡 7 例，其中胃溃疡 3 例，2 例服药 8 剂治愈，1 例显效；十二指肠溃疡 4 例，均服药 6 剂而愈。未见不良反应。

【验方 12】（蓝天，2015 年 10 月 9 日）

柴胡、佛手、陈皮、合欢花各 5 克，枳壳 10 克，炒白芍、茯

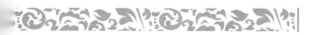

苓、炒麦芽 15 克，百合 30 克。水煎服，每日 1 剂，15 日为 1 个疗程。适用于中年女性慢性胃痛，症见疼痛频发，性格内向，伴胁部作痛，情绪多变，舌淡、苔白，脉弦或沉细。配合心理疏导，疗效更佳。

【验方 13】（吕新政，2015 年 11 月 6 日）

白及粉 400 克，三七粉 120 克，大黄粉 200 克，枯矾 20 克，炉甘石 40 克，浙贝母 120 克。研末，分为 20 克/包，每次服 1 包，饭后 2 小时温开水冲服（水不宜过多），每日 3 次，15 日为 1 个疗程。适用于胃溃疡。服后卧床，各向左右缓慢翻转 360 度。

【验方 14】（张志远，2014 年 8 月 1 日）

（1）高良姜 30 克，延胡索 15 克，白芷 15 克，佛手 15 克，炙甘草 10 克。水煎服，每日 1 剂。可用于护胃。

（2）干老姜头 30 克，小茴香 30 克，猪胰脏一具。干老姜头、小茴香共研细末，猪胰脏浸过姜汁酒后煨熟，再蘸药末食用，每日 1 次，连食 3 次即见效。可用于护胃。

【验方 15】（张勤，2014 年 11 月 28 日）

（1）厚朴 30 克，干姜 60 克，甘草 60 克。共研细末。每次取 15 克，用大枣煎汤服，早晚各服 1 次。适用于胃溃疡。

（2）生姜汁 150 毫升，牛皮 25 克，乳香 25 克，没药 25 克。后三味共研末，加生姜汁拌匀，做成膏药 4 个，贴敷胃痛处，再兼热熨。适用于胃溃疡。

（3）大蓟 30 克，栀子 25 克，防风 25 克，白芷 15 克，侧柏叶 30 克，山楂 30 克，血条炭 25 克，茜草根 25 克，大黄 15 克，桃仁

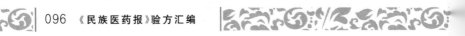

15 克。上药烧灰存性，研末备用。每次 10 克，每日 3 次，开水冲服。适用于胃溃疡。

【验方 16】（李典云，2014 年 1 月 31 日）

桂枝 25 克，干姜 30 克。水煎取液，先熏蒸双足，待温度适宜后泡洗双足。每晚睡前 1 次，每次 40 分钟，5 日为 1 个疗程。有温中散寒之功效。适用于风寒侵袭所致的胃脘痛。同时忌酒、油炸及糖类食物；胃酸过少者宜多食蛋白质含量丰富的米、面、肉类、蛋类等酸性食物，进食时加用醋类酸性食物，以助消化；胃酸过多者应多食蔬菜、水果等碱性食物。

【验方 17】（星辰，2014 年 1 月 31 日）

柴胡 5 克，枳壳 10 克，白芍 12 克，香附 10 克，川芎 10 克，甘草 5 克，檀香 3 克，佛手 10 克。水煎，分 2 次温服。适用于急性胃脘痛或胃痛经常发作。症见舌淡红、苔薄白，脉弦，胃脘或胀或痛且痛无定处。性情急躁或忧郁，口苦口干，胁肋疼痛，大便干结，小便少而黄，舌红、苔黄腻不宜服。

【验方 18】（吴明，2014 年 9 月 26 日）

（1）党参 18 克，白术 12 克，茯苓 15 克，甘草 5 克。水煎服，每日 1 剂。适用于胃及十二指肠溃疡、胃肠炎。

（2）太子参 30 克，茯苓 12 克，淮山药 12 克，石斛 12 克，麦芽 30 克，丹参 12 克，鳖甲 30 克（先煎），甘草 5 克，田七末 3 克（冲服）。水煎服，每日 1 剂。有保健养胃、益阴活络之功效。适用于萎缩性胃炎、慢性浅表性胃炎。

（3）吴茱萸 1~3 克，川黄连 3~5 克，太子参 30 克，白术 15 克，

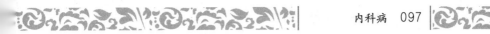

茯苓 15 克，甘草 5 克，威灵仙 15 克，桔梗 10 克，枳壳 5 克。水煎服，每日 1 剂。有健脾疏肝、降逆止呕之功效。适用于胆汁反流性胃炎、反流性食管炎、胃溃疡、胃窦炎。

【验方 19】（朱时祥，2014 年 10 月 31 日）

（1）白芍、川楝子各 10 克，厚朴 6 克，豆蔻仁（后下）、甘草各 3 克。水煎服，每日 1 剂。适用于气滞胀满型胃炎。

（2）三七粉 3 克。分 2 次用温开水送服，每日 1 剂。适用于瘀血刺痛型胃炎。

（3）制香附 10 克，高良姜 6 克，砂仁 3 克（后下）。水煎服，每日 1 剂。适用于寒凝气滞型胃炎。

（4）党参 20 克，白术 10 克，炙甘草 3 克，砂仁 1 克（后下）。水煎服，每日 1 剂。适用于气虚型胃炎。

（5）黄芪 20 克，白芍 15 克，高良姜、桂枝各 10 克，甘草 5 克，豆蔻仁 3 克（后下）。水煎服，每日 1 剂。适用于阳虚型胃炎。

（6）北沙参、麦冬、白芍各 12 克，枸杞子 10 克，乌梅 6 克，甘草 3 克。水煎服，每日 1 剂。适用于阴虚型胃炎。

（7）蒲公英 12 克，党参、制半夏、黄芩、陈皮、神曲各 10 克，炙甘草、木香各 3 克。水煎服，每日 1 剂。适用于胃炎口干口苦。

【验方 20】（官立刚，2014 年 5 月 30 日）

（1）白胡椒、肉桂各 6 克。共捣为丸，如梧桐子大。每次服 5 粒，忌食生冷。适用于胃寒痛。

（2）桃仁、五灵脂（火煨制）各等分。共研细末，加醋制为丸，如梧桐子大。每次服 20 丸。适用于瘀血胃痛。

（3）白及粉 4.5 克，血竭粉 1.5 克。冲服。适用于瘀血胃痛之

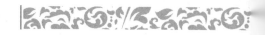

出血症。

（4）百合、丹参各30克，乌药、高良姜、制香附各10克，檀香6克（后下），砂仁3克。水煎服。适用于虚实寒热错杂型长期难愈的胃痛。

（5）新鲜猪肚1个，装入鲜泥鳅60克，蒲公英、薏苡仁、百合各50克，丹参30克，乌药15克。入砂锅用文火煎至猪肚熟烂，倒出药渣，分早、中、晚吃肚喝汤。1剂可服5日。有清热行气、活血化瘀止痛之功效，对各种类型的胃脘痛均有良效，一般服1～2剂见效。服药期间，禁食生冷瓜果、辛辣厚味，禁烟酒。

（6）针刺内关、中脘、足三里穴。适用于各种胃脘痛。

【验方21】（天南海北，2018年5月25日）

三七粉3克，鲜藕汁30毫升，鸡蛋1个。鸡蛋放入碗中打匀，加入鲜藕汁和三七粉，加少许白糖或冰糖调味，蒸熟即可服用，每日2次。有活血散瘀、凉血止血、止痛之功效。适用于胃及十二指肠溃疡。

【验方22】（叶炬熙，2018年2月9日）

白术15克，枳实10克，厚朴10克，广木香6克（后下），白芍15克，黄连5克，炙甘草6克，砂仁6克（后下），佛手10克，延胡索6克，麦芽15克。水煎服，每日1剂。适用于慢性浅表性胃炎。

【验方23】（胡佑志，2018年7月20日）

（1）荜茇、台乌药、薤白、延胡索各10克，丹参、沙参、山药、薏苡仁、白术各15克，黄芪20克，三七粉5克（冲服），甘

草 6 克。煎取药液 300 毫升，分 3 次服，每日 1 剂，7 日为 1 个疗程。适用于瘀血型胃溃疡。忌食辛辣刺激性食物。

（2）白芍 12 克，甘草 6 克，薄荷 6 克，麦冬 15 克，石斛 10 克，枳壳 10 克，蒲公英 15 克，芦根 30 克，竹茹 12 克。水煎 3 次，合并药液，早晚饭前温服，2 日 1 剂。适用于慢性浅表性胃炎。

【验方 24】（马宝山，2018 年 6 月 15 日）

黄连、食醋、白糖各 500 克，山楂片 1000 克。加开水 4000 毫升，混合浸泡 7 日即可服用。每日 3 次，每次 50 毫升，饭后服。适用于萎缩性胃炎，主要表现为消化不良，症见食后饱胀不适、嗳气、恶心、食欲不振。有时症状颇似消化性溃疡，或出现体重下降、贫血，伴舌炎、舌乳头萎缩等。

【验方 25】（成家泰，2016 年 7 月 16 日）

柴胡 10 克，白术 12 克，白芍 20 克，炒扁豆 10 克，木香 6 克，山楂 15 克，黄芩 12 克，生黄芪 20 克，当归 10 克，丹参 15 克，蒲公英 15 克，桂枝 6 克，连翘 10 克，陈皮 6 克，炒枳壳 10 克，甘草 6 克。水煎，分 2 次服，每日 1 剂。有疏肝理气、滋阴活血之功效。适用于气滞阴虚型萎缩性胃炎。症见胃胀，胃痛，口干，声低气弱，二便正常，舌绛红、苔白腻，脉沉细。

【验方 26】（马龙，2018 年 7 月 27 日）

（1）五味子适量，研末，每次取 3 克，用开水冲服，每日 3 次，20 日为 1 个疗程。有收敛、生津、健胃之功效。适用于萎缩性胃炎症见胃脘胀满不适、消化不良、贫血。

（2）苍术 20 克，煎取药液 300 毫升，加蜂蜜，分 2 次少量频

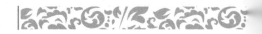

服。每日1剂，连服3个月为1个疗程。有健脾益气之功效。适用于胃下垂。症见脘胀饱胀、平卧减轻，嗳气或呕吐，大便干结等。

（3）地龙适量，烤干研细末，每次2克，饭后1小时服，每日3次，30日为1个疗程。有消炎、护胃之功效。适用于消化性溃疡、胃及十二指肠溃疡。

【验方27】（郑玉平，2018年9月28日）

柴胡、白芍、枳壳、生黄芪、党参、陈皮、蒲黄、五灵脂（包煎）各10克，炒白术12克，法半夏、炙甘草各6克。水煎，分早晚2次饭前30分钟服，每日1剂，3个月为1个疗程。适用于慢性萎缩性胃炎。嗳气明显，加旋覆花、代赭石；胃痛甚，加延胡索；纳差，加焦三仙；胃酸多，加乌梅；恶心呕吐，加姜竹茹。

【验方28】（龚国辅，2018年6月15日）

厚朴、建曲、麦芽、红豆蔻、白豆蔻、郁金、茯苓、陈皮、连翘各15克，甘草6克，刺蒺藜20克。水煎，分3次温服，每日1剂。适用于胃痛。

【验方29】（星辰，2015年10月30日）

以下验方适用于消化性溃疡。

（1）九里香叶2份，两面针2份，海螵蛸5份，干姜1份，甘草1份。共研细末，每次3克，开水送服，每日3次。

（2）山鸡椒根10克，南五味子根10克，乌药4.5克。共研细末，分2次开水送服，每日1剂。

（3）鲜马兰30克，石菖蒲6克，野鸦椿15克。水煎服，每日1剂。

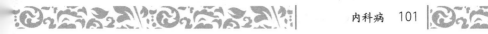

（4）中华补血草 15 克，海螵蛸 15 克，制香附 10 克，甘草 6 克。水煎服，每日 1 剂。

（5）七叶莲 30 克，朱砂莲 30 克，独脚莲 30 克。水煎，分 3 次服，每日 1 剂。

（6）楤木 10～15 克，五香血藤 10 克，乌药 10 克，枳壳 10 克，甘草 3 克。水煎服，每日 1 剂。

（7）九龙藤 30～60 克，两面针 6～10 克。水煎，分 3 次服，每日 1 剂。

（8）五香草 10 克，红木香 10 克，蒲公英 30 克，徐长卿 6 克。水煎服，每日 1 剂。

（9）红楤木根 60～90 克，长梗南五味子藤（红木香）、乌药、枳壳、甘草各 10 克。水煎服，每日 1 剂。

【验方 30】（丁树栋，2017 年 4 月 28 日）

以下验方适用于胃脘痛。

（1）党参、白术、茯苓各 12 克，黄芪、薏苡仁、山药、丹参各 15 克，白芍、木香、莱菔子、甘草各 10 克。水煎，分早晚 2 次服，每日 1 剂。

（2）黄芪 20 克，丹参 15 克，香附 12 克，党参、柴胡、枳壳、桂枝、延胡索、白芍、甘草各 10 克。水煎，分早晚 2 次服，每日 1 剂。

（3）蒲公英 15 克，茯苓、丹参、党参各 12 克，吴茱萸 3 克，半夏、厚朴、延胡索、白芍、黄连、甘草各 10 克，水煎，分早晚 2 次，每日 1 剂。

（4）山药 20 克，海螵蛸 15 克，鸡内金 12 克，木香、川楝子、佛手、延胡索、党参、茯苓、砂仁、紫苏梗、甘草各 10 克。水煎

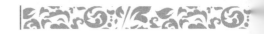

服，每日 1 剂。

【**验方 31**】（南越，2017 年 5 月 26 日）

消化性溃疡包括十二指肠溃疡和胃溃疡，属中医学"胃脘痛"的范畴，药膳治疗原则与慢性胃炎基本相同。

（1）川椒陈皮鸡。川椒 3 克，陈皮 20 克，香附 15 克，嫩公鸡肉 60 克，姜、葱适量。药材切碎，加水煎取浓药汁 50～100 毫升；嫩公鸡肉洗净，切小块，入油锅炒片刻，加入药汁和适量清水，先以武火煮沸，再以文火焖至收汁，调味即成，佐餐食用。有温脾胃、补气血之功效。适用于消化性溃疡。症见脘腹胀痛，腹部怕冷，食少不化，嗳气反酸，恶心，舌淡、苔白，脉紧等。本药膳偏于温补，若脾胃有热，症见口干口渴，便秘难下，发热，舌红、苔黄，脉数，不宜用。

（2）灵芝百叶糯米粥。灵芝 10 克，牛百叶 100 克，糯米 100 克，生姜 3 克。灵芝研细粉，牛百叶、生姜洗净，切成小块或细丝，糯米淘净，与牛百叶一起加水适量煮成粥，再加入灵芝粉、姜丝，稍煮片刻，作主食温服。有调补脾胃之功效。适用于消化性溃疡。症见胃部隐痛，喜按喜暖，口淡，大便稀溏，面色萎黄，神疲乏力，舌淡红、苔白，脉细弱等。本药膳偏于滋腻，若纳食较少、食后腹胀难消，可用粳米替换糯米，酌加陈皮、砂仁等开胃药。

（3）良姜豆蔻玉米饼。高良姜 10 克，白豆蔻 10 克，玉米粉 200 克，食盐 3 克。高良姜、白豆蔻共研细末，与食盐一起撒入玉米粉，充分混匀，用温水和成面团，醒面 30 分钟，做成小面饼下油锅煎，饼熟即可食用。有调理脾胃、止疼痛之功效。适用于老年人消化性溃疡。症见胃痛缠绵，食欲不振，胸腹胀满，大便稀溏，腹部怕冷等。本药膳偏温，肠胃有热，症见口干舌燥，经常发生口

腔溃疡，口臭，上腹灼热，大便秘结，舌红、苔黄干，脉数，不宜用。

（4）金橘猪肚煲。金橘 100 克，猪肚 1 个。猪肚洗净切块，与金橘一起加水煎浓汤，调味即成，佐餐食用，吃肉饮汤。有通调谷道、补益气血之功效。适用于消化性溃疡。症见上腹隐痛、胀痛、嗳气，怕冷，面色苍白，舌淡，脉细无力等。上腹痛甚，加陈皮、砂仁；体虚明显、头晕眼花、肢体无力，加人参、黄花倒水莲、鸡血藤等。

【验方 32】（李珍新，2017 年 6 月 16 日）

桑枝、丝瓜络各 60 克，宽筋藤 80 克。水煎服，每日 1 剂。适用于胃痛。一般服 1～3 剂疗效明显。血虚肢体麻木，加鸡血藤 60 克；气虚，加黄芪 30 克；脾虚，加白术 15 克；胃痛甚，加桂枝、生乳香、生没药各 10 克。服药期间，忌食酸性食物和水果等生冷食物。

【验方 33】（韩正光，2017 年 7 月 28 日）

（1）治胃痛方。海螵蛸 500 克，白及 120 克，浙贝母 50 克，三七 30 克。海螵蛸研粉后炒黄，余药研粉，混匀。每次服 5 克，饭后服，每日 3 次。本方治疗胃及十二指肠球部溃疡导致的吐酸日久不愈 35 例，治愈 21 例，好转 7 例，无效 7 例，总有效率为 80％。

（2）治胃黏膜脱落症方。丹参 30 克，延胡索 15 克，砂仁 10 克，檀香 6 克。水煎，分 3 次服，每日 1 剂。清淡饮食，禁烟酒。本方治胃黏膜脱落症 60 例，治愈 24 例，显效 15 例，有效 17 例，无效 4 例，总有效率为 93.33％。

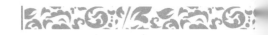

（3）治慢性胃炎方。灵芝 10 克，沉香 5 克，白花蛇舌草 10 克，莪术 5 克，厚朴 5 克，莱菔子 5 克。水煎 2 次，合并药液，分早晚 2 次空腹服。一般服 3～5 剂即可见效。病程长、病情重的患者连服 10 剂为 1 个疗程，间隔 3～5 日再服第 2 个疗程。本方治各种慢性胃炎 108 例，总有效率为 96.88%。

（4）治反流性胃炎方。柴胡 6 克，法半夏 13 克，陈皮 10 克，紫苏 10 克，白术 13 克，海螵蛸 13 克，白及 6 克，厚朴 13 克，太子参 10 克，炙甘草 6 克。胃痛甚，加木香 6 克、公丁香 6 克；胀甚，加佛手 12 克、枳壳 13 克；泛酸明显，加瓦楞子 13 克、茯苓 13 克。水煎，分 2 次服，每日 1 剂，20 日为 1 个疗程。2 个疗程后进行疗效评定。本方治疗反流性胃炎 82 例，治愈 39 例，有效 42 例，无效 1 例，总有效率为 98.78%。

【验方 34】（丁树栋，2017 年 8 月 25 日）

（1）大黄、枳实、沉香各 3 克，莱菔叶 20 克。前三味共研细末，再用莱菔叶煎水调和药末，敷于脐部，纱布覆盖，胶布固定。适用于食滞胃痛。症见胃脘部胀痛，嗳腐吞酸，恶心呕吐、吐后痛减，大便不畅。

（2）黄芪 30 克，党参、白术、茯苓各 12 克，山药、薏苡仁各 20 克，吴茱萸、干姜各 6 克，延胡索、炙甘草各 10 克。水煎，分早晚 2 次服，每日 1 剂。适用于虚寒胃痛。症见胃痛隐隐，喜按喜暖，得温痛减，遇寒或空腹时疼痛加重，神疲乏力，食少纳呆，便溏，舌淡胖、苔白，脉细。

【验方 35】（张山，2013 年 11 月 8 日）

（1）扁豆、粳米各 30 克，白及 15 克。加水 3 碗煎 1 小时，去

白及，喝粥。每日 1 剂，连服 1～2 周。适用于消化性溃疡。

（2）猪肚半个，粳米 50 克，薏苡仁 30 克，三七 6 克。将猪肚剁碎，加水入砂锅内炖熟，然后加入粳米、薏苡仁、三七煮沸 30 分钟，去三七，喝粥。每日 1 剂，连服 1～2 周。适用于消化性溃疡。

（3）白及 15 克，三七 6 克，海螵蛸 18 克，煅瓦楞子 24 克。水煎 2 次，每次 30 分钟，混合药液，分 2 次温服，每日 1 剂，30 日为 1 个疗程。适用于消化性溃疡。

【验方 36】（张廷福，2015 年 5 月 8 日）

生枳实、厚朴各 30 克，生大黄 20 克，青皮、槟榔、莱菔子、生山楂、神曲、莪术、急性子、泽泻各 10 克。加芝麻油 350 毫升浸泡 7 日（生大黄、莱菔子、神曲、急性子另泡后下），入锅内炸药油，去渣，每 100 毫升药油融入 20 克蜂蜡，待凉成软膏，密存备用。适用于胃脘胀痛。用时将软膏涂敷在中脘、膻中、神阙穴上，外用保鲜膜覆盖，一般 3 小时起效，胃脘胀痛症状逐渐消失。临床屡用屡效，老幼皆宜。

【验方 37】（胡佑志，2015 年 12 月 25 日）

大枣 6 枚，去核后每枚放入白胡椒 2 粒，隔水蒸 10 分钟后食用。每日 2 次，一般 1～3 日疼痛减轻，且无不良反应。胡椒辛热，入胃经、大肠经，可温中、下气、化痰、止痛；大枣甘温，入脾经、胃经，有补中益气的功效。二者合用。适用于虚寒胃痛。

【验方 38】（长学，2014 年 1 月 3 日）

核桃 7 个，去皮切碎，放入铁锅中，文火炒至淡黄色时，再放入

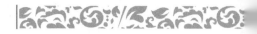

约 75 克红糖翻炒几下，即可出锅，分成 12 份。每日早晨空腹服 1 份，过 30 分钟后再进食、喝水。连服 12 日，慢性胃病会有所好转。

【验方 39】（刘贵，2014 年 5 月 2 日）

荜茇、干姜各 15 克，甘松、山奈、细辛、肉桂、吴茱萸、白芷各 10 克，大茴香 6 克，艾叶 30 克。共研细末，用柔软的棉布折成 20 厘米见方的兜肚状，内层铺上少许棉花，均匀撒上药末，外层加一块透气良好的棉布，用线密密缝好，防止药末堆积或漏出，日夜兜于胃脘部，45 日为 1 个疗程。如未痊愈，须更换新药续兜 1 个疗程。气虚，加党参、生黄芪各 30 克；兼中气下陷，加柴胡、升麻各 15 克；气滞，加香附、佛手、炒枳壳各 15 克。

本方均为温中散寒、理气止痛之药，故适用于病程较长的脾胃虚寒型胃病，症见胃脘隐隐作痛，得食则缓，泛吐清水，有冷感，喜暖喜按，或兼有大便溏薄，四肢不温，舌淡、苔白，脉细。由于本病属慢性疾病，长期服药诸多不便，用此法治疗虽疗效缓慢，但药力持久，日久疗效佳。

【验方 40】（迎春，2014 年 2 月 21 日）

（1）喝热姜粥。高良姜 5 克，干姜 5 克，大米 50 克。大米洗净后加水熬粥，快熟时，加入高良姜、干姜，至米熟粥成即可，温热服食。高良姜暖胃止痛，干姜温中散寒，二者都含挥发油，可排除消化道积气，缓解胃脘疼痛。

（2）茴香外敷。小茴香 50 克，文火翻炒至温热，装入布包中，外敷胃部。热敷时要注意掌握温度，既要防止烫伤皮肤，又要使胃部有温热感。一般热敷 10 分钟即可缓解胃痛。小茴香所含的茴香油，能刺激胃肠神经，增加胃肠蠕动，排除胃肠道积气。

（3）桂枝浴足。桂枝 20 克，煎取药液 1500 毫升，倒入盆中，兑入适量凉水，使水微烫，浴足 20 分钟。可温通胃经经气，使寒邪得散，胃痛得解。

【验方 41】（马鹏，2013 年 6 月 28 日）

胃寒常因天气冷、吃寒食冷品而引发疼痛，疼痛时伴有胃部寒凉感，得温症状减轻。

（1）胃寒呕吐。因真阳不足，脾胃虚寒不能运化水谷所致的呕吐。症见畏寒喜热，不思饮食，遇冷即呕，四肢清冷，二便清利，口不渴，唇不焦，食久不化，吐出不臭，脉沉迟。真阳不足者，宜八味肾气丸；脾胃虚寒者，宜理中汤、四逆汤。

（2）胃寒恶阻。多因妇女平素脾胃虚寒，孕后胞门闭塞，脏气内阻，寒饮逆上。症见呕吐清水，倦怠畏寒，喜热饮，兼见面色苍白，肢冷倦卧。治宜温胃止呕，方用干姜人参半夏丸。

（3）胃寒疼痛。

①鲜姜 500 克（细末），白糖 250 克，腌在一起。每日 3 次，饭前吃，每次 1 勺（普通汤勺）；坚持吃 1 个星期，一般都能见效；如未痊愈，再继续吃，直至痊愈为止。

②二锅头酒 50 毫升，倒在茶盅里，打 1 个鸡蛋，不加任何调料，把酒点燃，酒烧干了鸡蛋也熟了，早晨空腹吃。轻者吃一二次可愈。

③中医认为，胡椒有温化寒痰、排气的作用，可治疗胸膈胀满及受凉引起的腹痛泄泻、食欲不振等。治疗这类疾病时，把胡椒 0.6～1.5 克研末拌水加红糖吞服；也可用胡椒泡酒抹到胸口外，可治疗因受凉引起的胃痛。此外，把胡椒粒砸碎后，用开水冲，然后与红糖水一起泡 2～3 日后服，可治疗胃寒引起的胃痛。

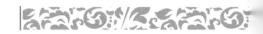

【验方 42】（吴明，2014 年 9 月 12 日）

白胡椒 6 克，略拍碎，生姜 6 片（去皮），新鲜猪肚 100 克，洗净切粗丝，然后与白胡椒、生姜一同入锅，加适量清水及盐、味精等佐料煲汤。喝汤食猪肚，每周 1～2 次，连用 2～3 周。适用于虚寒胃痛。

腹 痛

【验方 01】（木蝴蝶，2015 年 1 月 30 日）

桃仁 15 克，延胡索 15 克，青皮 15 克，陈皮 15 克，五灵脂 15 克，没药、木香、沉香、乳香各 6 克。共研细末，每次服 6 克，每日 2 次。适用于腹痛。心气痛，用淡米汤送服；食积痛，用黄酒送服；绞肠腹痛，用盐汤送服；血瘀腹痛，用米酒送服。

【验方 02】（南丁，2013 年 6 月 7 日）

木姜子 15 克，大高良姜 5 克，蜘蛛香 10 克，草豆蔻 5 克，广山楂 10 克，石菖蒲 5 克。水煎服，每日 1 剂。适用于外感寒毒引起的胃痛。若发病数日后泻下臭秽、肛门灼热，可加蒲公英、马齿苋、紫花地丁等。

【验方 03】（吴明，2015 年 9 月 25 日）

艾叶 30 克，制香附 10 克，吴茱萸 3 克，当归 15 克，赤芍、白芍各 10 克，阿胶 10 克（烊化冲服），川芎 6 克，桂枝 6 克，乌药 6 克，延胡索 15 克，川楝子 15 克，甘草 2 克，生姜 3 片，大枣 10 克。煎取药液 400 毫升，于月经前 1 周服用，早晚各 1 次，服至月经第 3 日，连服 3 个月经周期。适用于宫寒腹痛。

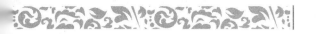
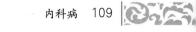

腹 泻

【验方 01】（春盟，2013 年 9 月 27 日）

黄连 15 克，炒神曲 30 克，补骨脂（制）20 克，炒白术 30 克，党参 20 克，炙甘草 5 克。水煎，分 3 次服。适用于急性肠炎引起的腹泻。泻如清水，加白头翁 12 克、秦皮 20 克、制乌梅（捣）10 克、葛根 15 克；腹泻伴肠鸣水声，加川牛膝 15 克引水下行。

【验方 02】（胡佑志，2018 年 8 月 3 日）

（1）太子参、炒白术、茯苓各 12 克，泽泻、升麻、柴胡、当归各 8 克，陈皮 5 克，山药 15 克，炒麦芽 20 克，黄芪、五指毛桃各 30 克。水煎，分早晚 2 次饭后温服，每日 1 剂，7 日为 1 个疗程。适用于老年性大便失禁。

（2）红糖、莱菔子各 15 克，生姜 3 片，山楂 20 克，大米 100 克。生姜、莱菔子、山楂加水煎煮 40 分钟，滤取药液与大米一同熬粥，临熟时加入红糖适量，分 3 次服用，每日 1 剂，连服 5 日。适用于伤食腹泻。

（3）石榴皮 12 克，补骨脂、淫羊藿、肉豆蔻各 8 克，鸡蛋 2 个。前四加水煎煮 30 分钟，滤取药液；先将鸡蛋另煮熟，再去壳，与药液一同煮 30 分钟即可。吃蛋喝药汤，每日 1 剂，连服 3～5 剂。有温阳止泻之功效，对脾肾阳虚泄泻、日久不愈，大便溏稀，消化不良，腹部冷痛尤为有效。

（4）补骨脂、炒白芍、炒白术各 15 克，肉豆蔻 20 克，五味子 12 克，煨诃子 8 克，炙米壳、陈皮各 6 克，炒石榴皮、炒防风各 10 克，茯苓、炒薏苡仁各 30 克。水煎 2 次，分早晚 2 次温服，每

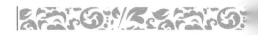

日 1 剂，2 周为 1 个疗程。适用于结肠炎。

（5）生姜 100 克，茶叶 5 克。煎取药液 500 毫升，加入食醋 15 毫升。分 3 次服，每日 1 剂，一般连服 3 剂。适用于腹泻。

（6）肉桂 50 克，白胡椒 50 克，丁香 50 克，木香 50 克。共研细末，加入冰片 30 克调匀，装瓶密封备用。用时取 30 克装入纱布袋，外敷脐部，用胶布固定，再用布袋子绕肚脐缠束 1 周，每 2 日换药 1 次，3 剂为 1 个疗程，连用 2～3 个疗程。适用于慢性结肠炎。

【验方 03】（萧旭，2015 年 9 月 4 日）

炒槐花、地榆炭、五灵脂、黄芩各 20 克，海螵蛸、蒲公英、白及、黄芪各 30 克，三七 5 克。水煎，将药液浓缩至 60 毫升，待温度为 37 ℃左右，保留灌肠 2 小时以上，每晚 1 次，10 日为 1 个疗程，一般连用 3 个疗程即可见效。适用于直肠炎。

【验方 04】（曲传旺，2019 年 4 月 26 日）

鲜石榴皮 90 克，洗净后放入砂锅中，加水 2000 毫升，煮 30 分钟，捞出石榴皮，加饴糖（麦芽糖）30 克，拌匀放凉，分 4 次一日喝完。适用于腹泻。

【验方 05】（郭旭光，2019 年 2 月 22 日）

（1）伤食腹泻。麦芽 30 克，鸡内金 10 克，粳米 30 克，茶叶 5 克。共放入锅内，用小火焙黄，略捣碎后，放入保温杯中，用沸水冲泡 20 分钟后即可代茶饮，边饮边加开水，每日 1 剂。

（2）脾虚泄泻。白术 20 克，山药 20 克，茯苓 15 克，乌梅 10 克，红糖（后下）适量。加水适量，煎沸 30 分钟后去渣，加入红糖，倒入保温杯中当茶饮，每日 1 剂。

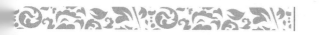

【验方 06】（张勤，2019 年 1 月 25 日）

（1）补骨脂 10 克，煨肉豆蔻 3 克，五味子 1.5 克，吴茱萸 2.4 克，生姜 3 片，大枣 5 枚。水煎 2 次，合并药液，分 2 次温服，每日 1 剂。适用于五更泻。

（2）五味子 60 克，吴茱萸 15 克。共炒香研细末，每次 6 克，米汤送服，每日 1 次。适用于五更泻。

（3）荔枝干 5 粒，春米 50 克。加水煮成粥，分 3 次食用，每日 1 剂。若加入适量淮山药或莲子同煮，效更佳。适用于老年五更泄泻。

（4）炒黄老米（狗尾粟）150 克，莲子 90 克（去心），炒泽泻、炒白术各 15 克，木香 4.5 克，白糖 30 克，干姜（用湿纸包煨）6 克。共研细末，每次 10 克，空腹温开水送服，每日 3 次。适用于五更泄泻。

（5）秦艽、萆薢、党参、补骨脂各 12 克，茯苓、焦白术、陈皮各 10 克，砂仁 3 克。水煎服，每日 1 剂。适用于慢性腹泻。气虚下陷，加黄芪、升麻；手足不温，加附子、肉桂、炮姜；滑泻不止，加乌梅、赤石脂；湿热，加黄连、厚朴；腹痛甚，加白芍。

【验方 07】（张勤，2015 年 7 月 3 日）

百合 30 克，炒白术、炒白芍、太子参、茯苓各 15 克，柴胡、枳壳、陈皮、半夏、砂仁、香附、甘草各 10 克。水煎 2 次，混合药液，分早晚 2 次服，每日 1 剂。适用于功能性消化不良引起的腹泻。伴胁痛明显，加川楝子、延胡索各 10 克；睡眠不佳，加夜交藤、炒酸枣仁各 30 克；食欲下降，加炒谷芽、炒麦芽、鸡金各 10 克；腹胀明显，加大腹皮 10 克、炒厚朴 15 克；烧心明显，加海螵蛸 15 克；嗳气呃逆，加旋覆花 10 克、代赭石 15 克；血瘀，加丹参、赤芍各 15 克。

【验方08】（蒋振民，2016年2月27日）

（1）麦芽30克，青皮、枳实各12克，厚朴、干姜、黄连、炙甘草各6克，半夏、神曲、党参、茯苓各15克，炒白术10克。水煎，分2次服，每日1剂，7日为1个疗程。适用于功能性消化不良引起的腹泻。

（2）鹿蹄草、炒白术、黄芪各20克，党参25克，赤芍、黄连各10克，乌梅15克，木香、大黄炭、白豆蔻、三七各5克。水煎，分2次服，每日1剂。适用于慢性溃疡性结肠炎。

（3）吴茱萸、干姜各6克，黄芪、焦薏苡仁各30克，党参、炒白术各15克，黄连10克，大枣10枚。水煎服，每日1剂，10日为1个疗程。适用于气虚湿邪较甚的结肠炎。

（4）白芍、白术、陈皮、防风、茯苓、薏苡仁、黄柏、地榆、槐花、柴胡、仙鹤草、白茅根各10克，枳壳、炙甘草各6克。水煎服，每日1剂，7日为1个疗程。对以腹痛、腹泻、里急后重、肛门灼热疼痛为临床表现的直肠炎有明显疗效。

【验方09】（张志远，2015年11月13日）

（1）炒白术30克，炒白芍20克，防风15克，陈皮10克。水煎服，每日1剂，分早晚2次服。适用于肠易激综合征。

（2）莲子15克（去心），芡实15克，薏苡仁20克，小米70克。加水煮粥食用，每日1剂。适用于慢性腹泻。

（3）苹果1个，连皮带核切成小块，开水中煮3～5分钟，待温度适宜后食用。每次30克左右，每日2～3次。适用于腹泻。

【验方10】（丹霞，2015年1月30日）

焦白术20克，干姜4克，炒党参15克，煨豆蔻10克。水煎，分 2 次温服，每日 1 剂。适用于脾肾虚寒引起的腹泻。

【验方 11】（恩管兰，2017 年 1 月 13 日）

吴茱萸 10 克，丁香 6 克，胡椒 30 粒。共研粉后装瓶备用。每次取药粉 1～2 克与适量凡士林调成膏状，外敷脐部，纱布覆盖，胶带固定，每日换药 1 次。对脾胃虚寒所致的腹泻有良效。

【验方 12】（肖德荣，2018 年 12 月 14 日）

猪苓、茯苓各 12 克，桂枝 6 克，泽泻、苍术、白术各 10 克，厚朴 3 克。水煎 3 次，合并药液，分 3 次饭后温服。适用于水泻。一般一剂见效，3～4 剂可愈。

【验方 13】（古月，2018 年 2 月 9 日）

黄芩、茯苓、白术、车前子各 10 克，枳实、黄连、大黄各 5 克，白茅根、滑石各 15 克。水煎，分 3 次服，每日 1 剂，连服数日，直至大便成形后即可停药。适用于湿热便溏不爽、便下臭秽、腹胀等。

【验方 14】（黄得云，2018 年 7 月 6 日）

（1）白芷、干姜各 6 克。焙干后研末，加米醋调成糊状待用。先用酒精擦洗肚脐，再将药糊填入脐中，纱布覆盖，胶布固定，外加热水袋热敷 10 分钟。适用于急性肠炎、脾胃受寒受湿、大便溏薄等。

（2）内服方。干姜、黄芩、黄连、生晒参各等分。晒干，共研成末，装瓶备用。每次 10 克，温开水冲服，每日 3 次。适用于急性胃肠炎。

（3）外敷方。吴茱萸 30 克，丁香 6 克，胡椒 30 粒。共研细

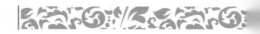

末，每次取 1.5 克，用凡士林适量调成糊状，外敷脐部，纱布覆盖，胶布固定，每日换药 1 次。适用于急性胃肠炎。

【验方 15】（吴明，2018 年 11 月 9 日）

（1）党参 15 克，炒白术 15 克，茯苓 30 克，防风 10 克，陈皮 10 克，炒枳壳 15 克，补骨脂 15 克，巴戟天 15 克，煨诃子 10 克，肉豆蔻 10 克，玫瑰花 15 克，金樱子 15 克，木香 10 克，合欢皮 10 克，白豆蔻 10 克（后下）。加水浸泡 20 分钟，煎煮 2 次，共煎取药液 400 毫升，分早中晚 3 次服，饭后 1 小时服，每日 1 剂，30 日为 1 个疗程。适用于慢性腹泻。

（2）茯苓、白术、石榴皮各 50 克。共研细末，每次 10 克，每日 3 次，可有效治疗五更泻。

（3）水红花 12 克，臭椿树皮、鸡爪草、仙鹤草各 10 克。共研粉，加 15 克小葱捣烂，加蜂蜜适量调成膏状，敷在腹部疼痛明显处，纱布覆盖，胶布固定。每日换药 1 次，连敷 10 日见效。适用于结肠炎。

（4）党参 12 克，白术 6 克，茯苓 12 克，猪苓 10 克，泽泻 10 克，山药 10 克，扁豆 12 克，肉豆蔻 6 克，熟地黄 12 克，麦冬 10 克，五味子 4.5 克，陈皮 10 克，通草 3 克，车前子 12 克，肉桂 3 克，葛根 2.4 克。水煎服，每日 2 剂，分 4 次服。适用于伪膜性肠炎。

【验方 16】（谭家峰，2015 年 3 月 13 日）

藿香、苍术各 6 克，车前草 10 克，厚朴、陈皮各 6 克，甘草 3 克，生姜 3 片，大枣 5～7 枚。水煎，分 2 次服，每日 1 剂。适用于婴幼儿腹泻。

【验方 17】（韩玉乐，2017 年 6 月 2 日）

生黄芪、党参、赤芍、白芍、白头翁、焦山楂、生薏苡仁、枳壳、炒槐花各 15 克，白术、木香、茯苓各 10 克，川黄连、陈皮各 5 克，吴茱萸 3 克。水煎服，每日 1 剂。适用于慢性非特异性溃疡性结肠炎。

【验方 18】（毛自平，2016 年 2 月 27 日）

血府逐瘀汤化裁：桃仁 12 克，红花 12 克，当归 10 克，赤芍 10 克，川芎 10 克，延胡索 10 克，枳壳 10 克，制香附 10 克，鸡内金 10 克，柴胡 10 克，黄连 6 克，甘草 3 克。水煎，分 2 次服，每日 1 剂。有活血化瘀、理气止痛之功效。适用于慢性结肠炎。勿食肥甘厚味及海鲜、辛辣之品。

笔者曾用该方治疗一位 42 岁女性患者，该患者腹泻反复发作近半年，晨起即泻，少腹坠痛，窘迫而泻，泻后舒畅，泻下物为黏液样便，颜色晦暗，但无脓血。经乙状结肠镜和 X 线钡餐灌肠检查，确诊为慢性结肠炎。曾用西药和中药温肾健脾、收敛固涩治疗，但效果不显。患者形体消瘦，面色晦暗，少腹坠痛，胃纳不佳，舌暗紫苔薄白，脉弦涩。辨证为气滞血瘀，导致肠道气机失畅。服药 3 剂后，少腹痛和腹泻症状减轻。效不更方，按上方再服 6 剂后，晨泻痊愈，胃纳增强，仅有偶尔感到少腹不适。继续用上方加广木香 6 克，服用 15 剂，诸症皆除。随访 2 年，未见复发。清代名医王清任的《医林改错》中提到，腹泻日久，百方不效，乃肚腹血瘀所致。故治以活血祛瘀、理气止痛，虽然未用止泻之剂而泻自止。

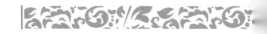

【验方19】（朱时祥，2016年4月9日）

温胆汤化裁：炒枳壳15克，法半夏15克，陈皮15克，延胡索10克，葛根10克，广木香10克，党参10克，茯苓10克，炙甘草6克，黄连6克。水煎3次，合并药液，分早中晚3次服，每日1剂。有益气健脾、化痰清利湿热、调和气血之功效。适用于溃疡性结肠炎。

笔者曾用该方治疗一名48岁女性患者，该患者反复腹泻，并夹带黏液血便近1年，症状严重时，服用黄连素、痢特灵、诺氟沙星等药物，则症状有所缓解，但每因劳累过度、饮食不节或感受寒凉时病情加重。经医院肠镜检查确诊为慢性非特异性溃疡性结肠炎。少腹胀痛，神疲乏力，食少，便溏夹带黏液，口苦，舌苔薄黄而腻，脉濡弱。大便检查：红细胞（＋＋＋），白细胞（＋）。辨证诊断为脾胃虚弱，痰浊湿热留滞，气血失和。服药7剂后，上述各种症状基本消失，大便检查：红细胞（＋），无白细胞。为巩固疗效，嘱其再续服7剂，诸症皆除，大便检查红细胞、白细胞均无。随访1年，未见复发。

溃疡性结肠炎，又称慢性非特异性溃疡性结肠炎。属于中医"泄泻"的范畴，多因饮食不节或情志失调，导致脾胃虚弱，湿热下注而引起肠道气机阻滞，传导失司，脉络受损，气血瘀滞而成。本方以清热、化痰、理气、和胃为目的，在临床上，应随证加减，灵活运用，定获良效。

【验方20】（覃东海，2015年8月21日）

（1）稔子（桃金娘）500克。晒干研细末，装入密封瓶备用。成人每日服6～10克，分3～4次服，小儿酌减。适用于腹泻，或有腹痛，一日泻多次或十多次，粪便如水样。

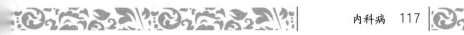

（2）辣蓼根 30 克。加水 2 碗煎至 1 碗，每日分 2 次服。适用于腹泻，口渴，疲倦，不欲饮食，或呕吐，或微发热。大便次数多，粪便如水样。还适用于痢疾。

（3）古羊藤根 30 克。炒焦，加水一碗半煮至半碗服。适用于热性腹痛、腹泻。

（4）青蒿 10 克，车前草 10 克。加水 2 碗煎至 1 碗，分 2 次服。适用于湿热泄泻，发热，口渴，小便量少，腹痛，一日泻多次甚至十多次，粪便如黄水样。

（5）柚子叶 90 克，茶叶 90 克，甘草 30 克。焙干，共研细末，成人每次服 1.5～3.0 克，小儿酌减，每日 3 次，开水送服。适用于腹泻、腹痛，粪便如黄水样。

（6）新鲜野生番石榴叶 500 克。加水 1000 毫升煎至 500 毫升，成人每次服 30～60 毫升，每日服 2～3 次，小儿酌减。适用于腹泻，或腹痛，或呕吐，或发热，大便一日多次或十多次，粪便如黄色水样。

（7）算盘子 60～120 克，鬼画符叶 90 克，酸藤子 30～50 克。加水 3 碗煎至 1 碗，分 2 次服。适用于急性胃肠炎，上吐下泻。

（8）陈灶心土 10 克，炮姜 1.5 克。共研细末，分 3 次用冷开水送服。若小便少，可用车前子 3 克煎水送服，小儿用量减半。适用于上吐下泻。

（9）茶子麸（榨茶油的残渣）15 克。研细炒至烟将尽，放地上去火毒。加水 1 碗煎至半碗，分 3 次服。适用于干霍乱（绞肠痧）。腹绞痛，上不得吐，下不得泻，倦怠，舌白滑。初服后若呕痛止，即停服；若仍腹痛，继续服至不痛为止。

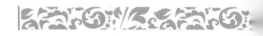

【验方21】（李大夫，2015年10月2日）

腹泻主要有虚寒泻、湿热泻、伤食泻、脾虚泻、脾肾虚寒泻等，可辨证选用相应的中成药治疗。

（1）虚寒泻。附子理中丸、暖脐膏。虚寒泻的表现为大便腥稀，肚子隐隐作痛，肠鸣辘辘，或呕吐、头晕，不欲饮食，胸闷，喜食热饮，舌苔白腻。

（2）湿热泻。加味香连丸、胃肠宁颗粒。湿热泻的表现为大便腥臭，肛门灼热，里急后重感，口渴伴腹痛，舌红、苔黄腻。

（3）伤食泻。木香槟榔丸（处方药）、加味保和丸。伤食泻多因暴饮暴食引起，表现为便黏恶臭，腹痛呕吐，泻后疼痛减轻，嗳气，舌苔垢浊。

（4）脾虚泻。参苓白术散、补中益气丸。脾虚腹泻的表现为大便清稀，腹泻时好时坏，浑身无力，面色萎黄，食欲不振，舌淡。

（5）脾肾虚寒泻。四神丸。脾肾虚寒泻的表现为早晨天刚亮就感到腹痛难忍，急想大便，泻后则安，故称鸡鸣泻或五更泻，并感到肚子发凉，发胀，食欲欠佳，面色发黄，腰酸，舌淡、苔白。

【验方22】（丁树栋，2016年7月30日）

黄芪20克，党参12克，苍术10克，白术12克，茯苓12克，薏苡仁30克，砂仁6克，陈皮12克，肉豆蔻10克，补骨脂10克，益智仁10克，甘草6克。水煎取液，早晚分服，每日1剂。有健脾止泻之功效。适用于五更泻。服药期间忌食生冷及其他刺激性食物。

笔者曾用该方治疗一名43岁女性患者，该患者发病1年，曾去当地医院用黄连素、四神丸等药治疗，效果不明显。病情加重10余日，每日凌晨肠鸣腹泻，泻势急迫，呈稀糊状，每日1次，无脓血，无里急后重感，有腹胀感，倦怠乏力，气短懒言，食少纳

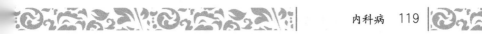

呆，口淡乏味，舌淡、苔薄白，脉象细弱。诊断为五更泻，证属脾胃虚弱，治以益气健脾止泻。服药 6 剂后复诊，腹胀、肠鸣、便意急迫等症状明显减轻，大便已成形，食欲增加，余症同前。继服原方 8 剂，诸症全消而告愈，随访半年，未复发。

脾胃虚弱型患者多有饮食不节，劳倦过度伤及脾胃的病史，其主要表现为乏力，口淡乏味，面色无华，舌淡、苔薄白，脉缓弱等脾虚之症。其发病机理为脾胃虚弱，运化失常。方中黄芪、党参、苍术、白术、茯苓、薏苡仁、砂仁、陈皮益气健脾；肉豆蔻、补骨脂、益智仁固摄止泻；甘草调和诸药。诸药合用，共奏益气健脾止泻之功，药症相符，故获良效。

【验方 23】（小玉，2014 年 6 月 20 日）

生山药 250 克，炒薏苡仁 500 克，共研细末，混匀后装瓶备用。每次取 50 克，加水煮成糊状，早晚各服 1 次，连服 7 日为 1 个疗程。二者合用，既补脾之虚，又化肠道之湿，可有效治疗久泻。

【验方 24】（马宝山，2014 年 8 月 15 日）

（1）生姜 100 克或干姜 30 克，茶叶 5 克，食醋 15 克。生姜与茶叶加水 750 毫升，煎至 500 毫升，再加入食醋，分 3 次服。一般连服 2～3 剂。适用于受凉腹泻。

（2）白术、白芍、防风、陈皮各等分，水煎取液，浴足，每日 2 次，每日 1 剂，7 日为 1 个疗程。适用于肠易激综合征。水温根据患者的耐受情况自行调节，最好在 30～40 ℃。

（3）陈茶叶 6 克，台乌药 6 克，谷芽 6 克，厚朴 6 克，神曲 6 克，枳壳 6 克，山楂 6 克，陈皮 6 克。水煎代茶饮。适用于水土不服。

【验方 25】（雾雨，2014 年 1 月 31 日）

（1）小儿秋冬腹泻内服方。党参 3 克，白术 2 克，炙茯苓 3 克，葛根 2 克，藿香 1.5 克，木香 1.5 克，炙甘草 1.5 克，儿茶 1.5 克。水煎，分 2 次服，每日 1 剂，一般 3～5 剂可治愈。

（2）小儿秋冬腹泻外用方。肉桂 5 克，干姜 5 克，丁香 5 克。共研细末，先用生理盐水将患儿肚脐洗净擦干，再用 0.5～1.0 克药末把肚脐填平并稍加压紧，用胶布固定。每日 1 次，连用 3～5 日。

【验方 26】（王大夫，2014 年 3 月 14 日）

（1）脾胃阳虚，不能运化水谷。溃疡性结肠炎，症见午后眩晕头痛，心悸，恶心腹胀，不思饮食，每日腹泻 5～6 次，水谷不化，腹中隐痛喜按，神疲倦怠，面色萎黄，舌淡、苔白，脉弦细无力。治宜滋补脾胃、涩肠止泻。方用：山药 150 克，诃子肉 60 克，石榴皮 60 克。共研细末，每日 3 次，每次 4.5 克，空腹温水送服。

（2）脾气虚弱，兼有血瘀。溃疡性结肠炎，每于劳累后腹泻加重，每日腹泻十多次，便溏，无脓血，黏液较多，腹痛以左下腹为甚、不喜按，舌暗、苔薄白，脉沉弦。治宜益气健脾、活血化瘀。方用：黄芪 30 克，党参 15 克，白术 15 克，茯苓 15 克，薏苡仁 30 克，山药 15 克，丹参 30 克，赤芍 15 克，川芎 15 克，牡丹皮 15 克。水煎服，每日 1 剂。

（3）湿热肠癖。溃疡性结肠炎，腹痛腹泻，每日 3～4 次，因饮食不节、过劳而腹泻加重，便中有黏液、时有带血，舌淡红、苔薄白，脉沉迟。治宜活血逐瘀、清热祛湿。方用：桃仁 15 克，牡丹皮 10 克，赤芍 10 克，乌药 15 克，延胡索 10 克，甘草 10 克，川芎 15 克，当归 15 克，五灵脂 10 克，红花 10 克，枳壳 10 克，香附 15 克，蒲公英 50 克，山楂炭 50 克，黄连 10 克，车前子 15 克

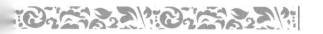

（包煎）。

（4）脾胃阳虚，湿毒困阻。溃疡性结肠炎，大便每日 3～4 次，便稀溏带黏液、时有带血，腹部不适，受寒后更甚。口淡多清涎，全身倦怠，面色暗滞无光泽，眼睑微浮肿，时有嗳气，胃纳差，厌油腻，舌紫暗、苔白润，舌边有齿印，脉沉细。治宜温阳固肾、补脾化湿。方用：黄芪 20 克，党参 20 克，干姜 6 克，炙甘草 6 克，五味子 6 克，苦参 6 克，吴茱萸 6 克，补骨脂 10 克，三棱 6 克，白术 10 克，蚕沙 30 克，地榆 10 克。水煎服，每日 1 剂。寒甚，加附子 10 克；大便黏液多，加蒲公英 20 克；大便带血，加三七 6 克、阿胶 10 克；腹痛，加延胡索 10 克。

【验方 27】（丽娜，2014 年 5 月 17 日）

夏季，人们往往会因暑湿、受寒或多食生冷而损伤脾胃，引发以上吐下泻、脘腹疼痛等为表现的急性胃肠炎。以下介绍几则急性胃肠炎防治方。

（1）葱白适量，捣碎炒热敷肚脐，用胶布固定。每日 1～2 次，连用数日。

（2）鲜马齿苋 100 克，绿豆 50 克。水煎服，每日 1～2 次，连用 1 周。

（3）玉米芯 800 克，黄柏 6 克，干姜 10 克。共研细末，每次 5 克，每日 3 次，温开水送服。

（4）紫皮蒜 15～20 克，粳米 60 克。共熬粥，每日早晚各食 1 次。

（5）紫皮蒜用泥糊好，放入柴火中慢烧 10～15 分钟，去泥及蒜皮后食用。每日 1 次，可久服。

（6）生山楂片 15 克，炒麦芽 20 克。用开水泡茶饮，连饮 1 周。

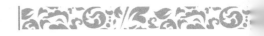

【验方 28】（木蝴蝶，2015 年 5 月 29 日）

石柱参（切片，粳米炒，另炖）10 克，土炒白术 6 克，干姜 3 克，附子 5 克（焙干），肉桂 5 克，阿胶 6 克（烊化冲服），鹿角霜 15 克（先煎），赤石脂 20 克（研末，布包先煎），灶心土 30 克（研末，沸水泡片刻，澄清，取汁入药），陈稻谷 30 克（打碎，加水 150 毫升，煮 25 分钟，取汁 60 毫升入药）。上药除石柱参、阿胶、灶心土、陈稻谷依法煎制外，余药水煎取液 250 毫升，加入陈稻谷汁、灶心土汁、石柱参汁，再以文火浓煎 20 分钟，趁热取液冲入阿胶浆中，少量多次慢慢呷服，每日 1 剂。有暖肾扶脾、拨乱反正、温阳止泻、开噤固脱之功效。适用于脾肾阳衰之久泻久痢导致的慢性结肠炎，症见神疲形倦，纳少便溏，肌瘦骨立，腹胀跗肿，肢冷脉微，面目无华等。

【验方 29】（唐崇茂，2014 年 9 月 26 日）

柴胡 12 克，白芍 16 克，枳壳 8 克，太子参 32 克，白术 16 克，茯苓 16 克，川黄连 6 克，木香 6 克（后下），甘草 5 克。水煎服，每日 1 剂。腹痛明显，加砂仁 6 克、延胡索 16 克，山莨菪 1～2 克；腹泻较甚，加番白叶 32 克；纳差，加麦芽 32 克，鸡内金、焦山楂各 12 克；久泻不止，加赤石脂 32 克，补骨脂 12 克或车前子粉 10 克。

【验方 30】（许士芳，2014 年 10 月 31 日）

吴茱萸 6 克，黄芪 30 克，党参 15 克，炒白术 15 克，焦薏苡仁 30 克，黄连 10 克，大枣 10 枚，干姜 6 克。水煎服，每日 1 剂，10 日为 1 个疗程。适用于气虚湿邪较甚的结肠炎，一般 1 个疗程奏效。

【验方 31】（南越，2014 年 11 月 7 日）

土茯苓 15 克，黄芪 10 克，苦参 10 克，淮山药 10 克，麦芽 15 克，大叶桉树叶 10 克，补骨脂 10 克，鸡内金 6 克，金银花 6 克，炙甘草 5 克。水煎服，每日 1 剂，15 日为 1 个疗程。适用于霉菌感染引起的肠炎腹泻，症见便中夹大量黏液或不消化食物，或便时夹血而下，腹痛难忍，痛则泻下，舌苔厚腻，脉细滑等，大便检查有致病性霉菌生长。

【验方 32】（广明医，2014 年 5 月 30 日）

炒山药 50 克，炙黄芪 50 克，炒薏苡仁 50 克，党参 30 克，茯苓 30 克，白术 30 克，升麻 10 克，柴胡 10 克，陈皮 10 克，砂仁 5 克，肉桂 5 克。水煎服，每日 1 剂，10 日为 1 个疗程。有补益中气、升提止泻之功效。适用于糖尿病腹泻，多呈水泻，一日数次，甚至完谷不化，大便常规、细菌培养等检查无异常，面色萎黄，消瘦，脘腹胀满，不思饮食，口淡无味，舌淡、苔白腻，脉沉细等。

【验方 33】（程生，2013 年 1 月 18 日）

慢性结肠炎主要表现为反复发作的腹泻，属中医学"久泻、五更泻、休息痢"的范畴。病机为本虚标实，本虚为气虚、阳虚，标实为湿滞血瘀。治宜益气温阳、化湿行瘀。黄芪 30 克，白术 30 克，党参 15 克，白芍 15 克，茯苓 12 克，丹参 12 克，车前子 12 克，川芎 10 克，肉桂 10 克，炙甘草 10 克。大便带血加赤石脂、白及适量。水煎服，每日 1 剂，10 日为 1 个疗程。适用于慢性结肠炎。

【验方 34】（伍振云，2013 年 2 月 1 日）

（1）脾肾阳虚型慢性结肠炎。症见久病不愈，肠鸣腹泻，或五

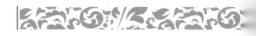

更泻、泻后痛减，形寒腹冷、喜温喜按、少食肢倦、腰膝酸软，舌淡、苔白，脉沉细无力。治宜温补脾肾、涩肠止泻。方用：熟附子10克，补骨脂12克，五味子6克，吴茱萸10克，炒白术10克，党参15克，炮姜6克，肉桂3克，罂粟壳10克，乌梅10克，地榆炭15克，白及10克，木香6克，甘草6克。水煎2次，合并药液，分早晚2次服，每日1剂。少腹刺痛，加赤芍、红花以通络理肠；舌苔腻、饮食不化，加藿香、佩兰、豆蔻、砂仁以芳香化湿；脓血便明显，加白头翁。

（2）肝实犯脾型慢性结肠炎。症见胸胁胀满，嗳气少食，每因精神刺激即发泄泻，泻后痛减，大便夹有黏液脓血，舌淡红、苔白，脉弦滑。治宜疏肝行滞、理脾化湿。方用：陈皮10克，防风6克，炒白术20克，赤芍15克，白芍15克，广木香10克，柴胡6克，炒枳实12克，合欢皮30克，白头翁12克，甘草6克。水煎2次，合并药液，分早晚2次服，每日1剂。里急后重甚，加槟榔12克以行气导滞；腹痛甚，加延胡索12克、白芍10克以理气活血、缓急止痛；嗳气吞酸，加焦三仙（淫羊藿、仙茅、仙鹤草）各12克以消食导滞。

此型患者多因脾气素虚，加之情志失和、肝气横逆乘脾，脾失健运，清浊不分，温杂而下。本方治肝实犯脾型溃疡性结肠炎，用广木香、枳实之类，效果颇佳。如由脾虚阳阻或寒凝血瘀致气滞者，则不相宜，行气当取质润性柔之品，如砂仁、乌药、延胡索、小茴香之类。

【验方35】（李仲英，2013年4月26日）

补骨脂、炒白芍、炒白术各15克，肉豆蔻20克，五味子12克，煨诃子8克，炙米壳、陈皮各6克，炒石榴皮、炒防风各

10克，茯苓、炒薏苡仁各30克。水煎2次，合并药液，分早晚2次温服，每日1剂，2周为1个疗程。适用于结肠炎。

【验方36】（岭南，2013年6月28日）

地榆30克，黄柏20克，石菖蒲20克，败酱草30克，白及10克（研末冲服），云南白药1克（冲服），锡类散1克（冲服）。前四味水煎，滤取药液200毫升，兑入后三味，待温度适宜后保留灌肠。每日1次，连用15日为1个疗程。有清热解毒、止泻生新之功效。适用于慢性结肠炎。症见大便稀烂、夹有黏液，下腹疼痛，胃纳不佳，贫血，舌红、苔薄，或舌边根白腻，脉细滑数等。

【验方37】（李典云，2013年11月8日）

吴茱萸6克，黄芪30克，党参15克，炒白术15克，焦薏苡仁30克，黄连10克，大枣10枚，干姜6克。水煎服，每日1剂，10日为1个疗程。适用于溃疡性结肠炎。可提升机体免疫力，恢复溃疡性结肠炎患者的结肠功能，一般1个疗程奏效。

【验方38】（郭旭光，2013年12月20日）

（1）附子、黄芪、当归、桔梗、石榴皮、川楝子各10克，肉桂、黄连各3克，炮姜、栀子各6克，赤石脂30克，肉豆蔻2克。水煎，分2次服，每日1剂。适用于结肠炎。

（2）苦参25克，党参、茵陈各30克，厚朴20克（后下），白术、茯苓、槐花、木棉花各15克，枳实12克，木香（后下）、甘草各10克，肉桂5克。水煎，分3次服，每日1剂，30日为1个疗程。湿热重，加黄连12克；气血虚，加黄芪、当归身各10克；有脓血便，加赤芍15克；便秘，加生地黄15克。适用于结肠炎。

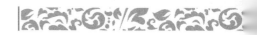

痢 疾

【验方 01】（丹霞，2013 年 7 月 19 日）

党参 10 克，炒白术 10 克，炮姜 5 克，黄连 5 克，木香 5 克，秦皮 10 克，乌梅 5 克，炙甘草 3 克。水煎，分 3 次服，每日 1 剂。或制成丸剂，每次服 5～10 克，每日 3 次。适用于慢性痢疾。

【验方 02】（福如海，2013 年 3 月 1 日）

中毒性痢疾，症见高热不退，头痛剧烈，口渴多饮，腹部绞痛，下痢赤白脓血（小儿可无下痢症状），严重者腹部胀大如鼓，形体迅速消瘦，神志模糊，甚至休克或昏迷，舌深红、苔黄干，脉数等。方用：板蓝根 50 克，穿心莲 20 克，蒲公英 15 克，救必应 10 克，栀子 10 克，功劳木 10 克，仙鹤草 10 克，败酱草 10 克，地龙 20 克。水煎，每隔 3 小时服 1 剂，每日可服 3～5 剂。有清疫毒、解热毒、除湿毒之功效，若伴剧烈呕吐，药食难进，酌加止呕吐、利谷道的药物，如水半夏、陈皮等。本病为危急重症，应中西医结合及时救治。

【验方 03】（于长学，2018 年 12 月 21 日）

车前草 12 克，鲜马齿苋、金银花各 30 克，白芍、黄连、黄柏、牡丹皮、白头翁、秦皮、甘草各 10 克。水煎，分早晚 2 次服，每日 1 剂。适用于湿热痢疾。

【验方 04】（吴明，2015 年 7 月 3 日）

苦参 60 克，仙鹤草 45 克，白头翁 45 克，石榴皮 27 克，苦楝根皮 18 克，铁苋菜 18 克，槟榔 16 克，广木香 15 克，辣蓼 21 克，

凤尾草 21 克，甘草 12 克。水煎，分 2 次服，每日 1 剂。适用于肠道滴虫病。

【验方 05】（叶乃卫，2013 年 8 月 16 日）

痢疾是一种在夏秋季节常见的肠道传染病。一般起病较急，主症为腹痛、腹泻、便脓血等。现将民间简易的防治方法介绍如下。

（1）马齿苋 100 克，以鲜品为佳，水煎服。

（2）紫皮大蒜或独头蒜，每次 1～2 枚，生嚼或加醋同食，每日 3 次。

（3）山楂 100 克，红糖、白糖各 50 克。水煎，分 4 次服。

（4）黄连 12 克，黄柏 15 克。水煎服，每日 1 剂，连服 3～5 剂。

（5）白头翁 10 克，黄芩 10 克，黄连 6 克，秦皮 10 克，白芍 10 克，生甘草 3 克。水煎服，每日 1 剂，小儿用量酌减。肛门里急后重，加木香、槟榔；便脓血，加当归、地榆各 12 克。

（6）大杨树花 60 克，白糖适量。水煎浓汁，分 2 次服完。

（7）高粱花 10 克。炒黄，研细末，与红糖水兑服，每日 2～3 次。

（8）杏树皮、椿树皮各 6 克。研细末，每次服 3 克。红痢加白糖、白痢加红糖兑水服。

（9）黄连 6 克，广木香 6 克，地榆炭 12 克，乌梅 10 克，白头翁 10 克，秦皮 10 克，甘草 5 克。水煎服，每日 1 剂，连服 3～5 剂。

（10）黄连 6 克，生甘草 3 克，吴茱萸 6 克。水煎服，每日 1 剂，连服 3 剂。

（11）枯矾、白面各等分。加陈醋制为丸，如绿豆大，每次服 30 丸，白痢用红糖水送服，红痢用白糖水送服。

（12）石榴皮 10 克，吴茱萸 3 克，黄连 6 克，大蒜捣汁备用。

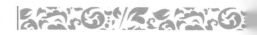

前 3 味药水煎成浓汁，与大蒜汁适量混匀服用。每日 1 剂，连服 5 剂。

【验方 06】（杨晓威，2014 年 8 月 15 日）

痢疾，中医称为"肠澼""滞下"，多由湿热之邪内伤脾胃，脾失健运，胃失消导，积滞损伤肠道所致。临夏秋季是细菌性痢疾的高发时节，老年人出现肠胃不适，便脓血必须及时治疗。以下两种花卉药对控制病情很有帮助。

（1）木槿花。木槿花又称白槿花，味甘苦，性微寒，有清热解毒、活血排脓、解毒消肿之功效，以擅治血痢著称。清代《冷庐医话》记载："白槿花治赤痢甚效……凡患赤痢者，以花五六朵，置瓦上炙研，调白糖汤，服之皆愈。"取 5～10 克木槿花煎汤内服，每日 1 次，5 日为 1 个疗程，既可治疗出血性痢疾，又能缓解痔疮出血。另外，取本品 20 克，研粉后配入适量橄榄油涂患处，还可治疮疖痈肿及烫伤。

（2）木棉花。木棉花为植物木棉的花朵，味甘，性凉，有清热解毒、健脾祛湿、凉血止血之功效。《本草求原》记载：木棉"红者去赤痢，白者治白痢"。取木棉花 10 克，茶叶 5 克，水煎后加适量蜂蜜或冰糖，早晚服用。可解毒祛暑，对便中带脓血者疗效尤佳。

【验方 07】（陈辉，2014 年 12 月 5 日）

槟榔 10 克，细茶 10 克。细茶用食盐炒，去盐，加入槟榔一同水煎。每日 1～2 剂，代茶温饮。适用于细菌性痢疾，能迅速止痢。

【验方 08】（胡大夫，2013 年 12 月 20 日）

石榴皮 30 克，诃子 30 克，乌梅 30 克，五倍子 30 克。煎取药

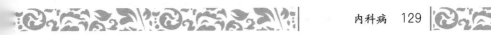

液 200 毫升，每日早晚温服，每次 50 毫升，2 日 1 剂，连用 2～3 剂。对慢性痢疾、久痢疗效甚好。

【验方 09】（宋志仁，2015 年 5 月 29 日）

（1）急慢性痢疾。

①生大蒜。每次吃饭时吃 1～2 枚，每日 3 次，可连吃数日。除日服大蒜外，也可同时用 5%～10% 大蒜浸出液保留灌肠 15～30 分钟，每日 1 次，连用 2～3 日。如为阿米巴痢疾，口服大蒜 10 日，同时用 5%～10% 大蒜浸出液保留灌肠 1 小时，每日 1 次。5%～10%大蒜浸出液的制备法：大蒜 5～10 克，去皮洗净，捣烂，浸于 100 毫升（38 ℃）左右的温开水中，储于密封的玻璃瓶中 2 小时以上，用纱布过滤，即可使用。药液宜新鲜配制。

②白头翁 50～100 克。水煎，分 3～4 次服，每日 1 剂。

（2）急性细菌性痢疾，腹痛，里急后重，痢下黏液和脓血。

①鲜马齿苋 50～100 克，洗净，捣烂绞汁，温开水冲服，分 3 次服，每日 1 剂。或将马齿苋炒熟，加盐少许，当菜吃，每日 3 餐，不拘量。

②茶叶（绿茶最好）50 克，生姜 6 克。加水 3 碗，煎至 2 碗，每次服半碗，每日服 4 次。如已病五六日，可加醋（或红糖，或白糖）适量同服。

③杨树花 9～15 克，水煎，分 2 次服，每日 1 剂。服时加白糖或红糖少许。

④秦皮或黄柏 15～50 克，水煎服。

⑤马鞭草（连根）3 株，洗净剪碎，加水一大碗，煎成浓汁，加红糖或甜糖 1 次服完，每日服 2 次。

⑥广木香 200 克，苦参 300 克，甘草 200 克。共研细末，水泛

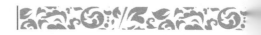

为丸，如绿豆大。白开水送服，成人每次服 10 克，小儿酌减，每日 3 次。

⑦山楂粉 50 克，广木香 3 克。水煎服，服时加红糖或白糖少许。

⑧槐角、地榆炭、椿根皮炭各 10 克。水煎服，或加入藕汁 1 杯、白糖少许，代茶频饮。同时可并用陈仓米煮稀汤饮服。

⑨吴茱萸 18 克。研细粉，用醋调匀，敷在两足心上，1 小时后取下。每日 1 次，连用 2～3 日。

（3）急性细菌性痢疾，高热，全身症状较重。

白头翁、黄连、黄柏、秦皮各 10 克，葛根 6 克，木香 5 克。水煎服。

（4）急性细菌性痢疾，数日不愈，不发热，腹不甚痛，或慢性痢疾，消瘦，衰弱，食欲欠佳，解水样便、黏液便或脓血便。

①生石榴皮 50 克。水煎，加红糖 1 匙服。

②椿根白皮，焙干为末。每晚服 10 克，白开水送服。或椿根白皮 50 克，水煎服。

（5）阿米巴痢疾。

①鸦胆子 7～10 粒，去壳研碎，装入胶囊，或用枣肉（桂圆肉亦可）包裹，用温开水送服。每日分 2 次于饭前服，连服 10 日左右。

②鸦胆子 200 粒，打碎，煎取药液 500 毫升，每次用 50～100 毫升保留灌肠。轻者每日 1 次，重者每日 2 次。

【验方 10】（黄得云，2015 年 7 月 3 日）

鸡蛋 1 个，用纸包住，埋在火里烧熟，去皮；白矾研粉，鸡蛋蘸白矾吃。适用于痢疾。一般 1 次即愈，若痢疾较重，再吃 1 个鸡蛋。每次用白矾不超过 2 克。笔者在临床上多次应用此方，疗效确切，无副作用。

【验方 11】（严永和，2015 年 9 月 4 日）

苦瓜味苦，性寒，有清热祛暑、明目解毒之功效，是清热解暑和解毒的佳蔬，可防治湿热痢疾。

（1）生苦瓜 1 个，白糖 100 克。苦瓜洗净，捣烂如泥，加白糖搅匀，2 小时后将汁水滤出，1 日内冷服完。

（2）苦瓜藤与叶各适量。洗净晒干，共研细末。每次服 10 克，每日 2 次。

（3）鲜苦瓜 150 克。水煎，加入适量红糖，每日早中晚各服用 1 次，即可见效。

（4）鲜苦瓜花 12 朵，红曲 3 克，六一散 10 克，蜂蜜适量。鲜苦瓜花洗净，捣烂取汁，加入蜂蜜适量服。红痢再加红曲 3 克，白痢再加六一散 10 克，开水冲服。

（5）鲜苦瓜片 4～5 片，嚼服。适用于急性痢疾。

（6）苦瓜根 60 克，红糖适量。苦瓜根洗净，放入砂锅内，加水适量，先武火煮沸，再改用文火慢煎，去渣取液，加红糖调服。每日服 3 次或 4 次。适用于热毒泻痢。

便　秘

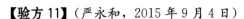

【验方 01】（马宝山，2013 年 3 月 1 日）

（1）清热增液汤。生地黄 12 克，枳实 10 克，玄参 10 克，黄连 5 克，西洋参 6 克。适用于热结阴亏便秘，燥屎不下。症见大便干结，小便短赤，面红心烦，或有身热，口干口臭，腹胀或痛，舌红、苔黄燥，脉滑数。

（2）补气增液汤。黄芪 30 克，枳壳 15 克，玄参 10 克，知母 12 克，太子参 10 克。适用于气虚阴亏便秘，燥屎不下。症见形体

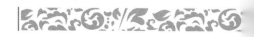

消瘦，咽干少津；大便燥结或软，日久不行，虽有便意，努挣乏力，难于解下，挣则汗出，气短，便后虚疲至极，倦怠懒言，语声低怯，腹部胀痛，或肛门脱垂；形寒面白，唇甲少华，舌淡嫩、苔薄白、脉虚弱。

（3）补血增液汤。当归 12 克，生地黄 20 克，肉苁蓉 12 克，枳壳 10 克，玄参 10 克。适用于血虚阴亏便秘，燥屎不下。症见大便干燥，排便困难，形体消瘦，心慌头晕，唇甲淡白，咽干少津，面色不泽，舌淡或舌红少津，脉细或细数无力。

【验方 02】（吴明，2019 年 8 月 16 日）

生白术、白芍、莱菔子、火麻仁各 30 克，杏仁、槟榔、枳壳各 12 克，桃仁、厚朴各 10 克，沉香 6 克（后下）。冷水浸泡 30 分钟，水煎 3 次，每次 20 分钟，合并药液，分 3 次饭后 1 小时服。适用于老年人习惯性便秘。

【验方 03】（蒲昭和，2016 年 6 月 25 日）

麦冬 50 克，乌梅 30 克。文火慢煎 30 分钟左右，煎取药液 300 毫升，分 2 次服，每日 1 剂，服时加少许蜂蜜。适用于胃热有火、热甚伤津引起的严重口干渴、大便秘结。中医有酸甘化阴之说，即乌梅之酸味与麦冬的甘味配合，可转化为阴液，二味合用，生津止渴之功效更显著，并对外感病、内伤杂病所致的胃热津伤、消渴、便结不通，以及肺燥伤阴、胃火炽盛引起的口渴咽干、口苦口臭等均有效，尤其对久泻伤阴所致的便秘或暴渴收效显著。加入蜂蜜可润肠通便。

【验方 04】（郭旭光，2013 年 3 月 22 日）

（1）熟地黄 150 克，加水 1000 毫升浸泡 2 小时，文火反复煎煮 3 次。第 1 次煎煮 30 分钟，取药液 400 毫升；第 2 次加水 500 毫升，煎煮 25 分钟，取药液 300 毫升；第 3 次加水 350 毫升，煎煮 25 分钟，取药液 200 毫升。将 3 次的药液混合，再兑入蜂蜜 50 毫升，煮沸，分装瓶内备用。每日早晨、中午各服 250 毫升，晚上服 400 毫升，连服 3 日。适用于药源性便秘。大部分患者均在服药 3 日内顺利排便，解除便秘。

（2）女贞子 30 克，当归、生白术各 15 克。水煎代茶饮，每日 1 剂。适用于老年性便秘，一般服药 3～7 日大便即可趋于正常。

（3）白术 30～60 克，水煎，分早晚 2 次服，每日 1 剂。适用于顽固性便秘。一般服药 3～5 日可显效。结肠蠕动功能减退引起的便秘，可取生白术 60 克，水煎服，连服 2 周，对气阴两虚型便秘尤为有效。

（4）山药 15 克，蜂蜜 25 克。山药放入锅内，加水 300 毫升，武火煮沸后，改文火煮 30 分钟。滤取药液，待温度降至 70℃ 左右时，倒入蜂蜜，搅拌均匀即可饮用。有滋补脾胃、润肠通便之功效，对胃溃疡便秘及胃肠功能紊乱疗效好。

【验方 05】（赵广兰，2013 年 7 月 19 日）

虚性便秘与肾密切相关，用归蓉五仁汤治疗虚性便秘，一般服药 2～3 日后大便变软，可在短时间内顺利排便。当归 20 克，肉苁蓉 20 克，黄芪 30 克，生何首乌 20 克，柏子仁 10 克，炒桃仁 10 克，瓜蒌仁 10 克，郁李仁 10 克，胡桃仁 20 克。水煎 2 次，混合药液，分早晚 2 次温服，每日 1 剂，每次服药后饮淡盐水 500 毫升左右。适用于老年气虚、血虚、肾虚、津亏肠之濡润不足所致的

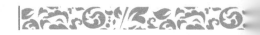

便秘，效果甚佳。

【验方 06】（丁树栋，2016 年 11 月 25 日）

（1）气虚便秘。白术 50 克，加水 180 毫升，煎煮 40 分钟，滤取药液，加蜂蜜 60 毫升，充分摇匀，1 日内服完，每日 1 剂。

（2）血虚便秘。桑椹 60 克，蜂蜜 60 毫升，放入容器内，开水冲泡代茶饮，每日 1 剂。

（3）阳虚便秘。火麻仁 20 克（捣碎），肉苁蓉 15 克。加水 250 毫升，煎煮 35 分钟，滤取药液，再加入适量的水和大米煮成粥食用，每日 1 剂。

（4）阴虚便秘。杏仁、松子仁、火麻仁、柏子仁各 10 克，混合捣烂，放入杯内，开水冲泡代茶饮，每日 1 剂。

（5）实热便秘。莱菔子 30 克（捣碎），番泻叶 6 克。放入杯内，开水冲泡代茶饮，每日 1 剂。

【验方 07】（严永和，2016 年 9 月 30 日）

以下验方适用于习惯性便秘。

（1）每日早晨起床后空腹吃梨 2 个，连续吃 2 周以上，有润肠之功效。

（2）鲜红薯叶 500 克，花生油适量，加盐适量炒熟后当菜吃，每日吃 1 次以上。

（3）枳实 10 克，水煎服，每日 1 剂。也可稍加大量，开水冲泡代茶饮。

（4）番泻叶 20～30 克。水煎代茶饮，每日 1 剂。年老、体弱、产后不宜服用。

（5）生附子 15 克，苦丁茶 10 克，炮川乌 10 克，白芷 10 克，

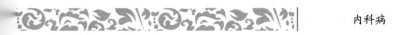

胡椒 3 克，大蒜 10 克。共捣碎炒烫，装入布袋，置于肚脐处，加盖热水袋保持温度。每日 2 次。适用于老年习惯性便秘。

（6）冬瓜瓤 500 克，水煎 300 毫升，1 日内分数次服下，可润肠通便。

【验方 08】（常怡勇，2016 年 8 月 19 日）

肉苁蓉、何首乌、当归、熟地黄、山茱萸、丹参、枳壳、怀牛膝、菟丝子、枸杞子、柏子仁、酸枣仁各 10 克，续断、桑寄生各 15 克。水煎服，每日 1 剂，一般 5 剂可缓解。适用于老年性便秘。

【验方 09】（蓝天，2016 年 5 月 28 日）

山芝麻 20 克，地胆草 20 克，葛根 10 克，功劳木 10 克，生大黄 5 克，决明子 15 克，陈皮 5 克。水煎服，每日 1 剂。有解痧毒、清热毒、除湿毒、通谷道之功效。适用于痧病伴谷道不通便秘，症见发热、神疲体倦、口渴，胸背出现痧点或刮治显现痧点，腹痛，便秘，舌红、苔黄干、脉数等。若口渴，唇干，舌干裂，酌加补阴药，如麦冬、玄参、生地黄等。配合壮医刮痧疗法，临床效果更佳。

【验方 10】（胡佑志，2016 年 5 月 28 日）

中医诊断为便秘，证属肾阳虚。治宜温阳益肾，润肠通便。

肉苁蓉、火麻仁各 20 克，当归 12 克，牛膝、何首乌各 15 克，泽泻、枳壳各 10 克，升麻 3 克。水煎，分 3 次服，每日 1 剂，连服 5 剂。有温阳益肾、润肠通便之功效。适用于肾阳虚型老年性便秘。症见大便干涩，排出困难，缺乏便意，肠鸣音少，腰膝酸软，四肢不温，腹胀冷痛，小便清长，舌淡、苔薄白，脉沉。

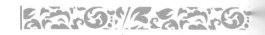

【验方 11】（丁树栋，2016 年 2 月 27 日）

黄芪 30 克，白术 12 克，党参 15 克，当归 12 克，陈皮 10 克，升麻 12 克，柴胡 12 克，山药 15 克，薏苡仁 30 克，炙甘草 10 克。水煎，分早晚 2 次服，每日 1 剂。有健脾益气、升阳助运之功效。适用于便秘。

笔者曾用该方治疗一名 67 岁女性患者，该患者经常性秘结 10 余年，时轻时重，重时自行口服通便灵、三黄片等通便泻下药，以及冲泡中药番泻叶代茶饮治疗，症状暂时缓解。近 1 年来便秘症状加重，服上药效果亦不显，遂要求服中药调理。症见大便 5～6 日一行，但大便并不干硬，有肛门下坠感，数次如厕而不得便或便量极少；胸脘满闷，身疲乏力，声低懒言，食欲不振，舌暗淡、苔少，脉细弱。属脾胃虚弱，中气下陷。服药 6 剂后，大便 2 日一行，其他伴随症状明显减轻，舌淡红、苔薄白，脉细，续服 12 剂，便秘告愈，其他伴随症状消除。

便秘患者初期表现为实证者居多，临床上大多采用泻下、润燥、行气导滞法治疗。然随着病情变化及泻下苦寒药的应用，中气亦逐渐耗伤，况医者多畏甘温药，恐其生热化燥加重便秘，而久进寒凉药，则愈加耗伤脾胃中气。大便虽出于魄门，但需气之推助，方能传导下行。脾胃气虚，则大肠传导无力，故便秘日久不愈。根据辨证，采用健脾益气、升阳助运法治疗以达到腑气运、肠道通的效果。

【验方 12】（王豪，2017 年 2 月 17 日）

胖大海 3 枚，放茶杯里，用约 150 毫升沸水冲泡 15 分钟，待其泡发后少量频频饮服。有润燥通便之功效。适用于婴幼儿大便不通。

【验方 13】（李大夫，2017 年 3 月 2 日）

火麻仁 50 克（微炒），郁李仁 50 克（微炒），肉苁蓉 50 克，炒枳实 30 克，厚朴 30 克（姜汁炒），大黄 30 克，当归 30 克，生白芍 30 克，炒莱菔子 60 克，广木香 20 克，升麻 20 克，砂仁 20 克，制杏仁 30 克，槟榔 30 克。共研粉过筛，装入胶囊内，每日早晚饭后各服 5 粒，20 日为 1 个疗程。适用于老年性便秘。一般连服 3 个疗程可治愈。

【验方 14】（韩正光，2017 年 5 月 12 日）

肉苁蓉 30 克，槟榔 15 克，全瓜蒌 20 克，白术 20 克，生地黄 20 克，鸡血藤 30 克，白花蛇舌草 25 克，甘草 3 克。水煎服，每日 1 剂，连服 7 剂。对习惯性便秘有良效。

【验方 15】（胡佑志，2017 年 6 月 16 日）

黄芪 30 克，陈皮 10 克，蜂蜜 30 克。黄芪、陈皮加水煎煮 20 分钟，煎取药液 300 毫升，兑入蜂蜜，搅匀即可。分 3 次服，每日 1 剂，连服 3～5 剂。有补脾益气、润肠通便之功效。适用于老年气虚便秘。

【验方 16】（任昉，2017 年 11 月 10 日）

生白术、陈皮、白芍、火麻仁各 10 克，肉苁蓉 20 克，当归 5 克，厚朴 3 克，酒大黄 3 克（后下）。水煎服，每日 1 剂。有健脾理气、润肠通便之功效。适用于老年虚证便秘。腹胀甚，加木香 3 克；大便干结甚，加玄明粉 3 克（冲服）。大便连日通畅后，可去酒大黄续服数剂。

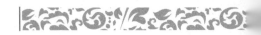

【验方 17】（大志，2015 年 3 月 13 日）

（1）木耳 20 克，桃仁 20 克，香米 100 克。香米加水熬粥，木耳泡发洗净后切小块，与桃仁同加入粥中，用武火煮沸后，改文火再煮 10 分钟，加入适量蜂蜜。每日早晚各食用 1 碗，连食 2 周。适用于便秘。

（2）葱白连须 3 根，生姜 30 克，豆豉 50 粒，食盐 8 克。共捣成泥膏状，装瓶备用。用时取少许药膏外敷肚脐部，并用纱布覆盖，胶布固定。每日 1 次，连敷 3～5 次。本方温经散寒、活血通便，对虚秘、冷秘有很好的治疗作用。

【验方 18】（曹泳胜，2015 年 3 月 27 日）

（1）韭菜籽 1000 克，去除杂质，放入铁锅中用文火焙干存性，研粉，加蜂蜜 1000 克调匀制成丸备用。饭后服，每次 50 克，每日服 3 次。适用于便秘。

（2）蜂蜜适量，温开水冲饮。蜂蜜用量以冲泡后味道微甜为度，每日上午和下午各饮 1 杯，每杯 200 毫升左右，同时吃 1～2 个香蕉，连吃 2 日，大便即可畅通。若便秘严重，可多吃几日，使大便软化畅通。

以上两方可单独使用，也可搭配使用，用 1～2 个疗程即可。

【验方 19】（王廷兆，2018 年 1 月 19 日）

生何首乌 15 克，玉竹 10 克，大腹皮 12 克，青皮、陈皮各 6 克，生枳壳 10 克，乌药 10 克，青橘叶 10 克。水煎，分 2 次服，每日 1 剂。适用于便秘。

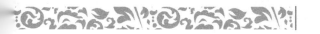

【验方20】（郭旭光，2018年11月30日）

（1）中老年气虚便秘。白术25克，党参、黄芪各20克，茯苓、炙甘草、陈皮各10克，火麻仁15克，蜂蜜适量。水煎服，每日1剂。

（2）中老年血虚便秘。肉苁蓉、熟地黄各20克，杏仁、郁李仁、柏子仁、松子仁、当归、白芍各10克，川芎5克。水煎服，每日1剂，连服3日。

（3）中老年肾虚阴亏便秘。肉苁蓉、何首乌、黑芝麻各20克，白术、枳实、陈皮10克。水煎服，每日1剂，连服3日。

【验方21】（陈抗美，2014年2月14日）

玄明粉40克，小茴香6克，共研细末，取一半用适量蜂蜜调成糊状，然后用75%酒精清洁肚脐，待干后用药糊外敷肚脐，用纱布覆盖，胶布固定。每日敷药1次，每次约4小时。适用于便秘，严重者可每日敷2次，通便后再敷2～3次即可。

【验方22】（马宝山，2014年3月7日）

全当归20克，熟地黄15克，白芍15克，何首乌15克，肉苁蓉12克，火麻仁15克，枸杞子15克，枳实10克。水煎，分2次服，每日1剂。适用于产后便秘。兼手足心热、盗汗，加玄参、麦冬各15克；兼气短乏力、四肢酸软，加党参、黄芪各15克。

【验方23】（龚宝良，2014年4月11日）

（1）蜂蜜鸡蛋茶。生鸡蛋1个，打入碗内搅匀，滴上几滴香油，用沸水将蛋液沏熟，冷却到60℃左右，再加入2～3匙蜂蜜搅匀，慢饮。适用于便秘，待大便干结缓解后，可隔日或数日服用1次。

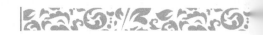

（2）按压天枢穴。天枢穴在脐中旁开 2 寸处，左右各一。中医学认为它是升清降浊之枢纽，具有通大肠、调中和胃、理气健脾的功能，既能通便又可止泻。便秘者可用两拇指分别按压两侧天枢穴，有明显酸胀感时持续按压 1 分钟左右，可有便意，然后屏气增加腹内压即可排便。

（3）一提二推三摩四敲打。一提：吸气的同时提肛，呼气时复原，慢慢做 30 次。二推：双手叠掌置于心窝处，轻重、速度适当，往下推至耻骨联合部位，反复做 20 次。三摩：右手掌在肚脐周围顺时针旋转按摩 60 次，然后换左手掌逆时针旋转按摩 60 次。每日晨起和晚睡前做，做时平躺在床上，安静调息，手法轻重、次数可自行掌握。四敲打：带脉穴位于腋中线与脐水平线的交点处，双手敲打带脉穴，敲打次数可依个人情况而定。适用于便秘。

（4）何首乌汤。生何首乌 60 克，加水 500 毫升，煎煮30 分钟，药液冷却后口服，每次 100 毫升，每日 1 次。服药后 2～4 小时可排便。适用于便秘。本方采用生何首乌为佳，制何首乌效果欠佳。

【验方 24】（春盟，2014 年 7 月 11 日）

生白芍 15 克，炙甘草 10 克，柏子仁 10 克，郁李仁 10 克，玄参 10 克，生麦芽 15 克。水煎，分 2 次温服，每日 1 剂。适用于大便秘结、如栗状。

【验方 25】（黄金朋，2014 年 9 月 12 日）

猪大肠 1 副，洗净，放入槐花 10 克，用棉线将猪大肠头两端扎紧，封口，置于锅中，加水适量，武火煮沸，转文火炖烂即可服食。适用于老年人习惯性便秘。可分次服食，连服几剂，即可见效。

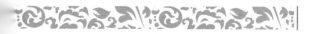

呃　逆

【验方01】（赵广兰，2013年4月26日）

中医认为，呃逆的病因病机为饮食不节，如过食生冷或寒凉药物，寒凉蕴蓄中焦，胃阳被遏；或过食辛热炙搏，燥热内盛，阳明腑实，气机上逆，导致呃逆；情志不畅，气郁化火，肝火犯胃，胃气上逆而成呃逆；劳累太过，耗伤中气，或年高体弱，脾胃阳衰，清气不升，浊气不降，均可发生呃逆。

笔者自拟"丁赭镇呃汤"治疗顽固性呃逆，疗效良好。丁香3克，代赭石30克，白芍20克，半夏10克，黄连6克，沉香3克，枳实10克，生姜10克，人参6克，大黄6克，炙甘草10克。代赭石先煎30分钟，再加入余药煎30分钟。分早晚2次温服，每日1剂。适用于顽固性呃逆。

【验方02】（丁树栋，2013年9月27日）

（1）炒韭菜籽30克，加水300毫升，文火煎取100毫升药液口服，每日1剂。或将韭菜籽炒黄研末，每次10克，温开水送服，每日3次。适用于顽固性呃逆。

（2）用食指或中指掐压位于颈部正中线胸骨上窝处的天突穴，指尖向下掐压，可起到降痰、利气、宽胸的作用，可止呃逆。

（3）用两手拇指压在头部两侧太阳穴上，两手食指同时在眉骨上从中间到两边稍用力刮3下，可止呃逆。

（4）用两手大拇指同时按压双侧翳风穴（位于耳垂后下缘的凹陷中），稍用力以感到酸胀难忍为度，按压1分钟左右即可。可止呃逆。

（5）呃逆，平卧在床上，两腿屈曲，腹部放松，以中指点按膻中穴（两乳头连线中点）1～2分钟，便可恢复正常。

（6）艾条1支，点燃后放在患者床头边3～5分钟，可止呃逆；若为顽固性呃逆，可再继续燃10分钟左右。

（7）用鼻子闻少许胡椒粉，打几个喷嚏，可止呃逆。

（8）五味子5粒，放口中慢慢咀嚼，约3分钟可止呃逆。

（9）砂仁2克，放入口中慢慢细嚼，随唾液咽下。每日3次，有理气和胃、止呃之功效。病程短者一般2～3次即可见效。

【验方03】（官立刚，2014年5月9日）

（1）喝水弯腰止呃逆。喝几口温开水，慢慢咽下，并做弯腰90度的动作10～15次。因胃离膈肌较近，可从内部温暖膈肌，弯腰时，内脏还会对膈肌起到按摩作用，缓解膈肌痉挛，达到止呃逆的目的。

（2）屏气止呃逆。直接屏住呼吸30～45秒，用一根干净的筷子轻轻刺激上腭后1/3处，呃逆会立即停止。因为筷子刺激上颚会诱发咽反射，可使患者突然屏气，使气道内二氧化碳浓度增高，从而干扰呃逆的神经反射活动。心肺功能不好的人慎用此法。

（3）惊吓止呃逆。趁患者不注意猛拍一下患者的后背，有时也能止呃逆。因为惊吓作为一种强烈的情绪刺激，可通过大脑皮层传到神经中枢，抑制膈肌痉挛。儿童、高血压患者、处于各种疾病发作期的患者慎用。

【验方04】（鲁莱光，2017年1月13日）

当归、川芎、生地黄、赤芍、桃仁、红花、柴胡、牛膝、桔梗、枳实、柿蒂各10克，甘草3克。水煎服，每日1剂。适用于呃逆。一般服药3剂可愈。

【验方 05】（谭家峰，2017 年 12 月 22 日）

丁香、柿蒂、旋覆花各 5 克，人参 3 克，生姜 5 片。水煎，分 2～3 次服，每日 1 剂。适用于久病伤中，胃中虚寒引起的呃逆。

【验方 06】（木棉花，2013 年 7 月 26 日）

（1）南五味子根 10 克，山鸡椒根 10 克，乌药 4.5 克。水煎服，每日 1 剂。适用于神经性呃逆，也可用于急性胃肠炎。

（2）通天草 15 克，代赭石 30 克。水煎服，每日 1 剂。适用于呃逆。

【验方 07】（尚学瑞，2013 年 11 月 8 日）

郁金 15 克，柴胡、枳壳、旋覆花（包煎）各 10 克，代赭石 30 克，甘草 3 克。水煎服，每日 1 剂。适用于顽固性呃逆。

胃下垂

【验方 01】（严永和，2014 年 3 月 28 日）

以下验方适用于老年胃下垂。

（1）炒防风 30 克，黄芪 30 克，白术、炒当归各 10 克，红参 5 克（另煎，兑服），升麻、柴胡各 5 克。水煎服，每日 1 剂，15 日为 1 个疗程。

（2）白术、党参、石菖蒲、黄芪各 60 克，山药 90 克，陈皮 30 克，当归 15 克。共研细末，每次 6 克，每日 2 次，温开水送服。

（3）柴胡 10 克，黄芪 60 克，白术 10 克，茯苓 10 克，升麻 5 克。水煎服，每日 1 剂。

（4）炙黄芪 50 克，知母 10 克，桔梗 10 克，柴胡、升麻各

5克，丹参、乌药、香附、五灵脂、延胡索、蒲黄、桃仁、乳香、没药、甘草、浙贝母、海螵蛸各10克。水煎服，每日1剂，25日为1个疗程。

【验方02】（谢白歌，2015年5月8日）

以下验方适用于胃下垂。

（1）核桃肉100～150克，蚕蛹50克，炖服。

（2）黄芪15克，白术10克，党参10克，陈皮10克，升麻6克，炒山药15克，炒莱菔子10克，砂仁10克，干姜3克，枳壳10克。水煎，分早晚2次分服，每日1剂。

（3）党参、黄芪各250克，白糖500克。将党参、黄芪洗净，用冷水泡透，加水适量煎煮。水煎3次，每次30分钟，合并药液，再以小火继续煎煮至稠黏如膏时，停火待温，拌入白糖，把药液吸净，调匀、晒干、碾碎，装瓶备用。每次10克，用温开水冲化服用，每日2次。

（4）制马钱子60克，枳实180克，白术360克。各研细末，炼蜜为丸，每丸重3克，早晚饭后各服1丸，温开水送服。

（5）蓖麻仁10克，升麻粉2克。蓖麻仁捣烂如泥，兑入升麻粉，制成直径2厘米、厚1厘米的圆药饼。敷于头顶百会穴，用热水袋熨烫30分钟，每日3次。每块药饼连用5日，10日为1个疗程。

（6）蓖麻仁20克，五倍子10克。共捣烂，纱布包裹，贴敷脐上。孕妇及吐血者忌用。

（7）附子24克，蓖麻仁30克，五倍子18克。共捣烂，敷于百会穴及鸠尾穴。

（8）升麻15克，枳壳15克，水煎服。

（9）附子10克，炒白术15克，焦艾叶6克，小茴香6克。水煎服。

【验方 03】（张勤，2018 年 4 月 13 日）

黄芪 20 克，白术 15 克，枳壳 15 克，防风 10 克。水煎 3 次，合并药液，分 3 次饭后服，每日 1 剂。适用于胃下垂。一般服 3 剂腹胀减轻；服 6 剂，即可获良获。

【验方 04】（佚名，2018 年 5 月 25 日）

新鲜荷叶 2 张，牛肚 1000 克。将荷叶垫在锅底，牛肚洗净，放入锅中，加水没过表面，武火煮沸后改用中火煮 30 分钟，取出牛肚切成条状或小段，放入砂锅内，加黄酒 3 匙，茴香、桂皮少许，小火慢炖 2 小时，加食盐、生姜、胡椒粉各适量，继续慢炖 2 小时，至牛肚熟烂为止。牛肚蘸酱油佐餐食用，牛肚汤每日饮服 2 次，每次一小碗。此荷叶牛肚汤补中益气、健胃消食，可改善胃下垂症状。

【验方 05】（郭旭光，2013 年 8 月 23 日）

生黄芪 30 克，白芍、川木瓜、枳壳、当归、蒲公英各 15 克，黄芩、白术各 12 克，柴胡、陈皮、升麻各 10 克，甘草 6 克。水煎，分 3 次服，每日 1 剂，15 日为 1 个疗程。适用于胃下垂。

【验方 06】（于长学，2017 年 5 月 5 日）

黄芪 30 克，柴胡、陈皮各 10 克，太子参 15 克，白术、白芍、茯苓、枳实、炒葛根各 12 克，淮山药 30 克，炙甘草 6 克。水煎服，每日 1 剂。有益气健脾、升阳举胃之功效。适用于胃下垂。

【验方 07】（胡佑志，2017 年 9 月 29 日）

（1）山药猪肚粥。山药 100 克，莲子肉 100 克，猪肚 1 个，糯

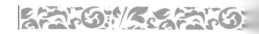

米 150 克。猪肚除去脂膜，洗净切丝，山药、莲子肉捣碎，与糯米一同入锅煮粥，早晚服食，隔日 1 剂，10 日为 1 个疗程。适用于胃下垂。猪肚补脾，山药、莲子肉、糯米补中益气而养胃阴，脾胃得补，则中气健旺，胃下垂症状可渐渐改善。

（2）枳壳砂仁汤。枳壳 15 克，砂仁 8 克，牛肚 250 克。牛肚除去油脂洗净，加入枳壳、砂仁共煮至牛肚熟烂，饮汤吃牛肚，每日 1 剂，10 日为 1 个疗程。有补益健脾、补虚益精、和胃消食等功效。适用于脾胃虚弱或多食后脘腹胀满、消化不良等的胃下垂患者。

（3）猪肚大枣粥。猪肚 500 克，大枣 10 枚，粳米 100 克。猪肚洗净切片，在锅中微炒，加入大枣、粳米一同煮粥，粥熟后，加食盐调味。每日 1 次，空腹服食，10 日为 1 个疗程。此粥健脾、养胃生津，对胃下垂引起的形体消瘦、脘腹胀满、食欲不振、倦怠乏力有改善作用。

口 臭

【验方 01】（丽妮，2014 年 1 月 24 日）

藿香、金银花、甘草各 10 克，置于有盖的容器中，用200～300毫升开水冲泡，加盖静置 6 小时即可。用时口含药汁鼓漱 3 分钟后吐掉，每日 6 次。适用于口臭。藿香芳香化浊；金银花性寒，味甘，气味芳香而药质轻扬，可清热解毒；甘草性平，味甘，可清热解毒，调和药性。

【验方 02】（吕丽妮，2013 年 7 月 26 日）

（1）芦根饮。鲜芦根 50 克，洗净，加水煮沸后去渣，代茶饮。

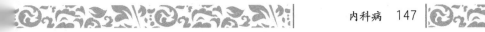

口臭者可常饮用。

（2）香兰饮。藿香、佩兰各 10 克，水煎，口臭较重者可含漱
1 分钟左右再缓缓咽下。

（3）双仁饮。火麻仁、郁李仁各 6 克，水煎，可在睡前顿服，
尤其适用于口臭兼便秘。

（4）百合绿豆汤。百合、绿豆各 50 克，加水煮汤，可加糖服
用。慢性呼吸道疾病，如慢性支气管炎、肺脓肿等引起的口臭，可
常服用。

（5）酸茶。生山楂 10 克，陈皮 6 克，生甘草 4.5 克。水煎代
茶饮。消化系统的慢性疾病，如胃炎、口腔炎、食管炎、肠炎等伴
有口臭者可用。

（6）香芹。香芹不仅是餐盘上绿色的点缀物，而且可净化口
气，是天然的清新剂，口臭者可将嫩香芹放入口中细细咀嚼。

【验方 03】（陈抗美，2018 年 9 月 7 日）

藿香、佩兰、焦栀子、谷芽、麦芽、生山楂各 10 克，甘草
4 克。加水 300 毫升，文火煎煮 30 分钟，顿服，每日 1 剂，7 日为
1 个疗程。适用于口臭。

【验方 04】（朱时祥，2014 年 1 月 24 日）

发热，头晕如裹，口中黏腻、臭气熏天，渴不欲饮，胃纳不
佳，胸闷欲吐，腹胀，大便溏泄，舌苔黄腻浊厚，脉濡数。为湿热
蕴伏，治宜清热化湿。方用：滑石粉 20 克（包煎），藿香、石菖
蒲、连翘、炒黄芩、半夏各 10 克，白豆蔻（后下）、厚朴、薄荷
（后下）、通草各 6 克，黄连、生甘草各 3 克。水煎 3 次，合并药
液，分 3 次服。服药 1～3 剂，口臭及诸症有所改善或消。

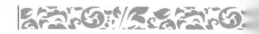

【验方 05】（韩玉乐，2014 年 3 月 28 日）

（1）口臭并有热症，如口渴，身热，齿龈红肿，大便秘结，舌红、苔黄，可用泻黄散加减：藿香、防风、焦栀子各 10 克，生石膏 30 克（先煎），甘草 4.5 克，竹茹 6 克。水煎，分 2 次服，每日 1 剂，连服 1 周。

（2）口腥臭兼咽痛口渴，咳喘，小便短黄，舌红、苔黄，多为肺热偏盛，可用泻白散加减：桑白皮、地骨皮、桔梗、知母、黄芪、麦冬各 10 克，五味子 6 克，甘草 4.5 克。水煎，分 2 次服，每日 1 剂，7 日为 1 个疗程。

（3）口臭并有上腹胀闷、嗳气等症，多由食积引起，方用：藿香、佩兰、焦栀子、麦芽、生山楂各 10 克，甘草 4.5 克。水煎服，每日 1 剂，7 日为 1 个疗程。

【验方 06】（萧旭，2014 年 3 月 28 日）

（1）佩兰叶 50 克。水煎服，或热水冲泡代茶饮。对胃热引起的口臭、口苦、苔腻等症久不能除者确有良效，夏季饮用还可消暑。

（2）山楂性微温，味酸甘，入脾经、胃经、肝经，可消食化积、行气散瘀。因饮食积滞、脘腹胀满致胃热引起的口臭，取山楂 20 克，水煎代茶饮即可消除。

【验方 07】（陈宇，2014 年 6 月 20 日）

丁香、白芷各 3 克，薄荷、连翘各 5 克。水煎 200～300 毫升，分次漱口，每日 2～4 次，连续含漱 10 日，不仅可以祛除口臭，对牙痛及咽炎等也有良好的治疗效果。

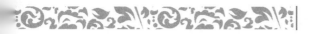

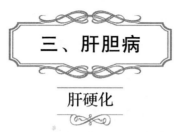

三、肝胆病

肝硬化

【验方 01】（徐玉梅，2013 年 4 月 26 日）

2 寸左右的泥鳅 1500 克，养在缸中。煅牡蛎 30 克，玄明粉 15 克，丹参 30 克，虎杖 30 克，柴胡 20 克，共研细末制成药饵。每次取药饵 10 克撒于缸中喂食泥鳅，每日 3 次，3 日换水 1 次，死者去之，连续喂养 9 日后可供食用。每日取泥鳅 15～20 条，煮熟分 2 次服，连服 20 日为 1 个疗程。适用于肝硬化。

【验方 02】（郑玉平，2018 年 7 月 20 日）

党参、当归、白芍、王不留行各 12 克，炒白术、炒苍术、木香、香附、佛手各 10 克，茵陈、山楂、泽兰、生牡蛎各 15 克。水煎服，每日 1 剂。适用于早期肝硬化。

【验方 03】（萧旭，2015 年 9 月 25 日）

鲜山楂 100 克，谷芽 50 克。煎汤加糖服。一般连服 1～2 个月，腹胀、纳呆、神疲等症状可消失。适用于早期肝硬化。

【验方 04】（唐崇茂，2013 年 7 月 26 日）

太子参 32 克，白术 16 克，楮实子 14 克，草薢 12 克，茯苓 16 克，菟丝子 12 克，土鳖虫 10 克，丹参 18 克，醋鳖甲 32 克，甘草 5 克。水煎服。有护肝保脾、软坚消瘕之功效。适用于早期肝硬化。

常饮酒所致中毒性肝硬化，加葛花 20 克、拐枣 40 克；肝炎后

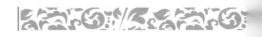

肝硬化，加珍珠草 32 克；牙龈出血，加紫草 32 克；阴虚，加淮山药 16 克、石斛 12 克；黄疸，加田基黄 32 克。

【验方 05】（王廷兆，2014 年 12 月 26 日）

（1）肝硬化腹水。甘遂 60 克（打碎），甘草 60 克。同放杯中，加水浸泡 72 小时，然后将甘遂晒干研细末，用肠溶胶囊装好。每日服 1～2 克，可先从 1 克开始，清晨用米汤送服。

（2）疝气。甘遂、小茴香各等分。研细末，每次服 3 克，每日 2 次。

（3）狐臭。甘遂 30 克，生大蒜数枚，共捣烂如泥，擦两边腋窝。

【验方 06】（蓝天，2016 年 3 月 19 日）

（1）鸡骨草 30 克，田基黄 50 克，虎杖 20 克，赤小豆 50 克，大腹皮 30 克，当归藤 50 克，白术 30 克。水煎服，每日 1 剂，5 日为 1 个疗程。有除湿毒、解蛊毒、消肿胀之功效。适用于肝硬化中期，湿毒内滞，腹水显现。症见肚腹胀大，甚至疼痛，小便不利，下肢水肿、压之凹陷不起，面色萎黄，或黄疸，舌淡润，脉沉等。若热毒较甚，出现发热、头痛、面红、便秘、尿黄甚至尿血等症状，酌加清热毒药，如半边莲、半枝莲、垂盆草、功劳木等。

（2）七叶一枝花 20 克，夏枯草 20 克，仙鹤草 20 克，绞股蓝 30 克，半枝莲 30 克，白花蛇舌草 30 克。共研细末，混匀，每次 10 克，温开水送服，每日 3 次。有清热解毒、化瘀止痛之功效。适用于肝硬化中期，湿毒热毒未尽，瘀血滞留结块。症见肚腹肿胀、腹部刺痛或绞痛、触及包块，面色灰暗，大便如柏油样，或吐血，颈部和腹部脉络突起，舌暗或有瘀斑，脉细不畅等。若腹胀腹痛，下肢水肿，尿少等，加除湿毒、通水道药，如地桃花、红鱼眼、黄根、路路通、田基黄等；伴发吐血、衄血等，加收涩止血药，如侧柏叶、飞龙掌血、广西血竭、仙鹤草、田七等。

【验方 07】（岭南，2016 年 12 月 30 日）

苍术 50 克，杉木皮 30 克，党参 30 克，黄芪 30 克，白术 15 克，茯苓 20 克，厚朴 10 克，陈皮 10 克，神曲 10 克，麦芽 10 克，猪苓 20 克，泽泻 10 克，大腹皮 20 克，甘草 10 克，当归 12 克，白芍 12 克，山楂 15 克。水煎服，每日 1 剂，15 日为 1 个疗程。适用于肝硬化腹水。

【验方 08】（宁大夫，2016 年 7 月 9 日）

琥珀 30 克，大蜈蚣 8 条，土鳖虫、三七、当归、三棱、莪术、沉香各 15 克，紫河车、丹参各 30 克。共研细末，分成 10 份，每日服 1 份，分 2 次空腹温开水送服。适用于肝硬化腹水。

【验方 09】（韩正光，2016 年 6 月 25 日）

茵陈 60 克，薏苡仁 60 克，党参 30 克，牵牛子 30 克，木香 10 克，莪术 10 克，大腹皮 15 克，冬瓜皮 30 克，萹蓄 60 克，麻黄 6 克，制杏仁 10 克（捣碎），滑石 30 克，泽泻 24 克，猪苓 15 克，制桃仁 20 克（捣碎），桂枝 10 克，生甘草 6 克。水煎，分 3 次服，每日 1 剂。消化不良，加麦芽 30 克、六神曲 18 克、陈皮 10 克；气虚，加黄芪 15 克。适用于肝硬化腹水。

【验方 10】（寒玉，2016 年 6 月 18 日）

党参、当归、白芍、王不留行各 12 克，炒白术、炒苍术、木香、香附、佛手各 10 克，茵陈、山楂、泽兰、生牡蛎各 15 克。水

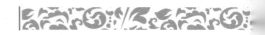

煎服，每日1剂。有健脾疏肝、活血化瘀、清热利湿之功效。适用于早期肝硬化。

【验方11】（谭家峰，2016年4月2日）

黄芪30克，麦芽30克，山楂30克，丹参30克，车前子30克，泽泻15克，炒白术12克，木香20克，枳壳12克，制香附12克，茯苓20克。水煎，分2次服，每日1剂，10日为1个疗程。适用于肝硬化腹水。

【验方12】（张勤，2017年9月22日）

生黄芪、当归、白芍、白术、茯苓、杏仁、橘红、木瓜、赤芍、泽兰、丹参、藕节、茵陈、车前子、香附、腹皮、生姜。水煎，分3次服，每日1剂。有补气养血扶正、健脾利湿化痰、行气祛痰之功效。适用于肝硬化腹水。

【验方13】（郭旭光，2014年1月31日）

柴胡、香附、郁金、川楝子、青蒿、虎杖、丹参各15克，茵陈、葛根各20克。水煎，分早晚2次服，每日1剂，连服6周。适用于酒精性肝病。临床应用疗效好。

【验方14】（木棉花，2014年2月7日）

（1）葛根花64克（鲜品120克），鲜萝卜500克。水煎，边煎边服，服药过程中注意观察患者的变化。适用于酒精性肝病。

（2）茵陈、黄芪、金钱草、虎杖各32克，郁金、丹参、鳖甲各16克，柴胡12克，大黄6克。水煎服，隔日1剂，3日为1个疗程。适用于酒精性肝病。一般服8周。

（3）虎杖、郁金、黄芪、鳖甲各 24 克，半夏 12 克，丹参 32 克，枸杞子 18 克，沙棘子油 10 克，葛根 32 克。水煎服，每日 1 剂，3 周为 1 个疗程。适用于酒精性肝病。

肝脓肿

【验方 01】（潘勇，2013 年 10 月 4 日）

薏苡仁、蒲公英各 50 克，紫花地丁 10 克，败酱草、冬瓜子（炒黄）各 30 克，红藤 20 克，金银花 15 克，附子 12 克，桃仁、牡丹皮、柴胡各 10 克。水煎，每剂分 3 次服，每日 2 剂，5 日为 1 个疗程。适用于肝脓肿。症见面色苍白，四肢微冷，精神萎靡，右上腹剧痛，舌淡、苔微黑而腻，脉细数无力。无寒象者，可去附子。

【验方 02】（木蝴蝶，2013 年 6 月 28 日）

（1）龙爪草 15 克，拳参 15 克，香樟 15 克，石菖蒲 15 克，假种皮远志 15 克。水煎，分 3 次服，每日 1 剂。适用于肝脓肿。

（2）黄花远志根 15 克，香樟 15 克，草血竭 15 克，石菖蒲 15 克，通光散 15 克。水煎，分 3 次服，每日 1 剂。适用于肝脓肿。

脂肪肝

【验方 01】（郭旭光，2019 年 6 月 28 日）

脂肪肝属中医学"肋痛""肝壅""痰浊""瘀血"等范畴。以肝脏肿大，肝区隐痛不适，体虚肥胖，舌淡红、苔白腻等症为主。临证时首先辨别虚实主次。若见体虚肥胖，倦怠乏力，纳差腹胀等为虚证；若见肝区疼痛，胀满不适，舌紫暗、苔白腻为实证。治以

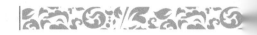

标本兼顾、辨清虚实主次为要，同时兼顾利湿化痰、活血化瘀。

（1）泽泻15克，淡海藻20克，生山楂20克，大荷叶15克，法半夏10克，陈皮6克，决明子15克，紫丹参15克，广郁金12克，生牡蛎30克，莪术10克。水煎，分2次服，每日1剂，45日为1个疗程。肝阴不足，加炙鳖甲10克、龟板10克；肝区隐痛，加醋柴胡10克、八月札12克、生三七粉2克；气虚痰浊，加生黄芪12克、苍术12克。有祛痰化浊、活血通络之功效。适用于脂肪肝。

（2）茯苓30克，泽泻20克，法半夏12克，白术10克，莱菔子10克，橘红6克，天麻6克，绿荷叶6克，胆南星6克，生甘草6克。水煎，分2次服，每日1剂，1个月为1个疗程。有理脾化痰之功效。适用于脂肪肝。气虚，加黄芪30克、太子参15克；便溏，加薏苡仁30克、石菖蒲10克；痰郁化火，加黄芩10克、山栀子10克、浙贝母10克；腹胀，加佛手10克、枳壳10克、砂仁6克；痰瘀互错，加丹参15克、三七末3克；脾阳虚，加附子6克、干姜6克。

（3）陈皮12克，枳壳15克，莱菔子15克，泽泻15克，泽兰15克，生山楂30克，鸡内金15克，丹参20克。水煎，分2次温服，每日1剂。有理气化痰之功效。适用于气滞痰阻型脂肪肝。症见脘腹胀满，便秘纳差，甚则恶心呕吐，形体肥胖，舌淡、苔白腻，脉弦滑。

（4）郁金15克，浙贝母15克，丹参15克，柴胡10克，鳖甲10克，泽泻30克，猫人参30克，降脂饮（生何首乌、决明子、生山楂各30克）。开水冲泡，代茶饮。有行气活血、软坚散结之功效。适用于气血郁阻型脂肪肝。症见脘腹胀满，时有疼痛，面色暗红稍滞，舌淡紫或青紫，脉弦或涩。

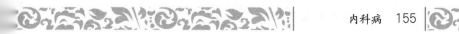

（5）生何首乌20克，黄精20克，泽泻20克，决明子15克，丹参15克，生山楂30克，虎杖12克，大荷叶15克。水煎，分2次服，每日1剂。有益肾养肝之功效。适用于肝肾阴虚型脂肪肝。症见脘腹胀满，腰膝酸软，头晕目眩，头发枯萎，舌红、苔少，脉细弦。

（6）苍术15克，白术15克，厚朴10克，半夏10克，丹参15克，泽泻30克，炒枳壳10克，生黄芪15克，夏枯草15克，生蒲黄15克，山楂20克，制何首乌15克。水煎，分2次服，每日1剂。有健脾燥湿化痰、活血化瘀、补肾利湿之功效。适用于脂肪肝。肝区痛，加郁金10克、柴胡10克；恶心，加竹茹10克；肝阴虚，加女贞子、山茱萸各20克；肝阳上亢，加白蒺藜12克。

（7）淡海藻30克，淡昆布30克，白花蛇舌草30克，广郁金15克，浙贝母15克，柴胡10克，炙鳖甲10克，泽泻30～60克，人参30～60克。水煎服，每日1剂，1～2个月为1个疗程。适用于脂肪肝。

（8）柴胡15克，白芍15克，当归15克，白术18克，茯苓18克，白首乌18克，香附12克，郁金12克，佛手12克，泽泻30克，山楂60克，甘草3克。水煎服，每日1剂。适用于脂肪肝。

（9）木香10克，砂仁6克，党参15克，焦白术12克，白茯苓10克，厚朴10克，苍术12克，陈皮10克，泽泻10克，黄芪15克，薏苡仁15克，竹茹10克，冬瓜皮10克。水煎，分2次服，每日1剂。有健脾益气、化痰除湿之功效。适用于脾虚湿阻型肥胖性脂肪肝。

【验方02】（春盟，2013年5月3日）

柴胡10克，白芍15克，金钱草10克，浙贝母10克，鸡内金10克，茯苓10克，枳实10克，郁金10克，莱菔子10克，香附

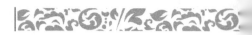

10 克，丹参 15 克，黄芪 30 克，山楂 10 克，陈皮 10 克。水煎
2 次，煎取药液 500 毫升，分早晚 2 次服，每日 1 剂。适用于肝郁
胆热，脾虚失运，痰浊滞留所致的脂肪肝。症见胁肋胀痛，口苦纳
少，脘胀体倦，便秘或便溏，苔腻，脉弦细滑。气虚疲乏甚，加党
参；肾虚腰酸腿软，加菟丝子、杜仲；阴虚心烦不寐，加炒酸枣
仁；转氨酶升高，加茵陈；便秘，加槟榔；血脂高，加荷叶。

【验方 03】（福如海，2017 年 7 月 7 日）

苍术、白豆蔻、陈皮各 15 克，茯苓、山楂、丹参各 20 克，法
半夏、竹茹、枳壳各 10 克，荷叶 15 克。水煎服，每日 1 剂。适用
于脂肪肝。

【验方 04】（蒋振民，2019 年 4 月 19 日）

柴胡 12 克，枳实 20 克，白芍 30 克，郁金 12 克，土茯苓
30 克，薏苡仁 30 克，苍术 25 克，白术 25 克，制半夏 12 克，陈皮
20 克，炒山楂 50 克，桃仁 10 克，丹参 15 克，川芎 10 克，木香
10 克，砂仁 3 克，甘草 20 克。水煎，分早中晚 3 次服，每日 1 剂。
一般连服 20 剂可见效。适用于重度脂肪肝。

【验方 05】（谭家峰，2016 年 3 月 26 日）

何首乌、金樱子、决明子、薏苡仁各 30 克，茵陈、泽泻各
20 克，山楂 15 克，柴胡、郁金各 10 克，酒大黄 5 克。水煎，分
2 次服，每日 1 剂，连服 15～20 日。适用于酒精性脂肪肝。

【验方 06】（大志，2016 年 4 月 23 日）

柴胡 12 克，葛根、白芍、枳壳、香附、川芎、决明子、山楂

各 10 克，葛花、丹参、桃仁各 8 克，甘草、三七各 5 克。水煎，分 3 次服，每日 1 剂。适用于酒精性脂肪肝。

【验方 07】（张勤，2017 年 7 月 28 日）

（1）黄芩、柴胡、陈皮、法半夏、枳壳、枸杞子、白术、鸡内金、茯苓、泽泻、三棱、莪术、川续断各 10 克，丹参、生山楂、决明子、制何首乌各 30 克。水煎服，每日 1 剂，30 日为 1 个疗程。适用于脂肪肝。

（2）墨旱莲 30 克，女贞子 15 克，泽泻 10 克，茯苓 10 克，山药、山楂各 10 克，当归 6 克，葛根 12 克，丹参 15 克，蒲公英 10 克。水煎服，每日 1 剂，每周服 5 剂，连服 4 周。适用于脂肪肝。

（3）黄精 15 克，大米 50 克，陈皮 2 克（研末）。黄精切细丝，大米洗净，加冰糖适量同煮粥，用文火煮至粥稠见油，放入陈皮末，再煮片刻即可。每日 1 剂，早晚温服。30 日为 1 个疗程。适用于脂肪肝。

【验方 08】（郑大夫，2018 年 9 月 28 日）

（1）丹参 100 克，陈皮 30 克，蜂蜜 100 毫升。丹参、陈皮水煎取液，浓缩成清膏，加蜂蜜拌匀收膏。每次服 20 毫升，每日 2 次。有活血化瘀、行气祛痰之功效。适用于气滞血瘀型脂肪肝。

（2）丹参、山楂各 15 克，檀香 20 克，炙甘草 3 克，蜂蜜 30 毫升。水煎，加蜂蜜再煎沸片刻，分 2 次服，每日 1 剂。有活血化瘀、疏肝健脾之功效。适用于瘀血阻络型脂肪肝。

（3）陈皮、红花各 6 克，大枣 5 枚。水煎代茶饮。有活血化瘀、行气化痰之功效。适用于气滞血瘀型脂肪肝。

【验方 09】（胡佑志，2013 年 10 月 4 日）

白术 30 克，茵陈 30 克，酒大黄 12 克，枸杞子 12 克，熟地黄 15 克，当归 15 克，何首乌 15 克，川芎 15 克，党参 15 克，大枣 6 枚。水煎，分早晚 2 次服，每日 1 剂，20 日为 1 个疗程。适用于急性肝炎、慢性肝炎、肝硬化、胆囊炎引起的虚性黄疸，多为轻度黄疸，舌淡白，脉细无力。

【验方 10】（广明医，2013 年 1 月 11 日）

桂党参 30 克，黄精 25 克，白术 10 克，当归 10 克，女贞子 10 克，紫河车（研末冲服）5 克，丹参 10 克，鸡内金（研末冲服）10 克，败酱草 10 克。水煎服，每日 1 剂。适用于肝硬化后期，肝功能严重受损。症见消瘦乏力，精神不振，甚至卧床不起，皮肤粗糙，面色灰暗，口舌生疮，夜盲，下肢或全身浮肿，低热，厌食，腹泻等。

【验方 11】（春萌，2015 年 11 月 20 日）

穿破石 30 克，骨碎补 15 克，蚂蝗七 10 克，黄花参 15 克。水煎服，每日 1 剂。适用于肝脾肿大。

胆囊炎、胆石症

【验方 01】（朱时祥，2013 年 5 月 24 日）

慢性胆囊炎常伴有右上腹胀痛、钝痛、隐痛，痛势较弱，一般不发热或低热，厌油腻，食欲不振。本病属中医学"胁痛""黄疸"的范畴。中医认为肝、胆互为表里，情志不畅，长期忧愁，会导致肝郁气滞，肝失条达，而致胆失疏泄，胆气不通。因胆以通为顺，

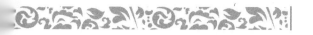

不通则痛。笔者在临床上应用清热利湿、疏肝利胆、泻下通腑、理气止痛的方法治疗慢性胆囊炎，获得了良好的疗效。

金钱草 30 克，白术、白芍、柴胡各 15 克，陈皮、枳实、鸡内金、黄芩、延胡索、大黄（后下）、炙甘草各 10 克。水煎服，每日 1 剂。气滞偏重，加佛手 10 克；湿重，加薏苡仁 30 克、茵陈 15 克；脾阳虚，加党参 15 克、山药 20 克；恶心呕吐，加制半夏 10 克、竹茹 15 克。方中金钱草、黄芩清热利湿；柴胡、白芍疏肝解郁；大黄泄热通腑，且加强黄芩的清热作用；枳实、陈皮、延胡索理气止痛，与白芍、甘草配伍，镇痛效果更佳；白术、鸡内金、炙甘草理脾健胃，消积导滞。全方共奏清热利湿、疏肝利胆、泄热通腑、理气止痛之功效。

【验方 02】（福如海，2016 年 7 月 2 日）

茵陈、黄柏、川楝子各 20 克，诃子、黄芩、大黄各 10 克，余甘子、金钱草、枳壳、丹参各 15 克，红花 5 克。水煎，分 3 次服，每日 1 剂，15 日为 1 个疗程。小儿酌减。有泻肝利胆、清利湿热之功效。适用于慢性胆囊炎，症见反复发作，腹胀腹痛，以右上腹及上腹为甚，常放射至右肩背，可伴嗳气泛酸等消化不良症状，进食油腻食物症状加剧等，舌红、苔黄。

【验方 03】（木棉花，2016 年 6 月 25 日）

疏肝利胆汤。金钱草 15 克，茵陈 15 克，柴胡 6 克，白芍 20 克，枳壳 6 克，木香 6 克，延胡索 20 克，川楝子 20 克，生大黄 20 克（后下），鸡内金 20 克，玄明粉 6 克，白术 20 克，青皮 6 克，五灵脂 20 克，生蒲黄 6 克，黄芩 20 克，龙胆草 6 克，薏苡仁 15 克。水煎 2 次，合并药液，分早晚 2 次服，每日 1 剂。有疏肝利胆之功效。适用于气滞瘀结之急性黄疸型肝炎、胆囊炎、胆石症及

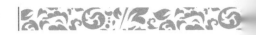

胰腺炎等。便秘，加生大黄、玄明粉；热重，重用黄芩、龙胆草；湿重，重用薏苡仁、白术；剧痛，重用五灵脂、生蒲黄、延胡索、白芍、川楝子；腹胀甚，重用积壳、青皮、木香、柴胡；黄疸不退，加金钱草、茵陈、生大黄；呕逆，加半夏、竹茹；体虚甚，加党参、黄芪；胆石症，重用鸡内金，加冬葵子、急性子、王不留行。

【验方04】（韩正光，2017年4月28日）

金银花、蒲公英、紫花地丁各30克，麦冬20克，虎杖15克，川续断12克，柴胡18克，红花5克，制乳香、制没药各20克，大黄10～12克，甘草10克。水煎，分3次服，每日1剂。适用于胆囊炎。一般10剂左右可治愈。在临床上，金银花可用至50克，柴胡可用至30克，疗效更显著。

【验方05】（玉林，2017年3月10日）

慢性胆囊炎属中医学"胁痛"的范畴，治宜清利肝胆、疏肝行气、调理气机，可分以下三型辨证施治。

（1）瘀血停滞型胆囊炎。主要表现为胁肋疼痛，痛有定处而拒按，胃脘胀满疼痛，舌紫暗，脉涩。治当活血化瘀、理气止痛，可选用山楂三七粥：山楂10克，三七粉3克，大米50克，蜂蜜适量。山楂、大米煮粥，待熟时调入三七粉、蜂蜜，每日1剂，早餐服食。

（2）饮食停滞型胆囊炎。主要表现为胁肋疼痛、胃脘胀满，或恶心欲呕，大便不爽，苔厚腻，脉滑。治当理气消食、和胃导滞，可选用山楂山药饼：山楂、山药、白糖各适量。山楂去核，同山药共蒸熟，冷后加白糖搅匀，压为薄饼服食，每日1剂。

（3）肝胃郁热型胆囊炎。主要表现为胁肋疼痛，胃脘胀满灼

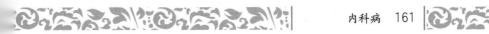

痛，烦躁易怒，泛酸嘈杂，口干口苦，舌红、苔黄，脉弦或数。治当疏肝泄热、行气止痛，可选用牛蒡炒肉丝：牛蒡子10克，猪瘦肉150克，胡萝卜丝100克，调味品适量。牛蒡子水煎取液备用，猪肉洗净切丝，用牛蒡子煎液加淀粉等调味。锅中放素油烧热后，下肉丝爆炒，而后下胡萝卜丝及调味品等，炒熟即可食用，每日1次。

【验方06】（古月，2017年5月26日）

（1）肝胆气郁型慢性胆囊炎。佛手15克，郁金12克，粳米60克。佛手、郁金、粳米一起放入锅内，加水适量，武火煮沸后，文火煮成粥，去佛手、郁金，调味即成。早晚服食，每日1剂。

（2）肝胆血瘀型慢性胆囊炎。黑豆25克，川芎10克，粳米50克，红糖20克。川芎先煎30分钟，去渣，将黑豆放入川芎汁中煮熟，再入粳米同煮为粥，放入红糖即成。早晚服食，每日1剂。

（3）肝胆湿热型慢性胆囊炎。金钱草30克，粳米50克，冰糖适量。金钱草煎取药液100毫升，放入粳米、冰糖，再加水400毫升，同煮为粥。早晚温热服食，每日1剂。

（4）肝胃不和型慢性胆囊炎。鸡内金15克，粳米100克，白糖适量。鸡内金用小火炒至黄褐色，研细粉。先将粳米、白糖入锅内，煮至将熟时放入鸡内金粉，再煮沸即成。早晚温热服食，每日1剂。

【验方07】（张志远，2017年9月15日）

柴胡10克，香附10克，郁金12克，枳壳6克，丹参30克，当归6克，赤芍15克，白芍15克，青皮6克，陈皮6克，茵陈20克，土茯苓30克。水煎，分早晚2次服，每日1剂。适用于胆囊炎。

【验方 08】（郭旭光，2018 年 10 月 19 日）

食醋 1000 毫升，紫草、木香、郁金各 30 克，黄芪、鸡内金各 60 克，鲜鸡蛋 15 枚。共装入玻璃瓶中，密封浸泡 15 日后，每日煮服鸡蛋 1 个，分 15 日服完。适用于胆囊炎。

【验方 09】（朱时祥，2013 年 5 月 31 日）

（1）茵陈 15 克，薏苡仁 30 克，粳米 60 克。茵陈水煎去渣，加入洗净的薏苡仁、粳米煮粥服食。每日 1 剂。有清热利湿、消肿排脓之功效。适用于胆囊炎。

（2）大黄 30 克，冰片 2.5 克，米醋适量。大黄、冰片共研细末，用米醋调成糊状，敷于胆囊区。每日 2～3 次。有清热利湿、破积行瘀、止痛之功效。

（3）金钱草 40 克，败酱草、茵陈各 30 克。水煎，分 2 次服，每日 1 剂。有清热利湿、消肿解毒之功效。适用于慢性胆囊炎。

（4）茵陈 20 克，郁金、姜黄各 12 克。水煎服，每日 1 剂。有清热利湿、行气解郁、化瘀止痛之功效。适用于胆囊炎、胆石症。

（5）鲜马蹄金 25 克，积雪草 10 克。水煎，分 2 次服，每日 1 剂，连服 7～10 日。适用于慢性胆囊炎。

（6）虎杖 30 克，茵陈 20 克，鲜马蹄金 20 克。水煎服，每日 1 剂。适用于胆囊炎。

【验方 10】（于长学，2013 年 8 月 23 日）

木香、柴胡、黄芩、红花各 15 克，大黄、枳壳、郁金、芒硝各 10 克，半夏 5 克。共研细粉，过筛混匀，每次 5 克，温开水送服，每日 2 次。适用于胆囊炎。

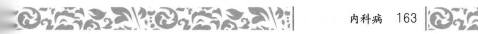

【验方 11】（南越，2014 年 1 月 3 日）

田基黄 50 克，生地黄 20 克，枸杞子、沙参、麦冬、当归、茵陈各 15 克，川楝子 10 克，小茴香 3 克，制大黄 5 克。水煎服，每日 1 剂，15 日为 1 个疗程。适用于慢性胆囊炎反复发作，肝阴不足，邪毒留滞。症见胁腹疼痛，面色晦黄，口干欲饮，头晕耳鸣，腰腿酸软，五心烦热，舌红、苔少，脉细弦等。

【验方 12】（张勤，2016 年 5 月 21 日）

败酱草 30 克，茵陈 30 克，柴胡 15 克，黄芩 15 克，郁金 15 克，龙胆草 12 克，山栀子 20 克（后下），大黄 15 克（冲服），芒硝 12 克。水煎服，每日 1 剂。适用于急性梗阻性胆管炎。病情许可时，可在上午 8 时 30 分加服利胆排石汤：柴胡 15 克，白芍 15 克，木香 6 克，海金沙 15 克，茵陈 30 克，金银草 30 克，枳实 20 克（后下），大黄 15 克，芒硝 6～20 克（冲服）。煎取药液 200 毫升，一次服完。

【验方 13】（徐玉梅，2016 年 7 月 16 日）

（1）金钱草 30 克，木香 20 克（后下），枳壳 20 克，黄芩 20 克，川楝子 20 克。水煎，分 2 次服，每日 1 剂，连服 15～20 日为 1 个疗程。适用于气郁型胆石症。

（2）虎杖 30 克，木香 15 克（后下），枳壳 15 克，大黄 15 克（后下），金钱草 30 克，山栀子 12 克，延胡索 15 克。水煎，分 2 次服，每日 1 剂，连服 10～15 日为 1 个疗程。适用于胆石症。

【验方 14】（张勤，2016 年 1 月 30 日）

胆石症多由湿热久羁，郁久化热，热盛燥结；或气滞血瘀，日

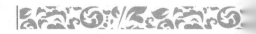
久瘀肿所致，但其病机关键是气滞、血瘀、湿热。方用：金沙利胆汤：金钱草30克，海金沙20克，金铃子10克，槟榔15克，白芍20克，生大黄10克，柴胡10克，土鳖虫10克，延胡索15克，鸡内金15克，甘草6克，每日1剂，煎取药液500毫升，分早晚2次温服，15日为1个疗程。

方中金钱草、海金沙清热利胆、溶石通淋。生大黄荡涤肠胃、推陈出新、逐水破积、通腑排石。《本草正义》载："大黄……荡涤积垢，有犁庭扫穴之功。"《本草汇言》载："槟榔：主治诸气，祛瘴气，破滞气……泄下气之药也。"柴胡、白芍疏肝解郁，利胆排石；土鳖虫逐瘀通经、散结消积、清利湿热、逐水排石。金铃子、延胡索合用，清利肝胆、行气止痛；鸡内金培土生金、益气通窍、消积磨坚、化石通淋；甘草调和诸药。因胆石症多由肝胆湿热所致，病邪多从燥化，劫伤肝肾之阴，复用攻伐、利水通淋之品，易伤阴津，故配以白芍、甘草，一可缓急止痛，二可养血益阴，利水而不伤正。诸药合用，可攻补兼施，正邪兼顾，共奏疏肝利胆、清化湿热、行气止痛、通腑排石之功效，以达溶石、排石、止痛之目的。

【验方15】（王豪，2015年9月25日）

（1）柴金排石汤。柴胡、海金沙各15克，金钱草30克，郁金、生鸡内金各20克，枳实、赤茯苓、山栀子各12克，生大黄10克。水煎，分3次饭后温服，每日1剂，1个月为1个疗程。方中金钱草、生鸡内金、海金沙、山栀子、生大黄、赤茯苓清化肝胆湿热，排石；佐以郁金、柴胡疏肝利气，伍枳实宽中下气，以增强行气破积之力。据现代药理分析，金钱草与大黄除了有广泛的抗菌作用，其利胆作用十分明显，可增加胆汁的分泌，促进胆囊收缩，

同时松弛 oddi 括约肌，有利于胆汁的排泄。

（2）金钱开郁汤。金钱草 30 克，柴胡、白芍、枳壳、海螵蛸、浙贝母各 10 克，郁金 6 克，甘草 3 克。水煎，分 3 次饭前温服，每日 1 剂，1 个月为 1 个疗程。适用于胆石症。本方经临床验证，可使胆汁流量增加，利胆时间延长，可促进括约肌松弛，并有较好的镇痛、消炎等作用。对色素性结石、胆固醇结石和混合性结石皆有较好的疗效。

（3）三金排石汤。大黄、柴胡、黄芩各 20 克，枳壳、乌梅、鸡内金各 10 克，茵陈 20 克，金钱草 50 克，郁金 15 克。水煎服，每日 1 剂，10 日为 1 个疗程，每个疗程间隔 5 日，观察期为 3 个疗程。适用于胆石症。方中郁金、柴胡、枳壳疏肝理气止痛，金钱草、茵陈清肝利胆，大黄清热攻下排石，黄芩清热解毒，乌梅生津止渴，鸡内金消食积健脾胃。实验研究表明，本方可促进胆道括约肌松弛以利排石，此外，可促进肝脏生成某些酶，加速胆固醇的代谢分解，使结石逐渐溶解。

（4）利胆排石汤。柴胡、黄芩、五灵脂、三棱、大黄、玄明粉（冲服）各 10 克，木香、枳实各 15 克，金钱草 50 克，海金沙 20 克，黄连、赤芍、白芍各 10 克。水煎，分 2 次服，每日 1 剂，15 日为 1 个疗程，连服 2 个疗程，每个疗程间隔 3～5 日。适用于胆石症。方中取柴胡疏肝理气，木香行气止痛，三棱、赤芍、白芍、五灵脂活血化瘀，枳实消痞散结，大黄、黄连、黄芩、玄明粉泻热通腑，金钱草、海金沙利胆排石。诸药配伍应用，使肝气疏，胆气畅，腑气通，湿热清，瘀血行，共奏利胆排石之功效。

【验方 16】（叶廷松，2017 年 1 月 20 日）

（1）金银花、蒲公英、金钱草各 25 克，柴胡、青皮、陈皮、

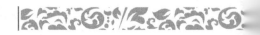

石斛各 20 克，白芍 15 克，连翘 15 克，黄芩 10 克，三棱 10 克。水煎，分 2 次服，每日 1 剂。有疏肝解郁、化石之功效。适用于肝胆气郁、湿热蕴结型胆石症。

（2）金钱草 30 克，茵陈 12～24 克，大黄 15～20 克，黄连、黄柏、黄芩、木香各 6～12 克、法半夏、郁金各 12 克，猫爪草 9～24 克，甘草 6 克。水煎，分 2 次服，每日 1 剂。有清热疏肝、理气通里之功效。适用于肝郁气滞、湿热蕴结型胆石症。

（3）吊南瓜蔓 100 克（鲜品加倍），洗净切碎，放入热水瓶中，用开水浸泡，代茶饮。每日泡 1 壶，随时饮用，连饮 3～4 日。适用于胆石症。

（4）绿茶适量，晒干研末，沸水冲泡，趁热连茶末一起饮下。每日晨起空腹和睡前各饮 1 次，其他时间随时可饮。初饮时每次 2 茶匙，每日 5 次；约 2 日后，改为每次 1 茶匙，每日 4 次。适用于胆石症。

上述治疗胆结石的药方虽都有一定的疗效，但并不具有普遍适用性，患者必须要在专业医师的指导下谨慎选用。

【验方 17】（胡佑志，2014 年 2 月 28 日）

（1）乌梅 30 克，五味子 30 克，木香 12 克，紫花地丁 30 克，半枝莲 30 克，大黄 12 克（后下），厚朴 10 克。水煎服，每日 1 剂。适用于急性胆囊炎。

（2）柴胡 10 克，川楝子、鸡内金、半夏、枳实、郁金、五灵脂各 10 克，茵陈 15 克，延胡索 15 克，海金沙 15 克，金钱草 30 克。水煎，分 3 次服，每日 1 剂，15 日为 1 个疗程，一般 1～2 个疗程即可见效。适用于胆石症。

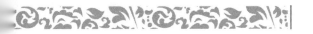

【验方 18】（黄金朋，2013 年 12 月 20 日）

鲜露兜簕（因其叶如锯齿，故民间又称其为簕锯根、老锯簕）根 200 克，大枣 40 枚，猪骨头适量。加清水 500 毫升，武火煮沸后，文火再煮 15 分钟，去渣取液，分 3 次温服。每日 1 剂，2 日为 1 个疗程。间隔 1 周，再服下一个疗程。适用于胆石症及胆囊炎。一般 2～3 个疗程可见效。

【验方 19】（古月，2018 年 12 月 14 日）

大黄 5 克，柴胡、黄芩各 20 克，枳壳、乌梅、川楝子、赤芍、鸡内金各 10 克，木香 12 克，茵陈 20 克，金钱草 30 克，郁金 15 克。水煎，分 3 次服，每日 1 剂，10 日为 1 个疗程，间隔 5 日再服下一个疗程，连服 3 个疗程。适用于胆石症。

【验方 20】（吴明，2018 年 2 月 16 日）

柴胡 15 克，香附 15 克，枳壳 12 克，厚朴 12 克，半夏 10 克，金银草 30 克，茵陈 15 克，鸡内金 15 克，白芍 20 克，郁金 12 克，大黄 12 克（后下）。水煎服，每日 1 剂，可随症加减。适用于胆石症。

【验方 21】（孙清廉，2018 年 8 月 31 日）

（1）鸡金赤小豆粥。赤小豆、粳米各 50 克。加水适量煮粥，粥成拌入鸡内金粉 15 克，可加白糖适量，分 1～2 次服食，每日 1 剂。有清热利尿、消石排石之功效，可防治胆石症。

（2）玉米须车前饮。玉米须 50 克，车前草 30 克（或车前子 10 克，包煎）、生甘草 10 克。煎取药液 400 毫升，分 2 次温服，每日 1 剂。有清热消炎、利尿除湿之功效。适用于尿路感染和防治胆

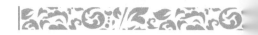

石症。

（3）金钱草利胆茶。金钱草、茵陈各30克，蒲公英30克。加水1000毫升，煮沸20分钟，取上清液加白糖适量，代茶频饮，每日1剂。有利胆排石之功效，可防治胆石症。

（4）胆汁黄瓜藤饮。鸡胆1个，黄瓜藤100克。黄瓜藤洗净，煎取药液100毫升，冲服鸡胆。每日1剂，7日为1个疗程。有消炎之功效，可防治胆石症。

（5）鸡金消石散。鸡内金30克，炒莱菔子30克，郁金30克，滑石粉30克，生甘草15克。共研细粉，每次10克，用粳米粥或绿豆粥送服，每日2～3次。有利胆消石之功效，可防治胆石症。

（6）鸡金玄明粉散。鸡内金、玄明粉各30克。共研细粉，每次3克，用生甘草6克煎水送服，以减缓玄明粉的峻下之性，每日2次。有消炎解毒、化石排石之功效，可防治胆石症。体虚、慢性腹泻者不宜用。

（7）鱼脑石散。黄花鱼（头中有白石2枚）头中的鱼脑石30克。研细末，分10等分，每日3次，白开水送服。可防治胆石症。此方善下石淋，与清热利尿疗石方合用，功效更好。此外，可配合冲服石淋通颗粒或金钱草颗粒，每次1袋，每日2～3次。注意控制体重，避免肥胖；注意调畅情志；及时补水；注意饮食卫生，勤洗手（防止与减少胆道寄生虫病发生）；注意保持二便通畅等，对预防胆囊炎、胆石症都是非常重要的。

【验方22】（寒玉，2018年11月9日）

柴胡10克，太子参、白芍各15克，金钱草30克，郁金12克，蒲黄、五灵脂各6克，甘草3克。水煎服，每日1剂。有疏肝利胆排石、健脾活血之功效。适用于胆囊炎、胆石症。热盛，去太子

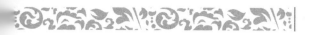

参，加黄芩、栀子；湿盛，去太子参，加茵陈、木通；大便秘结，去太子参，加玄明粉、枳壳或大黄；脾虚，加茯苓、白术。

【验方 23】（霍光星，2015 年 10 月 23 日）

茵陈、金钱草各等分，沸水冲泡代茶频饮。适用于胆囊术后综合征。长期饮用，症状缓解后再饮用 2 周。

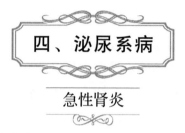

四、泌尿系病

急性肾炎

【验方 01】（谭家峰、梁兆松，2014 年 6 月 6 日）

蜂房 10 克，车前草、益母草各 30 克，六月雪 20 克，龙葵 12 克，甘草 5 克。水煎，分 2 次服，每日 1 剂。适用于急性肾小球肾炎。

【验方 02】（萧旭，2019 年 3 月 8 日）

黄芪 12 克，淫羊藿 12 克，白术 10 克，防风 10 克。水煎服，每日 1 剂。适用于隐匿性肾炎。

【验方 03】（任昉，2014 年 9 月 19 日）

肾小球肾炎以水肿为主要症状，多从眼睑开始，进而肿及头面、四肢及全身各处。主要由感受风邪，水液停聚体内所致。方用：鲜车前草 25 克，冬瓜皮、玉米须各 10 克。水煎服，每日 1 剂，连服 5 剂。适用于防治肾小球肾炎水肿。鲜车前草味甘，性寒，清热利尿，渗湿通淋；冬瓜皮味甘，性微寒，清热利水，消肿；玉米

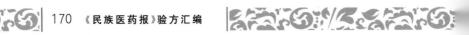

须味甘，性平，利尿祛湿；三味合用，可祛除体内各处多余水分，消除水肿症状。

【验方 04】（刘汪恩，2016 年 1 月 9 日）

桑叶 10 克，枇杷叶 10 克，芦根 12 克，白茅根 15 克，冬瓜仁 12 克，地肤子 12 克，天花粉 5 克。水煎，分 3 次服，每日 1 剂。适用于急性肾炎。食欲不振，加陈皮 5 克，茯苓皮 10 克。

【验方 05】（胡佑志，2016 年 2 月 27 日）

黄芪 15 克，党参、山药、大腹皮各 10 克，陈皮、当归、干姜、白术、茯苓各 7 克，制附子 6 克。水煎，分 3 次服，每日 1 剂。适用于老年紫癜性肾炎。

【验方 06】（吴明，2016 年 4 月 2 日）

黄连 8 克，紫苏叶 12 克。煎水代茶饮，每日数次，急性肾炎伴呕吐收效甚速，连用 3～6 日效果更佳。

【验方 07】（潘东原，2016 年 6 月 25 日）

以下验方适用于肾炎血尿、蛋白尿。

（1）党参、芡实、黄芪各 30 克，猪肾 1 个。猪肾剖开，去筋膜，与药共煮汤食用，低盐，但须久服才有效。

（2）金银花 24 克，连翘 24 克，牛蒡子 10 克，桔梗 10 克，竹叶 15 克，滑石 30 克，茯苓 24 克，泽泻 12 克，瞿麦 21 克，地肤子 15 克，黄柏 10 克，陈皮 10 克，木香 6 克，甘草 6 克。水煎，分 2 次服，每日 1 剂，10 日为 1 个疗程。

（3）核桃仁 10 克，蛇蜕 1 条，黄酒适量。前两味共焙干研末，

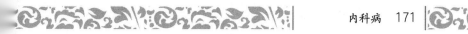

用黄酒冲服，每日1次，连服15～20日。

（4）黄芪、山药、薏苡仁各15克，山茱萸、茯苓、石韦、蝉蜕、玄参24克，玉米须30克，乌梅炭3克。水煎，分2次，每日1剂。

（5）制附片6克，茯苓20克，粳米100克。制附片、茯苓布包煎汤，再入粳米煮粥。连服10～15日为1个疗程。

（6）葫芦50克，冬瓜皮30克，大枣10克。加水400毫升煎至150毫升，去渣饮服，每日1剂，服至肾炎浮肿消退为度。

（7）五倍子适量，研细末，装入大号胶囊。每次服3～4粒，每日2次。适用于肾炎蛋白尿、血尿，五倍子可减少肾炎患者蛋白的流失。

（8）水蛭适量，研细末，装入大号胶囊。每次服2～3粒，连服2～3个月。

【验方08】（景胜荐，2016年7月2日）

（1）羚翘解毒丸。每次1丸，每日2次。适用于肾炎头面肢体甚至全身浮肿，小便短黄，时有发热，咽喉干痛，口干不欲饮水。

（2）参苓白术散。每次10克，每日2～3次。适用于肾炎头晕，腹胀时作，腰酸，倦怠乏力，面色淡白，浮肿日久，小便短少，大便溏薄。

（3）济生肾气丸。每次1丸，每日2～3次。适用于肾炎浮肿，以下半身为甚，腹胀满，小便少，大便溏，怕冷，面色苍白，口淡不欲饮，精神不振，腰膝酸软。

（4）六味地黄丸。每次1丸，每日2次。适用于肾炎，头晕眼花，腰膝酸软，手足心热，耳鸣心悸，肢体麻木，遗精，面色潮红，全身微肿或不肿。

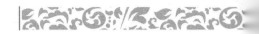
【验方09】（安东柱，2016年7月2日）

肾炎水肿，全身浮肿，按之凹陷，食少，乏力，口干，面色萎黄，脘腹胀满，小便短少，舌淡红、苔微黄，脉沉弦。治宜益气健脾利水，滋阴清热补肾。早晚用不同方剂治疗。

（1）加味益胃升阳汤。白术20克，陈皮10克，黄芪10克，当归10克，升麻7.5克，甘草7.5克，红参10克，柴胡7.5克，黄芩2.5克，干姜7.5克，大枣10克，泽泻5克。水煎，早饭前服。

（2）加味地黄汤。熟地黄10克，山药10克，泽泻10克，白茯苓10克，牡丹皮10克，山茱萸10克，五味子5克，麦冬10克，肉桂5克，附子2.5克。水煎，晚饭前服。

水不自行，赖气化以动，故水肿一证，是全身气化功能障碍的一种表现，涉及的脏腑较多，但其根本在肾。因房劳过度、生育不节、内伤肾元、肾精亏损、肾气内伐，不能化气行水，遂使膀胱气化失常，开阖不利，水液内停，形成水肿。肾炎水肿，临床上治疗困难。笔者在多年的中医临床实践中，深刻体会到治疗虚实错杂的病证，只单用一方则难以达到所期的疗效。但如果一日之中，早晚分别服用不同的方药，即可取得更好的疗效。

【验方10】（大志、郭亚维，2016年10月21日）

党参、黄芪各15克，地榆12克，白芍、酸枣仁各10克，白术、当归、远志、大枣、炙甘草各8克，桂枝5克。水煎，分3次服，每日1剂。适用于紫癜性肾炎。症见血尿、蛋白尿，腹部、四肢皮肤见散在紫斑。

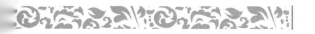

慢性肾炎

【验方 01】（马宝山，2016 年 1 月 23 日）

温脾汤出自唐代名医孙思邈所著的《备急千金要方》，是治疗寒实积滞、腹痛便秘或久痢赤白等症的泻下剂。近年来也多用此方加减治疗慢性肾炎晚期氮质血症与尿毒症。处方化裁：大黄 12 克，附子 10 克，干姜 6 克，人参 6 克，甘草 6 克，水煎服。方中附子与干姜温阳祛寒，人参合甘草益气补脾，大黄荡涤积滞。诸药合力，使寒邪去、积滞行，则诸症可愈。慢性肾炎晚期，氮质滞留而见消瘦、面色萎黄、精神萎靡、腰酸、乏恶等症，可加仙茅、淫羊藿等温肾药及车前子、牛膝等利水药。

【验方 02】（福如海，2019 年 6 月 14 日）

（1）太子参 30 克，茯苓 20 克，炒白术 15 克，炒苍术 15 克，半夏 10 克，陈皮 5 克，炒山药 15 克，薏苡仁 25 克，砂仁 3 克（后下），桔梗 5 克，石菖蒲 5 克。水煎服，每日 1 剂。症状控制后，可用中成药参苓白术丸或香砂六君子丸巩固疗效。此方补中气、益脾肾。适用于慢性肾炎气血大虚。症见纳差食少，昏昏欲睡，精神疲惫，小便量少而黄，下肢水肿难消，舌淡、苔薄且根部微腻，脉弦细等。

（2）白茅根 100 克，生黄芪、生薏苡仁、肉苁蓉各 30 克，茯苓、丹参、益母草、山茱萸、白花蛇舌草各 20 克，白术 10 克。水煎服，每日 1 剂，5 日为 1 个疗程。有通利尿道、补肾收摄之功效。适用于慢性肾炎浮肿日久不退。症见面色苍白，腰酸腿软，头晕耳鸣，舌淡、苔白厚，脉细等。若伴尿毒症，药渣加大黄 50 克，水煎，药液浓缩至 200 毫升，保留灌肠，每日 1 次。

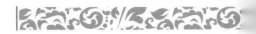

【验方 03】（萧旭，2014 年 5 月 30 日）

生黄芪、生薏苡仁各 30 克，赤小豆 15 克，鸡内金末 10 克，金橘饼 2 个，糯米 50 克。先水煎生黄芪，去渣取汁，再加入生薏苡仁、赤小豆，煮 30 分钟后加入鸡内金末和糯米煮成粥。每日 1 剂，分早晚 2 次服，每次服粥后食金橘饼 1 个。此药粥适用于肾阳虚、肾气虚型慢性肾炎水肿，对消除蛋白尿也有效。

【验方 04】（韩玉乐，2018 年 2 月 2 日）

生黄芪、芡实、白茅根、益母草各 30 克，党参、白术、金樱子、山药、生地黄、墨旱莲、淫羊藿、茯苓、徐长卿、丹参、川牛膝各 15 克，山茱萸、泽泻、蝉蜕各 10 克，升麻、柴胡各 5 克，水蛭 6 克（研粉吞服）。水煎服，每日 1 剂。适用于各种慢性肾小球肾炎引发的水肿、腰痛、尿少、蛋白尿、镜下血尿等。

【验方 05】（玉凤花，2015 年 1 月 30 日）

黄芪 30～50 克，巴戟天 15 克，黄柏 15 克，黑大豆15～30 克，大枣 5～10 枚，牡蛎 30～50 克，土茯苓 20～30 克，泽泻 15～20 克。水煎，分 2 次服，每日 1 剂。适用于慢性肾炎、肾病综合征或伴肾功能不全、肾阴阳两虚、浊邪留滞。慢性肾炎因外感引动伏邪，加羌活、白芷、苍耳草、蝉蜕等；伴湿热内蕴，加漏芦、生大黄、白蔹、猪苓、茯苓等；阳虚明显，加制附子、干姜、肉桂、仙茅等。

【验方 06】（胡佑志，2017 年 2 月 24 日）

（1）山茱萸（去核）、核桃仁各 20 克，粳米 100 克，白糖适量。共煮粥，粥熟后加入白糖调味即可服食。每日 1 剂，连服

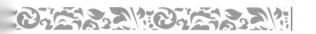
1个月。有温肾滋阴、调补阴阳之功效。适用于阴阳两虚型慢性肾炎。症见面色苍白无华，腰酸乏力，怕冷怕热，下肢浮肿，口干，舌胖有齿痕，脉沉弱。此型多见于慢性肾炎晚期患者。

（2）当归15克，黄芪30克，母鸡肉100克。放入砂锅中，加水炖至鸡肉熟透，加食盐调味食用。每日1剂，连服15日。有益气养血之功效。适用于气血不足型慢性肾炎。症见心悸气短，面色萎黄，食少腹胀，舌淡、苔白，脉沉细。

（3）鲜山药500克，鲤鱼250克，砂仁、补骨脂各10克（包煎）。鲤鱼去内脏，将药包塞入鱼肚内，山药去皮切块，与鲤鱼同放锅中，加水煮汤，熟后调味即可服食。每日1剂，连服10～15日。有健脾、温肾利水之功效。适用于脾肾阳虚型慢性肾炎。症见便溏或五更泻，形寒肢冷，面部或四肢浮肿，腹胀尿少，舌淡、苔白，脉沉细。

（4）山药、薏苡仁、桑椹各30克，大枣10枚（去核），小米60克。上药洗净，加水煮成粥，分2～3次服食，每日1剂，可经常服食。有益气健脾、滋阴补肾之功效。适用于气阴两虚型慢性肾炎。症见倦怠乏力，腰膝酸软，手足心热，口干少津，下肢肿胀，尿少便溏，舌红，脉沉细。

【验方07】（蒋振民，2017年9月8日）

（1）生地黄12克，山药12克，山茱萸10克，泽泻10克，牡丹皮10克，川黄柏10克，知母10克，生蒲黄12克，茯苓10克，益母草15克，龙葵30克，蜀羊泉30克，蛇莓30克，僵蚕粉4.5克。水煎，分2次服，每日1剂。适用于慢性肾炎。

（2）苍术、茯苓皮各18克，黄柏12克，车前子、蒺藜各24克，陈皮、生姜皮各24克，大腹皮、五加皮各15克。水煎，分早

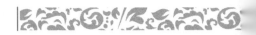

晚2次服，每日1剂。适用于慢性肾炎，一般服5剂后可显效。

【验方08】（潘东原，2015年12月25日）

（1）黄芪60克，太子参15克，焦白术、茯苓、墨旱莲、荷叶、菟丝子、牡丹皮各10克，煨葛根5克，白茅根30克，金樱子20克，蝉蜕6克，甘草3克。水煎服，每日1剂，15日为1个疗程。适用于慢性肾炎。

（2）党参、白术、茯苓、山药、炙甘草各60克，炒扁豆45克，莲子、薏苡仁、桔梗、砂仁各30克，陈皮45克。共研细末，每次10克，用大枣4枚煎汤送服，每日2次。适用于脾胃气虚夹湿之症，对慢性肾炎尿蛋白日久不消有较好的疗效。

（3）熟附子、泽泻、半枝莲、车前子（包煎）各10克，茯苓、白术各20克，白芍、益智仁、猪苓各15克。水煎服，每日1剂。适用于慢性肾炎。上半身肿甚，胸闷气急，加麻黄、葶苈子、椒目；尿少，浮肿甚，加葫芦壳、半边莲；浮肿消后尿蛋白仍多者，改服济生肾气丸。

（4）桑叶、杭菊花、竹叶、地肤子、地骨皮各15克，金银花、连翘、茯苓各24克，牛蒡子、桔梗、黄柏、陈皮、甘草各10克，滑石30克，泽泻12克，瞿麦21克，木香6克。水煎服，每日1剂，10日为1个疗程。适用于慢性肾炎。

（5）黄芪30克，白术、山茱萸、桃仁、川芎、赤芍各10克，生地黄、牛膝、丹参、茯苓各15克，大黄10克，红花3克，桔梗6克。水煎服，每日1剂。适用于慢性肾炎。阴虚甚，加二至丸；浮肿甚，加泽泻、猪苓；合并呼吸道感染，加金银花、蒲公英。

【验方 09】（蓝天，2014 年 5 月 30 日）

鲜鱼腥草 1000 克，黄芪 50 克。黄芪加水煎取药液小半碗；鲜鱼腥草切碎捣烂，绞取鲜汁，与黄芪煎液混合后一次服完。有补肾气、清余毒之功效，攻补相兼。适用于慢性肾炎蛋白尿长期不愈。

【验方 10】（霍光兴，2018 年 7 月 6 日）

黄芪 30 克，生牡蛎、山楂、土茯苓各 20 克，杜仲、泽泻、石韦各 15 克，巴戟天、补骨脂、淫羊藿、川楝子、黄柏各 12 克，羌活 12 克，蝉蜕 10 克。水煎，分 3 次服，每日 1 剂，3 个月为 1 个疗程。适用于慢性肾小球肾炎。

【验方 11】（玉凤花，2014 年 11 月 28 日）

生晒参（煎服或冲服）10 克，黄芪 30 克，车前子 20 克，茯苓皮 30 克，杜仲 20 克，地骨皮 15 克，泽泻 15 克。加水 400 毫升浸泡 10 分钟，煎煮 20 分钟，去渣，用药液煎煮生晒参 10 分钟。分 2 次服，每日 1 剂。有扶正祛邪、益气养阴之功效。适用于气阴两虚型慢性肾炎。

食欲不振，加淮山药 30 克、麦芽 15 克、鸡内金 10 克；睡眠欠佳，加炒酸枣仁 30 克、合欢皮 10 克；腰膝酸软，加怀牛膝 10 克、续断 8 克；血压高，加地龙干 20 克、夏枯草 15 克；冠心病，加丹参 20 克、瓜蒌皮 10 克、三七粉 2 克（分 2 次冲服）；肾阳虚，加川附子 10 克、肉桂粉 2 克（分 2 次冲服）。

【验方 12】（唐崇茂，2013 年 7 月 12 日）

（1）牡蛎 30 克，山茱萸 12 克，杜仲 12 克，茯苓 12 克，金樱子 20 克，黄芪 20 克，芡实 24 克，菟丝子 24 克，党参 15 克，黄柏 10 克，金银花 12 克。水煎服，每日 1 剂。有养阴补气、化浊补肾之功效。适用于肾虚浊滞型慢性肾炎、肾病综合征。症见腰酸体弱，舌淡红胖嫩、苔腻，脉沉细弦，蛋白尿。肾虚浊滞型慢性肾炎以虚为本，气虚、阴虚最为常见，浊滞为标，湿停热郁兼而有之。慢性肾炎虚证较多，尤其是浮肿基本消退后更为显著。

（2）黄芪 60 克，牡蛎 32 克（盐煅），巴戟天 24 克，土茯苓 32 克，泽泻 20 克，黄柏 10 克，黑豆 32 克，大枣 10 枚。水煎服，每日 1 剂。有益肾健脾补气、利水解毒泄浊之功效，标本兼施，补泻并治。适用于正虚水泛型慢性肾炎。症见小便短少，身体困重，纳呆胸闷，面色不华，气短乏力。黄芪为补气要药，大剂则功盖人参，有补气、固表、摄精、和营、利尿之功效，黄芪与牡蛎合用可利水补气，又能潜阳；盐煅牡蛎敛精固涩，对长期尿蛋白流失者极为适用；黑豆可入脾肾二经，《本草纲目》载之："治肾病，利水下气，制诸风热，活血，解诸毒"。症见畏寒、咽痛、发热等表症，加蝉蜕 12 克、白芷 12 克、羌活 15 克；伴血压升高，加夏枯草 24 克、防己 18 克；浮肿较甚，加玉米须 60 克、薏苡仁 24 克、茯苓 32 克、猪苓 24 克；伴遗尿，加覆盆子 24 克、芡实 24 克、金樱子 24 克、肉苁蓉 20 克。

（3）猪膀胱 3 个，杜仲 20 克，冬虫夏草 10 克，地骨皮 15 克，茯苓 20 克，芡实 20 克，淮山药 20 克。猪膀胱洗净，余药水煎取液或研细，共放入盅中煮熟后服用。每日 1 剂，连服至病愈。本方补肾强膀胱，益肾固精，健脾除湿又甘温散寒，性味平缓，脾肾双补，补而不腻，祛邪扶正。适用于慢性肾炎脾肾衰弱，症见食欲不振，全身浮肿，头晕目眩，恶心耳鸣。

尿毒症

【验方 01】（唐崇茂，2014 年 12 月 26 日）

熟附片 10 克（先煎），肉桂 2 克（焗服），白芍 16 克，茯苓 16 克，白术 16 克，猪苓 32 克，茯苓皮 32 克，益母草 32 克。水煎服，每日 1 剂。有温阳利水之功效。适用于尿毒症。可同用灌肠方：大黄 32 克，槐花 32 克，狗屎兰花 32 克，紫苏叶 12 克，益母草 32 克。煎取药液 200 毫升，加紫金锭 3 片溶化，保留灌肠。

【验方 02】（于长学，2017 年 2 月 24 日）

（1）女贞子、墨旱莲、龟板各 15 克，山茱萸、白芍、当归各 10 克。水煎服，每日 1 剂。适用于肾功能衰竭。

（2）生黄芪 20 克，白术、土茯苓各 15 克，防己、茵陈各 12 克，附子 10 克。水煎服，每日 1 剂。适用于肾功能衰竭。

水　肿

【验方 01】（于金宝，2013 年 2 月 15 日）

中医认为清晨面部浮肿为气虚所致，与脾阳不足有关，表现为面部浮肿，面色萎黄，自觉面部发胀，四肢不温，倦怠乏力，食少腹胀，大便溏薄，肌肉消瘦，舌淡嫩有齿痕，脉虚弱。

（1）黄芪 20 克，炙甘草 8 克，党参 12 克，当归 10 克，陈皮 8 克，升麻 6 克，柴胡 6 克，白术 10 克，炮附子 10 克，干姜 10 克。每日 1 剂，水煎，分早晚 2 次服。适用于面部浮肿。

（2）赤小豆 50～100 克，大枣 10 枚，花生仁 30 克。加适量粳米同煮粥，每晚服食。方中赤小豆利尿消肿；大枣调补脾胃，益气

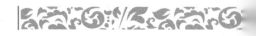

养血；花生仁开胃润肠。三者合用。适用于多种慢性水肿。

【验方 02】（萧旭，2014 年 3 月 21 日）

山茱萸 15 克，熟地黄 20 克，山药 20 克，牡丹皮 6 克，茯苓 15 克，泽泻 10 克，怀牛膝 12 克，续断 10 克，白术 15 克，桑白皮 12 克，大腹皮 10 克。水煎服，每日 1 剂。适用于下肢水肿。连服数剂可见效。

【验方 03】（玉凤花，2018 年 4 月 27 日）

（1）六棱菊 30 克，红糖 15 克。水煎服。适用于产后全身水肿。

（2）木防己 10 克，黄芪 10 克，茯苓 10 克，桂枝 6 克，甘草 3 克。水煎服。适用于水肿。

（3）毛大丁草 30 克，地胆草 30 克，金丝草 15 克，半边莲 15 克。水煎服。适用于水肿。

（4）白茅根 15 克，水珍珠菜 15 克，赤小豆 15 克，薏苡仁根 15 克。水煎服。适用于水肿。

（5）短梗五加 15 克，泽泻 15 克，葫芦壳 15 克，薏苡仁根 15 克，大腹皮 10 克。水煎服。适用于水肿。

（6）杉树皮 30 克，防己 30 克，木瓜 30 克，薏苡仁 30 克。水煎服。适用于脚肿。

（7）鲜泽泻适量。洗净绞汁，用文火熬膏，酌加茯苓粉制成桐子大小的丸。每次 10 粒，饭后 2 小时服，每日 2 次，连服 15～30 日。适用于臌胀。

（8）抱石莲 15 克，仙鹤草 15 克，过路黄 6 克，大蓟 6 克。水煎服。适用于臌胀。

（9）徐长卿根 15 克，赤小豆 15 克，葫芦壳 30 克。水煎服。

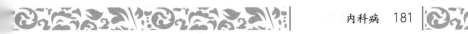

（10）鲜石韦 30 克，鲜金银花 30 克，鲜白茅根 30 克。水煎服，每日 1 剂。适用于水肿。

（11）四川大金钱草、小茴香各适量，炖猪蹄服。适用于肾虚水肿。

（12）山扁豆 30 克，萹蓄 30 克。水煎服。用于水肿，亦可用于淋证。

（13）女娄菜 15 克，白术 15 克，茯苓皮 15 克。水煎服。适用于体虚浮肿。

（14）鲜马蹄金适量。捣烂敷脐，每日 1 次，7 日为 1 个疗程。也可用鲜马蹄金 15～30 克煎水服。适用于肾炎所致的全身水肿。

（15）毛大丁草 30 克，披地挂 30 克，红糖 30 克，白酒 120 毫升。前两味加水 500 毫升，煎取药液 200 毫升，加红糖、白酒炖服。每日 1 剂，连服 3 日。适用于水肿。

【验方 04】（郑玉平，2018 年 6 月 29 日）

黑豆 100 克，薏苡仁、糯米、茴香根各 50 克，桑枝 25 克。桑枝、茴香根水煎 2 次，合并药液，再用药液与黑豆、薏苡仁、糯米一同煮粥，粥熟时，加入红糖适量调味。分 3 次空腹服食，每日 1 剂，连服 7～10 剂。适用于老年性水肿。

【验方 05】（马宝山，2015 年 2 月 27 日）

天仙藤 12 克，香附 10 克，陈皮 6 克，甘草 3 克，紫苏梗 6 克，豨莶草 6 克，槟榔 5 克，木瓜 6 克，白术 10 克，丹参 10 克，白芍 6 克，黄芪 6 克。水煎服，每日 1 剂，一般 5～10 剂显效。适用于特发性水肿。

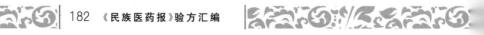

【验方 06】（梁庆森，2015 年 9 月 25 日）

消水圣愈汤可治各种水肿症，每每用之皆获良效。曾守邦老中医生前擅用消水圣愈汤，并治愈不少水肿病患者，现将其临证经验录于下，以供参考。肉桂 3 克（如无优质肉桂，以 6～10 克桂枝代之），天雄 5 克（如无正品，以 6～10 克熟附子代之），麻黄（夏季用 2 克，冬季用 4.5～5.0 克），细辛 1.5～3.0 克，知母 9～12 克，大枣 6 枚，生姜 2 片。水煎，分早晚 2 次服，每日 1 剂。若小便短少、肿甚，加防己 10 克。

据曾老介绍，水肿起自上半身，继及下半身者，为心源性水肿；水肿起自下半身，继及上半身者，为肾性水肿。肿时按之凹陷不易恢复，为气虚不达表，兼用补中益气汤，重用黄芪 50 克、茯苓 100 克治之。水肿甚，方中忌投甘草；饮食忌食盐而改用"代用盐"。如下肢肿甚，另以麻黄 50～70 克、紫苏叶 100 克煎水泡脚，每次 20 分左右，每日 2 次，以辅助治疗。据笔者临床验证，此方对癌症水肿的疗效不佳。

【验方 07】（梁庆森，2015 年 9 月 25 日）

鲤鱼 1 条（250 克以上），赤小豆 150～200 克。同煮至鱼熟透、豆烂为度，饮汤吃鱼、豆，服用 2～3 次即消肿。适用于孕妇水肿。

【验方 08】（郭旭光，2015 年 10 月 23 日）

紫苏梗 25 克，老姜皮 15 克，冬瓜皮 30 克，大蒜 10 克。水煎，分早晚 2 次服，每日 1 剂，连服 3～5 剂。适用于下肢水肿。

【验方 09】（马宝山，2018 年 11 月 30 日）

（1）急性肾炎。益母草 60 克，大蓟、小蓟各 30 克。水煎，分

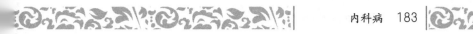

2 次服，每日 1 剂。有感染，加金银花、板蓝根各 9～12 克；蛋白尿严重，加桑螵蛸 30 克，一般在蛋白尿消失后继续服 2～3 周。

（2）慢性肾炎。益母草 30 克，半枝莲 30 克，黄芪、熟地黄各 15 克，山药 10 克，泽泻 5 克，山茱萸、丹参各 6 克，茯苓 10 克，紫苏叶 30 克。水煎，分早晚 2 次服，每日 1 剂。

（3）紫癜性肾炎。益母草 25 克，当归 12 克，川芎 10 克，白芍 12 克，丹参 15 克，木香 5 克。水煎服，每日 1 剂。

（4）生黄芪 20 克，党参 12 克，炒白术 10 克，茯苓 10 克，山药 12 克，桑寄生 12 克，白花蛇舌草 15 克，石韦 10 克，蜀羊泉 15 克，玉米须 30 克。水煎服，每日 1 剂。适用于急慢性肾炎引起的蛋白尿。

【验方 10】（齐小伟，2015 年 1 月 30 日）

生黄芪 30 克，生地黄 15 克，雷公藤 10～15 克，丹参 12 克，牡丹皮 12 克，薏苡仁根 30 克，车前子 15 克（包煎），白茅根 30 克，炙甘草 6 克。先将雷公藤加水煎煮 2 小时（以减轻其毒性），然后加入余药煎煮 15 分钟，共煎 2 次，合并药液，分早晚 2 次服。本方可单独应用，也可在使用激素过程中配合使用，以帮助撤减激素。如慢性肾炎表现为少量尿蛋白（即 24 小时尿蛋白定量小于 1 克），则可去雷公藤，加太子参 15 克。适用于肾性蛋白尿。

【验方 11】（张勤，2015 年 7 月 31 日）

（1）当归 10 克，生地黄 15 克，黄芪 15 克，党参 10 克，牡丹皮 10 克，炙龟甲 15 克，犀角 6 克，白茅根 10 克，炒栀子 10 克，木通 6 克，车前草 10 克，阿胶 10 克（烊化冲服），甘草 6 克。水煎，分 2 次空腹服，每日 1 剂。适用于紫癜性肾炎属湿热下注者。

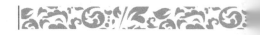

（2）生地黄 10 克，牡丹皮 10 克，当归 10 克，白芍 12 克，紫草 10 克，蝉蜕 10 克，防风 10 克，白茅根 30 克，炒蒲黄 3 克，金银花 10 克。水煎，分 2 次服，每日 1 剂。适用于紫癜性肾炎血尿明显者。

（3）白花蛇舌草 15 克，益母草 15 克，紫草 30 克，仙鹤草 15 克，野菊花 30 克，地肤子 30 克，白茅根 15 克。水煎，分 2 次服，每日 1 剂。适用于紫癜性肾炎血尿明显者。

（4）益母草 30 克，白茅根 30 克，荠菜花 15 克，金银花 10 克，连翘 10 克，大蓟、小蓟各 10 克，王不留行 12 克，三七粉 2 克（吞服）。水煎，分 2 次服，每日 1 剂。适用于紫癜性肾炎属血热夹瘀者。

【验方 12】（丹霞，2013 年 11 月 29 日）

白术 10 克，连皮茯苓 20 克，猪苓 10 克，泽泻 10 克，车前子 10 克，六一散 12 克，陈皮 10 克，厚朴 10 克，大腹皮 10 克，紫苏叶 10 克，杏仁 10 克。水煎，隔 6 小时服 1 次，每日 1 剂。有健脾利湿、疏肺导水之功效。适用于颜面或全身水肿、腹水、阴囊水肿，症见发热恶寒，咳嗽气喘，便溏，食欲不振，恶心呕吐，心悸，或伴扁桃体肿大，疮疡，苔薄白、苔白滑、苔红或苔薄黄，脉沉或滑数。

脾虚气弱，去六一散，加条参或太子参、薏苡仁、炙甘草；并发高血压，加防己；心力衰竭，倍用茯苓，加朱砂、柏子仁；气喘，加紫苏子、葶苈子、炒莱菔子；腹水，加葫芦瓢；扁桃体肿大，加板蓝根；疮疡，合五味消毒饮、土茯苓等。

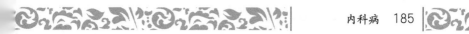

【验方13】（程怀孟，2014年1月17日）

特发性水肿多见于女性，表现为晨起面部浮肿，起床活动后下肢浮肿，经多项检查排除心、肝、肾等器质性病变，采用下方治疗效果较好。当归15克，赤芍30克，桃仁10克，红花10克，川芎10克，香附15克，泽兰15克，益母草30克，牛膝15克，车前子15克（包煎）。水煎，分2次服，每日1剂。

【验方14】（胡佑志，2014年5月2日）

玉米须20克，厚朴花2克，白茅根10克。共剪碎，用沸水冲泡，代茶频饮，每日1剂。可利尿消肿、行气消胀。适用于水肿。

【验方15】（岭南，2014年5月9日）

茯苓30克，泽泻25克，猪苓25克，大腹皮20克，草果10克。水煎服，每日1剂，5日为1个疗程。可用于各种原因引起的重症水肿，症见腹部胀大，闷胀不舒，小便减少，大便溏烂，舌苔厚腻，脉细沉等。

【验方16】（吴明，2014年11月28日）

（1）急重症水肿。二丑250克，沉香60克，琥珀30克，甘遂260克。共研碎末，制成绿豆大小的丸。每次10～50丸，温开水送服，2～3日服1次。

（2）水肿。炒二丑3～10克，研细末，每次1～2克，温开水送服，每日1次或隔日1次。或二丑40克，炒茴香10克，制香附20克，共研细末，每晚睡前生姜汤调服3～6克。

（3）肝硬化腹水。二丑240～260克（研末），生姜、葱白汁

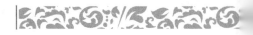

20 毫升, 红糖 20 克, 拌匀后清蒸搓丸 (如拇指大小), 晾干。每次服 1 丸, 每日 2 次。

(4) 急性肾炎、缩窄性心包炎水肿。二丑 (研末) 120 克, 生姜 500 克 (捣烂绞汁), 大枣 60 克 (煮软去核), 红糖 120 克。混匀, 用文火蒸 1 小时制成膏状。每次 1 汤匙, 每日分早中晚 3 次服。

尿路感染

【验方 01】(程怀孟, 2014 年 4 月 11 日)

(1) 金银花 30 克, 茯苓 20 克, 车前子 20 克, 牛膝 12 克, 紫花地丁 30 克。水煎服, 每日 1 剂。适用于肾盂肾炎。寒热往来, 加柴胡、黄芩; 恶心、呕吐, 加姜半夏、藿香; 腰痛甚, 加杜仲、川续断; 大便秘结, 加大黄。

(2) 白茅根 30 克, 益母草、车前草、金钱草、墨旱莲、地锦草、萹蓄各 20 克, 蒲公英、山栀子、黄芩各 15 克, 竹叶、甘草各 10 克。水煎服, 每日 1 剂, 10 日为 1 个疗程。适用于急性尿路感染, 症见发热、腰痛、尿频、尿急、尿痛、尿血。

【验方 02】(蒋振民, 2017 年 10 月 20 日)

黄芩、泽泻、车前子、木通各 12 克, 茯苓、金钱草、生地黄、玄参各 15 克, 蒲黄 6 克, 海金沙、甘草各 10 克, 滑石 30 克。水煎, 分 2 次服, 每日 1 剂, 连服 5～7 日。适用于急性肾盂肾炎。伴发热, 加金银花 15 克、黄柏 15 克; 伴血尿, 加茅根 15 克, 大蓟、小蓟各 10 克。

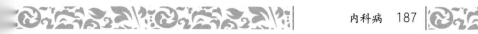

【验方03】（玉凤花，2014 年 5 月 30 日）

（1）马蹄金 3 克（研末），鸡蛋 1 个，白糖少许。用麻油烤成饼，早晚各服 1 次。适用于肾盂肾炎。

（2）金丝草 15 克，海金沙 15 克，金钱草 45 克。水煎，分 3 次服，每日 1 剂。适用于肾盂肾炎。

（3）韩信草 30 克，紫花地丁 30 克，积雪草 15 克，车前草 15 克。水煎服，每日 1 剂。适用于肾盂肾炎。

【验方04】（唐崇茂，2013 年 8 月 23 日）

太子参 16 克，白术 12 克，茯苓 12 克，百部 10 克，桑寄生 18 克，太阳草 16 克，车前草 16 克，甘草 5 克。水煎服，每日 1 剂。适用于慢性肾盂肾炎。

【验方05】（郭旭光，2013 年 3 月 1 日）

尿路感染属中医学"淋证"范畴。一般以小便频数、淋漓不尽、尿道涩痛、小腹拘急疼痛为主要临床表现。中医认为，本病多由湿热下注，侵犯肾与膀胱，下焦气化不利所致。以下介绍几则行之有效的茶疗方。

（1）绿茶 6 克，萹蓄 10 克。萹蓄水煎 3 次，去渣取液，再用药液冲泡绿茶饮用，每日 1 剂。

（2）茶叶 3 克，干桃花 6 克。沸水冲泡，代茶饮，每日 1 剂。

（3）绿茶 3 克，滑石 35 克，甘草 5 克。滑石、甘草水煎 10 分钟，取药液冲泡绿茶饮用，每日 1 剂。

（4）绿茶 6 克，白花蛇舌草 15 克。白花蛇舌草水煎 10 分钟，取药液冲泡绿茶饮用，每日 1 剂。

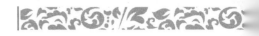
【验方06】（潘东曙，2016年10月7日）

仙鹤草50克，通草10克，马鞭草15克，凤尾草15克，车前草15克。水煎，代茶饮，每日1剂，连服1个月。适用于尿路感染。

【验方07】（伍振云，2016年1月9日）

尿路感染常见尿频、尿急、尿痛等症状，严重者甚至尿血，可用以下粥疗方。

（1）青小豆粥。青小豆30克，小麦粒50克。先浸泡4小时，用常法熬稀粥服食，每日1次，连服3日。对尿频、尿急有良效。

（2）绿豆粥。绿豆30克，粳米50克。一起熬成稀粥服食，每日1～2次，连服5日。对尿路感染引起的尿频、尿急、尿痛有良效。

（3）大麦粥。生大麦100克，粳米30克。一同熬粥服食，每日1剂，连服5日。对尿路感染引起的小便淋漓涩痛有良效。

（4）黄花菜粥。干黄花菜10克。泡软后与粳米50克一同熬粥服食，每日1次，连服7日。对尿路感染引起的小便短赤、腰酸有良效。

（5）竹叶粥。淡竹叶10克，粳米50克。一同煮粥，待温后食用，每日1次，连服5日。对尿频、尿痛有良效。

（6）小蓟粥。粳米50克。先熬粥，将熟时加入鲜小蓟50克（洗净切碎）再煮5分钟即可，放凉食用。对尿痛、尿血有良效。

【验方08】（高延萍，2014年8月15日）

夏季的一个夜里，笔者夜尿呈赤红色，似洗肉水。次日清晨到医院就诊，确诊为急性尿道炎。随后在小诊所连续输液3日，症状未减，甚者排尿时尿道灼痛，用下方治疗。西瓜1个，用刀削下

1个瓜盖，剥几粒大蒜放进瓜瓤里，盖上瓜盖，上锅蒸10分钟，取出同服瓜瓤和大蒜，夜晚睡前服，服后即睡。半夜如厕，排尿十分舒畅，灼痛感消失，小便恢复清黄色，一连观察几日小便均正常而告愈。

【验方09】（杨吉生，2014年4月25日）

（1）车前草、金钱草、墨旱莲、地锦草、萹蓄各20克，黄芩、蒲公英、生栀子、益母草各15克，白茅根30克，甘草梢6克。水煎服，每日1剂，10日为1个疗程。

（2）木通、车前子（包煎）、萹蓄、瞿麦、滑石、大黄、栀子各10克，甘草梢6克。水煎服，每日1剂。

（3）小蓟30克，生地黄15克，炒蒲黄、藕节、木通、栀子、滑石各10克，竹叶、当归、甘草各6克。水煎服，每日1剂。血尿明显可选用。

（4）草薢、茯苓、丹参各20克，石菖蒲、黄柏、车前子（包煎）、白术各10克，莲子心3克。水煎服，每日1剂。小便混浊可选用。

适用于急性尿路感染。

【验方10】（吴明，2014年5月30日）

车前草100克，猪肾250克。车前草洗净，加水入锅，武火煮沸后，改文火煮15分钟，去渣留汤，猪肾洗净剖开，切片，放入汤内煮熟即可，调味服食。服用时多饮水，忌辛辣刺激食物，连服7～10日。适用于尿路感染。

【验方 11】（广明医，2013 年 5 月 31 日）

（1）地榆、车前子、白花蛇舌草各 30 克，琥珀、木通、黄柏、石榴皮各 10 克，白茅根、石韦、瞿麦、金银花、地肤子各 15 克，甘草 5 克。水煎服，每日 1～2 剂。适用于急性肾盂肾炎。

（2）金银花 30 克，蒲公英 30 克，白花蛇舌草 30 克，石韦 30 克，金樱根 30 克，土牛膝 30 克，山栀子 30 克。水煎服，每日 1 剂。适用于尿路感染，症见小便频数短涩，灼热刺痛，色黄赤，舌红、苔黄腻，脉濡数。

（3）荷叶 12 克，枣树皮 12 克，豆豉 12 克，半夏 6 克，枳壳 6 克，没药 6 克，通草 3 克，白醋 10 毫升（冲服）。水煎，分 2 次服，每日 1 剂。适用于尿路感染。

（4）丝瓜络 100 克，白醋、蜂蜜各 10 毫升。水煎丝瓜络取汁，加白醋、蜂蜜调匀，分 2 次服，连服 3 日。适用于尿道炎。

（5）侧柏叶、柳叶各 15 克，白醋 10 毫升（冲服）。水煎，分 2 次服。适用于尿路感染。

（6）三白草、白花蛇舌草各 50 克，车前草、金钱草、鱼腥草各 20 克，蒲公英、金银花、白茅根各 30 克，白醋 20 毫升（冲服）。水煎服，每日 1 剂，10 日为 1 个疗程。适用于尿路感染，症见尿频、尿急、尿痛，尿道分泌物多等。

【验方 12】（李凤山，2013 年 2 月 22 日）

（1）山药 20 克，茯苓 10 克，白扁豆 15 克，白术 10 克，党参 10 克，鸡内金 10 克，枳壳 10 克，萹蓄 10 克，泽泻 10 克，车前子 10 克，海金沙 15 克（包煎），滑石 15 克（包煎）、金钱草 10 克，甘草 10 克，白及 15 克，三七粉 3 克（冲服），珍珠粉 3 克（冲服）。水煎，分早晚 2 次服，每日 1 剂，15 日为 1 个疗程，2 个疗

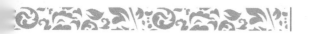

程可收良效。每个疗程可间隔5～7日。

（2）白及20克，三七20克，珍珠20克，血竭20克。共研细末，用米汤冲服，每次3克，每日1次。

（3）取（2）方的散剂20克，加白芷粉10克、吴茱萸粉10克、细辛粉10克、麝香1克，用精制麻油调成糊状。每次取指甲盖大小的1份，填敷神阙穴，每3日换药1次。

以上方剂可单用或组合使用，曾治疗多例，疗效良好。适用于乳糜尿、乳糜血尿。

尿路结石

【验方01】（张勤，2015年1月2日）

尿路结石属中医学"石淋"的范畴，中医认为湿热下注煎熬尿液，结为沙石，沙石不能排出，阻塞尿道，损伤肾及输尿管，故见尿痛、尿不畅、血尿。治宜清热利湿、化石通淋、止血消肿。方用海金沙20克（分次冲服），鱼脑石10克（研末冲服），金钱草60克，石韦30克，牛膝18克，鸡内金30克，王不留行18克，车前子30克，滑石40克，甘草6克。水煎，分3次服，每次250～400毫升，每日1剂，10日为1个疗程，连服2个疗程。方中海金砂、鱼脑石、石韦、金钱草清热利湿、利尿通淋、消石排石；车前子利尿通淋、清热解毒；鸡内金通淋化石，加快排石；滑石性滑利窍，善于清泄膀胱之热结而通利水道；牛膝、王不留行活血、行气、止痛，缓解结石排出的疼痛；甘草益气补中，调和诸药。全方共奏清热利湿、化石通淋、止血止痛之功效。适用于尿路结石。

年老体虚、久病，加党参10克、黄芪20克，熟地黄10克；热淋湿重，加生地黄15克、苦参10克、蒲公英10克、玄参10克；

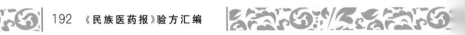
痛重欲便、大便稀溏，加云茯苓 15 克、炒白术 10 克、泽泻 10 克、川厚朴 10 克、莱菔子 10 克；体壮、大便燥秘，加芒硝 5 克、大黄 10 克；结石位于上段，加滑石至 60 克，加猪苓 15 克、炒泽泻 10 克；结石近下段、有肾积水，加芒硝、海浮石各 15 克，白芍 10 克；血尿、淋重、阴茎痛，加生蒲黄 15 克、琥珀粉 10 克、炒栀子 10 克，没药 15 克。

【验方 02】（齐小伟，2018 年 9 月 28 日）

（1）芒硝 12 克，南沙参 60 克，乳香 12 克，冬葵子 30 克，萹蓄 45 克，石韦 18 克，紫苏梗 10 克，海金沙 30 克，牛膝 18 克，甘草 10 克。水煎服，每日 2 次。适用于尿路结石。

（2）淡附片 10 克，威灵仙 10 克，三棱 10 克，莪术 10 克，牛膝 10 克，海金沙 10 克，金钱草 15 克，黄毛耳草 30 克。水煎，分 2 次服，每日 1 剂。适用于尿路结石。症见腰痛伴尿频、面色苍晦、腹部胀痛、畏寒汗出、小便作痛并淋漓不畅。

【验方 03】（蒋振民，2019 年 10 月 18 日）

制附子 10 克（先煎），白芍、红参、干姜、郁金、海金沙、鸡内金各 10 克，茯苓、金钱草各 30 克，白术 20 克，炙甘草 6 克。浸泡 1 小时，制附子先煎 30 分钟，再加入诸药，武火煎沸，改文火煎 20～30 分钟，倒出药液，加水如上述煎法再煎第 2 次，合并药液，分 2 次早晚饭前 1 小时温服，每日 1 剂。适用于尿路结石。

【验方 04】（郭亚维，2019 年 2 月 8 日）

附子 5 克（先煎），肉桂、花椒各 3 克，补骨脂、续断、黄精各 10 克，泽泻 15 克，车前子、女贞子、车前草各 30 克。水煎，

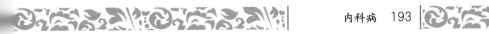

分 2 次服，每日 1 剂，30 日为 1 个疗程。适用于尿路结石伴肾积水。

【验方 05】（吴明，2016 年 9 月 23 日）

黄芪、金钱草各 30 克，丹参、鸡内金、巴戟天各 15 克，川芎、桃仁、泽泻、石韦各 12 克，三棱、莪术各 10 克。水煎 2 次，合并药液，分 2 次服，每日 1 剂，连服 21～30 日。适用于肾结石。

【验方 06】（福如海，2016 年 9 月 30 日）

制附子 15 克，巴戟天 15 克，鹿角 30 克，仙茅 30 克，黄柏 20 克，知母 20 克，白术 20 克，牛膝 20 克，肉桂 10 克，甘草 5 克，车前子 30 克。水煎服，每日 1 剂，10 日为 1 个疗程。有补肾阳、促排石之功效。适用于肾结石日久不愈，寒凉伤肾，阳气不足。症见面色苍白，肌肤虚浮，恶寒低热往来不止，腰部沉重酸痛，少腹拘急，小便频数不畅，舌淡、苔白滑，脉沉细无力等。

【验方 07】（李圣兵，2016 年 2 月 6 日）

急性子 15 克，王不留行 15 克，川郁金 30 克，威灵仙 30 克，枳壳 15 克，石韦 30 克，生鸡内金 10 克。水煎，分 2 次服，每日 1 剂。适用于尿路结石。结石直径均小于 1 厘米者，连续服用本方，一般 3 个月内可排出结石。

【验方 08】（古月，2017 年 4 月 28 日）

鸡内金味甘、性平，有健胃消积、涩精止遗、化结石之功效，可用于治疗以下结石病。

（1）尿路结石。鸡内金适量，炒黄研细粉，每次 5 克，用淡盐水 400 毫升送服，每日 3 次；或鸡内金烘干，研细粉，每次 10 克，

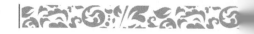

每日 3 次，茶水送服。

（2）肾结石。鸡内金适量，烤干后研细粉，装瓶备用。使用时，将鸡内金粉 15 克倒入杯内，冲入沸水 300 毫升，浸泡 15 分钟后饮服，每日 1 次。

（3）胆结石。鸡内金 60 克，鱼脑石 15 克，郁金 20 克，生大黄 10 克。共研细粉，每次取药粉 4 克，饭后用温开水送服，每日 3 次，30 日为 1 个疗程，一般服 2～4 个疗程可取得疗效。

（4）胃结石。鸡内金粉 10 克，饭前 1 小时用温开水送服，每日 3 次，连服 1 个月。

【验方 09】（赵平，2017 年 7 月 7 日）

金钱草 90 克，乌药 30 克。加水 1 升，武火煎沸后，再用文火煎 30 分钟。分早晚 2 次服。适用于肾结石。若速服 3 日未见效，应及时到医院就诊。

【验方 10】（张勤，2017 年 9 月 8 日）

酒大黄 10 克，芒硝 10 克，枳实 10 克，厚朴 10 克，金钱草 10 克，海金沙 30 克，鸡内金 15 克，王不留行 10 克，车前草 10 克，木通 10 克，泽泻 15 克。水煎，分 2 次服，每日 1 剂。适用于尿路结石。

【验方 11】（庆森，2015 年 4 月 24 日）

（1）鲜透骨消 50～100 克（干品减半）。水煎，分 2 次空腹服，或半饥半饱服，每日 1 剂，一般服 2 剂即可见效。适用于尿路结石。

（2）大黄 10～15 克，熟附子 10 克，细辛 5 克。水煎服，每日 1 剂，3～5 剂即可见效。适用于尿路结石。

【验方 12】（范代冲，2014 年 9 月 7 日）

肾绞痛大多由结石梗阻于肾或尿道所致，湿热气血交阻，加之解痉药使用过量，如阿托品、杜冷丁、654-2 等，容易引起肠蠕动减弱，腹胀，大便不通，致使肠道燥粪排泄障碍，以及疼痛引起脏腑功能紊乱，二者使脏腑气化功能失常，粪便浊气积滞肠道，邪热内蕴，侵于肾及尿道、膀胱而出现肾绞痛。腑气不通，邪无出路，不通则痛，故屡用西药解痉止痛疗效甚微。用中药小承气汤加减，治疗内热蕴结，大便不通的腑实证而引起的肾绞痛，效果很好，一般 2～3 日便通痛止。

大黄 5 克（后下），枳实 15 克，青皮 15 克，延胡索 15 克，大腹皮 15 克，乌药 10 克，生地黄 12 克，桃仁 12 元，白芍 30 克，川楝子 10 克，甘草 10 克。水煎，分早晚 2 次服，每日一剂。适用于肾绞痛。便秘甚，加芒硝 10 克（冲服）；血尿，加大蓟、小蓟各 30 克，石韦 20 克，白茅根 30 克；气阴两虚，加党参 20 克、天冬 15 克、五味子 10 克。

【验方 13】（胡佑志，2013 年 12 月 27 日）

（1）柠檬所含的柠檬酸盐可绑定尿液中的钙，防止钙形成结石，还能防止更多结石的形成。每日取 120 毫升柠檬汁，以柠檬汁与水 2：1 的比例混合饮用，有良好的防治肾结石的作用。

（2）核桃性温，味甘，无毒。有健胃补血之功效。对肾虚引起的肾结石或失眠有治疗作用。菜油 500 毫升倒入锅内，用文火烧热，再将碎至米粒大小的核桃仁 500 克与冰糖 500 克一起倒入锅内，搅拌均匀后食用。每日早晚各服 1 次，连服 3 个疗程对肾结石有良效。

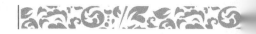

【验方 14】（李仲英，2013 年 10 月 18 日）

茯苓 10 克，大血藤 10 克，苎麻根 10 克，干地龙 6 克，萹草 15 克。水煎 3 次，合并药液，分 3 次饭前温服。3 日服 1 剂，一般服 5～7 剂可愈。适用于尿路结石。

【验方 15】（张立华，2013 年 4 月 26 日）

生黄芪 30 克，潞党参 30 克，金钱草 30 克，鸡内金 30 克，车前子 15 克，冬葵子 12 克，石韦 12 克，海金沙 15 克，白茅根 20 克，瞿麦 10 克，滑石 15 克，延胡索 10 克，杜仲 10 克，枳壳 10 克。水煎服，每日 1 剂，连服 15 日为 1 个疗程。适用于肾结石。平时要多饮水，每日至少饮水 1500～2000 毫升。

【验方 16】（广明医，2013 年 6 月 28 日）

柴胡 30 克，赤芍 30 克，延胡索 15 克，乌药 30 克，牛膝 30 克。水煎服，每日 1 剂。适用于肾结石引起的肾绞痛。若伴尿血，酌加三七、益母草、大蓟、苦参等。

【验方 17】（尚学瑞，2013 年 7 月 26 日）

（1）肾结石。郁金 40 克，金钱草、滑石、海金沙各 30 克，车前子、鸡内金各 25 克，大黄 15 克。水煎服，每日 1 剂。

（2）输尿管结石。郁金 25 克，生地黄、金钱草各 20 克，鸡内金 15 克。水煎服，每日 1 剂。适用于尿路结石。

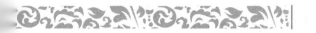

肾积水

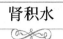

【验方 01】（宁大夫，2015 年 4 月 17 日）

乌梅 30 克，泽泻 20 克。水煎 2 次，合并药液，每日上午 9 时顿服，每日 1 剂，20 日为 1 个疗程。有行气利水之功效。适用于腰背胀痛，小便不利，舌淡红、苔薄白，脉沉弦，造影和 B 超检查诊断为肾盂积水。

【验方 02】（胡佑志，2016 年 1 月 2 日）

金钱草、海金沙、川楝子各 15 克，王不留行、石韦、川牛膝、猪苓、冬葵子、泽泻、郁金各 10 克。水煎，分 3 次服，每日 1 剂。适用于肾积水。

【验方 03】（任纪海，2014 年 1 月 31 日）

炒葶苈子 15 克，木通、车前子、山栀子各 10 克，大黄、甘草各 6 克，瞿麦、萹蓄各 20 克，滑石 30 克，水煎，分 2 次服，每日 1 剂。适用于肾积水。

小便不利

【验方 01】（唐崇茂，2013 年 8 月 30 日）

黄芪（蜜炒）8 克，陈皮（去皮）4 克，甘草 2.4 克。加水 500 毫升，煎取药液 300 毫升服用，对老年人尿闭有较好的疗效。

【验方 02】（寒玉，2015 年 7 月 17 日）

木通 10 克，川芎 15 克，盐少许。研末混匀，加黄酒调成糊

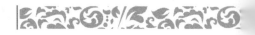

状，贴于脐部，纱布覆盖，胶布固定。适用于癃闭。一般敷后约30分钟见效。

【验方 03】（蒋振民，2013 年 5 月 24 日）

淡竹叶、桔梗各 10 克。冲泡沸水 300 毫升，加盖闷 20 分钟，每隔 3 小时服 1 次，每日 1 剂。适用于老年人尿闭。

【验方 04】（小宇宙，2013 年 6 月 7 日）

洗净的向日葵花盘 50 克（连茎尤佳），水煎 200 毫升，每日分 2 次服，2 周为 1 个疗程。或用洗净的向日葵花盘加适量绿茶煎汤，代茶饮。适用于小便不利，向日葵花盘性温，味甘，无毒。有通淋解毒、利尿消肿之功效。对前列腺肥大及前列腺炎等导致的小便困难有良效。常饮即可见效。

【验方 05】（伍振云，2016 年 1 月 2 日）

尿潴留属中医学"癃闭"的范畴，以排尿困难，甚至小便闭塞不通为主要表现，多因肾气固摄失司，膀胱气化不利，三焦通调水道失常所致，用中医外治法可获得良好的疗效。

（1）按摩法。取仰卧位，在曲骨穴（小腹部，由肚脐从上往下推，可触摸到一个拱实骨头，这块骨头就是耻骨，在这个拱形边缘中点的位置就是曲骨穴）上撒少许滑石粉，每日按摩 50～100 次，可以很好地缓解前列腺压力，解决尿频、尿急、尿不通等问题。

（2）艾灸法。艾条灸中极、三阴交、足三里、天枢、关元、阴陵泉等穴位，每次 5～10 分钟，7 日为 1 个疗程。如在关元、中极、腰阳关、次髎穴上温灸 15 分钟后，配合拔火罐，留罐 15 分钟效果更好。对肛肠术后尿潴留有良效。

（3）脐疗法。食盐 30～40 克填满脐孔及周围，纱布在热水中浸温后拧干，折叠敷于脐部，盖棉垫保温，每 3～5 分钟更换 1 次纱布（保持纱布温度，同时注意避免烫伤）。或取小茴香 100 克、粗盐粒 500 克，炒热后放入布袋，热敷脐部，可解除膀胱括约肌及尿道痉挛，使尿路畅通，促进尿液排出。

（4）敷足法。白矾 30 克，研末，加米醋适量拌为糊状，敷于双足底的涌泉穴，30 分钟后洗去。每日 1 次，连敷 3～5 日。

（5）熏洗法。

①芒硝、益母草、天花粉各 30 克，大黄、白芷、艾叶、车前草各 10 克。煎取药液约 2000 毫升，倒盆内，先坐盆上熏蒸，水温稍降后用毛巾浸药液洗会阴部。每日 1 次，用药 10～20 日，可使尿路梗阻症状明显改善。

②仙茅、杜仲、益智仁、蛇床子、牛膝、泽兰、黄柏、透骨草各 30 克。水煎取液，熏洗阴部 30 分钟，每日 2 次，30 日为 1 个疗程。此法对缓解前列腺增生所致的尿潴留有较好的效果。

（6）灌肠法。黄柏、炒桃仁、牡丹皮各 10 克，夏枯草、当归、益母草各 15 克。水煎 2 次，合并药液，浓缩至 250～300 毫升，药液温度在 35～37 ℃时保留灌肠 2 小时，每日 1 次。此法对小便点滴而下的尿潴留疗效尤佳。

【验方 06】（马宝山，2016 年 4 月 16 日）

肉桂 30 克，升麻 15 克，研细末，同麝香 0.3 克拌匀，制成药兜佩戴在小腹上。每 5 日换药 1 次，每晚用热水袋敷药兜 15～30 分钟。适用于前列腺肥大压迫尿道引起的尿潴留。

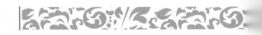

【验方07】（古月，2019年3月1日）

车前子100克，冰片20克。共研末，装瓶备用，用时取药粉15克，加入适量面粉，用水调成糊状，外敷于中极穴（前正中线上，脐下4寸），一般用药5～10分钟小便可通，无效时可重复用药。对前列腺肥大、慢性前列腺炎引起的急性尿潴留有良效。

【验方08】（郑玉平，2019年2月1日）

小茴香7克（盐炒），金樱子10克，制附子10克，益智仁12.5克，炒山药15克，补骨脂15克，泽泻12.5克，山茱萸15克，黄芪15克，炙甘草10克。水煎2次，煎取药液300毫升，分早晚2次温服，每日1剂。有温阳补肾、益气缩泉之功效。适用于前列腺肥大，中老年人每遇天冷感寒，小便清长、频数，或尿急，或伴有腰部酸软疼痛，手足厥冷。

【验方09】（大志，2015年9月25日）

冬瓜皮50克，黄芪100克，甘草30克。加水2500～3000毫升，水煎，滤取药液，先趁热熏蒸，然后坐浴。每次坐浴15～20分钟，每日1剂，用2～3次。适用于尿潴留。连续熏蒸坐浴2～3日后，一般可自主排尿。

尿多、尿频

【验方01】（圣朱，2013年3月22日）

（1）加减三因鹿茸丸。熟地黄15克，炙黄芪12克，五味子6克，怀山药30克，麦冬18克，山茱萸10克，玄参18克，补骨脂10克，茯苓4.5克，川牛膝4.5克，地骨皮6克，人参4.5克，炒鸡内金粉 3 克（分 2 次冲服），鹿茸粉 1 克（分 2 次冲服）。水煎 2 次，煎取药液 400 毫升，分 2 次服，每日 1 剂，每周服 6 剂。适用于尿崩症。

（2）固脬方。黄芪 30 克，升麻 6 克，葛根 20 克，天花粉 15 克，桑螵蛸 15 克，煅牡蛎 30 克，五味子 12 克，炒白术 10 克，陈皮 6 克，甘草 6 克。水煎服，每日 1 剂。适用于尿崩症。

【验方 02】（福如海，2019 年 10 月 4 日）

生地黄 200 克，地榆 300 克。水煎，代茶饮，口渴即少量慢饮。每日 1 剂，10 日为 1 个疗程。有补阴精、清内热之功效。适用于尿崩症。症见尿频、尿多而无尿痛，血糖无异常。

【验方 03】（丁树栋，2017 年 2 月 24 日）

（1）雄鸡肠 1 具，洗净，焙干研粉，用桑螵蛸 15 克煎汤送服，每日 1 剂。适用于肾虚尿频。

（2）核桃仁 15 克，益智仁 12 克，山药 20 克。水煎，分 2 次服，每日 1 剂。适用于肾虚尿频。

（3）补骨脂 12 克，鱼鳔 20 克。共煮汤，汤沸 30 分钟后，调味即可饮汤食肉，每日 1 剂。适用于肾虚尿频。

（4）炒山药 20 克，益智仁 15 克，五味子 10 克。水煎，分 2 次服，每日 1 剂。适用于肾虚尿频。

（5）韭菜子、菟丝子、五味子、女贞子、覆盆子、枸杞子各等分。共研细末，炼蜜为丸，每丸重 10 克。每次 1 丸，每日 3 次，用温开水送服。适用于肾虚尿频。

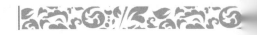

【验方 04】（胡佑志，2016 年 4 月 9 日）

（1）泽泻、当归、龙胆草、生地黄、柴胡各 8 克，甘草 5 克，熟地黄、黄芩、山栀子各 10 克，乌药、益智仁、桑螵蛸各 12 克。水煎，分 3 次服，每日 1 剂，7 日为 1 个疗程。适用于膀胱过度活动症。膀胱过度活动症是一种以尿急为特征的综合征，常伴有尿频和夜尿症状，可伴或不伴急迫性尿失禁，严重影响患者的日常生活和社会活动。

（2）生姜 80 克，去皮洗净，大枣 100 克，加水 500 毫升，煎煮 10～15 分钟，滤取药液，加白糖适量，代茶饮，一日饮完。3 日 1 剂，连服 15 日为 1 个疗程，连用 1～2 个疗程。适用于老年人尿频。

（3）柴胡、黄芩、法半夏、党参、猪苓、茯苓、白术、生姜各 10 克，桂枝、泽泻各 10 克，大枣 3 枚，炙甘草 6 克。水煎，分 3 次服，每日 1 剂，连服 7 剂。适用于成人神经性尿频。

【验方 05】（蒋振民，2016 年 4 月 30 日）

生大黄（后下）、车前草、茯苓、山药、泽泻、川黄连、白术各 10 克，党参、黄芪各 20 克，生甘草 8 克。水煎，分 3 次服，每日 1 剂，5 日为 1 个疗程。适用于老年人尿频。

【验方 06】（刘国应，2017 年 12 月 22 日）

党参、茯苓、益智仁、金樱子、桑螵蛸、车前子（包煎）、菟丝子、补骨脂、山茱萸各 10 克，白术、甘草各 6 克，山药 12 克。水煎服，每日 1 剂，7 日为 1 个疗程。适用于小儿神经性尿频。一般服 1～2 个疗程可痊愈。

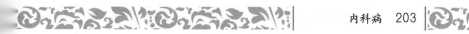

【验方 07】（鲁莱光，2013 年 3 月 1 日）

生地黄、熟地黄、山药各 15～30 克，龟甲、甘草各 15～60 克，党参 9～15 克，黄连、黄柏各 3～10 克，羚羊角 1～2 克（另煎，兑服）。每日 1 剂，每剂煎 4～6 次，取 500～2000 毫升药液，一昼夜分 4～6 次服完。适用于尿崩症。病情稳定后，可每日服甘草粉 2 次，每次 3 克，连服 1 个月。

【验方 08】（古月，2018 年 8 月 17 日）

巴戟天 20 克，肉苁蓉、覆盆子各 100 克。共研细粉，装瓶备用。每次取药粉 4 克，小儿 2 克，温水送服，每日 2 次。适用于夜尿。

【验方 09】（梁庆森，2014 年 8 月 29 日）

人参 5 克（另服），白术 10 克，当归 6 克，酸枣仁 6 克，山茱萸 7 克，益智仁 6 克，白芍 7 克，山药 10 克，桑螵蛸 8 克，甘草 3 克。水煎 2 次，合并药液，分早晚 2 次服，每日 1 剂，连服 5～10 剂。适用于老年人夜尿多。可配合服用中成药缩泉丸、金匮肾气丸。

【验方 10】（郑玉平，2018 年 12 月 14 日）

金樱子 10 克，炮附子 10 克，益智仁 12.5 克，炒山药 15 克，补骨脂 15 克，泽泻 12.5 克，山茱萸 15 克，黄芪 15 克，炙甘草 10 克。水煎 2 次，煎取药液 300 毫升，分早晚 2 次温服，每日 1 剂。有温阳补肾、益气缩泉之功效。适用于中老年人每遇天冷感寒即尿清长、频数，或尿急，或伴腰部酸软疼痛，手足厥冷。

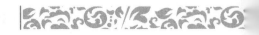

尿失禁

【验方 01】（梁兆松，2013 年 9 月 20 日）

中医认为，尿失禁为膀胱气化功能失常，津液不能内藏所致。膀胱与肾相表里，膀胱之气化需肾气蒸腾，肾气不足则膀胱虚寒，约束失职，故小便出而不禁。老年人肾气已亏，关门不固，故常见此病。笔者自拟固肾缩泉汤治疗老年人尿失禁，一般用药 5～10 剂即可治愈。泽泻 15 克，茯苓 20 克，五味子 10 克，熟附子 10 克，补骨脂 10 克，菟丝子 15 克，覆盆子 10 克，桑螵蛸 15 克，益智仁 10 克，山茱萸 10 克。水煎 2 次，合并药液，分早晚 2 次服，每日 1 剂。有益气补肾、温煦膀胱、固涩缩泉之功效，使膀胱收缩有力、开阖有度，失禁自愈。

【验方 02】（蒋振民，2017 年 8 月 4 日）

（1）补骨脂、五倍子、肉豆蔻、五味子各 10 克，吴茱萸 5 克。共研细末，用食醋调成糊状，敷于脐部，外用纱布覆盖，胶布固定，保留 24 小时。隔日 1 次，10 日为 1 个疗程。适用于老年人尿失禁，连用 3 个疗程可明显改善症状。

（2）党参、肉苁蓉、川续断、巴戟天、桑螵蛸、沙苑子各 15 克，肉桂 5 克，茯苓、菟丝子各 20 克，黄芪、山药各 30 克，益智仁 12 克。水煎 2 次，合并药液，分早晚 2 次服，每日 1 剂。适用于感应性溢尿症。

尿　血

【验方01】（陆炳生，2013年6月21日）

黄柏8克，金银花8克，半枝莲6克，滑石18克，大蓟8克，小蓟8克，车前草12克，山栀子12克，延胡索10克，甘草3克，白茅根8克。水煎服，每日1剂，3剂可见效。适用于尿血尿痛。

【验方02】（敬淑艳，2015年1月2日）

（1）白茅根100克，加水1200毫升，煎取药液500毫升，6小时服1次。每日1剂。

（2）小蓟30克，蒲黄6克（包煎），藕节10克，生地黄12克，侧柏叶10克，白茅根12克，栀子7克，竹叶3克。水煎服，每日1剂。适用于尿血。

【验方03】（朱时祥，2013年11月29日）

（1）生地黄30克，白茅根20克，小蓟12克，牡丹皮10克。水煎3次，合并药液，分3次服，每日1剂，3～5剂可见效。适用于尿血。症见色鲜红，尿道有灼热感。

（2）炙龟板25克（先煎），墨旱莲15克，黄柏6克。水煎3次，合并药液，分3次服，每日1剂，连服5～10剂。适用于尿中带血，腰膝酸软，手心、足心发热。

（3）黄芪15克，龟板胶、阿胶各3克。黄芪水煎取汁，龟板胶、阿胶烊化后，与黄芪汁调匀服用。每日1剂，连服10剂。适用于尿中带血，头晕，乏力气短，腰膝酸软。

（4）新鲜白茅根120克，水煎2次，合并药液，分2次服，每日1剂，10日为1个疗程。适用于尿血。

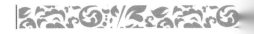

【验方04】（唐崇茂，2013年7月12日）

海金沙5克，金钱草32克，砂仁3克，仙鹤草20克，车前草炭16克。水煎服，每日1剂。适用于尿路结石引起的血尿。

乳糜尿

【验方01】（张大夫，2015年12月25日）

乳糜尿属中医学"膏淋"的范畴，现代医学认为该病由丝虫病、泌尿系感染或前列腺炎等引发。西药治疗效果欠佳，中药治疗则有良效。

（1）射干25克，水煎，分3次服，每日1剂。病程长，加川芎10克、赤芍12克；解乳糜血尿，加生地黄15克，仙鹤草15克。

（2）霜桑叶30克，冷水浸泡60分钟，水煎2次，合并药液，分早中晚3次服，每日1剂，1个月为1个疗程。

（3）5～10岁者，玄参21克，煎取药液80毫升；11～16岁者，玄参33克，煎取药液200毫升；17岁以上者，玄参51克，煎取药液200毫升。各年龄组的药液均分4～5次温服，每日1剂。

（4）鲜芹菜120克，去叶留根须、茎，煎水1碗服用，每日2剂，一般连服2～3日即愈。

（5）白及30克，研末，分早晚2次冲服，或分早晚2次配糯米煮粥服，每日1剂，10日为1个疗程。

（6）生山楂90克，研细末，制成蜜丸。每次服30克，每日3次，30日为1个疗程。

（7）向日葵梗心10克，煎取药液1500毫升，分早晚2次空腹服，7日为1个疗程。

【验方 02】（唐崇茂，2013 年 8 月 2 日）

党参 15 克，白术 15 克，茯苓 15 克，甘草 5 克，萆薢 32 克，百部 12 克，乌药 16 克，广木香 3 克（后下），丹参 15 克，半枝莲 32 克，桑寄生 32 克，石菖蒲 12 克。水煎服，每日 1 剂。适用于乳糜尿。

【验方 03】（张勤，2016 年 1 月 9 日）

乳糜尿属中医学"膏淋"的范畴。中医认为该病系温热下注、中气不足、脾肾两虚所致，分型辨治疗效好。

（1）湿热下注型乳糜尿。症见乳糜尿持续不断，伴有尿血、尿涩、腰酸，发热，舌红、苔黄腻，脉涩。治宜清热祛湿。方用萆薢 30 克，茯苓 15 克，知母 15 克，黄柏 12 克，牡丹皮 15 克，薏苡仁 20 克，山栀子 12 克，泽泻 30 克，石韦 30 克，茅根 30 克，益母草 30 克。水煎服，每日 1 剂，连服 30 剂。

（2）气虚下陷型乳糜尿。症见尿液呈乳白色，体倦乏力，气短懒言，面色苍白，舌淡、苔白，脉细弱。治宜补中益气。方用黄芪 30 克，党参 30 克，陈皮 10 克，升麻 10 克，柴胡 10 克，萆薢 30 克，龙胆草 12 克，萹蓄 15 克，当归 30 克，赤芍 30 克。水煎服，每日 1 剂，连服 30 剂。

（3）脾肾两虚型乳糜尿。症见溺如脂膏，尿中带血，纳差，体倦，腰膝酸软，失眠，舌淡、苔薄，脉弱。治宜健脾益肾。方用山药 30 克，山茱萸 15 克，黄芪 60 克，薏苡仁 30 克，党参 30 克，茯苓 15 克，菟丝子 15 克，熟地黄 15 克，莲子 15 克，肉苁蓉 15 克，萆薢 30 克，苦参 15 克。水煎服，每日 1 剂，连服 30 剂。

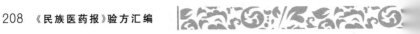

【验方04】（徐玉梅，2016年2月27日）

炒菟丝子12克，桑螵蛸10克，龟板20克，鹿角胶12克（烊化冲服），黄芪30克，党参12克，黄芩18克，萹蓄10克，当归10克，陈皮6克，墨旱莲15克。水煎，分2次服，每日1剂，5日为1个疗程。适用于乳糜尿。

【验方05】（谭家峰，2016年7月30日）

飞廉种子30克，荠菜花30克，甘草3克，玉米须15克，萹蓄15克。水煎，分2次服，每日1剂，连服3～5日。适用于乳糜尿。

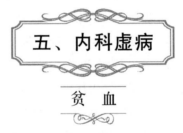

五、内科虚病

贫 血

【验方01】（戈杰，2013年3月15日）

奶参、天冬各10克，淫羊藿6克。水煎2次，合并药液，分早晚2次服，每日1剂。适用于病后体虚贫血。一般4～7剂可见效。

【验方02】（郭旭光，2015年2月6日）

干海参50克，大枣10枚，猪骨200克。加水炖服，每日1剂，10日为1个疗程。每个疗程间隔2～4日。适用于各种贫血症。

【验方 03】（岭南，2017 年 3 月 17 日）

五味子、当归、黄芪、丹参、赤芍、生地黄各 15 克，人参 10 克（另煎兑服）。水煎服，每日 1 剂。适用于再生障碍性贫血。

【验方 04】（施善葆，2017 年 5 月 26 日）

（1）龙眼肉 15 克，大枣 3～5 枚，粳米 100 克。同煮粥，温热服食。有养心补脾、滋补强身之功效。适用于贫血。

（2）新鲜羊骨 500 克，粳米 100 克。羊骨洗净砍段，加水煎取浓汤，去渣入粳米共煮成粥，每次取适量温服，10～15 日为 1 个疗程。有补肾壮骨之功效。适用于贫血。

（3）糙糯米 100 克，薏苡仁 50 克，大枣 15 枚。同煮粥，食用时加适量红糖。有滋阴补血之功效。适用于贫血。

（4）制何首乌 60 克，大枣 3～5 枚，粳米 100 克。制何首乌水煎取液，加入大枣和粳米煮粥，将熟时加入红糖适量，温服。有补铁之功效。适用于缺铁性贫血。何首乌忌铁器，煎汤煮粥时需用砂锅或陶瓷锅。

【验方 05】（韩玉乐，2017 年 11 月 3 日）

党参、炙黄芪、黄精、山茱萸、巴戟天、丹参、鸡血藤各 20 克，女贞子、淫羊藿、地黄各 15 克，龟板 30 克，鹿角胶 10 克（烊化），大枣 10 枚。水煎，分 3 次服，每日 1 剂。另取人参研粉，每次 1.5 克，分早晚 2 次吞服。有培补脾肾、益气养血之功效。适用于再生障碍性贫血。

【验方 06】（吴明，2015 年 6 月 12 日）

生黄芪、仙鹤草、仙茅、白及各 30 克，黄精、黄芩、淫羊藿、

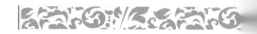

杜仲、补骨脂、鸡血藤、墨旱莲、藕节、茜草各15克。水煎取液，上午9时后服1次，下午3时后服1次，每次250~300毫升，每日1剂。适用于再生障碍性贫血。

【验方07】（梅纪能，2015年12月18日）

（1）阴阳双补汤。菟丝子、枸杞子、制何首乌、熟地黄、桑椹、麦冬各20克，肉桂6克，制附片10克。水煎，分早晚2次服，每日1剂。有阴阳双补、健脾理气之功效。适用于慢性再生障碍性贫血属阴阳两虚者。症见周身疲乏，头晕心悸，苔白腻，脉濡数。

（2）十四味建中汤。太子参、茯苓、熟地黄、肉苁蓉、黄芪各15克，白术、白芍各12克，生甘草、制附片各6克，川芎、肉桂、半夏、麦冬各10克，当归20克。水煎，分早晚2次服，每日1剂。有温补脾肾之功效。适用于慢性再生障碍性贫血属脾肾阳虚者。症见倦怠乏力，面容憔悴，面色苍黄，枯而不润，唇甲少华，舌淡胖、苔白腻，脉细。

（3）滋阴扶阳汤。生黄芪30克，白术、茯神、当归、龙眼肉、阿胶（烊化）、女贞子各12克，生地黄、熟地黄各15克，木香、炙甘草各10克，墨旱莲15克，人参粉6克（冲服），鹿茸粉1.5克（冲服）。水煎，分早晚2次服，每日1剂。有益气养血、滋阴扶阳之功效。适用于再生障碍性贫血属阴阳气血俱虚者。症见面色萎黄，乏力，头晕，耳鸣，舌淡红、苔薄白，脉细数。

（4）益气摄血汤。生晒参、淫阳藿、仙茅、阿胶（烊化）各10克，炙黄芪12克，生蒲黄（包煎）、生地黄各15克，地榆30克，三七粉1.5克（分2次吞服）。水煎，分早晚2次服，每日1剂。有益气摄血、助阳护阴、化瘀止血之功效。适用于再生障碍

性贫血属脾肾阳虚者。症见畏寒蜷缩，神情淡漠，面白憔悴，面目虚浮，皮肤可见多处紫癜。

【验方 08】（任纪海，2015 年 12 月 25 日）

（1）羊肉 500 克，黄芪、党参、当归、生姜片各 25 克，食盐少许。羊肉切成小块，黄芪、党参、当归用纱布包好，放在砂锅里，加水适量，以文火煨至羊肉将烂时，放入生姜片、食盐少许，待羊肉熟烂即可。以喝汤为主，也可吃肉。尤其适用于气血虚弱所致的各种贫血。

（2）牛筋、鸡血藤各 30 克，补骨脂 10 克，大枣 10 枚。将食材共入砂锅，加水煮至牛筋熟烂即可，食牛筋饮汤。适用于贫血。

（3）猪肚 1 个，黄芪 100 克，红糖适量。炖熟服用，每周服猪肚 1 个。适用于贫血。

（4）紫河车 1 个，猪瘦肉 250 克，大枣 20 枚，生姜数片。紫河车去筋膜，洗净，切片，与生姜同炒，再加猪瘦肉、大枣，加水炖熟加盐调味，分次食用。适用于再生障碍性贫血。

（5）糯米 300 克，赤小豆、生山药各 30 克，大枣 20 枚，莲子、白扁豆各 15 克。先将赤小豆、白扁豆煮烂，再加大枣、莲子、糯米同煮，最后将山药去皮切小块加入粥内煮熟即可，分早晚 2 次服。适用于再生障碍性贫血。

（6）羊骨 250 克，黑豆 30 克，枸杞子 20 克，大枣 20 枚。加水煮至黑豆熟烂后去羊骨，加少许食盐调味，饮汤、食大枣和黑豆。适用于再生障碍性贫血。

（7）牛骨髓、生山药各 240 克，紫河车 300 克，蜂蜜 240 克。捣匀入瓦罐中，放锅内蒸熟。每次服 2 汤匙，每日 2 次。适用于贫血。

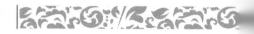

【验方 09】（唐崇茂，2013 年 6 月 28 日）

党参 24 克，白术 18 克，茯苓 18 克，当归头 16 克，熟地黄 16 克，牡丹皮 12 克，川芎 10 克，花生衣 10 克，白芍 12 克，淫羊藿 10 克，补骨脂 12 克，枸杞子 16 克，炙甘草 10 克。水煎服，每日 1 剂。有补气生血之功效。适用于地中海贫血和再生障碍性贫血。

疲劳综合征

【验方 01】（尚学瑞，2013 年 4 月 12 日）

郁金 30 克，白芍、茯苓各 15 克，当归、白术、栀子各 12 克，柴胡、香附、远志、牡丹皮各 10 克，半夏 8 克，陈皮、薄荷各 6 克，甘草 3 克。水煎服，每日 1 剂。适用于慢性疲劳综合征，可随症加减。

【验方 02】（鲁莱光，2017 年 3 月 2 日）

（1）山药 15 克，怀牛膝 15 克，杜仲 10 克，生地黄 10 克，五味子 6 克。加水 500 毫升，文火煎至 250 毫升，每晚临睡前温服。可补脾肾，对老年人虚劳损伤、消瘦乏力、腰膝酸软有很好的补养作用，且不上火。

（2）人参 90 克，刺五加 150 克，北五味子 140 克，茶叶 180 克。共研细末备用，早上、中午各服 5 克，晚上服 3 克，用适量蜂蜜水冲服。适用于疲劳综合征。5 周为 1 个疗程，可连服 3 个疗程。

手足不温

【验方 01】（李典云，2013 年 11 月 1 日）

党参 20 克，炙黄芪 30 克，炒白术、茯苓、当归、葛根、炒白

芍各 10 克，桂枝 5 克，炙甘草 6 克，细辛 2 克，大枣 10 枚。水煎服，每日 1 剂，15 日为 1 个疗程。适用于冬季手足冰冷。

【验方 02】（郭旭光，2014 年 9 月 26 日）

山茱萸 12 克，怀牛膝 18 克，山药 15 克，制附子 6 克，肉桂 3 克，鸡血藤 25 克，党参 12 克，麦冬 6 克，五味子 10 克，石菖蒲 5 克，黄芪 10 克，郁金 6 克，甘草 6 克。水煎服，每日 1 剂。适用于下肢发凉。一般服 3 剂可愈。

【验方 03】（韩玉乐，2018 年 12 月 28 日）

橘皮 6 克，干玫瑰花 3 克。开水冲泡，代茶频饮，每日 1 剂，连服 10 日。橘皮味辛、苦，性温，有理气活血之功效；玫瑰花味甘，性温，可行气通脉。两者合用，对手足发凉疗效甚好。

【验方 04】（严永和，2013 年 11 月 29 日）

（1）当归 15 克，桂枝 10 克，羊肉 1500 克。羊肉洗净切块，药材用纱布包裹扎紧，同炖后酌加调味品服食。每周 2～3 剂。有活血通脉、温肾暖脾之功效。适用于老年人下肢发冷。

（2）肉苁蓉、肉桂、当归、小茴香各 5 克，羊肉 1500 克。羊肉洗净切块，药材用纱布包裹扎紧，同炖后酌加调味品，吃肉喝汤。每周 2～3 剂。具有补肾益阳、温经散寒之功效。适用于老年人下肢发冷。

（3）肉桂、小茴香、花椒、干姜、干辣椒各 5 克，羊肉 1500 克。羊肉洗净切块，与诸药同炖熟后调味服食。每周 2～3 剂。有活血通脉、温经散寒之功效。适用于老年人下肢发冷。

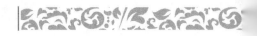

骨质疏松

【验方01】（张勤，2018年12月28日）

骨质疏松症以骨量降低及骨组织微结构破坏为特征，可导致骨脆性增加，易骨折。骨质疏松属中医学"骨痿"的范畴，中医认为，肾气虚损是本病的主要病因，其与肝、脾、肾三脏的关系最为密切。以虚证为主，也可虚中夹瘀。用中成药对该病进行分型辨治，疗效满意。

（1）肝肾阴虚型骨质疏松。症见腰膝酸软，形体消瘦，抽筋，头晕耳鸣，伴五心烦热，失眠多梦，咽干舌燥，舌红、苔少。治宜滋阴补肝肾。方用六味地黄丸（大蜜丸），10克/丸，每次1丸，每日2次，5日为1个疗程。

（2）脾肾两虚型骨质疏松。症见腰背酸，下肢痿软，神疲乏力，腰弯背驼，不能久立久行，步履艰难，食少腹胀。治宜健脾益气。方用参苓白术丸，每次6克，每日2次，4日为1个疗程。

（3）肾阴不足型骨质疏松。症见腰背酸痛或全身骨痛，下肢无力，腿脚抽筋，手足麻木，常伴有骨蒸发热及午后颧红等。治宜滋补肾阴。方用左归丸，每次10克，每日2次，7日为1个疗程。

（4）肾阳虚衰型骨质疏松。症见腰背冷痛，腿膝软弱，少气乏力，不能久坐，畏寒肢冷，夜尿频多，伴有精神萎靡、性欲减退等。治宜温补肾阳。方用右归丸或金匮肾气丸，水蜜丸每次4～5克，大蜜丸每次1丸，每日2次，5日为1个疗程。

（5）瘀血阻络型骨质疏松。症见腰背酸痛，骨痛，痛有定处、拒按，肢体痿软麻木，筋肉痉缩，可伴有脉络瘀血、皮下瘀斑或口唇爪甲晦暗等。治宜活血化瘀通络。选用血府逐瘀口服液，每日1支，5日为1个疗程。

【验方 02】（郭旭光，2018 年 9 月 28 日）

杜仲、熟地黄、鹿角胶、黄芪各 200 克，当归、延胡索、牛膝、丹参各 150 克。共研细末，每次 5 克，温开水冲服，每日 3 次，连服 3 个月。适用于骨质疏松症。

六、肢体病

风湿关节痛

【验方 01】（卢应柱，2016 年 3 月 26 日）

"痹病"是气血运行不畅，导致经络阻滞不通而出现筋骨、肌肉、关节疼痛的病证。中医所谓"通则不痛，痛则不通"，是对风、寒、湿等邪毒侵入机体，并潜伏于体内，待人体精、气、血亏虚，神疲意倦之时，即现代医学所谓"免疫功能下降，抵抗力差"时，各种疾病症状相继表现出来。现代医学称之为"风湿病"或"类风湿病"。尤以类风湿病和产褥期妇女受寒所患的风湿病最为难治。主要表现为体虚神疲、气血严重不足，天气冷热交替时疼痛反应明显，身体免疫功能严重失调。现代医学多以止痛药或激素类药治疗。现介绍以下有效方剂。

（1）寒痹。症见受寒疼痛加剧，得温痛减，天气变化时尤为明显，有"天气预报"之说。治宜温经散寒，祛风除湿，舒经通络，补养气血。

①威灵仙 20 克，四块瓦 15 克，白龙须 3 克，牛麻藤 30 克，七叶莲 20 克，中华白五味 20 克，松寄生 20 克，伸筋草 15 克，地刷子 15 克。水煎，分 3 次服，每日 1 剂。

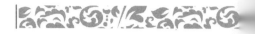

②黑威灵 30 克，桑寄生 20 克，见血飞 15 克，刺五加 20 克，大血藤 30 克，黄花倒水莲 20 克，玉带草 15 克，透骨草 20 克，鹰爪枫 20 克，松寄生 20 克，当归 20 克。水煎服，或炖鸡肉、猪脚服。气血亏虚，加黄芪 30 克、党参 20 克、当归 20 克、川芎 15 克、熟地黄 30 克、白芍 20 克；气滞血瘀，加炙乳香 15 克、炙没药 15 克；肢体麻木，加海风藤、九代仙各 10 克，桑寄生 6 克。病在上肢，加桑枝 20 克或桂枝 10 克；病在下肢，加牛膝 20 克、独活 15 克。

（2）热痹。热痹乃痹症的急性期，可见发热、肿痛或出黄汗。治宜疏经通络，活血消肿，祛风除湿，解热止痛。威灵仙 20 克，九股牛 20 克，穿山龙 15 克，木防己 30 克，土茯苓 20 克，岩陀 20 克，忍冬藤 20 克，老鹳草 20 克，草珊瑚 30 克。水煎服。

（3）行痹。现代医学称之为"游走性风湿"，疼痛游走不定，此起彼伏。中医认为"风盛为行痹"，治宜祛风为主，祛寒除湿为辅。秦艽 15 克，防风 20 克，威灵仙 15 克，两面针 20 克，五爪金龙 20 克，槟榔 20 克，路路通 20 克，桑寄生 20 克，牛麻藤 30 克，过江龙 15 克，大扁藤 20 克，千年健 20 克，七叶莲 30 克，海风藤 20 克。水煎服。

（4）类风湿性关节炎、妇女产褥期受寒所致的风湿病反复发作年久，致使体内气血虚甚，脾胃功能低下，营养缺乏，筋失所养，骨关节变形肿大，肢节强直，屈伸不利。治宜健脾健胃，补养气血，疏经通络，强筋壮骨，缓而求之，不宜急于求成。

①熟地黄 20 克，当归 15 克，川芎 15 克，白芍 20 克，白术 15 克，黄芪 30 克，党参 20 克，茯苓 15 克，红吹风 20 克，黑风藤 20 克，刺五加 20 克，威灵仙 15 克，小黑药 20 克，雷公藤 30 克，肿节风 20 克，七叶莲 20 克，寻骨风 15 克。水煎，分 3 次服，每

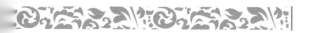

日 1 剂。

②舒筋草 20 克，伸筋草 15 克，透骨草 20 克，地刷子 15 克，海棠 20 克，穿山龙 20 克，大血藤 30 克，刺五加 20 克，五加皮 20 克，良旺茶 15 克，威灵仙 20 克，木防己 20 克，路路通 20 克，虎杖 20 克，当归 20 克。水煎，分 3 次服，每日 1 剂。

③当归 15 克，小黑药 30 克，刺五加根 20 克，七叶莲根 30 克，透骨草根 20 克，九节莲 20 克，小麻药 20 克，黄芪 30 克，党参 20 克，怀山药 20 克。炖鸡肉或猪脚服食。

中医认为"治风先治血，血行风自灭"，方用四物汤补血生血，辅以健脾健胃；又有气能生血之说，重用补气药，则恢复气血，增强免疫功能，提高抗病能力，祛风除湿方能奏效，从而身体能渐渐康复。

【验方 02】（玉凤花，2019 年 12 月 13 日）

（1）千斤力 15 克，赶山鞭 15 克，野梦花 10 克，巴岩姜 15 克，金银花 15 克，扶芳藤 15 克，大地风消 15 克，土牛膝根 10 克。水煎，分 3 次服，每日 1 剂，连服 7～10 日，同时还可用药液擦洗痛处。适用于风湿性关节炎。症见全身酸痛，手指、脚趾骨节红肿、热痛等。

（2）九节风、穿破石、五加皮、四方藤、蒙花树、扶芳藤、红毛蛇各 15 克。水煎服，每日 3 次。适用于风湿性关节炎。

（3）牛膝、九节风、大钻、杜仲藤、五指牛奶、九龙盘、竹根各 60 克。煎取药液 500 毫升，兑入 22 度米酒 500 毫升，口服，每日 3 次，每次 50 毫升左右。适用于风湿性关节炎。

（4）小叶买麻藤 15 克，三叉苦 15 克，两面针 10 克。水煎服，每日 1 剂。

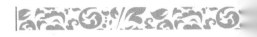

（5）小槐花根 30 克，桑树根 30 克。酒水各半炖服，每日 1 剂。

（6）六棱菊 60 克，山芝麻根 15 克。水煎服，每日 1 剂。

（7）山藿香 30 克，豨莶草 15 克，陆英 15 克，楤木根 15 克。水煎服，每日 1 剂。

（8）石吊兰 15 克，桑寄生 15 克。水煎服，每日 1 剂。

（9）徐长卿 15 克，匙羹藤 15 克，忍冬藤 30 克。水煎服，每日 1 剂。

【验方 03】（郭亚维，2019 年 7 月 26 日）

独活、秦艽、防风、川芎、川牛膝、杜仲、桂枝、白芍各 6 克，桑寄生 18 克，党参、茯苓、当归各 8 克，熟地黄 15 克，甘草 3 克。水煎服，2 日 1 剂。有温经活络、搜风除湿、活血止痛之功效，为风湿性关节炎、筋骨痛的夏治方。

【验方 04】（胡佑志，2019 年 3 月 15 日）

（1）黄芪、浮小麦各 20 克，白芍 12 克，当归、威灵仙、仙茅、淫羊藿、熟附片各 8 克，桂枝、通草、甘草各 5 克，细辛 3 克，大枣 8 枚。水煎，分 3 次服，每日 1 剂。适用于产后风湿病。

（2）苍术、透骨草各 30 克，桂枝 10 克。加水适量，煮沸，去渣取液，浸泡痛处。若操作不便，可用毛巾蘸取药液敷痛处。对缓解风湿痛有疗效。

【验方 05】（蒋振民，2013 年 1 月 25 日）

（1）熟附片、川芎、制草乌、制天南星各 50 克，炮姜 100 克，肉桂、细辛各 15 克，制乳香、制没药各 25 克。共研细末，黄酒送服，每日 1 次，每次服用不超过 1 克。适用于风湿性关节炎，热性

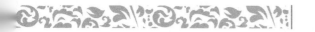

体质或关节炎有红肿热痛者慎用，孕妇禁用。

（2）丹参 12 克，五加皮 10 克，透骨草 10 克，花椒 10 克，川牛膝 10 克，宣木瓜 10 克，艾叶 10 克，白芷 10 克，红花 10 克，肉桂 5 克。水煎取液，趁热熏洗浸渍患处，每日 1～2 次。适用于风湿性关节炎。

（3）羌活 10 克，防风 10 克，川牛膝 6 克，当归 10 克，红花 6 克，防己 6 克，透骨草 10 克，甘草 6 克，食盐 12 克，葱头 7 克，白酒 45 毫升。水煎取液，兑入白酒，温洗患处。适用于风湿性关节炎。

（4）宣木瓜 10 克，松节 10 克，赤芍 12 克，透骨草 6 克，青风藤 10 克，乳香 6 克，没药 6 克，红花 6 克，全当归 12 克，天仙藤 10 克，白酒 60 毫升。水煎取液，兑入白酒，温洗患处。适用于风湿性关节炎。

（5）木防己、紫草各 15 克，生地黄、银花藤、水牛角（研粉）、蒲公英各 30 克，野菊花 20 克，防风、羌活、牡丹皮、地龙各 10 克，赤芍 12 克。水煎服，每日 1 剂。适用于风湿性关节炎。

（6）防风、当归、鸡血藤、生姜、桂枝、牛膝、延胡索、黄芪各 15 克，秦艽、独活、羌活、川芎、巴戟天、杜仲、续断各 10 克。水煎 3 次，合并药液，分早中晚 3 次服，每日 1 剂。适用于寒痹。

（7）党参、黄芪各 15 克，柴胡、白术、白芍、独活、牛膝、薏苡仁、杜仲、当归、鹿衔草各 10 克，升麻、陈皮、淫羊藿、甘草各 7 克，桂枝 4 克。水煎，分 3 次服，每日 1 剂。适用于增生性关节炎。

（8）南蛇藤根、凌霄藤各 150 克，石南藤 75 克，八角枫根 45 克，千年健 30 克。将诸药浸入 2500 毫升白酒中，2 周后去渣，澄

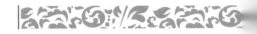

清。每次饮 20 毫升，每日 2 次。适用于风湿骨痛。

【验方 06】（张勤，2017 年 8 月 25 日）

（1）筋骨疼痛。千年健、伸筋草各 10 克。水煎，分 2 次兑酒服，每日 1 剂。

（2）周身疼痛。延胡索、当归、肉桂各 6 克。研末，分 3 次服，温酒或温开水送服。

（3）周身疼痛。穿山龙 60 克，白酒 500 毫升。浸泡 7 日，每次服药酒 30 毫升，早晚各 1 次。适用于风湿病、大骨节病引起的疼痛。

（4）坐骨神经痛。威灵仙根研末，每次一汤匙用酒调服。每日 2 次，一般服 500 克后疼痛基本消失，续服 500 克即可痊愈。

（5）手足麻木。姜 60 克，葱 120 克，醋 120 毫升。水煎取液，熏洗数次即可见效。

【验方 07】（蒋夫子，2017 年 5 月 19 日）

骨碎补、狗脊、千年健、当归、淫羊藿、仙茅各 60 克，生乳香、生没药各 50 克，丁香、肉桂各 20 克，樟脑 10 克。共研细末，混匀，每次 50 克，加适量黄酒调成稠膏状，涂抹于膝关节，外用绷带包扎并使用护膝，每日换药 1 次，10 日为 1 个疗程。适用于膝关节痛。

【验方 08】（鲁菜光，2013 年 11 月 29 日）

（1）膝关节滑膜炎内服方。葛根、当归、牛膝各 15 克，羌活、防己、升麻、猪苓、泽泻、茵陈、黄芩、白术、苍术、苦参、知母、甘草各 10 克。水煎，分早晚 2 次服，每日 1 剂。

（2）膝关节滑膜炎外敷方。骆驼蓬 25 克，一枝蒿 20 克，七叶

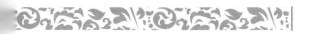

一枝花、红花各 15 克，小茴香、干姜各 10 克。共研粗粉，加入冰片、硼砂各 10 克，混合装入纱布袋内，将高度白酒加热后浇于药袋上，稍加混合，上置热水袋加温，将药袋置于患处，每日 1 次，每次 1～2 小时，直至痊愈。

【验方 09】（刘汪恩，2016 年 9 月 9 日）

当归 6 克，党参 10 克，苍术 10 克，葛根 6 克，苦参 6 克，升麻 3 克，羌活 10 克，猪苓 10 克，泽泻 10 克，知母 6 克，防风 10 克，白术 6 克，炙甘草 3 克。水煎，分 2 次服，每日 1 剂。适用于温热走窜，周身骨节疼痛，腿腰红肿重痛，胸膈不利。

【验方 10】（丁树栋，2016 年 3 月 5 日）

关节痛属中医学"痹病"的范畴，是人体肌表、经络因感受风、寒、湿、热等引起的以肢体关节及肌肉疼痛、麻木、重着、屈伸不利、关节肿大灼热等为主症的一类病证。临床上有渐进性或反复发作的特点。主要病机为气血运行不畅，筋脉关节失于濡养。临床上分以下几型辨治，效果较好。

（1）寒湿阻络型关节痛。症见关节冷痛、沉重，日轻夜重，每于天冷、雨季发作，得热则痛减，遇冷则痛剧，舌胖而暗淡、苔白腻或滑，脉弦缓。治宜温经散寒，祛风除湿，止痛。方用桂枝 12 克，川乌 6 克，制草乌 6 克，白术 12 克，苍术 10 克，羌活 10 克，独活 10 克，防风 10 克，生姜 15 克，甘草 10 克。水煎，分早晚 2 次服，每日 1 剂。

（2）湿热阻络型关节痛。症见关节红肿热痛、屈伸不利，身热不扬，头身重痛，胸脘痞闷，小便黄，舌红、苔黄腻，脉濡数。治宜清热除湿，通络止痛。方用龙胆草 10 克，栀子 10 克，黄芩

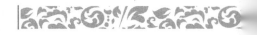

10 克，黄柏 10 克，苍术 10 克，羌活 10 克，独活 10 克，地龙 12 克，牛膝 10 克，延胡索 10 克，甘草 6 克。水煎，分早晚 2 次服，每日 1 剂。

（3）寒热错杂型关节痛。症见关节肌肉疼痛，虽局部触之发热，但自觉畏寒，或虽局部触之发热，但全身热象不明显，肢体关节活动受限，甚至强直变形，伴有身热不扬、口渴喜热饮等，舌红、苔白，脉弦或紧。治宜祛寒清热，通络止痛。方用桂枝 10 克，荆芥 10 克，防风 10 克，知母 10 克，黄芩 10 克，忍冬藤 20 克，地龙 10 克，麻黄 6 克，制附子 6 克，生姜 15 克，甘草 6 克。水煎，分早晚 2 次服，每日 1 剂。

（4）痰湿阻络型关节痛。症见关节肿胀疼痛或关节上下肌肤浮肿，身热不扬，头身重痛，胸脘痞闷，舌胖而暗、苔滑腻，脉濡或滑。治宜祛湿化痰，通络止痛。方用陈皮 12 克，茯苓 10 克，半夏 10 克，苍术 10 克，白术 12 克，薏苡仁 30 克，桂枝 10 克，丹参 15 克，地龙 12 克，木香 10 克，羌活 10 克，独活 10 克，甘草 10 克。水煎，分早晚 2 次服，每日 1 剂。

（5）肝肾亏虚型关节痛。症见关节肿痛，夜间尤甚，肢体酸麻，筋脉拘紧，屈伸不利，腰膝酸软，日久则关节变形，形体瘦弱或五心烦热，舌红少津，脉细数。治宜滋肾养肝，通络止痛。方用熟地黄 20 克，山药 15 克，山茱萸 10 克，当归 15 克，川芎 10 克，白芍 10 克，独活 10 克，桑寄生 10 克，秦艽 10 克，杜仲 10 克，牛膝 10 克，甘草 6 克。水煎，分早晚 2 次服，每日 1 剂。

（6）瘀血阻络型关节痛。症见关节疼痛剧烈，多为刺痛，疼痛部位固定不移，痛处拒按，局部肿胀或有硬节、瘀斑，肌肤干燥且无光泽，舌紫暗或有瘀斑，脉沉涩。治宜活血化瘀，通络止痛。方用丹参 15 克，当归 12 克，川芎 10 克，赤芍 10 克，牛膝 10 克，桃仁 10 克，红花 10 克，地龙 12 克，桑寄生 12 克，桂枝 6 克，甘草 6 克。水煎，分早晚 2 次服，每日 1 剂。

【验方 11】（于长学，2016 年 1 月 30 日）

（1）醋 1000 毫升，骨节草 500 克。入砂锅同煮 20 分钟，取液，用药液蒸气熏蒸患处，每次 1 小时，药凉可再加热。每日 1 次，一剂药可用 2 次。连续治疗 5～8 次，风湿性关节炎可好转。

（2）青风藤、海风藤、小防风、钻地风各 10 克，用高度白酒浸泡 3 日后即可饮用，每晚睡前饮 1 汤匙。适用于风湿性关节炎。效果较为明显。

【验方 12】（谭家峰，2016 年 7 月 2 日）

（1）毛茛 60 克，虎杖 60 克，红花 15 克，甘草 15 克，60 度白酒 1000 毫升。前四味加入酒内浸泡 1 个月，每次饮药酒 15～20 毫升，早晚各 1 次，连饮 7～15 日。适用于风湿性关节炎。

（2）毛茛 6 克，当归 10 克，川牛膝 10 克，桑寄生 15 克，大枣 6 枚。水煎，分 2 次服，每日 1 剂，连服 15 日为 1 个疗程。适用于风湿性关节炎。

（3）鲜毛茛全草 500 克。洗净切碎，加白糖 250 克，浸渍 1～2 个月。每次服药液 15 毫升，每日 2 次，连续服用。适用于风湿性关节炎。

【验方 13】（郭亚维，2016 年 2 月 20 日）

（1）人参 10 克，龟板 30 克，木瓜 30 克，鸡血藤 30 克，川续断 30 克，狗脊 30 克，独活 30 克，桑寄生 30 克，三七 10 克，红花 10 克，附子 10 克。上药加入 60 度白酒 2000 毫升，浸泡 7 日后

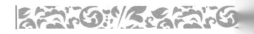

即可服用，每次 50 毫升，每日 1 次。适用于关节炎、类风湿性关节炎、四肢关节麻木、酸软无力、疼痛。

（2）防风 12 克，当归 12 克，茯苓 10 克，秦艽 12 克，葛根 10 克，麻黄 6 克，肉桂 10 克，生姜 5 克，大枣 5 个。水煎，分 2 次服，每日 1 剂。适用于风湿性关节炎，连服 5 剂即可见效。

【验方 14】（任昉，2016 年 1 月 23 日）

风湿性关节炎多以急性发热及关节疼痛起病，可累及手脚的大小关节，痛苦难忍，遇寒则病情加重。可用如下临床验方熏洗治疗。

（1）三枝方。桑树枝、柳树枝、樟树枝、艾叶各 30 克。加水适量，煎煮 10 分钟，将药液倒入浴缸，患者颈部以下全部浸泡入药液中，待全身出汗后，出浴，擦干全身，上床盖被静卧。每周 1 次，4 周为 1 个疗程。桑树枝祛风湿，利关节；柳树枝祛风利湿，消肿止痛；樟树枝理气活血，除风湿；艾叶散寒止痛。诸药共用则可通经活络，对防治风湿性关节炎引起的疼痛有良效。

（2）黄柏方。黄柏 20 克，苦参、浮萍、地肤子、蛇床子各 10 克。加清水煮沸，滤出药液，先熏蒸患处，待温度适宜后用毛巾蘸药液擦洗疼痛患部，每次擦洗 3～5 分钟，每日 3 次。有清热除湿、消肿止痛之功效。适用于类风湿性关节炎活动期的关节肿痛。另取忍冬藤、鸡血藤、桑寄生、牛膝、黄芪、当归各 10 克，没药 5 克，水煎服，疗效更好。

（3）乌头方。生川乌 15 克，木鳖子（去壳）、白芥子、鳖甲各 10 克。研粗末，水煎 3 次，每次加水 3000 毫升，滤取药液，趁热先熏后淋洗疼痛患部。每日 1 次，药渣可再用。有温经散寒、通络化瘀、消炎止痛之功效。适用于防治一切顽痹引起的筋骨疼痛挛

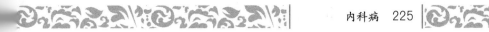

急。注意，生川乌有大毒，只可外用，不可内服。

（4）蠲痹方。白芍 20 克，莪术、透骨草、桑寄生、威灵仙、淫阳藿各 8 克，共研细末，装布袋里，用 2000 毫升清水浸泡 1 小时，文火煎 30 分钟，滤取药液，熏洗患处，疼痛患部浸在药液里，略加活动，洗后可用药渣袋热敷患处。每日 1 次，10 日为 1 个疗程。有活血通络、温经散寒、蠲痹止痛之功效。适用于防治类风湿性关节炎、风湿性关节炎等引起的局部疼痛。

【验方 15】（丁树栋，2017 年 3 月 31 日）

风寒湿性关节痛是指人体感受风寒湿邪后气血运行不畅所引起的以肌肉、关节疼痛为主要症状的疾病。本病属中医学痹病的范畴，其特点是遇寒冷或天气变化则病情加重。临床表现多以疼痛为主，受累关节局部无红肿热的炎性表现，实验室检查大多正常。该病有别于风湿性关节炎及类风湿性关节炎。现介绍治疗验方四则。

（1）防风、荆芥、秦艽、葛根、独活、羌活各 10 克，当归 20 克，川芎 10 克，赤芍 10 克，桂枝 10 克，麻黄 6 克，甘草 10 克。水煎，分早晚 2 次服，每日 1 剂。

（2）肉桂 10 克，干姜 10 克，麻黄 6 克，豨莶草 10 克，青风藤 10 克，羌活 10 克，独活 10 克，赤芍 10 克，当归 20 克，川芎 10 克，地龙 10 克，甘草 10 克。水煎，分早晚 2 次服，每日 1 剂。

（3）薏苡仁 30 克，苍术、白术、茯苓、羌活、独活、荆芥、防风、桂枝、川芎、甘草各 10 克，藁本 6 克，麻黄 6 克，当归 20 克。水煎，分早晚 2 次服，每日 1 剂。

（4）黄芪 20 克，党参、白术、茯苓、当归、川芎、赤芍、防风、羌活、独活、桂枝、桃仁、红花、地龙、甘草各 10 克。水煎，分早晚 2 次服，每日 1 剂。

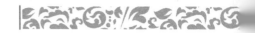

【验方 16】（古月，2017 年 10 月 13 日）

（1）鸡血藤、牛膝各 50 克，花椒 10 克。加水浸泡 30 分钟，水煎 2 次，合并药液，待温度适宜后熏洗双脚、踝关节及小腿，每次 15～20 分钟，每日 1 次。药液可重复加热，每剂药可用 2～3 次，5 日为 1 个疗程，连用 2～3 个疗程。适用于关节风寒痹痛。

（2）苏木、独活、五加皮、海桐皮各 12 克，艾叶 15 克，花椒 15 克，甘草 10 克，制乳香 10 克，怀牛膝、白芍、宣木瓜、威灵仙各 20 克，红花、透骨草、川乌、当归、伸筋草、草乌各 30 克。加水 2000～2500 毫升，浸泡 30 分钟，文火煎沸 30 分钟，滤取药液，倒入盆内，趁热熏洗患处 20～30 分钟，药液变凉可加热再洗。每日 1 剂，12 日为 1 个疗程。连用 1～2 个疗程，直至疼痛症状消失。适用于增生性膝关节炎。增生性膝关节炎临床以膝关节持续疼痛、肿胀、酸痛乏力，关节积液或绞锁，关节间隙变窄等为主要表现。采用中药熏洗治疗增生性膝关节炎，可取得满意疗效。一般治疗 3 日后，膝关节疼痛症状即可缓解或消失。

【验方 17】（常怡勇，2018 年 1 月 12 日）

生黄芪 30 克，当归、苍术、牛膝、杜仲各 15 克，白芍、补骨脂、制川乌、附子、桂枝、甘草各 9 克，细辛 3 克。水煎 2 次，合并药液，分早晚 2 次服，每日 1 剂。适用于寒性湿痹。

【验方 18】（胡佑志，2018 年 4 月 20 日）

增生性膝关节炎属中医学"痹病"的范畴，多为肝肾亏虚、风寒湿邪痹着、气血运行不畅所致。临床采用内服、外洗法治疗，效果满意，现介绍如下。

（1）内服方。熟地黄 20 克，川牛膝、续断、当归各 12 克，山

茱萸、鸡血藤、黄芪、川芎各 10 克，地龙 6 克。水煎，分 3 次服，每日 1 剂，连用 2 周或 2 个月。有补益肝肾、强筋壮骨、舒筋活络之功效。关节肿胀明显，加草薢、通草各 6 克；痹久而致肢体拘挛疼痛，加蜈蚣、全蝎各 6 克。

（2）熏洗方。防风、荆芥各 12 克，透骨草、桂枝、花椒、海桐皮、川牛膝各 10 克，伸筋草、红花各 6 克。水煎取液，熏蒸患处，待药液温度适宜后淋洗患处。每日 2～3 次，每次 20 分钟，连用 2 周或 2 个月。有祛除寒湿痹着、通经活络止痛之功效。

【验方 19】（郑玉平，2018 年 2 月 2 日）

（1）络石藤 10 克，鸡血藤 10 克，海风藤 10 克，天仙藤 6 克，桑枝 10 克，川牛膝 10 克，当归 10 克，川芎 6 克。水煎 3 次，共煎取药液 200 毫升，分 3 次饭后温服。有祛风湿、通经络、止痹痛之功效。适用于风寒之邪侵入经络所致的风湿骨痛，关节、肌肉疼痛、活动受限，畏风怕冷。

（2）独活 10 克，防风 10 克，豨莶草 15 克，桂枝 10 克，防己 20 克，狗脊 20 克，海风藤 20 克，薏苡仁 30 克，苍术 15 克，乌梢蛇 10 克，威灵仙 15 克，甘草 10 克。水煎，分 3 次服，每日 1 剂。适用于膝关节肿胀疼痛，屈伸不利，行走困难，畏风怕冷。

（3）桑枝 30 克，刘寄奴、独活、防风、秦艽、透骨草各 12 克，五加皮、麦芽各 15 克，红花、艾叶、花椒、川芎、草乌、山栀子各 10 克。共研粗末，与生姜 20 克、大葱 3 根、醋适量搅拌均匀，纱布包裹后放锅中隔水蒸 20 分钟，趁热外敷患处，每日早晚各 1 次。每剂药可用 2～3 日，10 日为 1 个疗程。适用于膝关节炎。

【验方20】（寒玉，2018年6月29日）

（1）忍冬藤、青木香、益母草、荆芥、透骨草、桑寄生、石蒲藤各500克，大茴香300克，水菖蒲、防风、爬山虎、木贼、鸡血藤、紫苏叶各250克。水煎取液，先熏后洗患处关节，每日1～2次，每剂可用3～5日。适用于风湿性关节炎。

（2）川牛膝150克，续断120克，独活、鸡血藤、防风、狗脊、巴戟天、葫芦巴、桂枝各100克，赤芍60克，川芎30克，当归15克。水煎取液，浸洗患处关节，每日2次，每剂可用3～5日。适用于风湿性关节炎。

（3）蒺藜根150克，艾叶、紫苏叶、益母草、星星草、透骨草、青蒿、薄荷、苍耳子根各100克，麻黄、羌活、茵陈、荆芥、水菖蒲、桂枝各500克，木贼、绞股蓝、防风、蛇床子各25克。水煎取液，先熏后洗患处关节，每日1～2次。每剂可用3～5日。适用于风湿性关节炎。

（4）桑枝500克，络石藤200克，海风藤、忍冬藤、鸡血藤各100克，海桐皮60克，独活50克。水煎取液，浸洗患处关节，每日2次。每剂可用3～5日。适用于风湿性关节炎。

【验方21】（蒋振民，2015年1月16日）

（1）刺槐枝、桑枝、榆树枝、桃树枝各适量。剪小段，加水2000毫升，浸泡30分钟，煎煮约20分钟，药液置于盆中，用热气熏蒸患处，待稍凉后即可泡洗患处，或以药液浸泡毛巾外敷患处。每次30分钟，每日2次。适用于关节腔积液，一般连用1个月可显效。

（2）当归、羌活、川乌、茯苓、川牛膝各10克，豨莶草15克，苍术、白术、甘草各6克，车前子5克，茵陈20克，黄芩12

克。水煎，分3次服，每日1剂。适用于膝关节腔积液。

【验方22】（胡佑志，2018年1月19日）

（1）独活、苏木各15克，制乳香、制没药各6克，川牛膝、透骨草、当归、桑寄生各20克，威灵仙、伸筋草、鸡血藤各30克。加水4000毫升，武火煎沸后改文火煎15分钟。将药液倒入一个高度过膝的木桶内。先熏蒸膝关节和踝关节，待温度适宜后再泡洗膝关节和踝关节。每次30分钟，每日2次，每剂药可反复使用2日。适用于骨性关节炎。一般连用3剂即可见效。

（2）五灵脂10克，胆南星、川芎、白芷各5克，冰片3克，松香100克。共研细末，用香油、蜂蜡适量调为稀糊状，外敷膝关节疼痛处，用敷料覆盖，胶布固定，每日换药1次，连用7～10日。有活血散寒、通络止痛之功效。适用于膝关节炎。

（3）夜交藤60克，栀子、防风、桃仁、干姜各25克，威灵仙、牛膝、当归、大黄各30克，赤芍、独活、红花、桂枝各20克。共研细粉，每次取适量水煎，加醋调成糊状，置于纱布药袋内，趁热外敷患侧膝关节。每次15分钟，每日1～2次，10日为1个疗程。适用于骨性膝关节炎。

【验方23】（胡大夫，2017年2月10日）

伸筋草、透骨草各60克，鸡血藤50克，丹参、骨碎补各30克，川牛膝、黄柏、茯苓、白术各20克，桂枝、乳香、没药各10克。浸泡1小时，水煎取液，将药液倒入盆内，将患膝置于盆上熏蒸，待药液温度适宜后，用纱布蘸药液揉洗膝关节，每日上午洗1次，每剂药可用2日，连续熏洗10～20日。适用于膝关节炎。患膝洗后要保暖，膝关节皮肤有破溃感染者禁用。

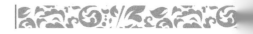

【验方 24】（郭旭光，2018 年 11 月 16 日）

（1）黄芪、补骨脂各 30 克，白芍、骨碎补、当归、生地黄各 15 克，陈皮 10 克，菟丝子 18 克，甘草 6 克。水煎，分 3 次服，每日 1 剂。适用于膝关节炎属肝肾亏虚者。

（2）羌活、海桐皮、透骨草、花椒、牛膝、桂枝、防风、白芷各 10 克，伸筋草 25 克，桑枝 30 克，威灵仙 15 克。水煎，熏洗患处，每日 2 次，每次 30 分钟，2 周为 1 个疗程。适用于老年性关节炎。关节肿胀，加苍术、茯苓各 15 克；关节痛甚，加川乌、草乌各 10 克；皮温偏高，加黄柏、虎杖各 10 克。

（3）小尖红辣椒、陈皮（橘皮）各 10 克，用白酒 500 毫升浸泡 7 日，过滤，每日服 2～3 次，每次 2 毫升。不能饮酒者，可用棉签蘸取药液来回涂抹疼痛处，然后用麝香止痛膏贴于患处，每日 1 次。适用于老年性关节炎。

【验方 25】（胡献国，2015 年 2 月 6 日）

桑枝 500 克，海风藤、络石藤各 200 克，忍冬藤、鸡血藤、海桐皮各 60 克，豨莶草 100 克。择净放入药罐中，加清水适量，浸泡 5～10 分钟，文火煮沸 30 分钟，取药液先熏蒸患处，待温度适宜后浸泡手足，每日 1～2 次，每剂药可重复使用 2 日，10 日为 1 个疗程，连用 1～2 个疗程。适用于风湿性关节炎、类风湿性关节炎。

【验方 26】（萧旭，2015 年 2 月 6 日）

黄芪 30 克，鸡血藤 15 克，独活 15 克，桂枝 15 克，菟丝子 15 克，川芎 15 克，山药 15 克，防风 10 克，白芷 10 克，乌梢蛇

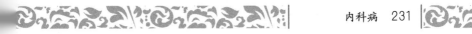

10 克，桑寄生 12 克，茯苓 12 克，夜交藤 12 克，蜈蚣 2 条，细辛 3 克。水煎服，每日 1 剂。有补肾健脾、祛风散寒除湿、温经通络止痛之功效。适用于全身肌肉酸痛。

【验方 27】（吴明，2015 年 3 月 27 日）

（1）苍术 30 克，艾叶 60 克。煎取药液 500 毫升，洗净双手擦干，趁热蘸药液拍打痛处，以拍打至皮肤发红、疼痛减轻为度，每次 15 分钟为宜，每日 2 次。适用于风湿病。配合祛风除湿内服煎剂使用，疗效更好。

（2）葱头、生姜各 500 克。共捣烂绞汁，适量醋烧开，将葱、姜汁放入熬成膏状，摊在厚纱布上，敷于关节冷痛处，1 剂药可连敷 3～5 日。如出现局部皮肤瘙痒、疼痛等过敏反应，应立即停药。

【验方 28】（春盟，2015 年 3 月 13 日）

风湿性关节炎，多因长年劳作，气血亏虚，筋骨痿弱，复感风寒湿邪，筋络阻滞所致，不通则痛。中医治疗此病以温经通络、祛风除湿、散寒止痛为要。

（1）内服方。

①鲜鸡矢藤根 60 克，猪骨适量。加水 1500 毫升，煎煮 30 分钟，去渣取液服用，每日 1 剂。

②厚藤根 30 克，土牛膝 30 克。水煎服，每日 1 剂。

③七层楼 15 克，南天竹根 10 克，鸡矢藤 20 克。水煎服，每日 1 剂。

④三叉苦 30 克，盐肤木 30 克，鹅掌柴 30 克。水煎服，每日 1 剂。

⑤三叶木通根 15～30 克，猪脚 250 克，黄酒适量。加水炖服。

⑥三叶鬼针草根 60 克，白鳝鱼适量。加水炖服。适用于手足无力。

⑦鲜三白草根茎 60～125 克，白蘝根 6 克，黄酒适量。水煎服，每日 1 剂。

⑧鲜山鸡椒根 30～60 克，土牛膝 30～60 克，千斤拔 30～60 克，鲜盐肤木根 30～60 克。水煎服，每日 1 剂。

⑨山胡椒根 30 克，川芎 60 克，牛膝 6 克，当归 6 克，猪尾 1 条。水煎，调酒服。适用于腰膝风湿痛。

（2）外用方。

①醋敷法。根据患处大小，用医用纱布制成药垫，放在陈醋中浸泡 5 分钟，捞出挤出外溢醋水，以不滴水为度，外敷患处，另取热水袋在药垫上加热 30～40 分钟（中途换 1 次药垫，热水袋凉了即换热水）。每日 1 次，15 日为 1 个疗程。疗效不明显者，隔 2～3 日，再热敷 1 个疗程。

②烟酒松香散。新鲜烟叶、松香、高粱酒各适量。烟叶捣烂取汁，与松香粉和匀，晒干备用。用时根据患处情况，药粉加高粱酒调成糊状，外涂患处，外用纱布覆盖，胶布固定。每日换药 1 次，7 日为 1 个疗程。有祛风止痛之功效。

③麻叶热敷法。三伏天从初伏第 1 日起，取 7 层鲜青麻叶直接外敷患处，并将患处在太阳光下晒 1.0～1.5 小时（其余身体部位遮阳），晚上取下青麻叶。每隔 2 日 1 次，初伏、中伏、末伏各包敷 4 次，共包敷 10～12 次。

【验方 29】（宁蔚夏，2015 年 7 月 17 日）

风湿性筋骨痛属中医学"痹病"的范畴，多发于冬季，其病变

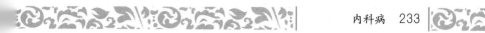

部位主要在颈肩、腰背、肘关节、腕关节和膝关节等处，以关节酸痛为主要表现。治以温经散寒、祛风除湿为主，可在夏季采取以下方法治疗。生何首乌、生川乌、山柰各 20 克，共研细末后置于棉垫上，再将棉垫敷于患处，用胶布固定，然后用热水袋敷棉垫。每日 1 次，15 日为 1 个疗程。

【验方 30】（萧旭，2015 年 10 月 2 日）

膝关节滑膜炎伴膝关节腔积液是中老年人的一种常见病，患者痛苦不堪，治疗颇为棘手，抽积液后又常反复积液肿胀。为解除患者病痛之苦，笔者据临床实践经验推荐一则中药方。

白芷适量，研细粉，装瓶备用。内服：每次取白芷粉 6 克（可装入胶囊中），每日早晚各服 1 次，饭后用温黄酒送服。外敷：每次取白芷粉 50 克，用白酒调成糊状，摊纱布上敷于患处，每日换药 1 次。内服、外敷用药 10 日为 1 个疗程。有活血行水、消肿止痛之功效，疗效颇佳。有效可继用，直至痊愈；无效可停用。

【验方 31】（刘谊人，2015 年 7 月 17 日）

良性膝关节炎多见于 45 岁以上男性，临床以两膝关节疼痛，反复发作，缠绵难愈，以及 X 射线检查无异常为特点。以下验方供参考使用。

（1）外敷方。骨碎补、狗脊、千年健、当归、淫羊藿、仙茅各 60 克，生乳香、生没药各 50 克，丁香、肉桂各 20 克，樟脑 10 克。共研细末，混匀，每次使用时取药末 50 克加黄酒适量调成稠膏状，敷于患处，外用绷带包扎，并使用护膝，每日换药 1 次，10 日为 1 个疗程。

（2）内服方。熟地黄、杜仲、千年健、巴戟天、川牛膝各 30

克，小海龙、广三七、伸筋草各 15 克，肉桂 10 克，大枣 200 克。上药加红糖 200 克、黄酒 2000 毫升浸泡 1 周后饮服，每次 30 毫升，每日 2 次。

【验方 32】（谭家峰，2015 年 12 月 6 日）

野蔷薇根 250～500 克。水煎，分 2 次服，每日 1 剂，伴有关节疼痛可配合阿司匹林片口服。适用于渗出性关节炎。

【验方 33】（张法翠，2014 年 1 月 24 日）

（1）千斤拔 30 克，两面针 15 克，松节 20 克，水煎服。另取大风艾 50 克，蓖麻叶 30 克，石菖蒲 30 克，穿破石须根 30 克，煎水外洗患处。适用于风湿性关节炎。

（2）黄皮树根 15 克（生用），五加皮 15 克，藤杜仲 15 克，两面针 10 克，八角枫 10 克，千斤拔 20 克，炖猪骨头服。适用于风湿骨痛。

【验方 34】（鲁莱光，2014 年 2 月 7 日）

（1）冬春季是骨关节炎的高发季节，骨关节炎又称退行性关节炎，主要表现为关节疼痛、肿胀等，常食用猕猴桃、橘皮可起到辅助治疗作用。橘皮半张，焯水后切细丝，加水煮软，与 1 个猕猴桃搅拌成果酱，加糖食用，每日 1 次，10 日为 1 个疗程。

（2）狗脊 20 克，通草、马鞭草各 12 克，杜仲、续断各 15 克，威灵仙 10 克，牛膝 6 克，白酒 1000 毫升。狗脊切片，和各药同浸泡于白酒中，7 日后即可服用。每日 2 次，每次服 20～30 毫升。适用于风湿性关节炎。临床疗效颇佳。

【验方 35】（狄俊虹，2014 年 3 月 28 日）

膝关节滑膜炎多由风寒湿邪侵袭，致膝关节肿胀、疼痛、发热、活动障碍，局部外治可使药力直达病所，疗效较好，现介绍外治方四则。

（1）外敷方。草乌 1 份，天南星 1 份，白芷 5 份，莱菔子 5 份，细辛 1 份，徐长卿 2 份，黄柏 5 份，苍术 1 份，三七 3 份，牛膝 1 份，防己 3 份。共研细末，加酒调成糊状，均匀摊于纱布上，外敷患膝，用绷带包扎，每日 1 剂。

（2）熏洗方。桑枝、木通、泽泻、黄柏、伸筋草、透骨草、牛膝、乳香、没药各 15 克，蒲公英、地丁、苏木各 20 克，威灵仙 18 克，鸡血藤 30 克，桂枝 12 克，艾叶 6 克。加水 3000 毫升，煮沸 20 分钟，利用药液热气熏蒸膝关节约 20 分钟，待水温适宜后改用毛巾湿敷患膝 20 分钟。每日熏洗 2 次，每日 1 剂。

（3）药袋方。小茴香、威灵仙、花椒、桂枝、炙草乌、炙川乌、五加皮、石菖蒲、白芷、乳香、没药各 10 克。共研细末，装入布袋，水蒸 30 分钟，趁热敷患膝（注意控制温度，以免烫伤），并将药袋绑于膝部，凉时可用热水袋加温。

（4）燃药方。桂枝、荆芥、防风、附子、羌活、独活、透骨草、鸡血藤、威灵仙、桃仁、红花各等分。共研细末，搅拌均匀，继用姜酊将药拌湿，湿毛巾敷于患膝，将拌湿的厚 1 厘米的药物放在湿毛巾上，点燃药物，当患处感到热时用湿毛巾压灭，凉后再点燃，如此反复直至燃尽，每日 2 次。

【验方 36】（吴明，2014 年 4 月 25 日）

（1）膝关节滑膜炎内服方。葛根、当归、牛膝各 15 克，羌活、防己、升麻、猪苓、泽泻、茵陈、黄芩、白术、苍术、苦参、知

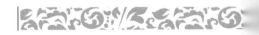

母、甘草各 10 克。水煎，分早晚 2 次服，每日 1 剂。

（2）膝关节滑膜炎外敷方。骆驼蓬 25 克，雪上一枝蒿 20 克，七叶一枝花、红花各 15 克，小茴香、干姜各 10 克。共研末，加入冰片、硼砂混合，加少许高度白酒拌匀，稍加热，外敷患处，可在上面加热水袋保温。每日 2 次，每次 40 分钟。

【验方 37】（献国，2013 年 3 月 1 日）

（1）金黄散。取本品适量，用清茶少许调为稀糊状，外敷于关节肿胀疼痛处，敷料包扎，胶布固定。每日换药 1 次，连用 3～5 日。可清热解毒，消肿止痛。适用于风湿骨痛，关节红肿疼痛，行走不利等。

（2）麝香追风膏。将患处洗净，取本品 1 张，外敷于患处，每日换药 1 次。若贴后配合局部湿热敷，效果更佳。可疏风散寒，通络止痛。适用于风湿骨痛遇寒尤甚者。

（3）麝香虎骨膏。将患处洗净，取本品 1 张，外敷于患处，每日换药 1 次。若贴后配合局部湿热敷，效果更佳。可疏风散寒，通络止痛。适用于风湿骨痛，遇寒尤甚者。

（4）骨通贴膏。将患处洗净，取本品 1 张，外敷于患处，每日换药 1 次。若贴后配合局部湿热敷，效果更佳。可活血化瘀，通络止痛。适用于风湿骨痛，痛如针刺。

（5）正骨水。常规清洗局部，取本品适量涂擦患处，而后用热水袋或热毛巾外敷，每日 2～3 次。可活血化瘀，通络止痛。适用于风湿骨痛，痛如针刺。

（6）通络祛痛膏。常规清洗局部，取本品 1 张，外贴痛处，12～14 小时换药 1 次，每次换药间隔 12 小时，15～20 日为 1 个疗程。可活血化瘀、散寒通络、除风祛湿、散结止痛。适用于风湿骨

痛、腰膝酸软。

（7）独活止痛搽剂。局部常规清洗，取本品适量，外搽痛处，并用热毛巾湿热敷，每日 2～3 次，每次 10～20 分钟。可祛风除湿、活血通络。适用于风湿骨痛，遇寒尤甚。

（8）中华跌打丸、大活络丸或小活络丸。三种药任选一种，取 5～10 粒，研细备用。取蜡适量，加热熔化，待温度降至 50 ℃左右时，纳入中华跌打丸药末，混合均匀，而后将患手逐渐浸入蜡液中，可在蜡液中略做手指弯曲运动，30 分钟后取出，去掉手中的蜡质，不必清洗。每日1次，10 日为 1 个疗程，连用 1～2 个疗程。可温经散寒、消肿止痛。适用于风湿骨痛，关节僵硬，活动不利。

【验方38】（唐卜申，2013 年 6 月 14 日）

（1）风湿病以肢体关节酸痛为主症，久治不愈，或反复无常。木瓜20克，羌活、独活、川芎、威灵仙、苍术、白芍、巴戟天、仙茅、淫羊藿各10克，桂枝、乳香各8克，油松节（微火炒黄后，白酒浸30分钟，沥干）20克。水煎服，每日 1 剂。有舒筋活络、补肾止痛之功效。

（2）风湿病腰膝酸痛，缠绵日久难愈。独活、防风、当归、白芍、川芎、杜仲、党参、茯苓、秦艽、牛膝、炙甘草各10克，熟地黄、桑寄生各20克，巴戟天15克，肉桂、细辛各6克。水煎服，每日1剂。有补气血、祛风利湿之功效。腰不痛，去杜仲、桑寄生，加黄芪、续断。

（3）风湿病膝盖骨（髌骨）、踝关节疼痛，内服药难愈。五加皮、红牛膝、千斤拔各30克，络石藤、川续断各20克，猪后脚1只。共炖至猪后脚极烂，去药渣，加白酒少许作引，分数次服食。有培本补益、通筋活络、止痛之功效。

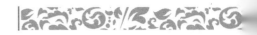

（4）风湿病血络瘀阻，肩、背、手足、腰等疼痛。延胡索、肉桂、生五灵脂、当归、防风、白芷、乳香、没药各 6 克，油松节（酒制）15 克。水煎取液，加入青木香汁 6 毫升，服至痛止。有活血行瘀、通络止痛之功效。

（5）风湿病关节久痛不止。桂枝节、甘草节、苏杆节、桑枝节、松枝节、杉枝节、竹枝节、榆枝节、槐枝节、桃枝节各 90 克，黄芪、赤芍、当归、川芎、透骨草、老鹳草各 20 克，乳香、没药、延胡索、木瓜、牛膝、大血藤、鸡血藤、桃仁、防风、天麻、独活、海马各 15 克，红花 6 克。前十味隔水蒸 1 小时，再和其他药共捣碎，加水、酒各半煎煮后，密封浸泡 7 日，早晚温服，每次 15 ～30 毫升。有通气过节、化瘀止痛之功效。

（6）慢性痛风。桃仁、赤芍、威灵仙、当归、川芎、地龙、生地黄各 10 克，红花 6 克，草薢、木通、乌梢蛇、石南藤各 15 克，土茯苓 30 克，蜈蚣 2 条，全蝎末 3 克（吞服），水煎服，每日 1 剂。有活血化瘀、消肿止痛之功效。适用于急性痛风久病未愈，渐转为慢性痛风。关节变形挛拘，伴用五加皮、红牛膝、油松节各等量，研末，每次 10 克，温开水冲服，每日 3 次，服至病愈为止。

【验方 39】（元宝草，2013 年 6 月 28 日）

以下验方适用于风湿病。

（1）元宝草 30 克，土牛膝 30 克，黄花稔 30 克，鸡血藤 15 克。水煎服。

（2）兰香草 60 克，土牛膝 30 克，南五味子根 30 克，鸡血藤 30 克。水煎，熏洗患处。

（3）白簕根 30 克，长叶紫珠根 30 克，土牛膝 30 克，猪蹄（七寸）1 只。水炖服。

（4）常春藤全草 30 克，鸡血藤 30 克，土牛膝 30 克。水煎，熏洗患处。

（5）盐肤木根 60 克，石岩枫根 60 克，猪蹄 1 只。酒水炖服。

（6）忍冬藤 30 克，鸡血藤 15 克，土牛膝 15 克，络石藤15 克，毛梗豨莶 30 克。水煎服。

（7）徐长卿 15 克，匙羹藤 15 克，忍冬藤 30 克。水煎服。

（8）铜锤玉带草 30 克，鸡血藤 18 克，白簕根 24 克。水煎服。

【验方 40】（张志远，2013 年 7 月 5 日）

黄芪、当归、钩藤、桑叶、焦白术各 10 克，白芍、党参、茯苓各 13 克，生地黄 17 克，桂枝 4 克，桑枝 17 克，甘草 7 克。水煎 3 次，混合药液，分 3 次饭后温服，每日 1 剂。适用于风湿性舞蹈病。

【验方 41】（梁芸，2013 年 9 月 27 日）

（1）取红花芸豆 50 克用温水浸泡 3~5 小时，与 100 克大米一起煮粥食用，每日 1 剂。若长期坚持食用，效果更好。红花芸豆中富含花色苷和皂苷，有明显的抗炎作用，对关节炎有消炎、缓解疼痛之功效。因此建议关节痛患者常食红花芸豆粥以辅助治疗。

（2）鹌鹑 2 只，杜仲 10 克，薏苡仁 30 克，枸杞子 50 克，赤小豆 30 克，生姜 3 克。鹌鹑清洗干净，与其他原料一起放入砂锅内，加水烧开后改文火煲 1 小时左右，加入食盐、味精调味即可食用。

方中鹌鹑可温补气血，杜仲、枸杞子补益肝肾，生姜温经散寒，薏苡仁、赤小豆通络去湿。诸物合用，共奏补益脾胃、利水除湿之功效。适用于体虚受寒而导致的关节疼痛、下肢浮肿。

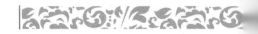

【验方 42】（陈抗美，2013 年 3 月 22 日）

红花 60 克，浸泡于 1000 毫升白酒中，密封放置于阴凉处，48 小时后可用。

（1）因风寒引起的关节痛。清洁患处，然后倒少许红花酒于患处，用手掌心搓揉 5 分钟，每日 2～3 次。

（2）因风寒引起的头痛、咽喉痛和后背疼痛。将少许红花酒倒入容器中，加温至 40 ℃左右，然后用手掌心蘸热红花酒搓揉风池穴 5 分钟，每日 2～3 次。

【验方 43】（木蝴蝶，2013 年 3 月 1 日）

吴某，男，12 岁。3 月 20 日初诊。素有腿痛，自春初感冒后，突感两下肢疼痛，膝关节肿痛，并波及髋关节，近日感冒后腿痛加重，不能行走。两膝肿大、压痛，不能屈伸，右侧粗于左侧，股胫细弱，肌肉瘦削，诊为鹤膝风。治宜补气养血、温经逐湿。经内服方药兼针刺治疗效果良好。

（1）内服方。黄芪 30 克，防风 4.5 克，桃仁 4.5 克，地龙 4.5 克，薏苡仁 12 克，防己 12 克，牛膝 6 克，当归 6 克，巴戟天 6 克，党参 10 克。水煎服，每日 1 剂。

（2）针刺方。命门、环跳、承扶、血海、梁丘、足三里、阳陵泉。用补法，留针 15 分钟。治疗 3 日，腿胫肿痛大减，仍用上穴针刺；内服方减防风、地龙、桃仁，加石斛 12 克，远志 10 克，肉苁蓉 12 克，杜仲 10 克。连治 6 日，能起坐行走。虑其阳亏阴耗，气血津液不足，用虎潜丸 2 剂调治以善后。

鹤膝风以两膝肿大，股胫枯细为主要特征。因外观形如鹤鸟之膝而得名。本例虽外邪为患，但终因机体气血亏损、营卫失护，风寒湿三气乘袭关节而发病。用针药并施之法，温经除湿散风寒，以获全效。

【验方44】（丁树栋，2013年10月25日）

（1）老姜500克，有酸涩味的大柑子壳2个（去白瓤，留青皮），陈艾250克。上药用白酒500毫升炒匀，趁热包敷关节，冷后炒热再包，如药料过干可再喷酒。每日包敷3～5次，1剂可连用3日，立即见效。适用于关节炎。

（2）晒干的桑枝与艾叶各10～15克（鲜品桑枝40克，艾叶50～70克），加水500毫升，煎取药液300毫升，分3次饭后服。连续服用，可减轻痛楚。适用于关节炎。

（3）松针或松节9～15克，当归、桂枝、羌活各6克。加黄酒、水各半合煎，分早晚2次服。适用于关节炎。

【验方45】（唐中之，2014年9月26日）

防风10克，秦艽15克，羌活10克，桂枝10克，葛根15克，杏仁10克，黄芩10克，当归12克，姜黄10克，伸筋草20克，牛膝10克，炙甘草6克。水煎，分早晚2次服，每日1剂。适用于下肢行痹。症见风偏胜所致的酸痛游走无定处等。一般3剂见效。

【验方46】（张帆，2014年11月28日）

（1）疏风定痛丸。每次1丸，每日2次。可温经散寒，散风除湿，通络止痛，兼能强壮筋骨。适用于风湿性关节炎关节肌肉疼痛、遇寒加重，屈伸不便，肢体沉重麻木、腰膝酸软。与疏风定痛丸功用相类似，可治疗风寒偏重型风寒湿痹的还有风湿骨痛片、九味羌活丸、疏风活络丸、小活络丸及豨莶丸等，临床均可选用。

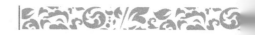

（2）寒湿痹颗粒。每次 10～20 克，每日 2～3 次。可温阳散寒，通络止痛。适用于风湿性关节炎肢体冷痛沉重或肿胀，遇寒痛增，得热痛减，舌淡、苔白腻或白滑，脉弦紧或沉迟者。具有上述症状的患者还可选用大活络丹、舒筋丹等。

（3）寒热痹颗粒。每次 10～20 克，每日 2～3 次。可疏筋除湿，散风清热，凉血通络。适用于风湿性关节炎肌肉关节肿痛，触之发热，但喜暖畏寒，或肌肉关节肿痛，触之不热，但自觉有热者。

（4）湿热痹颗粒。每次 10～20 克，每日 2～3 次。可疏风清热，利湿通络。适用于风湿性关节炎肌肉关节酸痛，局部灼热红肿，痛不可近，得冷则舒，伴有发热、口渴、烦闷不安，舌苔黄腻或黄燥，脉滑者。此外还可选用二妙丸、三妙丸、四妙丸、当归拈痛丸等。

（5）瘀血痹颗粒。每次 10～20 克，每日 2～3 次。可活血化瘀，通络止痛。适用于风湿性关节炎肌肉关节痛剧，为刺痛或久痛不愈，或痛处不移，拒按，局部肿胀可有硬结或瘀斑，面色晦暗，肌肤干燥，舌紫暗或有瘀点瘀斑，脉细涩。具有类似功用的还有百宝丹胶囊、跌打丸、骨刺丸、舒筋活血丸等。

（6）祛风止痛片。每次 6 片，每日 2 次。可祛风止痛，散寒除湿，补益肝肾，强壮筋骨。适用于风湿性关节炎关节疼痛重着或麻木，遇阴寒疼痛加重，伴有腰膝酸软，头晕耳鸣。此外还可用健步虎潜丸、金刚丸等，除具有祛风散寒功用外，还可补肝肾，亦适用于痹症日久兼见肝肾不足者。

（7）独活寄生丸。每次 1 丸，温开水加黄酒少许，空腹冲服。可祛风除湿散寒，补气血，益肝肾。适用于风湿性关节炎腰膝酸软而痛，关节酸楚，屈伸不利，喜暖恶寒，肢末欠温或麻木，舌淡、

苔薄白，脉细弱。此外，薯蓣丸、人参再造丸、回天再造丸等均具有祛风湿、补气血之功效，可随症选用。

【验方47】（祝庆梅，2014年12月5日）

壮医药治疗风湿性关节炎及骨质增生、坐骨神经痛等有其独特的理论体系。笔者经多年实践，应用壮药治疗风湿性关节炎等，收到满意的疗效。以下方剂可交替使用，也可以单独使用，连续服用可收到良好的效果。

（1）阴阳莲、红杜仲、麻风藤、黑骨风、南五加、半枫荷、寻骨风、土地骨皮、仙茅、骨碎补各15克，黑老虎、威灵仙、千斤拔、千年健、苏木、刘寄奴、金刚根、土茯苓、老松节各20克，蜈蚣2条，全蝎10克，盐蛇10克，地龙10克。水煎服，每日1剂。

（2）七叶莲、接骨金粟兰、过岗龙、朱砂根、扶芳藤、金环蛇、广地龙、狐狸尾各15克，九龙藤、大力王、千斤拔、威灵仙、苏木、刘寄奴、土人参、金毛狗脊、骨碎补各20克，制半夏（先煎）10克，蜈蚣2条。水煎服，每日1剂。

（3）土人参、广山药、龙眼肉、骨碎补、狗脊、九龙藤、黑老虎、艾婆风、五指牛奶、威灵仙各20克，老松节、仙茅各15克，田七、全蝎各10克，蜈蚣2条。水煎服，每日1剂。

【验方48】（杨荣兵，2013年1月18日）

过江龙、千斤拔、鹰不扑、威灵仙各150克，风见消、防风、七叶一枝花、刘寄奴、艾叶各100克。水煎取液，泡洗患处。适用于风湿性关节炎。

【验方49】（安东柱，2016年2月13日）

加味大防风汤：羌活10克，牛膝10克，熟地黄10克，白术20克，当归10克，腥藤10克，杜仲10克，防风5克，黄芪10克，川芎15克，制附子2.5克，红参15克，干姜5克，大枣10克。水煎，分2次服，每日1剂。有补肝肾、强筋骨之功效。适用于痹证。笔者曾用该方治疗一名6岁男性患儿，该患儿出生后下肢僵硬，能走路时，脚跟不能着地，用脚尖行走，行动不便。稍活动则满身大汗，食少，消瘦，尿频，遗尿；舌淡红、苔薄白，脉沉细。诊断为痹证（下肢僵硬症）。

服药10剂，无明显效果，唯有饭量增加。续服30剂，自汗、遗尿等症状已愈，僵硬的下肢变柔软。效不更方再服15剂，诸症皆消。再予加味生脉散：黄芪10克，当归10克，枸杞子10克，红参10克，甘草10克，五味子5克，麦冬10克，竹叶5克，干姜7.5克，大枣10克，半夏10克，陈皮10克。水煎服。经半年的治疗，患儿已能脚跟着地行走，痹症告愈。

【验方50】（安东柱，2016年7月23日）

土白术20克，红参15克，升麻7.5克，甘草7.5克，黄芪10克，半夏10克，陈皮10克，柴胡5克，当归10克，独活5克，防风5克，羌活5克，白茯苓10克，泽泻10克，干姜7.5克，川黄连2.5克，土白芍10克。水煎服，每日1剂。有益气升阳、行气止痛之功效。适用于阳虚身痛。

笔者曾用该方治疗一名33岁女性患者，该患者全身肌肉酸痛，畏寒、乏力半年，服用祛风湿类药物后疼痛加重。舌淡红、苔薄白，脉虚，血压95/60mmHg。诊断为痹病。服药10剂，诸症减轻，食欲大增。药已中的，续服10剂，身痛止，食欲大增，体重

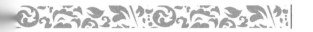

增加 2.5 千克，面色红润。

类风湿性关节炎

【验方 01】（王正贤，2014 年 3 月 7 日）

类风湿性关节炎属中医学"痹病"的范畴，病机为外感湿热之邪，郁于肝筋，气机不畅，湿热之邪乘虚而入，致经络痹阻或肝失疏泄，使脾胃运化失常，湿浊内生，湿郁化热，湿热相搏而伤筋骨，致使筋肌病变。故宜用中药内外兼治。中药对类风湿性关节炎可标本兼治，毒副作用少，耐受性强，疗效较西药显著。

龙胆泻肝汤：龙胆草、柴胡、生甘草各 6 克，当归 3 克，栀子、黄芩、生地黄、车前子、木通各 10 克，泽泻 12 克，临症加减。方中君药龙胆草泻肝胆实火，除下焦湿热；黄芩、栀子泻三焦之热，助龙胆草以增强清肝经实热之功；泽泻、木通、车前子清利湿热，引火自尿而出；肝藏血，肝有热则易伤阴血，故用当归，入肝经以活血通经消散瘀滞；生地黄，入肝经养阴和肝，防苦燥伤阴，使邪去而不伤正；肝主疏泄，柴胡可疏肝经之气，平少阳之热，且有解热镇痛之功效；生甘草调和诸药。诸药合用，泻中有补，清中有养，既能泻肝火、清湿热，又能养阴血，祛邪不伤正，扶正不留邪。在关节肿痛部位外敷磁药贴，可调节免疫功能，增强抵抗力，改善血液循环，修复损伤的关节软骨细胞，阻止骨质破坏，促进骨及软骨修复。

【验方 02】（刘汪恩，2018 年 10 月 19 日）

当归、熟地黄、海桐皮各 10 克，苍耳子 6 克，蜂房、乌梢蛇、淫羊藿各 10 克，鸡血藤 15 克，穿山龙 15 克，土鳖虫、全蝎各

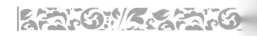

3 克，蜈蚣 1 条，蜣螂 5 个。水煎服，每日 1 剂。适用于类风湿性关节炎。

【验方 03】（韩正光，2016 年 2 月 27 日）

类风湿性关节炎以外敷治疗为主，兼内服汤剂，疗效较好。现介绍如下。

（1）外用药：生川乌 20 克，生草乌 20 克，生天南星 20 克，生半夏 20 克，桂枝 30 克，桑枝 30 克，肉桂 30 克，干姜 20 克，麻黄 25 克，细辛 15 克，木防己 30 克，秦艽 30 克，桃仁 20 克（捣碎），红花 20 克，马桑根皮 30 克，全蝎 20 克，防风 30 克，豨莶草 50 克，苍术 30 克，丝瓜络 20 克，紫花地丁 30 克。水煎 2 次，共煎取药液 3000 毫升，再加 60 度白酒 1000 毫升，用文火煎至 3000 毫升，冷却后装瓶备用。指部类风湿性关节炎，嘱患者将手套在外用药液里浸湿，然后戴在患手上，若为足部或肘、肩等大关节，可用多层厚纱布浸透药液后包裹患处，再在火边熏烤，烤干后再浸湿，反复数次。使药的热气慢慢透入关节内。每日早晚各 1 次，兼煎服汤药，疗效更好。治疗时间以冬季为佳。

（2）内服药：桂枝 10 克，桑枝 10 克，威灵仙 10 克，秦艽 12 克，防风 12 克，松节 10 克，乌梢蛇 15 克，通草 6 克，当归 10 克，黄芪 18 克，八角枫根 4 克，细辛 2 克，木防己 12 克。水酒各半煎服，每剂药服 2 日。

此方原载于《四川中医》，作者为张应学。上方经笔者临床验证 2 例，止痛效果显著，谨予推荐。实践证明，关节已变形的病例，几乎无法彻底治愈，主要治疗目的为缓解或消除疼痛。

【验方 04】（朱时祥，2016 年 1 月 30 日）

黄芪 100 克，豨莶草 50 克，桃仁、红花、当归、川芎、赤芍、地龙、白芥子各 10 克，制川乌 6 克，全蝎 5 克，蜈蚣 10 克。水煎 2 次，混合药液，分 2 次服，每日 1 剂。有益气活血、通络化瘀之功效。适用于类风湿性关节炎。

笔者曾用该方治疗一名 52 岁女性患者，该患者四肢关节疼痛，医院诊断为类风湿性关节炎。10 多年来屡经中西医治疗，病情时轻时重，半年来病情加重，需服用强的松等肾上腺皮质激素类药物才能控制病情。形体消瘦，面色不华，关节疼痛，活动受限，双手指关节呈梭状改变。舌淡、苔薄白，脉细。笔者认为，患者类风湿性关节炎病程已久，正气虚弱而邪气盛，导致气血瘀阻。服药 20 剂，关节疼痛减轻。

又服 30 剂，症状大大减轻，关节肿胀消退，活动度提升。再服 30 剂，关节肿胀完全消失。停药观察，随访 3 年未复发。

【验方 05】（陆彩云，2018 年 11 月 30 日）

（1）蜈蚣 3 克，川乌 3 克，全蝎 5 克，细辛 10 克，地龙 10 克，牛膝 10 克，当归 10 克，制乳香 10 克，制没药 10 克，僵蚕 10 克，甘草 6 克。文火久煎 3 次，煎取药液 500 毫升，分 3 次饭后温服，每日 1 剂。服药后含生姜，以消腥气。适用于类风湿性关节炎。

（2）蕲蛇 15 克，当归 15 克，蜈蚣 2 条，全蝎 5 克，淫羊藿 15 克，秦艽 15 克，熟地黄 20 克，白芍 20 克。水煎服，每日 1 剂。适用于类风湿性关节炎关节肿痛、变形强直，手指足趾关节变形、甚者功能丧失，肢体消瘦，肌肉萎缩，皮肤枯燥。

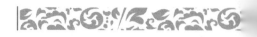

【验方06】（梁庆森，2017年3月24日）

白花蛇、地龙各150克，土鳖虫、炙蜈蚣、炙僵蚕各30克。痛甚加炙全蝎30克。共研末，分装为40包，每日早晚各服1包，温开水冲服。服药有效，可继服2～3日，以巩固疗效。有祛风活血、止痛、改善局部症状之功效。适用于类风湿性关节炎。服药期间忌食畜禽血液、木耳、糯米、鹅肉和酸性食物，疗效更好。

【验方07】（潘东源，2015年11月27日）

（1）类风湿性关节炎内服方。鸡血藤25克，益母草18克，生地黄20克，防风10克，乳香10克，白芍15克，秦艽10克，没药10克，威灵仙12克，独活10克，防己12克。水煎服，每日1剂。一般服药6～10剂可获明显疗效。

（2）类风湿性关节炎外治方。生川乌20克，洋金花24克，闹羊花10克，陆英20克，肉桂20克，花椒6克。共研粗末，用75%酒精300毫升浸泡5～7日，过滤去渣。用脱脂棉蘸药液涂患处，每日2次。有祛寒活络止痛之功效。适用于类风湿性关节炎。

【验方08】（常磊，2014年4月25日）

以下验方适用于类风湿性关节炎。

（1）干辣椒末30克，生姜120克，大葱150克，烧酒250毫升。将葱、姜捣烂如泥，再入辣椒末与酒，和匀后敷于疼痛部位，直至皮肤发红有烧灼感为止。同一部位一般敷1～2次。

（2）铁板1块，烧热，用厚毛巾包好，洒上米醋。待毛巾冒出蒸汽时，趁热敷患处。每日2～3次。注意防止烫伤。

（3）蒲公英根适量。捣烂，装瓶至一半，加满烧酒，放置10日后可服用。每日早晨服1次，每次15～20毫升。

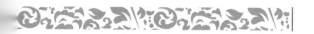

（4）茄根 24 克，枸杞子 15 克，当归、松节、人参、鳖甲、龙骨、牛膝、羌活、蚕沙、独活、防风各 6 克。共研粗末，用高粱酒 500 毫升浸泡 2 周，去渣。每次服 30 毫升，每日 3 次。

（5）桂皮、牛膝、乌药各 15 克，松针一把，加 180 毫升烧酒，浸泡 1 周以上。每次服半酒盅，久服有效。

（6）生半夏、生南星、生川乌、生草乌各 30 克。加入 50％酒精 500 毫升浸泡 2 周，用药液涂搽患处，每日数次，禁内服。

（7）全蝎、当归、僵蚕、麻黄、桂枝、牛膝、木瓜、杜仲各 6 克，川续断、红花各 10 克，甘草 3 克，乌鸡 1 只。乌鸡去内脏，将上药放入鸡腹中，入锅煮熟（不放盐），食肉喝汤。

（8）生石膏 50 克，薏苡仁 30 克，防己、滑石、连翘各 20 克，桂枝、姜黄、黄柏、桑枝、苍术、海桐皮各 15 克。水煎，分 2 次服，每日 1 剂。

骨质增生

【验方 01】（王廷兆，2016 年 7 月 16 日）

（1）生草乌 10 克，细辛 10 克，洋金花 6 克，冰片 16 克。前三味研末，用 50％酒精 300 毫升浸泡，冰片另用 50％酒精 200 毫升浸泡，每日搅拌 1 次，约 1 周后滤取药液，混合均匀，用有色玻璃贮藏。每次用棉球蘸药液少许外敷痛处片刻，痛止取下，每日 2～3 次。适用于骨质增生。

（2）白花蛇 4 条，威灵仙 72 克，当归、土鳖虫、血竭、透骨草、防风各 36 克。共研细末，过筛。每次 3 克，温开水送服，每日 2 次，连服 1 个月。适用于骨质增生。

（3）威灵仙 15 克，肉苁蓉 15 克，熟地黄 15 克，青风藤 15

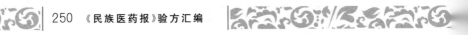

克，丹参15克。水煎2次，合并药液，分2次温服，每日1剂。或研末炼蜜为丸，每丸重10克，每次服1粒，每日2次。上肢麻痛，加姜黄10克；下肢麻痛，加怀牛膝10克。适用于骨质增生。

【验方02】（郭占芳，2017年2月24日）

（1）骨质增生内服方。

①苏木20克，丹参20克，秦艽20克，补骨脂20克，狗脊20克，乌梢蛇30克，木瓜15克。水煎，分2次服，每日1剂。上肢痛，加桑枝30克、络石藤20克；腰背骨质增生，加香附、怀牛膝、延胡索各15克；下肢骨质增生，加牛膝15克。

②当归10克，丹参10克，赤芍10克，泽兰10克，杜仲10克，金毛狗脊10克，苏木10克，地龙10克，鹿角片15克，黄芪18克。水煎，分2次服，每日1剂。适用于骨质增生椎管狭窄，腰椎间盘突出。

（2）骨质增生外敷方。生川乌15克，生草乌15克，生半夏15克，土鳖虫30克，威灵仙30克，生乳香10克，生没药10克，川芎10克。共研细粉，加扑热息痛10片（研末），用陈醋调匀，敷于痛处，外用纱布包扎，每日换药1次，5日为1个疗程。有较好的止痛功效。

此内服、外敷方亦适用于间歇性跛行。间歇性跛行一般步行百步左右即感腰痛，下肢麻木疼痛酸胀，弯腰下蹲休息片刻则症状暂时缓解，可再次行走，如此反复，一般伴腰痛，久站亦痛。

【验方03】（胡佑志，2017年12月15日）

薏苡仁30克，透骨草20克，没药、川续断各15克，苍术、乳香、桂枝、当归、赤芍各10克，炙甘草5克。水煎取液，将药

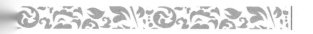

液倒入盆中，待温度适宜后熏洗、浸泡患足，早晚各 1 次，7 日为 1 个疗程。适用于足跟骨质增生。药液可加热重复使用，每剂可用 3～4 日。

【验方 04】（蒋振民，2018 年 10 月 26 日）

红花 6 克，当归尾 6 克，骨碎补 6 克，生大黄 12 克，桃仁 6 克，生天南星 12 克，生半夏 12 克，生川乌 10 克，生草乌 10 克，白芥子 3 克，细辛 4.5 克，皂荚 4.5 克，羌活 10 克，独活 10 克，冰片 3 克，樟脑 15 克，松香 6 克。共研细粉，一次准备 2 剂的药量，每剂药粉加高度白酒适量拌湿，文火炒热，分别装入布袋，热敷患处 30 分钟，2 个药袋交替使用，如此反复。每次敷 3 小时，每日 2 次，每剂药可重复使用 1～2 日，10 日为 1 个疗程。适用于骨质增生。

【验方 05】（沈清娟，2018 年 11 月 9 日）

乌梢蛇、细辛各 10 克，白花蛇 1 条，皂角刺、豨莶草、透骨草、生乳香、生没药、杜仲、威灵仙、淫羊藿各 15 克，五灵脂 20 克，生川乌、生草薢各 10 克。共研细末，用陈米醋调成膏状，外敷患处，隔日 1 次，20 日为 1 个疗程。有祛风除湿、活血化瘀、软坚散结之功效。适用于骨质增生。

【验方 06】（星晨，2013 年 6 月 21 日）

（1）铁砂热熨。麻黄、当归尾、附子、透骨草、红花、干姜、桂枝、牛膝、白芷、荆芥、防风、木瓜、生艾绒、羌活、独活各等分，醋适量。加醋水各半，煎成浓汁，铁砂加热后加入浓汁搅拌均匀。用时炒热铁砂，加醋少许拌匀，置布袋中数分钟，热熨项部，

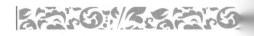

每日1~2次。适用于颈椎骨质增生。连用至病愈为止。

（2）热风药熨。川椒、桂枝、生川乌、摇边竹、鹰不扑、防己、羌活、石菖蒲、当归尾各90克，红花、三七、乳香、没药各45克，苏木、鸡血藤各18克。以上药物用50%酒精2000毫升浸泡10~14日，去渣备用。将多层纱布浸入药液中，敷于患处，再用电吹风吹热，使热度均匀，防止烫伤，每次15~20分钟，每日1次，10日为1个疗程。适用于颈椎骨质增生。

【验方07】（丁树栋，2013年10月4日）

千年健、川牛膝、五加皮、艾叶各45克，秦艽、透骨草、伸筋草各36克，赤芍、桂枝各30克，木瓜、桑枝各90克，干姜、花椒各27克，大葱3根。共捣碎，混匀，分装于2个纱布袋。加陈醋250毫升拌匀，焖30分钟，再蒸1小时。用2个纱布袋轮流热敷患处，每次1小时，每日1次。1剂药可连用8日，8日为1个疗程。适用于颈椎骨质增生。见效而未痊愈者，可再敷1个疗程。

【验方08】（施善葆，2015年6月26日）

川芎、乳香、没药、红花、白芍各60克，草乌、川乌、防己、杜仲、续断、川牛膝各30克，羌活、白芷、干姜、秦艽各20克，冰片3克。共研细粉，每次取适量，用陈醋和白酒各半将药粉调成糊状，外敷患处。每日换药1次，1周为1个疗程。适用于骨质增生。伴有颈椎病和高血压病，去白芷、干姜，加葛根、透骨草各20克；腰酸痛，加鸡血藤、狗脊各20克。

【验方09】（郭旭光，2019年3月29日）

海风藤30克，独活、续断各15克，杜仲、威灵仙、当归、地龙、巴戟天各 25 克，骨碎补、狗脊、生甘草各 10 克。水煎 2 次，合并药液，分早晚 2 次服，每日 1 剂，10 日为 1 个疗程。适用于腰椎骨质增生。

【验方 10】（梁庆森，2013 年 3 月 1 日）

小白花蛇 3 条，威灵仙 50 克，防风、透骨草、血竭、土鳖虫、丹参各 30 克。文火焙干，研细末。每次取药末 4～5 克，酒、水各半送服。适用于骨质增生。病在颈部，加鹿角霜 15 克、葛根 30 克；病在腰部，加桑寄生 15 克、独活 10 克；病在上肢，加桂枝、姜黄各 10 克；病在下肢，加豨莶草、怀牛膝各 10 克；气血亏虚，加黄芪 30 克、当归 6 克。

此方临床疗效确切，但高血压、阴虚火旺、严重消化道溃疡、过敏体质慎用，忌食酸、辣、香炒等食物，禁房事。

【验方 11】（李典云，2013 年 3 月 22 日）

当归、独活、杜仲、桃仁各 50 克，牛膝、桑寄生各 30 克。水煎，弃渣取液，倒入木盆内（散热慢），待温度降至 38～43 ℃时浴足，每次 35～45 分钟。用于骨质增生（老年性关节炎、退行性关节炎、肥大性关节炎）、类风湿性关节炎，对跟骨、骰骨、跖骨、距骨、舟骨、楔骨、趾骨及指骨、掌骨骨质增生作用迅速，效果显著。

颈椎病、颈部疼痛

【验方 01】（霍光兴，2019 年 9 月 27 日）

以下验方适用于颈椎病。

（1）威灵仙、五加皮、苍术、乳香、没药、三棱、莪术、木瓜、细辛、黄柏、大黄、赤芍、红花、冰片各等量。共研细末，混匀，加食盐和黄酒适量湿润，炒熟，装入2个棉布袋中，置锅上蒸热，敷于患处（热度以患者能够承受为度），2袋交替使用，每次30分钟，早晚各1次。有良好的止痛效果。

（2）当归、刘寄奴各15克，川芎、姜黄各12克，红花、羌活、胆南星、白芥子各10克，路路通30克，白芷、威灵仙各12克，桑枝30克。水煎服，每日1剂，服6剂停1日，12日为1个疗程。

（3）葛根20克，桂枝、白芍、甘草、当归、川芎、骨碎补、狗脊、杜仲、牛膝、鹿角胶各15克，麻黄、生姜各5克。水煎服，每日1剂。

（4）白芍240克，伸筋草90克，葛根、桃仁、红花、乳香、没药各60克，甘草30克。共研细粉，水泛为丸。每次服3克，每日3次，30日为1个疗程。

（5）红花20克，当归尾、赤芍、川芎各15克，肉桂2克。共研粗粉，加入低度白酒1000毫升浸泡10日即可，早晚各饮20毫升。

【验方02】（丹霞，2017年8月25日）

（1）丹参15克，当归15克，乳香10克，没药10克，姜黄10克，鸡血藤15克，威灵仙10克，地龙10克，制川乌10克，胆南星10克，连翘30克。水煎服，每日1剂。有活血通络、散风祛寒、除湿化痰之功效。适用于颈椎病、臂丛神经痛、肩周炎、肌纤维组织炎等。病在肩颈、上肢，加葛根、羌活、桂枝、桑枝；病在腰背，加杜仲、川续断、狗脊；病在下肢，加牛膝、独活、木瓜。

（2）葛根 20 克，赤芍、炒白芍、醋延胡索（捣）、川芎、酒炒黄芩、木瓜、天麻、桑寄生、白菊花各 15 克，清半夏、白芷各 10 克，桑枝 20 克，鸡血藤 40 克。水煎服，每日 1 剂。适用于颈项强直，头痛头晕，肩部、四肢麻木。肾虚腰痛，加焦杜仲、续断、炒狗脊各 15 克，枸杞子 10 克；心急烦躁，加炙五味子 15 克；口干舌燥，加麦冬 10 克、生地黄 15 克。

（3）当归 15 克，白芍 15 克，川芎 10 克，威灵仙 10 克，白芷 10 克，独活 10 克，秦艽 10 克，延胡索 10 克，细辛 4 克，鸡血藤 15 克，五加皮 10 克，豨莶草 10 克，甘草 10 克。加水 600 毫升浸泡 30 分钟，煎取药液约 300 毫升，分 2 次温服，每日 1 剂。有养血行血、温经散寒、祛风湿、止痹痛之功效。适用于风寒湿痹，腰膝疼痛，腿足屈伸不利或痹着不仁，四肢关节疼痛，以及颈椎病、肩周炎所致的颈肩疼痛。形寒肢冷，加附子 15 克、桂枝 10 克；疼痛以上肢为主，加羌活 10 克、片姜黄 10 克；疼痛以下肢为主，加牛膝 15 克、防己 10 克。湿盛，加薏苡仁 20 克、苍术 10 克；若痹证日久、体倦乏力、舌淡脉弱，加黄芪 20 克、党参 15 克。

【验方 03】（胡佑志，2018 年 9 月 28 日）

（1）刘寄奴、伸筋草、秦艽、桑寄生各 12 克，桂枝、五灵脂、红花、大蓟、小蓟、乳香、没药各 10 克，苏木 6 克。水煎取液，将 2 条毛巾浸湿，拧干后轮流热敷项部，每次 20～30 分钟，每日 2～3 次，每剂药可用 2 日，连敷 6 日为 1 个疗程。

（2）吴茱萸 300 克，黄酒 50 毫升。吴茱萸研细粉，加入黄酒拌匀，放入锅中炒热，装入布袋中，待布袋温度适宜后热敷项部，冷后将药炒热再敷，每次 20～30 分钟，每日 2 次，连敷 1 周。

（3）麻黄 30 克，白菊花 15 克，红花 15 克，当归尾 60 克，羌

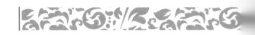

活、防风、秦艽、独活各30克，儿茶15克，桂枝、桃仁各90克。共研细末，用食醋调匀，分别装入2个布袋内，放入蒸笼中加热至约60℃时取出，将布袋置于项部、肩部热敷。每日2次，每次30分钟，9日为1个疗程。适用于颈椎病。

此外敷方有活血化瘀、通经活络、开窍透骨、祛风散寒等功效，可促进局部血液循环，改善周围组织营养，起到消肿、消炎和镇痛作用。适用于各型颈椎病，尤其是头痛、项部剧烈疼痛。

【验方04】（张勤，2015年10月30日）

（1）葛根130克，骨碎补、白芍各90克，鸡血藤、巴戟天各80克，当归、羌活、桂枝各60克，制乳香20克，乌梢蛇3条。共研极细末，炼蜜为丸，如黄豆大小。每次6克，温开水送服，每日3次，服完1剂为1个疗程，连服2～3个疗程。适用于颈椎病。

（2）白芍240克，伸筋草90克，葛根、桃仁、红花、制乳香、制没药各60克，甘草30克。共研极细末，炼蜜为小丸。每次服3克，每日3次，1个月为1个疗程。适用于颈椎病。

（3）睡眠姿势不良、枕头高度不适、熟睡后肩颈部裸露遭风邪侵袭等，致颈项部一侧牵拉性疼痛，称落枕。用下方治疗效果较好，若能配合手法按摩疗效更佳。伸筋草15克，赤芍12克，生地黄12克，泽兰12克，当归10克，桂枝15克，羌活10克，甘草5克。水煎服，每日1剂，连服3剂即可见效。

【验方05】（狄俊虹，2014年2月28日）

（1）风湿阻络型颈椎病。症见头项疼痛，头重如裹，四肢沉重，腹胀痞满，可服葛根牛膝粥。葛根10克，牛膝10克，薏苡仁50克，粳米50克。葛根、牛膝切碎用纱布包好，与薏苡仁、粳米同放入锅中，加水适量，煮粥食用，每日1次。

（2）气血两虚型颈椎病。症见头痛，头晕，耳鸣，面白无华，气短懒言，可服参地桂圆粥。党参、熟地黄、黄芪各5克，桂圆肉、枸杞子各10克，粳米50克。党参、熟地黄、黄芪先水煎取液，再加入桂圆肉、枸杞子、粳米煮粥食用，每日1次。

（3）气血瘀滞型颈椎病。症见头项疼痛呈针刺样，头晕，四肢麻木，舌紫暗，可服丹参红花粥。丹参、红花、桃仁各5克，山楂15克，粳米50克。丹参、红花先水煎取液，再加入桃仁、山楂、粳米煮粥食用，每日1次。

【验方06】（福如海，2014年5月30日）

何首乌50克，龟板30克（先煎），白芍30克，天麻20克，黄芪30克，葛根50克，石菖蒲20克，川芎20克，地龙30克，僵蚕20克，白芥子10克，仙鹤草50克。水煎服，每日1剂，10日为1个疗程。适用于颈椎病引起的眩晕、头痛；患者除有眩晕、头痛外，尚有颈部强硬，或局部有压痛，或颈椎X射线摄片发现异常等。

【验方07】（李祥农，2014年9月19日）

黄芪20克，葛根30克，桂枝12克，白芍20克，姜黄12克，鸡血藤30克，桑枝30克，狗脊20克，大枣10克，炙甘草3克。水煎，分2次服，每日1剂。适用于以颈肩臂疼痛、麻木为主的神经根型颈椎病。

【验方08】（王同翠，2017年4月28日）

（1）吴茱萸150～300克，黄酒适量。吴茱萸研细末，过筛备用，用时取药末加适量黄酒拌匀，放锅内炒热，搅成糊状，趁热摊于数块厚纱布上，分别敷于大椎、大杼、肩髃、后溪穴上，冷后加热再敷。若局部出现小水疱，不需处理。适用于颈椎病。

（2）三七10克，川芎15克，血竭15克，乳香15克，姜黄15克，没药15克，杜仲15克，天麻15克，白芷15克，花椒15克，麝香2克（研细末）。除麝香外，余药共研细粉，加入150毫升白酒，微火煎成糊状（或用米醋拌成糊状），摊在纱布上，将麝香末均匀撒在上面，敷于患处。药干后可重新调成糊状再用。每日3次，每剂药可连用3～5次，5日为1个疗程。适用于颈椎病。

（3）伸筋草、透骨草、荆芥、防风、附子、千年健、威灵仙、桂枝、路路通、秦艽、羌活、独活、麻黄、红花各30克。共研粗末，装入小布袋内，每袋150克。用时将药袋加水煎煮20～30分钟，待温度适宜，将药袋置于患处热敷，每次30分钟，每日1次，2个月为1个疗程。适用于颈椎病。

【验方09】（佚名，2017年6月23日）

鹿茸、全蝎各6克，马钱子6克，防风、川乌、草乌、乌梢蛇各20克，透骨草、蜈蚣、苍耳子各10克，樟脑2克，麝香0.2克。除麝香、樟脑、苍耳子外，余药共研细末，放入油锅内按常规熬炼膏药。待药油温度降至60℃左右时，将麝香、樟脑、苍耳子加入锅内搅拌至药油完全冷却凝固成膏，将药膏摊于较密的棉布上，厚度约0.1～0.2厘米。用时加热软化，贴敷于项后正中线第七颈椎以上部位，其他部位可根据情况贴敷。3日换药1次，30日为1个疗程。适用于颈椎病。若贴敷后皮肤出现小红疹、刺痒不适为药物反应，可停药待红疹消失后再用。

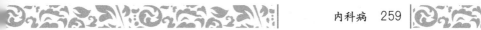

【验方 10】（严永和，2017 年 8 月 25 日）

(1) 威灵仙、姜黄、全当归、川芎、秦艽、葛根各 12 克，羌活、牛蒡子、香附各 10 克，赤芍 20 克，鸡血藤 30 克。水煎，分 3 次服，每日 1 剂，30 日为 1 个疗程。有祛风除湿、通痹止痛之功效。适用于痹痛型颈椎病。

(2) 全当归、川芎各 12 克，鹿衔草、炙黄芪、杭白芍、丹参、熟地黄、鸡血藤各 30 克，桂枝、白芥子各 10 克，川木瓜 15 克，制川乌 6 克。水煎，分 3 次服，每日 1 剂，30 日为 1 个疗程，连服 2 个疗程。有益气养血、活络通痹之功效。适用于麻木型颈椎病。

(3) 代赭石、珍珠母各 30 克（先煎），白术、法半夏、白蒺藜、钩藤、山茱萸、枳壳各 12 克，白芍、夏枯草、玄参、丹参各 15 克，天麻 10 克。水煎，分 3 次服，每日 1 剂，30 日为 1 个疗程。有平肝潜阳、补益肝肾之功效。适用于眩晕型颈椎病。

(4) 炙北芪、鸡血藤、鹿衔草各 30 克，归身、川芎、骨碎补、锁阳、牛膝、桑寄生、川续断各 12 克，龟板（先煎）、生地黄各 15 克。水煎，分 3 次服，每日 1 剂，连服 1～2 个月。有补肾益气、养血通痹之功效。适用于痿弱型颈椎病。

(5) 蔓荆子 50 克，川芎 50 克，乳香、没药各 100 克，红花 90 克，丹参 90 克，防风 10 克，皂角刺 50 克，白芷 100 克。共捣烂，分成 2 袋，用布袋装好并封口，用蒸锅蒸，蒸热时洒陈醋 50 毫升，热敷项部，2 袋反复交替使用。有活血化瘀、散寒止痛之功效。适用于颈椎病。症见颈部肌肉僵直、活动受限，头晕，耳鸣等。

(6) 当归、羌活、独活、川芎、秦艽各 15 克，白芷、防己、柴胡、防风各 10 克，血竭、延胡索各 5 克。水煎服，每日 1 剂。有舒筋活络之功效。适用于颈椎病。症见颈部酸痛、活动受限、头晕眼花等。

（7）当归、川芎、辛夷花、羌活、藁本、制川乌、乳香、没药、葛根、红花、赤芍、石菖蒲、灯心草、桂枝、细辛、白芷、丹参、防风、威灵仙、冰片、合欢花、吴茱萸各30克。共研粗末，制成枕芯，每日枕用不少于6小时，连用3~6个月。适用于颈椎病。

（8）葛根30克，菊花15克，生白芍24克，柴胡12克，生甘草10克。水煎取液，加红糖30克，顿服，服药后卧床休息1小时，令出微汗。每日1剂，分2~4次服。适用于落枕。

（9）葛根100克，白芍50克，甘草20克。用纱布包扎好，武火煎煮约30分钟后取出，待温度适宜后趁热将药包外敷于疼痛部位。每次30分钟左右，每日1次。适用于落枕。

【验方11】（伍振云，2013年12月27日）

（1）颈椎灵药酒。熟地黄、当归、丹参、黄芪、天麻、葛根、枸杞子、白芍、骨碎补、威灵仙、蛇蜕、桂枝、牛膝、乳香、没药、槲寄生、甘草各12克，麝香1克，黄酒适量。除麝香、枸杞子外，余药共研细末，与麝香、枸杞子、黄酒一起放入瓷瓶中密封浸泡2个月即成。每次服12毫升，每日2次。有滋补肝肾、活络止痛之功效。适用于颈、肩、臂疼痛明显的颈椎病。

（2）骨刺消痛液。川芎、桂枝、独活、当归、制草乌、乌梅、红花、制川乌、木瓜、麻黄、牛膝、威灵仙各10克，白酒适量。共研细末，与白酒一起放入瓷瓶中密封浸泡2个月即成。每次服5~10毫升，每日2次（勿过量服用）。有祛风通络、活血止痛之功效。适用于颈肩部酸胀、麻木、疼痛的颈椎病。

（3）骨刺宁酒。威灵仙、急性子、山楂、砂仁、白芷、红花、乌梅各12克，白酒适量。共研粗粉，与白酒一起放入瓷瓶中密封

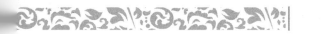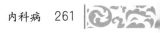

浸泡 2 个月即成。每次服 20～25 毫升，每日 2 次。有活血通络、解痉止痛之功效。适用于颈、肩、臂疼痛、麻木和头晕目眩等的颈椎病。

（4）止痛搽剂。生川乌、生草乌、生天南星、红花、莪术、冰片、乳香、没药、丁香、细辛、赤芍各 12 克，50％酒精、陈醋各适量。中药共研细粉，加适量酒精浸渍 1 小时，调入陈醋制成药糊，每次取药糊少许外涂患处，用 2～3 条厚毛巾覆盖，用装有开水的热水袋热敷 20～30 分钟，每日 3～4 次。有软坚散结、消肿止痛、活血化瘀、通利经脉之功效。适用于骨质增生或颈椎间盘脱出的颈椎病。

【验方 12】（吴明，2017 年 7 月 28 日）

颈心综合征由颈椎退行性变刺激压迫附近的脊神经、交感神经和椎动脉等引起，多见于合并冠心病的老年人，常表现为胸闷、心悸、气促、心前区疼痛和压迫感。方用：葛根 30 克，麻黄 10 克，桂枝 15 克，白芍 30 克，威灵仙 30 克，地龙 10 克，木瓜 30 克，骨碎补 15 克，淫羊藿 12 克，川芎 12 克，红花 10 克，三七粉 4 克（冲服），炒莱菔子 12 克。水煎，分 2 次服，每日 1 剂，14 日为 1 个疗程。一般连用 2～3 个疗程可获较满意的疗效。

肩周炎、肩部疼痛

【验方 01】（陈景胜，2013 年 1 月 25 日）

以下验方适用于肩周炎。

（1）金不换、七叶一枝花、红木香、桑枝各 30 克。水煎服，每日 1 剂。

（2）松枝 2500 克，酒 5000 毫升。共入瓦罐密封 1 周，每日服 3 次，饭后服，每次 30～50 毫升。

（3）当归、丹参、透骨草、生地黄、生黄芪各 30 克，桂枝、羌活、白芍、桑枝各 15 克，木瓜、生姜各 10 克，大枣 5 枚。水煎服，每日 1 剂。

（4）白凤仙根、臭梧桐、生姜、大蒜头、韭菜各 210 克。共捣烂取汁，文火煎膏，摊于布上，贴敷患处。

（5）加味四物汤：熟地黄、当归、白芍、川芎、桂枝、生姜、甘草。水煎服，每日 1 剂。有养血活血、温经散寒之功效。

（6）羌活、秦艽、海风藤、木瓜、五加皮、川续断、防风、细辛、丹参、桑枝。水煎服，每日 1 剂。有祛风散寒、舒筋通络之功效。适用于肩周炎初期。

（7）葱汁、生姜汁、蒜汁、米醋、牛膝末，面粉各适量。混合熬成膏，摊于布上，贴敷患处。对臂痛、腿痛也有一定的疗效。

（8）鲜枇杷叶、大风艾、生姜各适量。洗净，捣成泥，加入米双酒调匀，入锅内炒热，外敷患处。每日换药 1～2 次，7～10 日为 1 个疗程。适用于顽固性肩周炎。

（9）老生姜 1000 克，葱白 500 克，甜酒 250 毫升。共捣烂，入锅内炒热，取出热敷患处，冷后再炒热。每日 2 次，每次 10～20 分钟，5～7 日为 1 个疗程。适用于上肢和肩胛骨痛。

（10）猪肉 250 克，蘑菇 250 克，黄酒 30 毫升，花椒适量，白酒 30 毫升。花椒熬水冲入黄酒，肉切片与蘑菇、黄酒拌匀，蒸熟，白酒为引，食之，可分 2 次食完。

（11）威灵仙、防风、苍术各 15 克，晚蚕沙 30 克，黄酒 120 毫升。共研细末，炒热，加黄酒 120 毫升拌匀后再炒数分钟，装入布袋，热熨患处 30 分钟。每日 2 次，5～7 日为 1 个疗程。

（12）茯苓 5 克，姜半夏 12 克，枳壳 10 克，风化硝 6 克，白术 12 克，白芥子 12 克，姜黄 10 克，桑枝 12 克，生姜 8 克。水煎服，每日 1 剂。有化痰行气、舒筋止痛之功效。适用于痰湿阻络型肩周炎者。

（13）川乌、草乌各 90 克，樟脑 90 克。共研末。取药末适量，用醋调成糊，匀敷压痛点，厚约 0.5 厘米，外裹纱布，然后用热水袋热敷 30 分钟，每日 1 次。对无菌性腱鞘炎、腱鞘囊肿、骨质增生均有一定疗效。

（14）斑蝥粉、丁香粉各等分，混匀，每次取少量用高度白酒调成糊状，敷于压痛点上，胶布固定，3～4 小时局部灼热疼痛时去胶布，洗去敷药，可见局部皮肤潮红，如已起疱，可用消毒针头刺破水泡，用消毒纱布包扎。一般敷 2～3 次后疼痛消失。适用于肱骨外上髁炎，肘外侧疼痛、乏力。

【验方 02】（王大夫，2013 年 1 月 25 日）

（1）正气不足，风寒之邪外束，营卫失和，脉络内阻之肩周炎。治宜通经活络定痛。方用活络定痛汤：穿山龙 20 克，没药 10 克，土鳖虫 10 克，川椒 10 克，蛴螬 10 克，露蜂房 15 克，乌梢蛇 15 克，羌活 15 克，威灵仙 15 克。水煎服。

（2）风寒乘虚而入，凝之于肩，肩凝作痛之肩周炎。治宜疏肝和脾，散寒祛风。方用增损逍遥散：柴胡 10 克，当归 10 克，白芍 15 克，陈皮 15 克，清半夏 10 克，羌活 10 克，桂枝 10 克，白芥子 10 克，附片 10 克，秦艽 10 克，茯苓 10 克。以白酒作引，水煎服。

（3）卫气亏虚，贼风邪气入侵，寒湿阻滞经络之肩周炎。治宜补卫气，通经络，散寒湿。方用加味黄芪桂枝五物汤：黄芪 60 克，当归 20 克，桂枝 12 克，白芍 20 克，炙甘草 16 克，大枣 10 克，威灵仙 12 克，防风 12 克，蜈蚣 2 条，生姜 10 克，羌活 12 克。水煎服。

【验方 03】（郑玉平，2015 年 4 月 17 日）

肩周炎好发于中老年人，多因劳损、局部受寒或睡眠时一侧肩部受压过久而诱发，中医称之为"肩凝"或"漏肩风"。中医临床运用内服外敷法治疗，效果良好。

（1）内服方。白芍、当归、虎杖、威灵仙、羌活、陈皮、白术、白芥子、桂枝各 10 克，黄芪 60 克，姜黄 10 克，生姜 3 片，大枣 5 枚，制半夏 6 克。水煎服，每日 1 剂，一般轻者连服 8 剂即可见效，重者连服 20 剂可见效。寒盛，加桂枝 15 克、淡附片（先煎）10 克；痹病日久，加鸡血藤 30 克，制乳香、制没药各 6～10 克；前屈后旋困难，加桑枝 30 克、伸筋草 15～30 克；久病，加全蝎 2～3 克，蜈蚣 1～2 条。

（2）外敷方。

①伸筋草、鲜生姜各 30 克，接骨木 60 克，透骨草 15 克。水煎取液，热敷患肩，每次不少于 20 分钟，每日 2 次，连敷 10～15 日，每剂药可敷 2 日。

②白凤仙根、臭梧桐、生姜、大蒜头、韭菜各 500 克。共捣烂取汁，文火煎成膏，摊成薄片，外敷患处。

【验方 04】（曹淑芬，2017 年 1 月 27 日）

（1）葛根薏仁粥。葛根 20 克，桂枝 15 克，薏苡仁 50 克，粳米 100 克，盐适量。药材和粳米洗净；葛根、桂枝放入锅中，加水适量浸泡 1 小时，中火煎煮 30 分钟，去渣取汁，再把薏苡仁、粳米放入药汁中，文火煮成粥，最后加盐即可服食。可温经通络、缓

解疼痛，祛散风、寒、湿等外邪。适用于肩周炎疼痛。

（2）苍白鸡腿汤。白术 20 克，苍术 10 克，鸡腿 1 个，生姜 10 克，米酒 10 毫升，盐少许。药材洗净，鸡腿氽烫去血水，生姜洗净切片；所有材料放入锅中，加水适量，武火煮沸后改用文火炖熟，将出锅时放入米酒、盐等调料，最后焖 10 分钟即可服食。可除痰化饮、利湿止痛。适用于肩周炎疼痛。

（3）桑枝羊肉汤。当归 15 克，党参 15 克，桑枝 20 克，羊肉 120 克，葱末少量，姜片 5 片，盐少许。药材洗净，羊肉洗净切块，氽烫去血水；所有药材放入纱布袋，绑紧袋口放入锅中，加入羊肉、适量水，武火煮沸后转文火炖至羊肉熟透，去药包，加盐、葱末、姜片等调料即可服食。可祛风通络、通利关节。适用于肩周炎疼痛。

（4）蠲痹姜黄饮。姜黄 10 克，黄芪 10 克，羌活 10 克，防风 10 克，当归 10 克，赤芍 10 克，甘草 10 克，大枣 5 枚，生姜 5 片。药材洗净放入锅中，加水适量，浸泡 1 小时，武火煎 15 分钟，再用文火煎 30 分钟即可服用。可益气和营、祛痹通络。适用于肩周炎疼痛。

（5）羌活瘦肉汤。羌活 15 克，桂枝 20 克，当归 20 克，猪瘦肉 60 克，葱末少量，生姜 5 片，盐少许。猪瘦肉氽烫后切片，药材洗净放入锅中，加水适量，武火煮沸 10 分钟，再用文火煮 30 分钟，去药渣，加入猪瘦肉及盐、葱末、姜片等调料，武火煮沸后即可服食。可活血止痛、温经通络。适用于肩周炎疼痛。

【验方 05】（谭家峰，2017 年 2 月 24 日）

以下验方适用于肩周炎。

（1）川乌、草乌各 90 克，樟脑 80 克，白芷 50 克。共研细末，

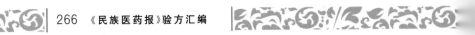

用适量食醋、蜂蜜调成糊状，外敷痛处，药厚 0.5 厘米，用绷带固定，外加热水袋敷 30 分钟。每日 1 次，连用 1 周。

（2）活螃蟹 2 只。浸泡 2 小时，捣烂如泥，外敷患处，12 小时后取下。一般 1～3 次即可见效，一次未愈，用原螃蟹泥再敷。

（3）独活 20 克，桑枝 30 克，木瓜 15 克，牛膝 20 克。水煎，分 2 次服，每日 1 剂，连服 7～10 日。适用于肩周炎。

（4）生半夏、雄黄、樟脑、急性子、公丁香、乌梢蛇、蜈蚣各 10 克，凡士林适量。共研细末，用凡士林调成膏状，用时取药膏适量摊于敷料上，外敷患处，每日 1 次。适用于肩周炎。

（5）制川乌、制草乌各 90 克，樟脑 90 克，白芷 50 克。共研粉，用时根据疼痛部位大小取适量药粉，用食醋与蜂蜜调成糊状，外敷于痛点，厚度约为 1 毫米，外覆胶布固定，用热水袋外敷保温 30 分钟，每日 1 次，连用 15 日。

【验方 06】（陈抗美，2013 年 11 月 22 日）

姜黄、桂枝、甘草、制川乌、制草乌、生麻黄、大黄、吴茱萸各 20 克。研粗末，加食醋 20 毫升调成糊状，用时将药糊放进锅内，武火炒热后装入纱布袋中，热敷患处。每次 20 分钟，每日 2 次，每剂可使用 6 次，3 日为 1 个疗程，对肩周炎、肩膀酸痛、肩关节僵硬有良效。为了防止烫伤，可在患处涂抹植物油。皮肤过敏者在医生的指导下谨慎使用。

【验方 07】（天南海北，2018 年 6 月 29 日）

（1）桑枝 50 克。切碎，加水 3 碗，煎至 1 碗，温服，每日 1 次，连服 4 日。适用于肩周炎。

（2）老姜 50 克，葱白 3 克。共捣烂，加白酒 15 克，炒热后敷

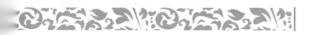

痛处，冷后加热再敷，每日数次，连用 3～4 日。适用于肩周炎。

（3）威灵仙 12 克，汉防己 10 克。水煎服，每日 1 次，连服 3 日。适用于肩周炎。

【验方 08】（郭亚维，2018 年 10 月 26 日）

独活 10 克，秦艽 10 克，防风 10 克，细辛 6 克，当归 15 克，生地黄 20 克，白芍 20 克，茯苓 15 克，肉桂末 3 克（冲服），杜仲 10 克，牛膝 20 克，党参 20 克，黄芪 30 克，续断 10 克，川芎 6 克，甘草 5 克。水煎 2 次，合并药液，分 2 次服，每日 1 剂。此方补气血、益肝肾、温经络、祛风湿。适用于肩周炎急性期。

【验方 09】（胡佑志，2014 年 2 月 7 日）

桂枝 15 克，38 度白酒 500 毫升。将桂枝浸泡于白酒中，封口置于阴凉处，每日摇晃 3～5 次，浸泡 7 日即可。每次取 15 毫升佐餐饮用，每日 1 次。适用于肩周炎。桂枝中所含的桂皮醛、桂皮酸钠等有效成分可扩张血管、抗菌消炎，对肩周炎所致的肩关节及周围组织疼痛有很好的疗效。

【验方 10】（吴明，2014 年 12 月 12 日）

钩藤 15 克，夏枯草 15 克，玄参 30 克，龙骨 30 克（先煎），牡蛎 30 克（先煎），党参 20 克，桂枝 12 克，紫苏叶 12 克，葛根 12 克，莪术 15 克，三棱 15 克，乳香 10 克，牛膝 12 克。水煎，分早晚 2 次温服，每日 1 剂，连服 2 剂可见效。适用于项背僵痛。

【验方 11】（程大夫，2014 年 4 月 4 日）

黄芪 30 克，桂枝 10 克，白芍 30 克，生姜 15 克，当归 10 克，

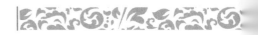
桑寄生 30 克，姜黄 10 克，鸡血藤 30 克，威灵仙 30 克，甘草 10 克。水煎，分 2 次服，每日 1 剂。适用于肩周炎。体胖有痰湿，加泽泻、白芥子各 10 克；体瘦、便秘，加熟大黄 6 克；疼痛发热，加忍冬藤 30 克；疼痛剧烈，加细辛 3 克、乳香 10 克、没药 10 克。

【验方 12】（梁兆松，2014 年 6 月 6 日）

肩周炎是肩周肌肉、肌腱、滑囊和关节囊等软组织的慢性炎症。临床表现为肩部疼痛难忍，夜间为甚，初期如果治疗不及时或治法不当，将会影响日常生活，如肩臂肌肉萎缩，肩关节活动受限不能上举。临床采用加味黄芪桂枝五物汤治疗取得显著疗效。

生姜 10 克，大枣 10 克，威灵仙、白芥子、川芎各 10 克，姜黄 12 克，桑枝 15 克，当归 15 克，桂枝 12 克，白芍 12 克，黄芪 20 克。水煎，分 3 次服，每日 1 剂，30 日为 1 个疗程。风湿痹阻，加羌活、防风各 10 克；寒湿凝滞，加制川乌 6 克、制草乌 6 克、细辛 3 克；气血瘀滞，加红花 10 克；气血不足，加黄芪至 30 克、熟地黄 10 克；患肢麻木，加全蝎 6 克、乌梢蛇 10 克。适用于肩周炎。

【验方 13】（广明医，2014 年 6 月 27 日）

当归 30 克，桂枝 20 克，赤芍 15 克，细辛 10 克，甘草 5 克，通草 5 克，葛根 50 克。水煎服，每日 1 剂，15 日为 1 个疗程。有散寒止痛、化瘀温补之功效。适用于肩周炎。症见遇冷加重，活动受限等。

【验方 14】（鲁莱光，2014 年 9 月 12 日）

木瓜、当归各 15 克，威灵仙、狗脊、牛膝、鸡血藤、人参、

炙川乌、炙草乌各 10 克，白芷、甘草各 6 克。水煎，分 2 次服，每日 1 剂，7 日为 1 个疗程。适用于肩周炎。服药期间，应注意加强功能锻炼，增强肌肉力量，保持肩关节活动度，以促进康复和预防复发。

腰腿痛

【验方 01】（张勤，2018 年 7 月 27 日）

急性腰扭伤又称"闪腰""岔气"，是伤科常见病之一。内服中药以行气活血、祛瘀通络为主，以补骨强腰为辅。除辨证服用以下方剂外，还可配合针刺腰痛穴，疗效满意。

（1）加减乌药顺气散。乌药、白术、青皮、陈皮、川续断、木瓜、独活，补骨脂各 10 克，白芷、甘草、木香各 6 克，肉桂 3 克。水煎，分 3 次服，每日 1 剂。适用于气滞重于血瘀型腰扭伤。

（2）加味桃红四物汤。桃仁、红花、当归、川芎、赤芍、川续断、杜仲、木瓜、羌活各 10 克，甘草、制乳香、制没药、大黄各 6 克，黄酒适量。水煎服。适用于血瘀重于气滞型腰扭伤。

（3）桃红杜仲汤。桃仁、红花、羌活、赤芍、川续断、木瓜、小茴香、炒补骨脂各 10 克，炒杜仲 15 克，黄酒适量。水煎服。适用于血瘀甚于气滞、卒然剧痛。

（4）补肾止痛汤。当归尾、川续断、杜仲、补骨脂、桃仁、骨碎补各 10 克，乌药 6 克，大黄 3 克，青盐、木香各 1.5 克。水煎服。适用于肾虚体弱反复腰扭伤。

【验方 02】（胡佑志，2018 年 6 月 15 日）

生姜 60 克，大黄 30 克，冰片 1.5 克。生姜去皮洗净，捣烂挤汁，大黄、冰片研细粉，与生姜汁一同加适量温开水将药粉调成糊状。使用前，先将葱白头 5 根捣烂炒熟，用布包好，揉搽痛处至局部皮肤发红后敷上药糊，用纱布覆盖固定，每日换药 1 次，连用 5～7 日。适用于急性腰扭伤。

【验方 03】（徐丽春，2017 年 5 月 19 日）

桃仁 15 克，桂枝 10 克，姜黄 10 克，威灵仙 10 克，骨碎补 12 克，大黄 10 克，川芎 10 克，当归尾 10 克。水煎 2 次，合并药液，分 3 次服，每日 1 剂。有活血祛瘀、通络止痛之功效。适用于急性腰扭伤。

【验方 04】（肖德荣，2015 年 5 月 29 日）

以下验方适用于急性腰扭伤。

（1）湿敷法。发生急性腰扭伤后的 24 小时内先用冷毛巾湿敷腰部，使破裂的小血管收缩而止血，禁热敷，以免加重局部出血。扭伤 24 小时后，改用热毛巾湿敷患部，促进血肿吸收。每次 10 分钟，每日 1 次，注意防止烫伤。然后再采取以下治疗方法。

（2）伸腰牵引法。患者仰卧床上，双上肢伸直放松，若为伸侧腰痛，痛侧的髋、膝关节屈曲，然后借惯力稍猛力伸直下肢，以此来牵拉腰部，有时可听到腰部发出响声。若是双侧腰痛，可交替进行，每次 5～10 分钟，每日 3～5 分钟。

（3）点按太冲穴法。太冲穴位于足背部，第 1、2 跖骨结合部之前的凹陷处，患者取坐位，用大拇指或中指用力点按一侧太冲穴约 3～5 分钟，再点按另侧。点按时或点按后，患者转动腰部，直

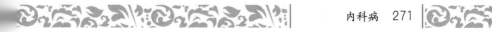

至疼痛减轻或不痛为止。

（4）点按闪腰穴法。闪腰穴在小腿上，承山穴与昆仑穴连线三分之一交点附近，有一压痛点，即为闪腰穴。患者取坐位，找出双侧闪腰穴后，用双手拇指猛然点按双侧穴位，压放 3～5 次后，再平揉 1～3 分钟，以能忍受且有出汗为度。接着轻柔和缓地按摩腰部数分钟，每日或隔日 1 次。

（5）药物内服外用法。内服可选服跌打丸、七厘散、小活络丸、大活络丸等中成药。外用可贴敷伤湿止痛膏或涂搽正红花油等。

【验方 05】（任纪海，2013 年 12 月 20 日）

牡丹皮、杜仲、赤芍、川续断、延胡索各 15 克，泽兰、牛膝、红花、桃仁、苏木、乌药各 14 克，三七、乳香、没药各 10 克，生甘草 6 克。水煎，分 2～3 次服，每日 1 剂，用药 2～8 剂即可显效。适用于急性腰扭伤。

【验方 06】（狄俊虹，2013 年 3 月 15 日）

桃仁、乳香、没药、白芷各 10 克，红花、血竭各 6 克，大黄 3 克。共研细末，加少量面粉、白酒调成糊状，外敷患处，每日换药 1 次。适用于急性腰扭伤。

【验方 07】（蒋振民，2019 年 1 月 4 日）

生姜 60 克，大黄 30 克，冰片 2 克。生姜去皮洗净，捣烂取汁。大黄、冰片研细末，与生姜汁一起加适量温开水调成膏状。每次使用前，先将葱白 5 根捣烂炒熟，用布包好，在痛处揉搽至局部皮肤发红，然后敷上药膏，用纱布覆盖固定，每日换药 1 次，连用 7 日即愈。适用于腰扭伤。

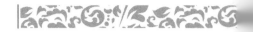

【验方08】（官立刚，2013年9月27日）

腰腿痛多由瘀血凝聚、经络阻滞所致。根据中医"不通则痛，通则不痛"理论，采用中药治疗，以舒筋活血、温补散瘀、消炎止痛。

（1）腰腿痛。续断、杜仲、宽筋藤、牛膝、当归、丹参、羌活、海桐皮、姜黄各30克，防己、赤芍各20克，细辛10克。共捣碎，用醋浸润后，放布袋内蒸30分钟，用毛巾包裹外敷患处，待药包稍降温后可去毛巾，直接用药包敷患处。每次约40分钟，每日2次，6日为1个疗程。药包用毕放阴凉通风处，可连用3日。

（2）阳虚腰痛。核桃仁60克，红糖20克，黄酒100毫升。在黄酒中浸泡7日，适量饮酒。

（3）腰胀刺痛。八角茴香炒香研末，饭前用黄酒送服6克，每日2次。

（4）寒性腰痛。威灵仙研细末，每次6克，温开水送服，每日3次。

（5）肾虚腰痛。炒杜仲10克，水煎，分2次服，每日1剂。

（6）各种腰痛。桑寄生30克，水煎服，每日1剂。

【验方09】（丹霞，2013年10月4日）

姜黄10克，苏木10克，千斤拔20克，杜仲20克，补骨脂10克，鸡蛋2个。水煎，将成时，鸡蛋剥皮再煮10分钟即可。分早晚2次吃蛋喝汤，每日1剂。适用于各种原因引起的腰痛。

【验方10】（朱时祥，2013年2月8日）

韭菜白200克，核桃仁50克（去皮）。用芝麻油炒熟，每日食用1次，连服1个月。适用于肾虚腰痛。

【验方11】（宁蔚夏，2013年5月10日）

生栗子500克，加水煮30分钟，待冷后剥皮，再隔水蒸30分钟，趁热放在锅盆中加250克白糖，用勺均匀压拌成泥，以塑料瓶盖或啤酒瓶盖为模，将栗泥填压成饼状。食之可补肾强筋。适用于久病体弱、腰腿酸软。

【验方12】（梁庆森，2017年2月17日）

（1）制何首乌15克，黑枣15克，熟地黄18克，杜仲12克，牛膝12克，续断12克，当归10克，川芎6克，茯苓12克，猪腰椎骨150克。水煎30分钟，吃肉喝汤，每日1剂，一般连服10剂显效。适用于腰痛、腰肌劳损。服药期间及康复期忌食酸、辣、生冷食物，禁房事。

（2）黄芪20克，当归10克，党参20克，杜仲15克，续断20克，延胡索10克。水煎服，每日1剂，一般服2～3剂即可见效。适用于腰肌劳损。

【验方13】（常怡勇，2017年4月7日）

干姜50克，苍术10克，当归15克。共研细末，过筛备用。用时用95%酒精调成糊状，外敷于疼痛最明显处，并用敷料固定，然后用红外线取暖器烘烤患处（距离患处15～20厘米为宜），每次30分钟，每日1次，一般1～2周为1个疗程。适用于寒湿性腰腿痛。如治疗过程中疼痛明显减轻，则隔2～3日治疗1次，直到疼痛完全消失为止。

【验方14】（胡佑志，2017年2月3日）

（1）肾虚腰痛。杜仲20克，威灵仙15克，猪肾1个。先将杜

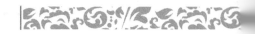

仲和威灵仙分别研粉，再混合均匀。猪肾剖开去筋膜，洗去血液，均匀放入药粉后合紧，置于碗中，加水适量，放入锅中蒸熟。熟后将猪肾连汤一起服下，每日1剂，连服3日即可见效。

（2）虚寒腰痛。黄芪15克，鹿角霜12克，熟地黄、菟丝子各10克，仙茅、淫羊藿、巴戟天、藁本、防风、知母各6克，当归、制附子、肉桂各4克，细辛2克。水煎2次，煎取药液400毫升，分早晚2次服，每日1剂，连服7剂。虚寒腰痛。忌食辛辣腥冷之品。

（3）腰椎管狭窄。腰椎管狭窄是由腰椎退行性改变，椎间盘突出、韧带肥厚、骨质增生所致，多见于中老年人，可压迫神经，主要表现为腰痛伴双下肢无力，行走受限，典型症状即为间歇性跛行。方用：黄芪20克，熟地黄、白芍各15克，甘草5克。水煎取液，分3次温服，每日1剂，15日为1个疗程，一般治疗1~3个疗程即可见效。

（4）慢性腰肌劳损属中医学"痹症"范畴，多因久坐、劳逸失度、饮食失调、情志刺激，导致机体瘀血、湿邪滞留，或肝肾阴虚、血行不畅、阴阳气血逆乱而致脏腑功能失调。治宜疏通经络，扶正祛邪。采用蜂蜜调药粉外敷，具有抗炎、镇痛、止血、活血的功效，操作简单，无副作用，值得一试。蜂蜜30克，黄柏25克，侧柏叶、泽兰、大黄、薄荷各12克。将五味中药研细粉，混合均匀，加蜂蜜、适量水调成糊状，将药膏摊在透气胶布上，外敷于腰部压痛处，并用纱布包扎，保留6小时，每日换药2次。第2次换药宜将皮肤用温水洗干净后再敷，连用3日为1个疗程，间隔2日后再进行下一个疗程。适用于慢性腰肌劳损。

【验方 15】（谭家峰，2014 年 7 月 18 日）

当归 12 克，桑寄生 15 克，防风 12 克，红糖适量。水煎，分 2 次服，每日 1 剂，7 日为 1 个疗程。适用于腰肌劳损。

【验方 16】（光星，2015 年 3 月 13 日）

丝瓜络、怀牛膝、木瓜、秦艽、独活各 10 克，积雪草、黄芪、算盘子各 15 克，当归、川续断各 12 克，炙甘草 6 克。水煎，分 2 次服，每日 1 剂，3～5 日为 1 个疗程。适用于损伤性腰腿痛 1 年内急性复发患者，1 年以上慢性期患者加附子、桂枝各 6 克。

【验方 17】（张法翠，2014 年 1 月 3 日）

大叶千斤拔 60 克，寮刁竹 30 克，海桐皮 30 克，两面针 15 克，甘草 10 克。加米酒 1000 毫升浸泡 2 周即可，每日饮 15 毫升，早晚各 1 次。适用于慢性腰腿痛。

【验方 18】（马宝山，2014 年 1 月 17 日）

杜仲、丹参、茯苓各 15 克，山茱萸、桂枝各 10 克，续断、菟丝子各 30 克，山药 20 克，熟地黄 25 克，附子 10 克。水煎，分 2 次服，每日 1 剂。药渣用布包敷痛处，每次 15 分钟，可敷暖水袋保温。适用于妇女上节育环后腰痛。月经量多或淋漓不尽，加服云南白药粉，每日 2 次，每次 1 克。

【验方 19】（谭家峰，2014 年 7 月 4 日）

当归 12 克，桑寄生 15 克，防风 12 克，红糖适量。水煎，分 2 次服，每日 1 剂，7 日为 1 个疗程。适用于腰肌劳损。

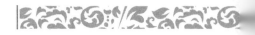

【验方 20】（元宝草，2014 年 1 月 31 日）

肉桂 50 克，吴茱萸 100 克，生姜 150 克，葱头 50 克，花椒 80 克。加水适量，用纱布包煎药材 10 分钟，滤取药液，先熏蒸双足，待温度适宜后再浴足 30 分钟，每日 1 次。适用于肾虚腰痛、腿膝无力。

【验方 21】（郭亚维，2018 年 3 月 23 日）

羌活 10 克，独活 6 克，藁本 10 克，防风 10 克，川芎 6 克，蔓荆子 10 克，桑寄生 30 克，炙甘草 6 克。水煎 2 次，合并药液，分 2 次服，每日 1 剂。有宣痹、温经通络之功效。适用于腰肌劳损。

【验方 22】（倪世俊，2018 年 5 月 25 日）

（1）风湿腰痛。风寒湿邪侵犯腰部所致，症见腰腿酸重疼痛，得热痛减，遇冷痛增。方用：川乌、附子、羌活、独活各 15 克，当归 12 克，透骨草 20 克。共研粗末，加食盐 250 克，用醋炒热后布包熨患处。

（2）增生性脊柱炎。多由年老肝肾之气衰退，复感风寒湿邪引起腰椎退行性病变。症见腰痛，并向患侧肢体放射，活动受限。方用：生牡蛎 40 克，羌活、独活、苏木、红花各 15 克，川牛膝、川芎、当归各 12 克，威灵仙 20 克。共研粗粉，将醋 500 毫升煮沸，加入药粉拌匀，再以文火煎之，待醋浓缩后将药装入布袋熨患处。

（3）急性腰扭伤。多因搬重物时姿势不良，或突遭外力袭击，使肌肉、韧带、筋膜等受损伤，受伤后立即出现腰部剧烈疼痛。方选红花 15 克，乳香、没药、栀子各 10 克，桃仁、当归尾、骨碎补、土鳖虫各 12 克。共研粗粉，加酒拌匀后炒热，布包熨患处。

桃仁、红花、独活、赤芍、川续断、土鳖虫、木瓜、小茴香、补骨脂各 10 克，杜仲 15 克，当归尾 10 克。以黄酒为引，水煎服。

（4）妇科腰痛。腰痛常在腰骶部，多无下肢症状，压痛不明显、不集中，多无下肢症状，多有下腹胀痛或坠痛感，多见带下。方用：韭菜籽 10 克，白芷 5 克，杜仲 10 克，川续断 10 克，桑寄生 15 克，骨碎补 12 克。水煎取液，加粳米适量煮粥，加盐调味食用。

【验方 23】（唐中元，2014 年 7 月 18 日）

当归 20 克，杜仲 15 克，续断 30 克，木瓜 20 克，鱼膘（土炒珠）适量。共研细末，蜜炼为丸，每丸重 10 克，每次 1 丸，黄酒冲服，每日 3 次。适用于腰痛。

【验方 24】（王庭巧，2015 年 1 月 30 日）

（1）牛膝 30 克，木瓜 15 克，巴戟天、茴香、木香各 10 克，桂心 5 克。水煎，分 2 次服，每日 1 剂，连服 7～10 日。适用于慢性腰痛。

（2）独活、川芎、秦艽各 15 克，细辛、制川乌、麻黄、桂枝各 10 克，鸡血藤、茜草各 30 克，桑寄生 30 克，当归 20 克，附子 10 克，杜仲 12 克。加白酒 2500 毫升浸泡 1 周，每次服 30 毫升，每日 2 次。适用于慢性腰痛。

（3）补骨脂、炒杜仲、大蒜各 120 克，核桃仁 90 克，青盐 30 克。补骨脂、杜仲研末，大蒜煮熟与核桃仁、青盐捣成膏，混合药末，炼蜜为丸，每丸重 10 克。每次服 1 丸，每日 2 次，连服 5～7 日。适用于慢性腰痛。

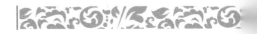

【验方 25】（罗田吉，2015 年 6 月 5 日）

（1）当归 10 克，白术 6 克，白芍 6 克，补骨脂 6 克，杜仲 10 克，牛膝 6 克，川乌 6 克，没药 6 克，甘草 5 克。水煎服。适用于腰胀。

（2）夏枯草 3 克，猪苓 6 克，玉米 6 克。煨猪小肚食。适用于腰胀。

【验方 26】（蒋振民，2019 年 8 月 23 日）

（1）风湿腰痛。牛膝、五加皮、当归各 30 克。共捣碎，加盐 250 克炒热，装入布袋摊敷患处，药冷后炒热再敷，隔日换药 1 次，疗效颇佳。

（2）寒湿阻络型急性腰痛。制川乌、制附子、麻黄、桂枝、细辛、干姜、甘草各 10 克。加水适量，煎煮 30 分钟，去渣取液，待温度适宜时浴足。每次 30 分钟，每日 1 剂，早晚各用 1 次，7 日为 1 个疗程。有温阳祛风、活血止痛之功效。

（3）桃仁、赤芍、川芎各 10 克，红花 12 克，地龙 8 克，制乳香、制没药各 6 克，甘草 5 克。水煎，分 3 次服，每日 1 剂，10 剂为 1 个疗程。适用于强直性脊柱炎。

【验方 27】（大志，2019 年 8 月 16 日）

威灵仙 60 克，干姜、桂枝、牛膝、白芷、宣木瓜、羌活、独活、细辛、制川乌、麻黄、当归各 30 克，乳香、没药、红花各 20 克。混匀碾碎，一同装入布袋中，隔水蒸 15 分钟后取出，待温度适宜时，外敷疼痛部位 30 分钟，每日 1 次，7 日为 1 个疗程，一般治疗 1～2 个疗程。适用于寒湿痹阻腰痛。

【验方 28】（郭旭光，2019 年 4 月 12 日）

（1）老年人骨质疏松腰背痛。当归、丹参、威灵仙各 10 克，香橼、佛手、延胡索各 15 克，红花 6 克，煅龙骨（先煎）、煅牡蛎（先煎）各 30 克。水煎 2 次，合并药液，分早晚 2 次服，每日 1 剂，10 日为 1 个疗程，可连服 2～3 个疗程。有理气、活血、止痛之功效。

（2）骨质疏松性腰痛。续断 30 克，淫羊藿 20 克，补骨脂 15 克，杜仲 15 克，熟地黄 15 克，丹参 30 克，牛膝 12 克，血竭 6 克，地龙 30 克。水煎服，每日 1 剂，4 周为 1 个疗程。

（3）寒湿腰痛。天花粉 20 克，生黄芪 20 克，防风 10 克，制附子 10 克，生麻黄 6 克（先煎），细辛 3 克，生甘草 6 克。水煎，分早晚 2 次服，每日 1 剂，20 日为 1 个疗程。

（4）腰腿痛。全当归、杜仲、川续断各 15 克，麻黄、肉桂各 6 克，地龙、苏木、乌梢蛇各 10 克，红花、桃仁各 12 克，生甘草 5 克。水煎 3 次，合并药液，分 2～3 次温服，每日 1 剂，7 日为 1 个疗程。一般服药 1～3 个疗程可愈。

（5）腰腿痛。桑寄生、杜仲、川续断、狗脊、威灵仙各 60 克，全当归、鸡血藤、熟地黄、茯苓、桂枝各 40 克，白花蛇、蜈蚣、全蝎、牛膝各 20 克，生甘草 15 克。共研粗末，装入纱布袋内，浸入高度白酒 2000～2500 毫升内，密封 20 日，每日摇匀 2～3 次。早晚各服 20～25 毫升，20 日为 1 个疗程，一般服药 1～2 个疗程可愈。

【验方 29】（唐崇茂，2013 年 4 月 19 日）

丹参 24 克，当归 15 克，乳香 8 克，生地黄 32 克，赤芍 16 克，白芍 16 克，甘草 6 克。水煎服，每日 1 剂。有活血化瘀、通

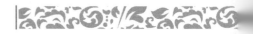

络止痛之功效。适用于腰腿痛、坐骨神经痛。

【验方30】（吴明，2017年4月28日）

透骨草50克，红花、三七、天麻、当归、海桐皮、乌药、追骨风各20克，伸筋草、莪术各18克，生川乌、生甘草各16克，牛膝、乳香、没药、延胡索、木瓜、赤芍、川续断、白术、羌活、独活、防风各15克。共研末，用高度白酒调湿，将药末装入2个布袋，并封口。先用冷水浸润药包30分钟后，置蒸笼内蒸60分钟，取出湿热敷腰部30分钟，每日2～3次，连敷3～5周。适用于腰椎间盘炎。

【验方31】（齐小伟，2019年7月19日）

菟丝子、肉苁蓉各120克，天冬、麦冬、生地黄、熟地黄、山药、牛膝、杜仲、巴戟天、枸杞子、山茱萸、人参、白茯苓、五味子、木香、柏子仁各60克，覆盆子、车前子、地骨皮各45克，石菖蒲、川椒、远志、泽泻各30克，白酒3000毫升。共捣粗粉，用白布包裹，置于容器中，加白酒浸泡7～12日即可。每次空腹饮15毫升，早晚各1次。适用于腰椎间盘突出。

【验方32】（星辰，2016年8月26日）

熟地黄25克，肉苁蓉25克，骨碎补40克，制狗脊15克，焦杜仲15克，盐菟丝子15克，炒莱菔子15克，川续断20克，制何首乌15克，炒桑寄生15克，怀牛膝15克，蜜炙金樱子10～15克，鸡血藤50克，油炙淫羊藿20克，三七10～15克。水煎3次，合并药液，分3次服，3～4小时服1次，若胃不适，可于服药前后少量进食。通常若连服40～50剂后无效则不必再服。也可制成散

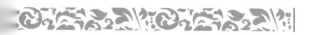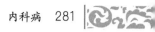

剂，中青年患者每次服 15 克，老年患者每次最少服 10 克，每日服 3 次。最后可用药渣煎水浴足或热敷痛处。适用于腰椎间盘突出。

性功能减退，加巴戟天 10～15 克；胃痛、头痛，加醋延胡索 10～15 克、川芎 10 克、炒白芍 15～20 克；咳嗽，加炙百部 10～15 克；口干舌燥，加黄精 15 克；老年人体弱，去肉苁蓉，加炒补骨脂 15 克，以防腹泻；手脚麻木，加木瓜 15 克；亦可随证酌加威灵仙 10～15 克、丹参 10～15 克、土鳖虫 5 克、地龙 3 克。

【验方 33】（张勤，2018 年 1 月 26 日）

（1）乌藤酒。生川乌、生草乌、生杜仲、忍冬藤、当归、五加皮、海风藤各 25 克，乌梅 2 枚，白酒 1500 毫升，冰糖 100 克，红糖 100 克。水煎数小时，滤取药液，加入冰糖、红糖，待溶化后再加入白酒即成。每次 10～20 毫升，早晚各饮 1 次。有温经散寒、通络止痛之功效。适用于腰痛日久不愈。

（2）独活参附酒。独活、制附子各 35 克，党参 20 克。共研末装瓶，加入白酒 500 毫升浸泡 7 日即可，经常少量饮用。有散寒逐湿、温中止痛之功效。适用于腰椎间盘突出。症见腰腿疼痛，小腹冷痛，身体虚弱。

【验方 34】（霍光兴，2018 年 4 月 27 日）

（1）腰椎间盘突出。急性期。红花、制天南星、当归各 18 克，防风 10 克，白芷 2 克。研细末，每次 3 克，黄酒送服，每日 2 次，连服 20～40 日。

（2）腰椎间盘突出。慢性期。土鳖虫 10 克，全蝎 10 克，乌梢蛇 10 克，红花 18 克，防风 10 克，制天南星 18 克，白芷 2 克，地龙 22 克。研细末，每次 5 克，黄酒送服，每日 3 次，连服 30～

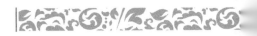

60 日。

（3）腰椎间盘突出。急性期和慢性期。生川乌、生草乌、海马、木香各 10 克，马钱子 12 克，三七 20 克。研细末，用醋调匀，外敷患处，2 日换药 1 次。急性和慢性期均可配合使用此方。

【验方 35】（郭亚维，2018 年 10 月 12 日）

生地黄 18 克，山药、杜仲、络石藤各 15 克，山茱萸、牛膝、当归、赤芍、知母、黄柏、秦艽、独活、透骨草各 10 克，忍冬藤 30 克。水煎，分 2 次温服，每日 1 剂。有滋阴清热、补肾、通调督脉之功效。适用于寒湿痹阻型坐骨神经痛。

【验方 36】（严永和，2016 年 9 月 30 日）

（1）川芎、赤芍、苏木、莪术、三棱、海桐皮、刘寄奴、络石藤、鸡血藤、千年健、伸筋草各 50 克，红花、牡丹皮各 20 克。用布袋包煎 30 分钟，滤取药液，将 2 条毛巾浸入药液，稍拧后轮流敷痛处，每次 1 小时，每日早晚各 1 次，5 日为 1 个疗程，一般 1～2 个疗程即可见效。

（2）制川乌 15 克（先煎 3 小时），黄芪、白芍各 15 克，麻黄、红花各 5 克，桂枝、当归、川牛膝、川芎、炙甘草各 10 克，蜈蚣 2 条。水煎服，每日服 1 剂。适用于坐骨神经痛。

【验方 37】（大志，2017 年 6 月 23 日）

桂枝、独活、杜仲、牛膝、秦艽、防风各 8 克，当归、牛膝、熟地黄、白芍各 6 克，细辛、甘草各 3 克，制附子 10 克。水煎，分 3 次服，每日 1 剂，1 周为 1 个疗程，连服 1～3 个疗程。适用于坐骨神经痛。

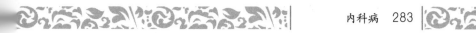

【验方38】（胡佑志，2013年6月21日）

薏苡仁30克，赤芍15克，党参15克，秦艽12克，鸡血藤12克，制附子10克（先煎2小时），海风藤10克，川牛膝10克，当归10克，炙甘草6克。水煎，分3次服，每日1剂，7日为1个疗程，可服2～3个疗程。适用于坐骨神经痛。

【验方39】（丹霞，2014年1月24日）

马钱子（油炸）30克，乳香30克，没药30克，桃仁30克，红花30克，制川乌30克，威灵仙30克，牛膝60克，桂枝30克，千年健30克，当归30克，丹参30克，甘草30克，独活30克，海风藤30克，透骨风30克，苍术30克。上药共研细末，混匀，组成马钱子散，以黄酒为引，每次服3克，每日服2～3次。有祛风通络、活血祛瘀之功效。笔者用该方治疗一位42岁坐骨神经痛男性患者，两年来左侧股部疼痛，近几个月左腿和关节剧痛难忍，得热则舒，遇冷加剧。检查环跳穴压痛明显，苔薄白微腻，脉濡缓。共服药42天，疼痛消失，左腿功能恢复。随访两年未复发。

马钱子有舒筋活络、透达关节的功能，配以祛风胜湿、活血化瘀药，收效甚捷。马钱子有毒，严格按用法用量服用，用量不宜过大，药后患者肢体有虫爬行样感或发热感是药物正常的反应。

【验方40】（韦丽梅，2015年1月30日）

（1）冬瓜子、薏苡仁各30克，茯苓、山药、当归、白术、白芍、石斛、滑石各10克，金银花15克，甘草5克，水煎服。每日1剂，10日为1个疗程。适用于坐骨神经痛。

（2）金银藤30克，白芍15克，炒杜仲30克，茜草18克，当归10克。水煎服。每日1剂，10日为1个疗程。适用于坐骨神经

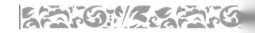

痛。症见患处酸、重、麻、痛感，行走不利。

【验方 41】（丽妮，2014 年 3 月 7 日）

豆腐渣 500 克，胡椒粉、辣椒粉、干地黄粉各 3 克，葱白 6 克。拌匀蒸热，装入布袋或用白布包裹，趁热外敷痛处，每日 1 次，每剂可连用 7 日。适用于坐骨神经痛。豆腐渣凉后取下蒸热再敷。

【验方 42】（于长学，2014 年 6 月 13 日）

当归、川芎、地龙、千年健、追地风各 6 克，肉桂、海桐皮、桂枝、麻黄、羌活各 3 克，生地黄 10 克，木瓜 5 克，红花 2 克，红糖 60 克。共研细末，装入瓶内，加白酒 500 毫升浸泡，并埋入地下 1 周后取出，服时摇匀，每次服 20～50 毫升，每日 2 次，临床疗效显著。适用于坐骨神经痛。

【验方 43】（丽娜，2014 年 10 月 24 日）

制乳香 12 克，制没药 12 克，当归 20 克，川芎 15 克，丹参 30 克，玄参 15 克，杜仲 15 克，川续断 15 克，鸡血藤 30 克，独活 12 克，威灵仙 15 克，川牛膝 15 克，地龙 15 克，甘草 10 克。水煎 2 次，合并药液，分早晚 2 次服，每日 1 剂。适用于坐骨神经痛。

【验方 44】（张志远，2014 年 12 月 5 日）

生栀子 100 克，捣碎过筛，分为 3 份，每次取 1 份，与 2 个新鲜鸡蛋打碎混合调成糊状，敷于痛处，外用纱布覆盖，约 24 小时后取下，连敷 3 日。适用于坐骨神经痛。

【验方45】（张勤，2015年5月8日）

（1）制川乌、制草乌、乌梅、乌梢蛇、紫草各15克。用500毫升白酒浸泡1周即可。每日早晚各服20毫升，连服3剂可见效，可续服至治愈为止。适用于坐骨神经痛。

（2）祁蛇或乌梢蛇、蜈蚣、全蝎各10克。焙干研粉，分成8包备用。第1日上午、下午各服1包，以后每日上午服1包，7日为1个疗程，每个疗程间隔3～5日，一般1～2个疗程可显效或痊愈。适用于坐骨神经痛。服药期间一般不出现副作用，个别患者服药后可有全身、患肢出汗，或灼热痛，或短暂性疼痛及麻木加剧，不久即消失。

【验方46】（常磊，2013年11月15日）

麦冬、知母、黄芪各15克，没药、当归各12克，莪术、三棱、乳香各6克，党参20克。水煎，分3次温服，每日1剂。3日症状明显减轻，连服2周可痊愈。适用于坐骨神经痛。

【验方47】（李典云，2013年11月22日）

当归30克，防风10克，独活15克，白芍30克，细辛5克，通草、牛膝各10克，甘草10克。水煎代茶饮，每日1剂。有祛风散寒、养血通络、止痛之功效。笔者临床应用于坐骨神经痛，屡用屡效。

【验方48】（马宝山，2014年8月15日）

丝瓜络15克，生姜10克。放入砂锅内加水适量，煎煮片刻，分2次服，每日1剂，连服7日。适用于各类莫名腿脚抽搐或四肢酸麻。服药期间忌食扁豆、咸鱼。

【验方 49】（霍光星，2014 年 11 月 7 日）

（1）鸡爪风。黑木耳 120 克，苎麻根 120 克，血余炭 30 克，糯米 500 克，黄酒适量。苎麻根炒焦，其余三味晒干，共研细末，装瓶备用。每次 10 克，用水和匀，上笼蒸熟，黄酒送服，早晚各 1 次。

（2）当归 40 克，白芷、薏苡仁、生地黄、玄参、木瓜各 20 克，柴胡 4 克。水煎服，每日 1 剂，连服 3 日可愈。适用于转筋。

【验方 50】（于长学，2013 年 7 月 12 日）

熟地黄 24 克，当归 12 克，白芍 30 克，川芎 10 克，甘草 10 克，酸枣仁 20 克，伸筋草 10 克，木瓜 10 克。水煎服，每日 1 剂。一般连服 3 剂即可见效。适用于腿脚抽筋。

【验方 51】（杨荣兵，2013 年 7 月 5 日）

女性夜间腿抽筋，大多由肝肾精血亏虚致肝气过旺所致，多与平素月经过多、营养欠佳有关。中医认为肝主筋，白天阳气出表，于内尚无过旺，待夜晚阳入于阴，阴血相对不足，肝阳过盛则致夜间腿抽筋。笔者自拟一方补益肝肾阴精，佐泄肝气，疗效良好。柴胡、龙胆草、葛根、牡丹皮、炙甘草各 10 克，茵陈、党参、淮山药各 15 克，熟地黄、赤芍各 20 克，枸杞子 12 克。水煎服，每日 1 剂。一般服 2 剂即可见效，服 5 剂后少有复发。

【验方 52】（张法翠，2014 年 1 月 10 日）

白芍 50 克，甘草 30 克，木瓜 30 克，桂枝 15 克，秦艽 15 克。水煎，分 2 次服。每日 1 剂，7 日为 1 个疗程。适用于腿抽筋。

【验方53】（许士芳，2014年3月14日）

小腿抽筋系肝血不足，血不养筋所致。芍药甘草汤为张仲景复阴之妙方，用于治疗小腿抽筋有良效。芍药、甘草各30克。水煎服，每日1剂。药少方专，酸甘化阴，有补养阴血、舒挛止痛之功效，可获良效。

【验方54】（曹淑芬，2014年12月26日）

夜间小腿抽筋，可温经散寒、补肾，以减缓钙质流失；并活血行血，以助经气运行。补养气血，可用八珍汤；加强末梢循环，可用艾叶、桂枝；补肾，可用龟板胶、续断；活血，可用益母草、丹参、泽兰等。

【验方55】（蒋振民，2013年10月25日）

（1）白芍30克，甘草10克，木瓜10克。水煎，分2次服，每日1剂，3剂为1个疗程。适用于小腿抽筋。血亏明显，加当归15克；畏寒肢冷，加桂枝10克。

（2）木瓜10克，吴茱萸6克，食盐3克。前二味加水煎30分钟，滤取药液，加入食盐，夜晚临睡前温服，每日1剂，连用3～5日可痊愈。适用于小腿抽筋。

（3）当归10克，白芍15克，木瓜15克，炙甘草15克，路路通10克，川牛膝10克。水煎2次，合并药液，分早晚2次服，每日1剂。适用于小腿抽筋。

【验方56】（鲁莱光，2015年3月6日）

白芍30～60克，炙甘草10～15克。水煎，分3次服，每日1剂。上肢肌痛，加伸筋草、桂枝；下肢肌痛，加续断、牛膝；肩

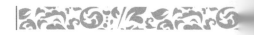

痛、颈项肌痛，加葛根、川芎；胸胁肌痛，加柴胡、桔梗；腹肌痛，加佛手、白术。一般服药 6 剂左右症状可消失。适用于肌肉痉挛综合征。

【验方 57】（梁庆森，2015 年 4 月 10 日）

（1）缩筋，俗名牵筋，常发于四肢，发病时四肢难于屈伸，牵痛难忍。究其病因，多为血虚、筋脉失养。民间对此疾有独特的疗法，效果可观。发病时，用 100 克红色红茹叶加米酒适量，煮熟后服食，可减轻病痛。发病第 2 日，土塘角鱼（埃及塘角鱼无效）1 条，去内脏，加人参 6 克共煲汤服食。发病第 3 日，用下蛋的老母鸭（去毛和内脏）加鹿茸 1 克煲汤服食。服完 3 日后，病可根治。

（2）虎杖 20～30 克，猪蹄 1 个。加水炖至猪蹄熟烂，加盐少许调味，喝汤吃猪蹄。每日 1～2 次，一般 2 日痊愈。适用于抽筋。

（3）四方宽筋藤 50～100 克（斩碎），猪蹄 1 个。加水炖至猪蹄熟烂，加盐少许调味，喝汤吃猪蹄。每日 1～2 次，2～5 日可见效。适用于抽筋。

（4）大泥鳅 150 克，与大米煮粥服食。每日 2 次，可加盐少许调味，禁加味精。适用于抽筋。

（5）甘药汤：甘草、白芍各 60 克。水煎服，每日 1 剂。适用于血热抽筋。症见面红唇赤，大汗如珠，脉数。

（6）阳旦汤：桂枝 10 克，白芍 15 克，生姜 12 克，大枣 3 枚，熟附子 9 克，甘草 5 克。水煎服，每日 1 剂。适用于虚寒抽筋。

【验方 58】（韩玉乐，2015 年 6 月 19 日）

腓肠肌痉挛，俗称小腿转筋，发作时小腿腓肠肌发硬、疼痛，不能屈伸。轻者历时数分钟，重者可长达数小时。内服白芍汤可获

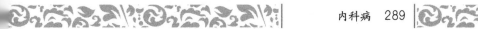

良效。白芍 15 克，桂枝、木瓜、炙甘草各 7 克。水煎服，每日 1 剂，一般 3～5 剂后症状缓解。

【验方 59】（郭亚维，2019 年 1 月 4 日）

威灵仙、伸筋草各 30 克，桑寄生、当归、丹参、鸡血藤各 20 克，白芷 12 克，秦艽、苏木、羌活、独活各 15 克。水煎取液，先熏后洗患腿，每日 1 次。适用于老寒腿。

【验方 60】（郭旭光，2013 年 10 月 11 日）

股骨头坏死是一种慢性骨关节病，多为骨质血运障碍所致，故也称"缺血性坏死"。常见病因有外伤（股骨颈骨折、股骨头挤压性损伤等）、潜水减压病、长期服用激素药物、大量饮酒、痛风、类风湿性关节炎等。中医认为，股骨头坏死的病因病机为骨失所养，肾气不足，则骨不生髓；气血两虚，则筋骨濡养不足；筋骨劳损，则积劳伤筋；痰瘀凝滞，致脉络瘀滞，不通则痛。故治宜行气活血化瘀、补肾壮骨强筋、化痰蠲痹通络。中药内外合治，使疗效倍增。

（1）内服方。丹参 30 克，黄芪、当归、川芎各 25 克，熟地黄、山茱萸、枸杞子各 20 克，生地黄、肉苁蓉、骨碎补各 15 克，泽泻、山药、淫羊藿、白芍、牡丹皮、红花、杜仲、续断、伸筋草各 10 克，甘草 5 克。水煎服，每日 1 剂。气滞血瘀，症见髋部疼痛、关节屈伸不利，加牛膝 25 克、郁金 10 克，兼便秘，加大黄 5～10 克；风寒湿痹型，阴雨天疼痛加重，加羌活、独活、五加皮各 15 克，伸筋草 25 克；痰湿型，关节漫肿、痛处不移，加半夏、苍术各 10 克，鸡血藤 30 克，秦艽 15 克；气血两亏，肌肉萎缩、心悸气短，加白参 25 克，白术、阿胶各 15 克，熟附子 5～10 克；

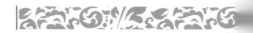

肝肾阴虚型，加龟板60克、生地黄25克、玄参20克；肝肾阳虚，加巴戟天15克、补骨脂10克；下肢肌肉抽疼痛，加天麻15克、钩藤、木瓜各10克。

（2）外治方。髋关节外敷治疗股骨头坏死的药贴，有较强的祛风通络、化瘀止痛、养血益肾、豁痰消肿、软坚散结之功效，可打通痹阻经脉，改善微循环。将其敷于患处，可促进关节囊内坏死骨组织的吸收和新骨生成。

【验方61】（韩玉乐，2019年7月5日）

当归、延胡索、陈皮、郁金、白芷、肉桂、续断、透骨草各10克，独活、骨碎补、狗脊各15克，怀牛膝6克。水煎，分2次服，每日1剂。亦可共研末炼蜜为丸，每丸重10克，每日服3丸。另取上方再加乳香、没药各6克，共研细末，用白酒调匀，外敷痛处。适用于股骨头坏死。气血凝滞，加土鳖虫、血竭；寒湿较重，加苍术、威灵仙；病程日久、体虚，加黄芪、白术、紫河车。

痛　风

【验方01】（韩玉乐，2014年4月18日）

痛风属中医学"痹病"的范畴，多发于40岁以上男性。中医认为，痛风多为寒、湿邪气入侵机体，寒湿相结化热、蕴热成痰，致血运失常，出现关节红肿、灼痛剧烈、活动不利等症状，入夜更甚，常反复发作。药物外敷对辅助治疗急性痛风性关节炎有较好的疗效，可有效缓解关节红肿、疼痛。

黄柏200克，冰片10克。研粉，加蜂蜜100毫升搅拌均匀制成药膏。将药膏平摊在油纸上，外敷于关节肿痛处，用绷带包扎固

定，6 小时后揭下。每日 1 次，7 日为 1 个疗程。再次使用时，加适量蜂蜜重新将药调匀，外敷患处。黄柏清热燥湿、泻火解毒；冰片清热止痛，蜂蜜调和药性。三者合用，可清热利湿、消肿止痛，有效缓解疼痛。

【验方 02】（于长学，2013 年 3 月 15 日）

薏苡仁 50 克，山慈菇、牛膝各 12 克，土茯苓、车前草、当归各 20 克，秦艽 12 克，木瓜 15 克，黄芪 30 克。水煎 2 次，混合药液，分早晚 2 次服，每日 1 剂。适用于痛风。

【验方 03】（张勤，2019 年 6 月 21 日）

（1）薏苡仁 25 克，赤小豆、黄芪各 30 克，桑枝、桑寄生各 15 克，秦艽、木瓜、白术、茯苓、牛膝各 10 克。水煎 2 次，合并药液，午饭、晚饭后服。适用于痛风。轻者 5 剂、重者 15 剂即可见效。治疗期间忌食高热量、高嘌呤食物，如鱼类、啤酒、狗肉、牛肉、羊肉、酒、醋、辣椒等。

（2）土茯苓 60 克，虎杖 30 克，薏苡仁 50 克，粉萆薢 20 克，忍冬藤 30 克，威灵仙 15 克，黄柏 10 克，川牛膝 10 克，木瓜、泽泻、路路通、乳香、没药各 10 克。水煎，分早晚 2 次服，每日 1 剂，5 日为 1 个疗程。适用于痛风。

（3）黄柏 15 克，苍术 15 克，牛膝 25 克，生薏苡仁 30 克，寒水石 30 克（先煎），知母 15 克，桃仁、红花、当归各 10 克，土茯苓 40 克，萆薢 40 克，车前草 15 克，威灵仙 15 克，青风藤 15 克，甘草 5 克。水煎，分 3 次服，每日 1 剂。适用于顽固性痛风。

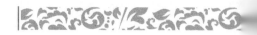

【验方04】（2019年6月14日）

新癀片4片，病变关节多或范围大者可适当增加片数，研粉，用白醋调成糊状，外敷患处，用纱布覆盖。适用于痛风性关节炎。每日换药1次至症状好转为止。新癀片有清热解毒、消炎止痛、散瘀消肿之功效，加白醋外敷对痛风关节炎的辅助治疗很有帮助。

【验方05】（胡佑志，2015年2月13日）

痛风是血尿酸浓度过高时，尿酸以钠盐的形式沉积在关节、软骨和肾脏中，引起的组织异物炎性反应。多见于体形肥胖的中老年男性和绝经期妇女。运用内服外治法治疗痛风，临床疗效甚好。

（1）内服方。川牛膝20克，蜈蚣3条，独活、羌活各12克，红花、秦艽、威灵仙各10克，川芎、白芍各15克，地龙12克。水煎，分3次服，每日1剂，7日为1个疗程。

（2）外用方。当归15克，海桐皮20克，乳香、没药各15克，透骨草20克，制天南星10克，制川乌、制草乌各10克，土茯苓15克。水煎取液，先熏后洗患处，每次20～30分钟，每日2次，7日为1个疗程。

【验方06】（胡佑志，2017年1月20日）

（1）带皮冬瓜500克，大枣6枚，赤小豆60克，大葱30克。赤小豆泡软，冬瓜洗净切片，大葱洗净切碎。用少许油将大葱爆香，然后将冬瓜片倒入略炒，再放入赤小豆煮熟烂，调味即可。早晚温热服食，每日1剂。适用于痛风、高血压、肾病、浮肿等。本方清热解毒、利尿消肿，可助尿酸排泄而不伤正气。

（2）百合25克（鲜品50克），粳米100克，冰糖适量。加水600毫升，煮至米花汤稠，分2次温热服食。适用于痛风。急性发

作期每日服用 3～4 次，缓解期早晚各服 1 次，可连续服用 20 日以上。百合性甘，味平，宁心安神，润肺止咳，所含的秋水仙碱对痛风关节痛有较好的疗效。

（3）杜仲、天麻各 100 克。共研细粉，装瓶密封备用。用时取药粉 6 克，温开水送服，每日 2 次。坚持服用 1～2 个月，可通络止痛、补肝肾、强筋骨，对痛风日久的老年患者疗效甚好。

【验方 07】（寒玉，2017 年 7 月 17 日）

生石膏、知母各 30 克，土茯苓 20 克，薏苡仁 25 克，猪苓、萆薢各 15 克，威灵仙、黄柏、牡丹皮、泽泻各 10 克，连翘、山慈菇、生地黄、赤芍各 12 克。水煎服，每日 1 剂。有清热利湿、通络止痛之功效。适用于痛风急性期。

【验方 08】（韩玉乐，2017 年 12 月 20 日）

（1）巴戟天、淫羊藿、生地黄、熟地黄、炒杜仲、鸡血藤各 12 克，肉苁蓉、丹参各 15 克，白术、桃仁、红花、赤芍、川牛膝、海风藤各 10 克，薏苡仁、山药各 20 克。水煎服，每日 1 剂。有补脾益肾、化瘀通络之功效。适用于痛风慢性期。

（2）萆薢、忍冬藤、赤芍、山慈菇各 20 克，薏苡仁、金钱草、土茯苓、川牛膝各 15 克，炒苍术、黄柏、汉防己、泽兰各 10 克。水煎服，每日 1 剂。有清热解毒、祛湿通络、消肿止痛之功效。适用于痛风。

【验方 09】（韦寿吉，2017 年 10 月 6 日）

金钱草 20 克，车前草 10 克。打粉，水煎服，每日 1 剂。适用

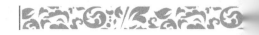

于痛风。连用 15～20 日有良效。

【验方 10】（曹大夫，2015 年 5 月 8 日）

（1）薏仁玉米须茶。玉米须 50 克，薏苡仁 50 克，生甘草 10 克。洗净装入纱布袋后封口，加水 500～2000 毫升，武火煮沸后转文火煎煮约 20 分钟即可。有清热利湿、促进尿酸排泄之功效。可用于防治痛风发作。

（2）淮山车前饮。淮山药 25 克，枸杞子 15 克，车前草 10 克，藤三七 5 克，大枣 10 克。洗净装袋后封口，加水 1200～1500 毫升，武火煮沸后转文火煎煮约 20 分钟即成。有补脾益肾、活血利湿泄浊之功效。可增强尿酸代谢，有助于降低痛风发作的风险。

【验方 11】（佚名，2018 年 9 月 28 日）

痛风是风湿热毒阻于经络关节，气血运行不畅所致。急性发作时，配合中成药外敷，可清热解毒、活血化瘀、消肿止痛，可提高疗效，缩短病程。

（1）青鹏软膏加新癀片。先将青鹏软膏均匀涂于纱布上，厚度为 0.5～1.0 厘米，再将新癀片 2～4 片（视痛患部位大小）碾细粉，均匀撒于青鹏软膏上，外敷患处，用绷带固定，24 小时换药 1 次。

（2）季德胜蛇药片。季德胜蛇药片 5～10 片，研细粉，用少许白醋调成糊状，涂于纱布，外敷关节肿痛处，再用纱布包扎，胶布固定。每日用药 3 次，每次至少保留 1 小时，连用 3 日。

应用外敷法治疗时，应注意外敷部位皮肤有无瘙痒、皮疹等过敏反应，如出现过敏反应，应及时停药。

【验方 12】（曹淑芬，2015 年 8 月 28 日）

痛风患者日常除应注重控制饮食外，还可辨证食用药膳粥以改善痛风症状。

（1）薏苡仁白米粥。防风 10 克，薏苡仁 10 克，大米 160 克。药材水煎取液，加入已煮熟的白米粥拌匀食用。有清热除痹之功效。适用于湿热痹阻型痛风。

（2）桃仁瘦肉粥。桃仁 15 克，大米 160 克。桃仁洗净，加水磨成泥状，去渣后加入白米、适量水，武火煮沸后改文火煮至粥成即可食用。有活血祛瘀、通络止痛之功效。适用于瘀血痰浊痹阻型痛风。

（3）黄芪山药粥。黄芪 30 克，山药 100 克，薤白 10 克，半夏 30 克，大米 60 克。加入适量水共煮粥，粥成后加白糖适量即可食用。有益气通阳、化痰除痹之功效。适用于气虚痰阻型痛风。

【验方 13】（乐英，2015 年 10 月 9 日）

玉米须 3 克（鲜品加倍），开水冲泡，代茶频饮，每日 1 剂，10 日为 1 个疗程。尿酸高可引起痛风，还可导致冠心病、心绞痛等。玉米须味甘，性平，有利尿消肿、利胆之功效，可促进尿酸排泄，并有效纠正人体嘌呤代谢紊乱。常饮玉米须茶可降尿酸，有利于防治痛风等疾病。

【验方 14】（牟发章，2013 年 7 月 26 日）

（1）痛风内服方。黄柏、山慈菇、茯苓、佩兰各 10 克，丹参 15 克，青风藤 12 克，忍冬藤 20 克，甘草 6 克。水煎，分 3 次服，每日 1 剂，15 日为 1 个疗程。

（2）痛风外洗方。当归 15 克，川芎 20 克，制乳香 10 克，制

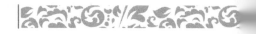

没药10克，川牛膝20克。水煎取液，浴足及熏洗患处。每日1次，2日1剂，15日为1个疗程。应由医生指导使用。

【验方15】（李仲英，2013年9月6日）

（1）痛风内服方。羌活、独活各12克，秦艽、红花、威灵仙各10克，白芍、川芎各15克，地龙12克，川牛膝20克，蜈蚣3条。水煎服，每日1剂，连服7日。

（2）痛风外洗方。当归15克，海桐皮20克，乳香、没药各15克，透骨草20克，天南星10克，川乌、草乌各10克，土茯苓15克。水煎，熏洗患处，每次20～30分钟，每日2次，连用7日。

【验方16】（李典云，2014年1月10日）

山慈菇12克，川牛膝30克，皂角刺10克，赤芍、玄参各20克，金银花30克。水煎3次，混合药液，分早中晚服用，每日1剂。有清热利湿、散结止痛之功效。可改善血液的低碱性，增强尿酸的血液溶解度，清除沉积的尿酸盐结晶，从而达到消除症状、降低血尿酸的目的。日常应多饮水，每日3000～5000毫升；少食嘌呤含量高的酸性食物，如鱼、香肠、菠菜、豌豆、扁豆、花生、莴笋等；多食碱性食物，如冬瓜、南瓜、西红柿、茄子、西瓜、苹果、葡萄、鸭梨等，以促进尿酸排泄。风寒湿痹，加麻黄；风湿热痹，加牡丹皮、石膏；肝肾亏损，加熟地黄、杜仲；关节疼痛、红肿，加肉桂、附子；关节疼痛难忍，加5％碳酸氢钠溶液100毫升静脉点滴。痛风禁用抗生素（如青霉素类、头孢类、大环内酯类、氨基甙类等）。笔者数10年运用此方治疗痛风1000多例（均未使用抗生素），屡用屡效，深受患者好评。

【验方17】（张志远，2014年7月18日）

青橄榄4～5粒，加水600毫升，煎取药液300毫升，加入蜂蜜饮服。每周服3～4次，长期服用效果更佳。青橄榄所含的莨菪内酯可有效抑制黄嘌呤氧化酶的活性，降低体内的尿酸水平，从而达到防治痛风的目的。

【验方18】（将振民，2016年11月4日）

苍术、草薢、薏苡仁、防己、当归、川牛膝、宣木瓜各10克，黄柏、秦艽、炙甘草各6克。水煎，分3次服，每日1剂，7日为1个疗程。适用于痛风性关节炎。急性期，加益母草20克，地龙10克，泽兰、泽泻各6克；缓解期，加茯苓、猪苓各10克，菟丝子、淫羊藿各6克。

足跟痛

【验方01】（大志，2019年8月30日）

（1）薏苡仁、五加皮各20克，丹参、牛膝各15克，淫羊藿、宣木瓜、入地金牛各10克，白芍8克，川芎、当归、乳香、甘草、没药、骨碎补各5克。水煎，分早晚2次温服，每日1剂。适用于足跟痛。

（2）延胡索、川芎、天南星、苍术、威灵仙、秦艽各30克，红花、桃仁、乳香各20克，制草乌、制川乌各15克。煎取药液1500～2500毫升，加入适量陈醋，倒入足浴桶内，先熏蒸患足，待药液温度适宜后浴足。每次30分钟，连续治疗1个月。注意水温，避免烫伤。适用于足跟痛。

（3）制川乌、制草乌、制乳香、制没药、羌活、独活、苍术、

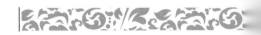

桂枝、川芎、红花、细辛、牛膝、赤芍各15克。水煎30分钟，滤取药液，倒入盆内，待温度适宜后浴足，以淹没足跟为宜，早晚各1次，3日1剂，每剂药液可加热重复使用。适用于足痛麻木。连续浴足20日即可见效。

【验方02】（齐小伟，2019年11月29日）

伸筋草、透骨草、牛膝、千年健、红花、荆芥、防风、川椒各15克。水煎取液，浴足30分钟，每日1次，连用7～10日。适用于足跟痛。

【验方03】（郭旭光，2019年10月18日）

（1）黑豆30克，薏苡仁20克，宣木瓜15克（包煎），精盐适量。加水煮至黑豆、薏苡仁熟后，去宣木瓜，加精盐调味后即可服食，每日1剂。适用于足跟痛。

（2）透骨草12克，红花、白芷、伸筋草各6克，五加皮、川芎、海桐皮、鸡血藤、赤芍各10克。水煎取液，先熏蒸患处，待药液温度适宜后泡洗足跟部。每次10～15分钟，每日1～2次，每剂药用2日，7～10日为1个疗程。适用于足跟痛。

【验方04】（郑玉平，2014年1月10日）

夏枯草100克，透骨草、皂角刺各50克，芒硝20克，白醋500毫升。前三味水煎取液，溶入芒硝，再加入白醋，趁热熏洗患处，每次30分钟，每日2次。适用于顽固性足跟刺痛。

【验方05】（潘东曙，2018年6月29日）

以下验方适用于足跟痛。

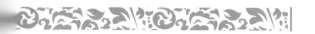

（1）威灵仙50克。晒干，研极细末，加入姜汁醋适量，调成糊状，外敷于足跟疼痛处，外用纱布包扎固定，每日换药1次。

（2）皂角50克，桃仁30克，川芎10克。水煎取液熏洗患足，每日1～2次，连续熏洗5～10日。

（3）荆芥穗、防风、蝉蜕、透骨草、川椒、乳香、没药、僵蚕各3克。共研细末，装布袋内，紧压于足跟疼痛处，外用绷带固定，3～15日即可见效。

（4）吴茱萸、五味子、花椒子各10克。共研细末，装布袋内，垫于鞋内足跟处，7日换药1次，一般1次见效。

（5）制川乌、制草乌、木瓜、红花各30克。水煎取液，浸洗患足，每次30分钟，每日2次。

（6）杏仁4克，白矾6克，柳叶10克。共捣烂，外敷足跟痛处，外用敷料包扎固定，每日换药1次，连用5～7日。

（7）生姜、艾绒各适量。生姜切薄片，艾绒捏成塔形艾炷置于姜片上，在患侧足跟行隔姜灸，每日1～2次，连用1～2周。

（8）生川乌、生草乌、生天南星各等量。共研细末，加凡士林适量调匀，敷于患处并固定。

（9）皂角刺80克，米醋1000毫升。煎沸后置于盆内，先熏后洗患足，每次20～30分钟，每日2次，15日为1个疗程，1～2个疗程可获效。

【验方06】（陈抗美，2014年9月26日）

威灵仙、川芎各15克，捣碎放入砂锅中，加米醋300毫升、清水1000毫升，用中火焖煮10分钟即可（不必煮沸）。将药液倒入盆中，待温度适宜后浴足30分钟左右。每日1～2次，每日1剂，10日为1个疗程。有活血化瘀、通络消肿、软化骨刺之功效。适用

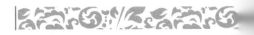

于足部骨质增生。亦可用药液涂抹身体其他骨质增生处，每日涂抹2～3次。

【验方07】（马宝山，2017年5月12日）

樟脑、细辛各60克。共研粉，分装入纱布袋内，每袋装10克左右，将药袋封好放入鞋内，垫在足跟痛处，每日踩着药袋，踩实后把药袋揉松接着用。半个月后更换药粉，直至治愈为止。

【验方08】（宋巧珍，2014年1月24日）

俗话说"树枯根先竭，人老足先衰"，人的双脚离心脏位置最远，加上重力作用，脚部血液回流心脏相对较难，随着年龄增长，中老年人机体功能逐渐退化，从而导致足部经络瘀滞、气血不通，引起足跟痛。下面介绍几则治疗足跟痛的验方效法。

（1）下蹲。双手交叉置于脑后，站立，然后下蹲，立刻再起身站立，如此为1次。每日做200次，可分2次完成，3个月可见效。

（2）浴足。苏木、白附子、麻黄、当归、川芎各30克，水煎取液，浴足，同时搓揉足跟，以利于药液渗入肌肤。每次15分钟，每日2次。

（3）尿渍。取较大的花岗石，煅烧后置于地上，以童尿渍于石面上，并立即将足跟部置于石上，任水汽蒸腾，切勿烫伤脚。无花岗石可用铁块代之，临床常用芒硝饱和液与白酒调匀取代童尿，亦有效。

（4）乌梅醋。乌梅适量，去核，加入醋少许，捣烂，再加入盐少许，搅匀，涂敷在患足处，用纱布覆盖，胶布固定。每日1次。

（5）川芎粉。川芎45克，研粉，分成3份，装入小布袋内缝好。将药袋放入鞋内，直接与患足痛处接触，每次用1袋，3袋交替使用，换下药袋晒干仍可用。

（6）夏枯草。夏枯草 50 克，用食醋 1000 毫升浸泡 2～4 小时，然后煮沸 15 分钟，先熏后洗患足 30 分钟。每日 1～3 次，每剂可用 2 日。

（7）仙人掌。仙人掌适量，刮去毛刺，剖成两半，用剖面敷于患足痛处，外用胶布固定，12 小时后再换另外半片。冬季可将剖面烘热再敷患处，一般宜晚上敷，治疗期间宜穿布底鞋，适量活动，使气血经脉畅通。

【验方 09】（千彩，2014 年 1 月 31 日）

木瓜、莪术、三棱各 20 克，麻黄、桂枝、威灵仙、当归、木鳖子各 15 克，川乌、草乌、乳香、没药、透骨草、红花、伸筋草各 12 克。加水 8000 毫升浸泡约 20 分钟，微火煮沸即可，先用毛巾浸药液拧干后热敷患足，待温度适宜后浴足。每次 40 分钟左右，每日早晚各 1 次，每剂可用 3 日。浴足后局部按摩 15～20 分钟，以点压、按揉为主手法，力度由轻渐重，以可耐受为度。适用于足跟痛。

【验方 10】（潘东曙，2014 年 3 月 28 日）

黄砂 500 克，花椒 150 克（捣碎），食盐 150 克，生姜 100 克（切碎），共入锅内炒热，装入布袋内，热熨患处。每次 20～30 分钟，每日 2 次，1 周左右可治愈。适用于足跟痛。

【验方 11】（胡佑志，2014 年 7 月 25 日）

黄柏 15 克，桂枝 15 克，海桐皮 15 克，草乌 20 克，川乌 20 克，川牛膝 15 克，透骨草 15 克。加水 2000 毫升，煮沸 15 分钟，滤取

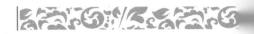

药液，加陈醋 250 毫升，先熏患足，待药液温度适宜后浴足 20 分钟，每日早晚各 1 次，药液可加热重复使用。每日 1 剂，3 日为 1 个疗程，连用 2～3 个疗程。适用于足跟痛。足部皮肤破溃或感染时禁用。

【验方 12】（谢长生，2015 年 1 月 2 日）

很多中老年人都出现过足跟痛的症状，尤其是早晨起床后疼痛明显，不能正常站立和行走。中医认为，足跟痛由感受风、寒、湿邪或慢性劳损导致经络不通，气血运行不畅，肌肉筋脉失养引起，使用有散寒祛湿、舒筋活络功效的中成药外敷或浴足，有很好的效果。

（1）中华跌打丸。中华跌打丸由鹅不食草、牛膝、乌药、制川乌等 32 味中药制成，有消肿止痛、舒筋活络、活血祛瘀之功效。先用热水浴足 10 分钟，擦干，取中华跌打丸 1 丸，加少许白酒调成糊状，涂敷患处，用纱布包裹，胶布固定，每日换药 1 次，连用 3～5 日，疼痛可明显减轻。

（2）腰痛宁胶囊。腰痛宁胶囊由马钱子粉、土鳖虫、麻黄、乳香、没药等 10 味中药制成，有消肿止痛、疏散寒邪、温经通络之功效。先用热水浴足 10 分钟，擦干，取腰痛宁胶囊 1 粒，将药粉均匀涂在伤湿止痛膏上，贴于患处，每日换药 1 次，连用 2～3 日，可减轻疼痛。

（3）小活络丸：小活络丸由制川乌、制草乌、地龙、胆南星、乳香、没药 6 味中药制成，有祛风除湿、活络通痹之功效。取小活络丸（浓缩丸）6 丸，放入热水中溶解后浴足 15 分钟，每日 1 次，连用 5～7 日，效果明显。

【验方 13】（谭家峰，2016 年 7 月 2 日）

生姜 10 片，米醋 100 毫升。生姜放锅内，加米醋煎煮 10 分钟，

滤取药液，待温度适宜后浴足。每次 20～30 分钟，每日 1 次，连用 3～5 日。适用于足跟痛。

【验方 14】（鲁莱光，2016 年 11 月 18 日）

伸筋草、透骨草、牛膝、千年健、红花、荆芥、防风、川椒各 15 克。水煎取液，浴足。每次 30 分钟，每日 1 次，连用 7～10 日。适用于足跟痛。

【验方 15】（春盟，2015 年 2 月 27 日）

威灵仙 200 克，生川乌 50 克，生草乌 50 克，红花 50 克，生麻黄 50 克，皂角刺 50 克，细辛 50 克，生大黄 50 克，苍耳子 50 克。共研粗末，每次取 50 克，用纱布包裹，加水 2000 毫升浸泡 20 分钟，文火煎煮 45 分钟，取出药袋，加入白醋 50 毫升、冰片 2 克，搅拌均匀至冰片溶化，再将药液倒入盆中，先熏后洗患足，并轻轻按摩患处。熏洗完毕，趁热把药袋敷于足跟疼痛处，每次 30 分钟左右，每日 2 次，12 日为 1 个疗程。适用于足跟痛。

【验方 16】（常磊，2015 年 3 月 13 日）

预防老年人足跟痛，可每晚做足跟保健按摩并用热水浴足。平时适当穿软底鞋，并垫上厚海绵垫，使足跟部负重点前移，避免长时间行走和站立。一旦发生足跟痛，可选用以下几种方法治疗。治疗期间应多注意休息，少行走，少弹跳，穿宽松柔软、轻便舒适的鞋子。鞋内可放厚鞋垫，并在鞋垫上挖 1 个与痛点范围大小相当的圆孔，可减轻因压迫产生的疼痛。

（1）食醋浸足。睡前取食醋 1000 毫升加热到人体可耐受的温度，浴足 0.5～1.0 小时（食醋温度下降再加热再用）。一般 10～15 日后足跟痛会逐渐减轻，连用 1～2 个月有望康复。

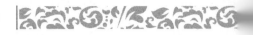

（2）熏洗烙砖。艾叶60克，乌梅15克，水煎，滤取药液倒入盆内，用蒸气熏患足（熏时用衣服遮盖）。待药液冷却，将患足跟底部放在砖上趁热下压数分钟。每日1～2次，7日为1个疗程。药液可反复用多次。

（3）药物封闭。醋酸氢化可的松或泼尼松龙混悬液0.5毫升，加2％普鲁卡因1～2毫升，直接注入痛点行封闭治疗（即跖筋膜跟骨附着处），每周1次，连用3～4次。每次治疗后2日内不洗足，以防污水进入针眼造成感染。

（4）内服外用。熟地黄25克，肉桂3克，牛膝、木瓜、杜仲、枸杞子、当归各10克，防己、炙甘草各6克。水煎服，每日1剂。可另取当归、威灵仙各30克，川芎、乳香、没药、栀子各15克，入锅用文火烘炒，研细末。每次取药末15～20克装入缝好的小布袋内（布袋大小与足后跟大小相等）放于足跟痛处，然后穿袜子。隔日换药1次，1周为1个疗程。

（5）理化治疗。跖筋膜炎、脂肪垫炎、跟腱炎、滑囊炎，也可用红外线超短波治疗、蜡疗、泥疗等物理疗法。若疼痛剧烈，可服用布洛芬、消炎痛、六味地黄丸等药物，但具体用药方法，应谨遵医嘱。

【验方17】（王廷兆，2013年2月22日）

川芎30克，研细末，分成3份，用纱布包裹成薄层，置于鞋底足跟部，3份可反复晒干交替使用。适用于足跟痛。

【验方18】（蒋振民，2014年1月31日）

（1）牡丹皮40克，冷水浸泡1小时，文火煎煮2次，每次15分钟。合并药液，分3次服，每日1剂，7日为1个疗程，一般1～2个疗程即可见效。适用于足跟骨质增生。

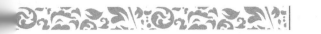

（2）牛膝、肉苁蓉、补骨脂、威灵仙、当归各 10 克，鹿衔草、鸡血藤各 30 克，茜草、骨碎补各 12 克，熟地黄 15 克，红花 6 克，淫羊藿 20 克。水煎，分 2 次服，每日 1 剂。适用于足跟痛。症见钝痛或针刺样痛，受寒或劳累后加重，不能久行、久立，甚至行走困难。

【验方 19】（唐卜申，2013 年 8 月 30 日）

（1）夏枯草 100 克，透骨草、皂角刺各 50 克，芒硝 20 克，白醋 500 毫升。前三味水煎取液，加入芒硝溶化后，再加入白醋，趁热熏洗患处，每次 30 分钟，每日 2 次。适用于顽固性足跟痛。

（2）熟地黄 25 克，山茱萸、淮山药各 12 克，茯苓、泽泻、牡丹皮各 10 克，北沙参、麦冬、墨旱莲、女贞子各 10 克，玄参 15 克，玉竹 20 克，五味子 5 克。水煎，饭前温服，每日 1 剂。适用于妇人肾水不足、阴虚火旺引起的足跟不红不肿而阵痛、落地剧痛，或日轻夜重，乍痛乍止。

【验方 20】（任昉，2014 年 6 月 20 日）

有些老年朋友常出现足跟痛症状，这多由慢性劳损而引起。中医认为：足跟痛属于骨痹，主要与肾虚有关。可用按揉内踝后侧的大钟穴来缓解、防治。大钟穴是足少阴肾经络穴，位于内踝后缘的凹陷往下约一厘米处，具有补益肾气、强腰壮骨之功效。经常揉按大钟穴，可调畅气血、激发肾气、滋养筋骨，有效缓解脚跟疼痛。刺激大钟穴能改善局部血液循环，从而止痛。方法：用拇指指腹分别揉按两腿内侧大钟穴，以感觉稍疼为宜。每日早晚各 1 次，每次 10 分钟。

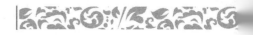

【验方 21】（丁树栋，2013 年 3 月 22 日）

以下验方适用于足跟痛。

（1）浸药。苏木、白附子、麻黄、当归、川芎各 30 克。水煎浴足，同时用手搓揉足跟，以利于药液浸入肌肤。每次 15 分钟，每日 2 次。

（2）乌梅涂敷。乌梅适量，去核，加醋少许捣烂，再加盐少许，搅匀，涂敷患足，用纱布覆盖，胶布固定。每日 1 次，连用一段时间，有效果。

（3）川芎外用。川芎 45 克，研细末，分成 3 份，装入小布袋内缝好。将药袋放入鞋里，直接与患足痛处接触，每次 1 袋，3 个药袋交替使用，换下药袋晒干仍可用。

（4）夏枯草熏洗。夏枯草 50 克，用食醋 1000 毫升浸泡 2～4 小时，煮沸 15 分钟。先熏后洗患足 30 分钟，每日 1～3 次，每剂可用 2 日。

（5）仙人掌外敷。仙人掌适量，刮去毛刺，剖成两半，将剖面敷于患足痛处，外用胶布固定，12 小时后再换另外半片。冬季可将剖面烘热再敷患处，一般宜晚上敷。治疗期间宜穿布底鞋，适量活动，使气血经脉畅通。

【验方 22】（马亚平，2013 年 9 月 27 日）

川芎 20 克，川乌 20 克，川牛膝 30 克，川续断 30 克，川椒 20 克，威灵仙 30 克，木瓜 20 克，透骨草 30 克，鸡血藤 30 克，延胡索 20 克，乳香 20 克，没药 20 克，芒硝 50 克，食醋 250 毫升。除芒硝、食醋外，余药加水 3000 毫升左右，浸泡 1～2 小时，煎沸 30～40 分钟，倒入盆内，加入芒硝、食醋搅匀。先熏蒸患处，待药液温度适宜后浴足。药液可反复加热，每次熏洗时间不应少于 1 小时，早晚各 1 次，1 剂药可用 2 日。适用于足跟痛。

【验方23】（蒲昭和，2013 年 11 月 8 日）

艾叶 60 克，乌梅 10 枚。水煎取液，倒入盆中。先熏蒸患足，可加衣物或毛巾遮盖（以防烫伤），让热气充分熏蒸。待药液温度适宜后，再将患足跟部放于盆中浸泡数分钟，每日 1～2 次，7 日为 1 个疗程。对跟骨骨刺、炎症等引起的足跟痛有良效。

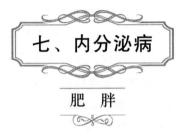

七、内分泌病

肥 胖

【验方】（春石，2016 年 9 月 23 日）

谷芽 7 克，金银花 5 克，莱菔子 6 克，白术 6 克，山楂 5 克，决明子 5 克，鲜荷叶 4 克，鸡内金 4 克，枳实 4 克。水煎服，每日 1 剂，连服 5～7 日。适用于减肥。但对任脉、督脉不畅，或脏腑有较严重疾病者疗效差。

糖尿病

【验方01】（张志远，2013 年 1 月 25 日）

菊花、枸杞子、泽泻、牡丹皮、茯苓各 10 克，山茱萸、山药各 15 克，丹参 30 克，熟地黄、当归、川芎各 12 克。水煎服，每日 1 剂。适用于糖尿病伴有视力下降、视物模糊、两目干涩、复视。

【验方02】（曹淑芬，2019 年 3 月 29 日）

（1）阴虚燥热型高血糖。症见口干舌燥，手足心热，盗汗，大

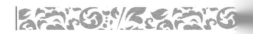

便秘结，小便量少，心悸，月经失调，胃胀气，干咳等。方选沙参麦冬汤：沙参15克，麦冬15克，玉竹15克。加水1500毫升，煮沸10分钟，滤取药液，代茶饮，每日1剂。方中沙参清燥解渴，麦冬润肺养胃，玉竹养阴生津，可改善阴虚燥热体质的高血糖。

（2）气阴两虚型高血糖。症见身体易感沉重，容易感到饥饿、疲乏等。方选黄芪生脉饮：黄芪15克，西洋参15克，麦冬25克，五味子10克。加水1500毫升，煮沸10分钟，滤取药液，代茶饮，每日1剂。方中黄芪调节免疫功能，西洋参益气生津，麦冬滋阴润燥，五味子补肾固涩、益气生津，可有效改善疲劳体虚。

（3）肝郁脾虚型高血糖。症见情绪起伏不定，胃纳不佳，但血糖仍偏高。方选陈皮佛手疏肝饮：陈皮15克，佛手15克，茉莉花15克。加水1500毫升，煮沸10分钟，滤取药液，代茶饮，每日1剂。方中陈皮理气健脾，佛手疏肝理脾，茉莉花调和肝气、舒缓情绪，可改善情绪压力导致的高血糖。

【验方03】（寒玉，2016年9月9日）

麦冬、墨旱莲、黄连、天花粉各6克，五味子、生地黄、知母、女贞子、黄芩、黄精、翻白草、石斛各10克。水煎服，每日1剂。此方养阴益肾，主治肺肾阴虚型消渴病。

【验方04】（李仲英，2013年11月22日）

黄芪18克，生山药20克，苍术15克，玄参20克，生地黄15克，熟地黄15克，葛根15克，丹参20克。水煎服，每日1剂。适用于糖尿病。

【验方05】（马宝山，2018年2月23日）

黄芪18克，怀山药25克，地骨皮20克，天花粉25克。水煎服。

适用于糖尿病。上消：去黄芪，加沙参 25 克、玉竹 12 克、知母 10 克、太子参 10 克、石斛 12 克、玄参 15 克、生地黄 15 克、麦冬 15 克，另取怀山药、糯米 60～100 克煮粥服食。中消：加知母 12 克、薏苡仁 20 克、麦冬 15 克、五味子 10 克，另取白扁豆、赤小豆、荷兰豆各等分煮粥服食。下消：加熟地黄 20 克、山茱萸 10 克、茯苓 12 克、泽泻 10 克、牡丹皮 10 克（若舌唇红用 18 克）、石斛 12 克、芡实 30 克、益智仁 6 克（若有乳糜尿、蛋白尿用 12 克）。

【验方 06】（唐崇茂，2018 年 7 月 20 日）

黄芪 32 克，党参 32 克，太子参 30 克，焦白术 10 克，怀山药 30 克，茯苓 15 克，桑寄生 15 克，怀牛膝 10 克，杜仲 10 克，木瓜 10 克，黑豆 30 克，川芎 10 克，丹参 30 克，泽兰叶 10 克，天麻 10 克。水煎，分 3 次服，每日 1 剂。适用于糖尿病肾功能不全。

【验方 07】（郑玉平，2018 年 10 月 12 日）

（1）金银花、丹参、乳香、没药、黄柏、苦参、川芎各 15 克。水煎取液，倒入木盆内，待温度适宜后浴足，早晚各 1 次，每日 1 剂。有清热解毒、活血止痛之功效。适用于糖尿病足早期下肢疼痛、跛行，皮肤溃烂禁用。

（2）透骨草、花椒、木瓜、赤芍各 30 克，苏木 50 克，桂枝、川芎各 18 克，红花、白芷各 12 克，艾叶、川乌、草乌、麻黄各 10 克。水煎取液，先熏患处，待温度适宜后浸泡患处。适用于糖尿病周围神经炎所致的手足疼痛、麻木等。

（3）黄芪 30 克，党参 25 克，麦冬 25 克，葛根 20 克，生地黄 20 克，炙枇杷叶 15 克，石斛 15 克，乌梅 15 克，芦根 50 克。水煎服，每日 1 剂，15 日为 1 个疗程。适用于糖尿病。

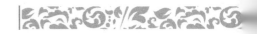

【验方 08】（胡有，2014 年 1 月 31 日）

黄芪 50 克，当归、川芎、地龙各 15 克，制乳香、制没药各 20 克，鸡血藤 30 克。水煎取液，浴足。水温保持在 40℃ 左右，每次 40 分钟，早晚各 1 次，每日 1 剂，3 周为 1 个疗程。适用于糖尿病周围神经病变。浴足治疗期间可按医嘱常规口服降糖药或使用胰岛素控制血糖等。

【验方 09】（包尚懿，2014 年 1 月 31 日）

黄芪 30 克，鸡血藤 30 克，银花藤 30 克，苦参 15 克，大黄 15 克。水煎取液 200 毫升，置于盆中，加开水适量，水量没过脚踝即可。水温调至 37～40 ℃，浴足 15～20 分钟，每日 1 次，10 日为 1 个疗程，连用 2 个疗程。适用于防治糖尿病足。浴足过程中若患者神志、面色异常，或出现出汗等异常症状，应立即停止，卧床休息。浴足后用毛巾彻底擦干，尤其是趾缝。

【验方 10】（大志，2019 年 4 月 19 日）

白鲜皮 20 克，土茯苓 12 克，陈皮、制半夏、茯苓、竹茹、枳实、赤芍、连翘、当归各 10 克，防风、红花各 5 克。水煎 3 次，合并药液，分 3 次服，每日 1 剂，10 日为 1 个疗程，连服 1～3 个疗程。适用于糖尿病并发皮肤病。

【验方 11】（木蝴蝶，2019 年 12 月 20 日）

（1）葛根 20 克，生地黄 20 克，黄芪 20 克，玉米须 15 克，天花粉 15 克，山药 20 克，五味子 20 克，救必应 20 克，三白草根 25 克，黄花倒水莲 20 克。煎取药液 450 毫升，分 3 次温服，每日 1 剂。适用于 2 型糖尿病。

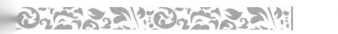

（2）桑白皮 30 克，生葛根 10 克，生地黄、熟地黄各 15 克，苍术 10 克，玄参 10 克，知母 12 克，天花粉 15 克，淮山药 15 克。水煎服，每日 1 剂。有滋阴润燥、清热生津之功效。适用于 2 型糖尿病（非胰岛素依赖型）。大便秘结、腹胀不适，加生大黄或制大黄；外阴瘙痒、湿热下注，加黄柏；视力下降、视物不清，加青葙子、沙苑子、决明子。

【验方 12】（古月，2019 年 9 月 27 日）

（1）早期糖尿病肾病。当归、丹参、川芎各 25 克，大黄、蒲公英、白花蛇舌草各 20 克，白术、黄芪、山药、菟丝子各 15 克，制附子、甘草各 10 克。水煎 3 次，共煎取药液 4000 毫升，倒入足浴盆内，待药液温凉后，先将双足置于足浴盆中，以淹没足踝部为宜，然后逐渐将药液加热至 42 ℃左右，保持水温不变，搓揉足部，以汗出为度，汗退后静卧，每次 30～40 分钟，每日 1 次。

（2）糖尿病肢端坏死。金银花 30 克，鬼箭羽、丹参各 20 克，泽兰、川芎、赤芍、地骨皮、野菊花各 15 克，水蛭 10 克。加水适量，煮沸 20 分钟，滤取药液，倒入盆内，待温度适宜后用纱布蘸取药液洗患处。每次 30 分钟，每晚 1 次，7 日为 1 个疗程。

（3）糖尿病并发末梢神经炎。络石藤、生地黄、羌活、天花粉各 50 克，透骨草、当归、威灵仙各 30 克，红花 25 克。水煎 20 分钟，滤取药液，待温度适宜后熏洗患处。每次 20 分钟，每晚 1 次，7 日为 1 个疗程。

【验方 13】（郭大夫，2014 年 2 月 14 日）

菊花 6 克，怀牛膝 15 克，山茱萸 15 克，川续断 10 克，山药 15 克，天花粉 15 克，丹参 15 克，白芍 10 克，生地黄 12 克，牡蛎

20克。水煎服，每日1剂。适用于糖尿病头晕乏力。症状消失后停药，降糖药应照常服用。

【验方14】（鲁莱光，2016年3月12日）

（1）生地黄、麦冬、玄参、丹参各30克，葛根、知母各15克，枳壳、黄连各10克，甘草6克。水煎服，每日1剂。有滋阴清热、生津止渴之功效。适用于2型糖尿病阴虚化热。

（2）黄精、牡丹皮各30克，赤芍15克，皂角刺、秦艽、川续断、牛膝、狗脊各10克，青黛6克，蜈蚣1条。共研末，制成水泛丸，每次服6克，每日3次。有益气养阴、活血通络之功效。适用于2型糖尿病合并周围神经病变。

（3）太子参15克，川芎30克，麦冬、五味子、紫苏梗、泽泻各10克，黄连、香附、香橼、厚朴各6克。水煎服，每日1剂。有益气养阴、活血之功效。适用于糖尿病心脏病。

（4）红参、天冬、牛膝各15克，山茱萸、桃仁、红花、枳实、菊花、枸杞子、补骨脂各10克。水煎服，每日1剂。有益气养阴、补肾活血之功效。适用于糖尿病肾病。

（5）艾叶20克，苏木、生甘草、红花、没药、制草乌、川芎、秦艽各10克，伸筋草15克，透骨草30克。水煎取液，待温度适宜后浴足20～30分钟，每日1次，每次1剂。有温经通络、活血止痛之功效。适用于糖尿病足。

【验方15】（赵广兰，2016年7月2日）

糖尿病酮症是糖尿病患者在严重缺乏胰岛素时，不能很好地利用体内的葡萄糖，促使脂肪加速分解为脂肪酸，在体内生成酮体，当酮体产生的数量、速度超过组织利用的数量、速度时，血中酮体

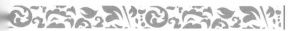

升高，成为酮血症；大量酮体从尿中排出，为酮尿症。酮血症和酮尿症统称为糖尿病酮症，症见渴饮无度、头晕头昏、恶心呕吐、小便量多等。

中医认为，糖尿病酮症属"阴虚燥热"的范畴。其病机以阴虚为本，燥热为标。由于津血同源，阴津耗伤则津血亏少，阴不化气，气虚则鼓动无力，血运缓滞，导致血瘀，瘀而化热，热不仅伤阴，而且克伐正气，致气机运行失常，浊邪壅塞。阴浊瘀热蓄积体内，使清阳不能升，浊阴不得降而上逆，燥热、血瘀、浊邪三者为患，互为因果，形成恶性循环，遂致气阴两伤，使病情不断加重。

笔者采用《医学衷中参西录》中的玉液汤加减治疗糖尿病酮症，颇有疗效。一般服药 15～20 剂症状即明显减轻或消失。方用：太子参 20 克，黄芪 30 克，知母 10 克，玄参 15 克，玉竹 30 克，五味子 10 克，麦冬 15 克，山茱萸 15 克，天花粉 15 克，鸡内金 20 克，泽泻 20 克，茯苓 20 克，丹参 20 克，川芎 10 克。水煎 2 次，合并药液，分早晚 2 次服，每日 1 剂。

【验方 16】（张勤，2016 年 4 月 30 日）

现代医学认为，糖尿病骨关节病的发生与糖尿病引起的神经、血管病变密切相关。糖尿病常可伴有深浅感觉消失和关节运动的神经反射发生障碍，使关节过度负荷，日久则关节韧带、关节囊受损，关节软骨遭到侵蚀破坏，骨质碎裂，关节脱位。同时，糖尿病往往伴有交感神经病变、血管扩张、破骨细胞活动增强，成骨细胞活动受到抑制，引起骨质溶解和吸收。此外，糖尿病的血管病变可破坏骨的营养，这也是引起骨关节病的原因之一。

糖尿病骨关节病发展的两个阶段，一是散热不及、酿生痰浊；二是脾阴亏极、精微下脱。该病应从脾阴虚着手辨治，组方以滋阴

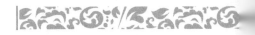

清热、健脾益气、补益肝肾为要。《素问·五脏生成篇》指出"脾欲甘",甘为补脾之正味,对于脾阴虚,临床上多以阴虚燥热并见,故以甘寒或甘凉之药治疗最为适宜。方用:葛根15克、天花粉10克,地骨皮12克,淡豆豉6克,知母15克,沙参15克,麦冬12克,车前子12克,怀山药15克,薏苡仁15克,白扁豆12克,肉苁蓉15克,补骨脂12克,骨碎补15克,鹿角霜15克。水煎,分早晚2次服,每日1剂,30日为1个疗程。由于糖尿病患者多气阴两虚,故常配伍益气之品,加太子参30克、黄芪20克;脾为湿困,当注意化湿不伤阴,养阴不恋湿,加苍术12克、炒白术10克;热象明显,常配清热泻火之品,酌加生石膏20克(打碎先煎),山栀子10克,川黄连6克。

【验方17】（宁大夫,2016年3月19日）

生黄芪30克,天花粉30克,枸杞子15克,生地黄15克,山茱萸10克,石菖蒲20克,炙僵蚕10克,地龙15克,葛根50克,丹参10克,川芎10克,鸡血藤15克。水煎服,每日1剂,15日为1个疗程。有养阴润燥、开窍化痰、醒脑通脉之功效。适用于糖尿病日久治疗,平时手足麻木,肌肤不仁,突然半身不遂,口舌㖞斜,言语不利,肢体拘急,关节酸痛,舌红,脉细数等,经检查诊断为脑梗死,病情危重者,宜配合其他抢救措施。

【验方18】（胡佑志,2017年8月25日）

(1)糖尿病胃轻瘫。党参15克,白术、枳壳各8克,黄芪、厚朴、莱菔子、炙甘草、茯苓各6克,木香4克。煎取药液300毫升,分早晚2次服,每日1剂,连服1～3个月。阴虚,加生地黄12克,麦冬、沙参、枸杞子各10克;阳虚,加乌药、小茴香、高

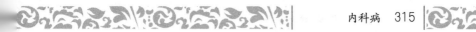

良姜各 6 克。

（2）糖尿病神经病变。钩藤、茯神、石决明各 20 克，天麻、杜仲、酒黄芩、生地黄各 10 克，牛膝、甘草各 7 克。煎取药液 400 毫升，分早晚 2 次服，每日 1 剂，4 周为 1 个疗程，连服 2 个疗程。

（3）糖尿病瘙痒症。艾叶、蒲公英、土茯苓各 20 克，苍术 15 克，蛇床子、地肤子、苦参、大青叶各 10 克，麻黄、薄荷各 6 克。水煎取液，溶入冰片、枯矾各 3 克，待温度适宜后用药液沐浴，每日 1 次，连用 15 日。

（4）熟地黄、茯苓、枸杞子、女贞子、石斛各 15 克，山药 18 克，黄芪 20 克，山茱萸、白菊花、杜仲、桑寄生、五味子、牡丹皮各 10 克。水煎，分 3 次服，每日 1 剂。适用于糖尿病视网膜病变。

（5）糖尿病肾病。甘草 3 克，生姜 6 克，橘红 6 克，半夏、枳实、黄连各 6 克，茯苓、石斛、西洋参各 10 克，竹菇 12 克。水煎 2 次，共煎取药液 300 毫升，分 3 次服，每日 1 剂，4 周为 1 个疗程。

【验方 19】（常怡勇，2017 年 9 月 29 日）

（1）地肤子 15 克，黄柏 20 克。水煎取液，热敷、外洗。适用于糖尿病皮肤瘙痒。

（2）山茱萸 20 克，生地黄 20 克，何首乌 10 克，枸杞子 20 克。水煎，分 2 次服，每日 1 剂。适用于糖尿病并发头发、眉毛脱落。

（3）珍珠 3 克，石决明 3 克，党参 15 克，茯苓 15 克。水煎服，每日 1 剂。适用于糖尿病合并耳鸣。

（4）白头翁 10 克，赤石脂 12 克，禹余粮 10 克，豆蔻 5 克。

水煎服，每日 1 剂。适用于糖尿病腹泻。

（5）番泻叶 5 克，当归 12 克，火麻仁 12 克，瓦松 5 克。水煎服，每日 1 剂，连服 5～10 剂。适用于糖尿病合并大便干结。

（6）海蛤壳 30 克，葶苈子 12 克，生晒参 5 克，黄芪 10 克，海浮石 12 克，功劳叶 10 克。水煎服，每日 1 剂。适用于糖尿病合并肺结核。

（7）黄芪 16 克，丹参 15 克，玉竹 15 克，豨莶草 15 克。水煎服，每日 1 剂。适用于糖尿病合并半身不遂。

（8）黄精 16 克，生地黄 16 克，龙骨 20 克，玉竹 20 克。水煎服，每日 1 剂。适用于糖尿病疲乏无力。

（9）黄芪 15 克，泽泻 16 克，茯苓 16 克，玉竹 20 克。水煎服，每日 1 剂。适用于糖尿病脚肿。

（10）党参 10 克，泽泻 16 克，川芎 10 克，黄精 20 克。水煎服，每日 1 剂。适用于糖尿病面目浮肿。

【验方 20】（陈抗美，2017 年 12 月 29 日）

以下验方适用于糖尿病。

（1）西洋参汤。西洋参、铁皮石斛各等量，研粉，每日 5 克，温开水冲泡，顿服。有滋阴养胃、健脾降糖之功效。

（2）百合丹参汤。百合 12 克，丹参、沙参、麦冬、佛手各 1 克，香附、陈皮各 10 克，乌梅 8 克，乌药 6 克。水煎，分 3 次服，每日 1 剂。有缓解口干、胃轻瘫之功效。

（3）人参枸杞汤。人参 3 克，枸杞子、天冬、山茱萸、地黄各 10 克。水煎，分早晚 2 次服，每日 1 剂。有清热除烦、止咳之功效。

（4）甘草麦冬汤。甘草 10 克，麦冬、枸杞子各 6 克。开水冲

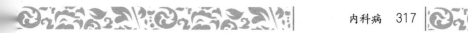

泡，频饮，每日 1 剂。有补脾益气、清热解毒、缓急止痛之功效。

（5）黄柏知母汤。黄柏、知母各 10 克，肉桂 4 克。水煎服，每日 1 剂。有引寒达热、滋阴降火、温筋通络之功效。

（6）山药黄连汤。山药 25 克，黄连 10 克。水煎服，每日 1 剂。有清热祛湿、补益脾肾、止渴之功效。

（7）桑椹熟地汤。桑椹（榨汁备用）250 克，熟地黄、玉竹、黄精各 50 克，天花粉 100 克（后下）。浸泡 10 分钟，文火煎取药液 500 毫升左右，加入桑椹汁、天花粉续煎 10 分钟即可。每日饮服 30 毫升。有滋阴养血、生津止渴之功效。

（8）麦冬玄参汤。麦冬、生地黄各 15 克，玄参 12 克。加水 800 毫升，武火煎沸后改用文火再煎 30 分钟，滤取药液；药渣再加清水 500 毫升，同法再煎 20 分钟。合并药液，早晚各服 2 次，每日 1 剂。有生津止渴、养阴生精、润肺清心之功效。

【验方 21】（吴明，2015 年 1 月 16 日）

（1）地骨皮 50 克，加水 1000 毫升，文火煎至 500 毫升，代茶少量频饮，每日 1 剂。适用于糖尿病多食多饮，疲乏无力，连饮 7 日后症状可缓解。

（2）糖尿病患者可在控制血糖的基础上，配合饮用三七茶，可改善勃起功能，对辅助治疗糖尿病阳痿有较好的效果。三七 3 克，沸水冲泡代茶饮，泡饮至味淡为止，每日 1 剂，连饮 5 日为 1 个疗程，一般 3 个疗程见效。

【验方 22】（春盟，2015 年 1 月 30 日）

以下验方适用于糖尿病。

（1）白接骨全草 30 克，元宝草 15 克，马蹄金 15 克，爵床

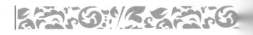

15 克。水煎服，每日 1 剂，连服 10 余剂。

（2）萆薢 10 克，鲜无根藤 30 克，赤小豆 10 克。水煎服，每日 1 剂。

（3）铁扫帚 15～30 克，活血丹 15～30 克，枸杞根 15～30 克。水煎服，每日 1 剂。

（4）楤木根 15 克，冬瓜皮 150～210 克。水煎服，每日 1 剂。

（5）铁线草 30 克。水煎，加冰糖调服。

【验方 23】（韩玉乐，2015 年 2 月 13 日）

独活、羌活各 10 克，红花、当归各 5 克，大葱 2 棵（取葱白切碎）。水煎取液，待药液温度降至 40℃ 左右时浴足，开始每次 20 分钟，之后可延长时间，每日早晚各 1 次。适用于防治糖尿病足。

【验方 24】（张勤，2015 年 9 月 4 日）

山药、覆盆子、菟丝子、茯苓、补骨脂、玄参、牛膝、桃仁、红花、水蛭各 5～10 克。水煎，分 3 次服，每日 1 剂。有补肾活血祛瘀之功效。可改善患者血糖水平，抑制血小板聚集，改善微循环。适用于糖尿病肾病。症见浮肿，疲乏无力，腰膝酸软，手足心热，舌暗、苔白，脉沉涩无力。应注意根据患者病情辨证施治。

【验方 25】（常怡勇，2015 年 9 月 25 日）

（1）合沉汤。熟地黄 90 克，山茱萸、麦冬各 60 克，玄参 30 克，车前子 15 克。水煎代茶频饮。适用于肾阴亏虚型糖尿病。

（2）神仙减水法方。人参、花粉、知母、黄连、苦参、麦冬、浮萍、白扁豆、黄芪各等分。研末混匀，每次服 6 克，每日 2 次。

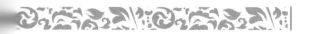

适用于气虚为主的糖尿病。

（3）引龙汤。玄参90克，肉桂9克，山茱萸12克，麦冬30克，北五味子3克。水煎服，每日1剂。适用于阴阳两虚型糖尿病。

（4）二冬汤。天冬6克，麦冬9克，天花粉、黄芩、知母、荷叶各3克，人参、甘草各1.5克。水煎服，每日1剂。适用于气阴两虚型糖尿病。

（5）白龙散。寒水石、甘草、葛根各等分。研末混匀，每次服6克，用麦冬煎浓汤送服。适用于阳明热甚型糖尿病。

（6）麦门冬汤。麦冬、黄连、干冬瓜各30克。水煎服，每日1剂。适用于阴虚化热型糖尿病。

（7）枸杞汤。枸杞子30克，天花粉、石膏（先煎）、黄连各10克，甘草6克。水煎服，每日1剂。适用于阴虚化热型糖尿病。

（8）消中渴不止方。干浮萍草90克，土瓜根45克。制成散剂，每次6克，牛奶调服。适用于糖尿病口干多饮。

【验方26】（蒋振民，2015年12月11日）

（1）生地黄15克，山药15克，山茱萸15克，茯苓15克，泽泻15克，猪苓15克，决明子15克，制玉竹15克。水煎，分3次温服，每日1剂，15日为1个疗程。适用于2型糖尿病，在降血糖，改善多食、多尿、形体消瘦等方面有明显疗效。

（2）党参20克，白术、法半夏、山楂各12克，陈皮、香附、沙参各10克，砂仁6克（后下），麦芽、丹参各15克。水煎2次，共煎取药液600毫升，分3次空腹服，每日1剂。适用于糖尿病胃轻瘫。脾胃虚寒甚，加黄芪15克、干姜6克；阴虚甚，加麦冬、生地黄各12克。

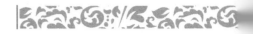

【验方27】（唐崇茂，2014 年 3 月 28 日）

（1）生黄芪 32 克，皂角刺、当归各 18 克，川芎、苍术、知母、牛膝各 12 克，葛根 24 克。水煎服，每日 1 剂，可随症加减。适用于糖尿病足趾端坏死。

（2）黄芪 150 克，金银花 120 克，生附片、桂枝、苦参各 50 克，乳香、没药、红花、桃仁各 30 克，甘草 24 克。加水适量，文火煮沸 30 分钟，将药液倒入木桶中，待温度适宜后，浸患肢至膝部，每次 30 分钟，每晚临睡前浸泡 1 次，每剂使用 2 日，6 日为 1 个疗程。适用于糖尿病足趾端坏死。

（3）川芎、川椒各 15 克，丁香、红花、小茴香各 10 克，藿香、当归、独活各 15 克，桂枝、艾叶各 24 克。适用于早期糖尿病足，可内服也可外洗。

【验方28】（任昉，2014 年 5 月 23 日）

糖尿病足是因糖尿病血管神经病变、感染而导致的足部疼痛、溃疡，甚至脓肿坏疽。轻症糖尿病足可用香椿水治疗。取香椿 50 克，加水 1000 毫升煮沸 10 分钟，一半服用，一半浴洗患足，每次 10 分钟以上，每日 1 次。香椿中含有抗菌消炎的蒽醌、萜类、黄酮类化合物，可抑制金黄色葡萄球菌、绿脓杆菌繁殖，并可减轻疼痛，促进溃疡面愈合；还可降低血糖，避免再感染。

【验方29】（郭旭光，2014 年 11 月 28 日）

熟地黄 200 克，山茱萸 100 克，山药 100 克，牡丹皮、泽泻、茯苓各 75 克，知母、天花粉各 100 克，天冬、五味子各 50 克，黄柏 45 克。共研细末，每次 7 克，每日 2 次，早晚空腹服用。也可将细末制成水泛丸服用，用量不变。

糖尿病属中医学"消渴"的范畴。此方以滋阴补肾、生津止渴为基础，使"三多一少"症状改善或消失，降低血糖水平，预防和治疗糖尿病并发症。适用于2型糖尿病，对1型糖尿病也有辅助治疗作用。肾阳虚者，症见尿频尿急、下半身常有冷感、小腹拘急等不宜使用此方。

【验方30】（蒲昭和，2015年1月9日）

"骨痒症"以感觉骨骼发痒难忍、搔之不及、捶之不到、不红不肿、无恶寒发热等为特点，在退行性骨关节病患者、糖尿病患者或吸毒者身上偶有发生。"骨痒"临床少见，发作时无有效药物可治，常令患者苦不堪言。方用：白芍、威灵仙、淫羊藿、生黄芪各30克，木瓜、鸡血藤各15克，蜈蚣2条（去头足），炙甘草10克。煎取药液300毫升，分2次服，每日1剂。一般连服5剂后见效。

甲　亢

【验方01】（张勤，2016年2月13日）

甲状腺功能亢进症简称"甲亢"，属中医学"心悸""中消""瘿瘤"等的范畴。中医辨证论治，可获良效。

（1）中焦蕴热、胃火炽盛。症见多食易饥、形体消瘦、贪喜凉饮，畏热好动，心悸出汗，便干溲，甲状腺肿大，手、舌颤抖，舌暗红、苔薄黄或黄燥，脉数。治宜清胃泻火，生津止渴，化痰消瘿。方用白虎汤合人参汤化裁：生石膏、知母、太子参、玄参、夏枯草、全瓜蒌、麦冬、石斛、黄芩、芦根、生地黄、生牡蛎等。水煎服，每日1剂。便溏，去全瓜蒌，加炒山药、炒扁豆、茯苓等；手、舌颤抖，加钩藤、僵蚕等。

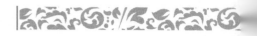

（2）肝肾阴虚，虚火内扰。症见心悸胸闷，自汗或盗汗，手足心热，寐少梦多，急躁易怒，唇干面赤，两目干涩，舌红绛、苔薄黄或苔少，脉细数。治宜滋补肾水，清热除蒸，化痰散结。方用知柏地黄丸化裁。生地黄、知母、牡丹皮、玄参、白芍、夏枯草、胡黄连、银柴胡、生牡蛎。水煎服，每日1剂。头晕耳鸣，加朱砂、龙齿；盗汗，加瓜蒌根、浮小麦等。

（3）脾肾肝旺，气阴两虚。久病不愈，多为复发患者及老年患者。症见胸闷气短，心悸出汗，倦怠无力，心烦少寐，脘腹胀满，大便溏薄，舌暗胖、苔白腻或黄腻，脉细数无力或结代。治宜清肝健脾，益气养阴，散结消瘿。方用：牡丹皮、山栀子、柴胡、白芍、夏枯草、炒扁豆、黄精、生地黄、太子参、鳖甲、黄芪、生牡蛎、酸枣仁等。水煎服，每日1剂。手热汗多，加生石膏、知母；手部汗出潮湿，加五味子，重用黄芪；甲状腺肿痛，加金银花、蒲公英、山慈菇等。

【验方02】（戈杰，2013年2月15日）

黄芪、夏枯草各30克，白芍、何首乌各20克，生地黄15克，香附10克。水煎服，每日1剂，15日为1个疗程。有益气养阴、疏肝解郁之功效。适用于甲亢，症见久病气阴两亏，体瘦无力，纳食减少，口干便结，舌苔光剥，脉细无力等。

【验方03】（古月，2017年10月20日）

（1）白芥生地粥。白芥子10克，生地黄30克，粳米100克。白芥子炒香，与生地黄一起水煎30分钟，取药液与粳米煮粥，早晚分餐服，每日1剂。有化瘀散结、养阴益气之功效。适用于甲亢甲状腺肿大。

（2）柠檬白芍汤。柠檬1个，白芍20克，柴胡12克，冰糖适量。柴胡、白芍放入锅中，加醋适量略炒，再用清水适量浸泡30分钟，水煎15分钟，滤取药液，柠檬切片放入药液中，加冰糖溶化即可，当饮料频频饮服，每日1剂。有疏肝解郁、柔肝平亢之功效。适用于甲亢烦躁易怒。

（3）萝卜煮豆腐。白萝卜250克，豆腐1块。豆腐切小块，放入沸水中，萝卜切片加入煮沸即成，佐餐食用，每日1剂。有养阴生津、清热泻火、健脾益气之功效。适用于甲亢阴虚火旺。

（4）百合鸡蛋汤。百合30克，鸡蛋1个。百合用清水浸泡2小时，放入锅中，加水500毫升，煮至熟烂，再打入鸡蛋煮熟即可，临睡前食用，每日1剂。有润肺平肝、养心宁神之功效。适用于甲亢精神抑郁、失眠多梦。

【验方04】（大志，2015年12月25日）

山药、海浮石、牡蛎、珍珠母各20克，生地黄、玄参、石枣子、麦冬各12克，天花粉、酸枣仁、黄芪、海藻、昆布、夏枯草各10克，甘草3克。水煎，分3次服，每日1剂。适用于甲状腺肿大。症见颈前肿块，质软、光滑，形体消瘦，手指颤动，眼球突出，口苦，易怒，汗出，脉弦。

【验方05】（张志远，2016年7月30日）

龙胆草、山栀子各15克，大黄10克（后下），夏枯草15克，双钩藤20克（后下），牡蛎50克（先煎），当归15克。水煎服，每日1剂。适用于甲亢。

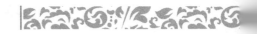

【验方 06】（郭亚维，2018 年 7 月 27 日）

海藻 12 克，昆布 12 克，香附 12 克，郁金 12 克，柴胡 10 克，连翘 10 克，浙贝母 10 克，鳖甲 10 克，牡蛎 30 克，夏枯草 30 克，半边莲 30 克，玄参 15 克，瓦楞子 20 克。水煎服，每日 1 剂。有清热祛痰、软坚散结之功效。适用于甲状腺肿大。

【验方 07】（木蝴蝶，2018 年 8 月 31 日）

王不留行 30 克，浙贝母 20 克，自然铜、瓜蒌壳、白芥子各 15 克，柴胡、郁金、香附、桃仁、三棱、莪术各 10 克，青皮、山慈菇各 6 克，蜣螂 2 克。水煎，分 3 次服，每日 1 剂。适用于甲状腺炎。

【验方 08】（岭南，2016 年 7 月 30 日）

（1）阿胶圆肉玉竹汤。阿胶 10 克，桂圆肉 15 克，玉竹 30 克，猪心 1 个，调料适量。猪心洗净剖开，与桂圆肉、玉竹同放碗中，加清水适量，隔水蒸 1 小时，再纳入阿胶蒸片刻，调味服食。适用于甲亢。症见多汗怕热，易激动，好发脾气，心悸，气促，多食易饥，消瘦等。

（2）天麻石决蚌肉汤。天麻 10 克，石决明 30 克，麦冬 15 克，菊花 10 克，河蚌 10 个，调料适量。石决明布包，河蚌去壳，先煮石决明 30 分钟，再纳入诸药及蚌肉，文火炖至蚌肉熟后去药包，调味服食。适用于甲亢。症见食欲减退，头晕，精神恍惚，眼突，手指震颤等。

（3）麦杞冬笋。麦冬、枸杞子各 10 克，百合 30 克，冬笋 300 克，调料适量。冬笋洗净，切成菱形块，入油锅低温炸成金黄色，捞出控油，另起空锅，放入清汤、调料、诸药及冬笋，武火烧沸后

转文火烧至汁干，分 2～3 次服食。适用于颈前肿大、柔软光滑无结节，心烦易怒，恶热自汗，面部烘热，口苦口干，食欲亢进，眼突，手抖等。

（4）麦味粥。麦冬、五味子、酸枣仁各 10 克，桂圆肉 30 克，大米 150 克。麦冬、五味子、酸枣仁水煎取液；大米、桂圆肉加清水适量煮粥，待粥熟时兑入药液，再煮沸即成。分 2 次服食，每日 1 剂。适用于甲亢。症见心烦少寐，目眩手颤，食欲亢进，口咽干燥等。

【验方 09】（白云，2016 年 7 月 9 日）

昆布 40 克，酸枣仁 30 克，夏枯草、龙骨、牡蛎各 20 克，当归身、白芍、玄参、川贝母、柏子仁、青皮、瓦楞子各 10 克，三棱、莪术、牡丹皮各 6 克。加水，文火久煎，煎取药液约 750 毫升，分 3 次服，每日 1 剂。适用于甲亢。

【验方 10】（严永和，2015 年 11 月 27 日）

（1）熟地黄 30 克，当归、枸杞子各 15 克，羌活 1.5 克，泽泻 5 克。水煎服，每日 1 剂，连服 2～6 个月。适用于突眼性甲状腺肿。

（2）夏枯草 25 克，菊花 10 克。开水冲泡或水煎，代茶常饮。适用于甲亢。

（3）炒决明子 25 克，菊花 10 克。开水冲泡或水煎，代茶饮。适用于甲亢。

（4）香附 25 克，浙贝母 15 克，牡蛎 50 克。水煎服，每日 1 剂。适用于甲亢。

（5）淮山药适量，与大米共煮粥食用。对甲亢日久、老年人甲

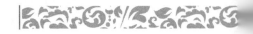

亢有辅助治疗作用。

（6）连翘、黄芩、牛蒡子各10克，当归15克，川芎6克。水煎服，每日1剂。适用于甲亢。吞咽疼痛、声嘶，加桔梗、玄参、射干；颈部肿块日久难消，加昆布、丹参、海藻；口苦、咽干、舌光无苔，加麦冬、石斛、生地黄。

（7）夏枯草50克，生地黄50克，玄参15克，牡丹皮15克，龙骨25克（先煎），白芍20克，浙贝母10克（先煎），麦冬15克，沙参50克，郁金20克。水煎服，每日1剂，30日为1个疗程。有疏肝解郁、滋阴化痰之功效。适用于甲亢精神紧张、食欲亢进。

（8）白芥子、白芍、制香附各12克，玄参、夏枯草、海浮石各30克。水煎，分2次服，每日1剂，3个月为1个疗程。病程长久，加蛇果草、猫爪草各30克；喉塞或痛，加藏青果4.5克，射干、陈皮各6克。适用于甲状腺良性结节。

（9）白芥子10克（包煎），薏苡仁50克，海带30克，白豆腐2块。海带泡发后洗净切丝，加水与诸药共炖烂，去除白芥子。分2次服，每日1剂，7日为1个疗程。适用于甲亢。

（10）红参须15克，生地黄、丹参、生牡蛎（先煎）各30克，黄芪、麦冬、夏枯草各12克，紫苏子、五味子、香附各8克，白芥子5克。水煎服，每日1剂，15日为1个疗程。适用于甲亢。

（11）海藻、昆布各50克，黄豆300克。海藻、昆布、黄豆洗净，同放入砂锅内，加水适量，先用武火煮沸，再改文火共煮熟，调味后食用。适用于甲亢。

（12）浙贝母15克（先煎），柴胡5克，牡蛎10克（先煎），海藻、昆布、香附各5克，半夏3克。水煎服，每日1剂，15日为1个疗程。间隔5日再服下一个疗程，女性经期暂停服药。适用于甲状腺囊肿、眼突。

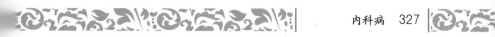

（13）桂圆肉10克，莲子20克，猪瘦肉100克，加水炖汤服用。有养心安神之功效。适用于甲亢引起的心悸不宁、失眠健忘。

（14）金针菜100克，切碎，加水和红糖适量煮熟，吃菜饮汤，连用20日。有益阴止汗之功效。适用于甲亢多汗。

（15）鲜牡蛎100克，海藻30克，海带25克。洗净，放入砂锅内，加水5碗，文火煎煮至3碗，调味后食用。适用于缺碘性甲状腺肿大。

（16）煅龙骨、煅牡蛎、山药、墨旱莲、夏枯草、丹参各15克。水煎服，每日1剂。适用于甲亢。

（17）海带30克，泡软、洗净、切丝，与绿豆60克、大米30克、陈皮6克加水同煮，煮至绿豆开花时，加入红糖或盐适量服食，每日1次，2周为1个疗程。有清凉解毒、消肿之功效。适用于青春期甲亢、甲状腺肿大等。

【验方11】（郭旭光，2013年5月24日）

昆布12克，夏枯草、生牡蛎（先煎）各30克，浙贝母、丹参各15克，黄药子、陈皮、红花各6克，桃仁、生甘草各10克。水煎，分2～3次服，每日1剂，1个月为1个疗程，一般服药1个疗程可见效。适用于甲状腺囊肿。

【验方12】（蒋振民，2013年10月4日）

柴胡、当归、赤芍、桔梗各10克，丹参、牡蛎（先煎）、海浮石（先煎）各30克，玄参、夏枯草、海藻、昆布各20克，川贝母6克。水煎，分2～3次服，每日1剂。一般服药2周左右肿块开始逐渐消失。适用于甲状腺结节。

【验方13】（徐玉梅，2014年6月27日）

（1）茶叶、干荔枝各5克，杏仁10克，冰糖适量。水煎代茶常饮，每日1剂，连服10～15日。

（2）槟榔30克，海藻、昆布各20克。水煎，分2次服，每日1剂，15～20日为1个疗程。适用于甲亢。

【验方14】（唐崇茂，2013年10月25日）

太子参32克，麦冬12克，五味子6克，象贝母12克，玄参16克，生牡蛎32克，海浮石32克，知母10克，天花粉10克，石决明10克，海藻32克，羊靥10个，三棱12克，莪术12克，牡丹皮12克。水煎服。适用于弥漫性甲亢。

肝郁，加柴胡10克、枳壳6克，白芍；心悸失眠，加夜交藤16克、酸枣仁12克、柏子仁12克；烦躁惊悸，加麦芽、大枣各15克；汗多，加浮小麦10克、糯稻根10克；手颤，加钩藤10克（后下）、何首乌16克、白芍12克、鸡血藤16克；眼突，加木贼草16克、白蒺藜12克；气虚，加黄芪16克、白术10克、茯苓20克、五爪龙12克；肾虚，加墨旱莲16克、女贞子12克、菟丝子12克；血瘀，加丹参24克、牡丹皮12克。

八、心血管病

高脂血症

【验方01】（郑丽娜，2016年4月9日）

高脂血症是中老年人的常见病、多发病，是动脉粥样硬化和脑血管等疾病发生的主要原因。现代医学认为，本病由脂质代谢紊乱所致。中医认为，本病主要由过食肥甘，湿困脾阳，或肝肾阴虚，或肾阳不足，即肝脾肾三脏功能失调所致。笔者近年来采用自拟中药方"乌决汤"治疗高脂血症，效果甚佳，现介绍如下。

制何首乌30克，决明子15克，女贞子10克，墨旱莲10克，灵芝10克，淫羊藿6克，制黄精10克，制大黄10克，泽泻6克，丹参15克，生山楂15克，姜黄6克，杭白芍10克，煨葛根12克，虎杖10克，白术6克。水煎服，每日1剂，15日为1个疗程，一般连用2～4个疗程即可显效。适用于高脂血症。动脉粥样硬化，加桑枝15克，川续断、地龙、木瓜各10克；高血压，加焦杜仲6克、夏枯草15克、菊花10克；冠心病、心绞痛加川芎10克，益母草15克，檀香、乳香、青木香、延胡索各10克。

【验方02】（京生，2017年1月6日）

山楂15克，荷叶15克，决明子15克，丹参20克。每日2剂，第1剂水煎3次，混合药液，分早中晚3次服；第2剂水煎后去渣取液，倒入木盆中，再加入2500毫升开水，待温度降至38～43 ℃时浴足，每日早晚各1次，每次40分钟左右，30日为1个疗程。适用于降血脂。

【验方03】（谭家峰，2016年7月30日）

生何首乌15克，菊花10克，熟地黄15克，麦冬15克，决明子15克，夜交藤15克，鸡冠花10克，北沙参15克，白芍10克。水煎，分2次服，每日1剂。适用于高胆固醇血症。一般服药10剂后检查血清胆固醇情况。

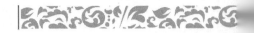
【验方 04】（南越，2017 年 7 月 17 日）

苍术 25 克，瓜蒌 25 克，黄精 25 克，半夏 10 克，海藻 15 克，泽泻 15 克，何首乌 30 克，山楂 30 克，丹参 30 克，决明子 18 克，大黄 5 克。水煎服，每日 1 剂。适用于高脂血症。

【验方 05】（郑玉平，2016 年 9 月 30 日）

（1）枸杞子 10 克，何首乌，决明子，山楂各 15 克，丹参 20 克。水煎，分 2 次服，每日 1 剂，7 日为 1 个疗程。适用于血黏稠。

（2）山楂、银杏叶、绞股蓝各 15 克。泡茶饮，半个月为 1 个疗程，连饮 4 个疗程。适用于血黏稠。

【验方 06】（郭旭光，2016 年 10 月 14 日）

野菊花 50 克，绿豆 50 克。野菊花水煎取液，分成 2 等分；绿豆水煎至熟烂，分早晚 2 次将野菊花液兑入绿豆汤中服食。适用于高脂血症。可降低胆固醇和甘油三酯水平，连服 2 个月后检测血脂以判断疗效。

【验方 07】（王豪，2016 年 5 月 14 日）

六味地黄汤化裁：生地黄 12 克，山茱萸 10 克，牡丹皮 10 克，赤芍 10 克，茯苓 10 克，泽泻 12 克，决明子 30 克，生山楂 15 克，黄精 15 克，虎杖 10 克，珍珠母 30 克，陈皮 6 克。水煎，分 2 次服，每日 1 剂。有滋阴补肾、化浊之功效。适用于高脂血症。忌油腻厚味及烟酒。

笔者曾用该方治疗一名 33 岁男性患者，该患者头晕，腰酸乏力，记忆力差，已失眠 2 个月。门诊检查确诊为高甘油三酯血症、脂肪肝。形体偏胖，面色黧黑，头晕腰酸，记忆力差，夜寐不安，

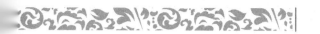

咽干口燥，舌暗红、苔少，脉沉细。辨证属肝肾阴虚、痰浊内阻。服药 7 剂，头晕乏力、口干症状好转，夜寐较前改善，大便偏稀，每日 1～2 次。遂在上方基础上去决明子，泽泻加至 30 克，加丹参 30 克，续服 7 剂。患者自觉头脑轻松，记忆力改善，腰腿便利。效不更方，二诊方再服 14 剂，甘油三酯由服药前的 10.3mmol/L 下降至 2.2mmol/L，总胆固醇由服药前的 4.6mmol/L 下降至 3.5mmol/L。续服六味地黄丸，每次 8 粒，每日 3 次，以巩固疗效。随访 6 月，未见复发。

【验方 08】（霍光星，2015 年 2 月 13 日）

何首乌 20 克，枸杞子、淫羊藿各 12 克，黄精、决明子各 15 克，桑寄生、灵芝、槐米各 10 克。加水用文火浓煎，煎取药液 250 毫升，分 2 次服，每日 1 剂。适用于肝肾两虚型血脂异常。

【验方 09】（谭家峰，2014 年 4 月 25 日）

（1）焦山楂 50 克，毛冬青 100 克。水煎 2 次，合并药液，分早晚 2 次服，10～15 日为 1 个疗程。适用于高脂血症。

（2）白僵蚕适量，研末。每次服药末 3 克，每日 3 次，30 日为 1 个疗程。适用于高脂血症。

（3）黄精 30 克，山楂 25 克，何首乌 15 克。水煎服，每日 1 剂，15～20 日为 1 个疗程。适用于高脂血症。

【验方 10】（韩玉乐，2018 年 5 月 11 日）

制何首乌、制黄精、桑寄生、决明子各 12 克，枸杞子、金银花各 10 克，泽泻、荷叶各 15 克。水煎，分 2 次服，每日 1 剂，3 个月为 1 个疗程，可连服 2 个疗程。适用于高脂血症伴头晕、耳

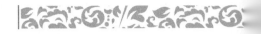

鸣健忘、心悸失眠、腰酸肢麻、口干。眩晕，加天麻、白蒺藜各 10 克；目涩、视物模糊，加炙女贞子、菊花各 10 克。

【验方 11】（吴春水，2015 年 1 月 23 日）

以下茶饮适用于高脂血症。

(1) 山楂玫瑰花茶。干山楂 6 克，玫瑰花 3 克。泡茶饮。

(2) 绞股蓝茶。绞股蓝叶 2～3 克。泡茶饮。

(3) 普洱菊花茶。普洱茶、菊花各 2～3 克。泡茶饮。

(4) 槐花莲子心茶。干槐花、莲心各 2～3 克。泡茶饮。

(5) 葛根茶。葛根 2～3 克。泡茶饮。

【验方 12】（叶乃卫，2015 年 4 月 10 日）

降血脂中药有 3 类作用机理：①抑制外源性脂质吸收，如大黄蒽醌类成分、蒲黄中的固醇类物质、何首乌中的蒽醌及卵磷脂都具有减少胆固醇吸收作用；②抑制内源性脂质的合成，即抑制胆固醇的生物合成途径中的 1 个或几个环节，如泽泻中的三萜类成分、绞股蓝总苷等均有此功效；③促进脂质转运和排泄，调节脂质代谢，如人参皂苷、柴胡皂苷等均有此作用。临床辨治运用中药复方，降血脂效果尤佳，现介绍如下。各方用法：水煎，分 3 次服，每日 1 剂。连服 1～2 个月。

(1) 益肾降脂。丹参、山楂各 18 克，制何首乌、菟丝子、枸杞子各 15 克，女贞子 12 克。

(2) 补肝消脂。制何首乌 15 克，太子参、山楂各 18 克，决明子、路路通各 12 克，大黄、三七各 6 克。适用于酒精肝、脂肪肝。

(3) 调脂健肝。生山楂、制何首乌、茯苓各 15 克，丹参 18 克，陈皮 10 克，泽泻 12 克，鸡内金、莪术、三七各 6 克，法半夏、姜

黄各 10 克，决明子 12 克。适用于脂肪肝。

（4）利湿降脂。绞股蓝 12 克，丹参、山楂各 18 克，茵陈 15 克，生甘草 3 克。适用于单纯性肥胖。

（5）降脂瘦身。生山楂 24 克，荷叶（干品）、制何首乌各 15 克，绞股蓝 12 克。适用于单纯性肥胖。

（6）利湿祛痰降脂。法半夏、三七各 10 克，陈皮、泽泻各 12 克，胆南星、生大黄各 6 克，山楂 15 克。适用于痰湿偏盛型肥胖者。

（7）保肝降脂。绞股蓝、郁金、泽泻各 12 克，黄芪 24 克，茵陈 18 克，姜黄 10 克。适用于酒精肝硬化、脂肪肝所致的肥胖性高血脂。

（8）清肠降脂。绿茶 3 克，金银花、决明子、荷叶（干品）、绞股蓝、制何首乌各 12 克，生山楂 24 克，番泻叶 3 克。有降脂、减肥、排毒、通便之功效。适用于便秘型单纯高血脂。

以上方剂用法、用量：水煎，分 3 次服，每日 1 剂，连服 1～2 个月。

【验方 13】（叶乃卫，2015 年 4 月 3 日）

绞股蓝、刺梨根各 12 克，黄芪 15 克，山楂、丹参各 18 克。水煎，分 3 次服，每日 1 剂，连服 1～2 个月。适用于气虚型高血脂肥胖。

【验方 14】（张勤，2015 年 10 月 30 日）

中医治疗血脂异常强调辨证论治，讲究对证用药，才能取得良效。

（1）痰瘀阻络型血脂异常。患者形体肥胖，平日多脂肪、高蛋

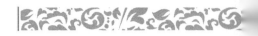
白饮食。症见头晕脑胀，不时口吐痰涎，口苦而黏，胸腹痞闷，肢体麻木，步履沉重，舌有瘀斑、苔厚腻，脉滑。治宜化痰祛瘀。方用：茯苓12克，瓜蒌仁12克，橘红12克，当归10克，法半夏10克，丹参10克，水煎服。湿热内蕴而便秘，加火麻仁10克、大黄6克、川芎10克；兼高血压，加罗布麻10克、黄柏10克，疗效更佳。

（2）肝肾亏虚型血脂异常。患者头部昏眩晕痛，视物模糊，耳鸣心悸，失眠多梦，腰酸背痛，肢体麻木，舌红、苔薄白，脉细而弦滑。方用：熟地黄12克，枸杞子12克，制黄精10克，决明子10克，泽泻10克，牛膝10克，水煎服。头部眩晕、疼痛甚，加天麻10克；高血压，加桑寄生15克；大便秘结，加火麻仁12克、肉苁蓉10克。

（3）气血两虚型血脂异常。患者面色苍白，少动懒言，胃口不佳，乏力，心悸怔忡，心前区偶有憋胀闷痛感，舌淡、苔薄白，脉细弱或虚大无力。方用八珍汤加生山楂12克、天冬12克、黄芪10克，水煎服。大便秘结，加白术12克。

【验方15】（蒋振民，2015年12月25日）

麦芽、丹参各15克，水蛭、厚朴、法半夏、枳实、女贞子、竹茹各10克，大黄5～10克，山楂15克。煎取药液300毫升，分2次服，每日1剂，30日为1个疗程。适用于高脂血症。

【验方16】（李珍新，2015年8月28日）

（1）决明菊花饮。决明子15克，白菊花5克。决明子洗净、打碎，菊花洗净、去蒂，加水适量，武火煮沸后改文火煎10分钟即成，分多次饮用，每日1剂。有降血压、降血脂、缓泻下之功效。适用于防治高脂血症、高血压、习惯性便秘。气虚便溏不宜用。

（2）决明乌鸡煲。决明子 15 克，夏枯草 10 克，乌鸡 1 只。诸料洗净，决明子、夏枯草放入鸡腹内，放入葱、姜、料酒、盐，同入炖锅内，加水 1500 毫升，武火煮沸后改文火炖 1 小时，调味即成，每日服适量，连服 7 日，之后间隔 5 日再继续服用。有清肝益肾、明目降压、温中益气、补精添髓之功效。适宜头晕、头痛、视物昏花、耳鸣、胸闷、失眠、乏力的高血压病、高脂血症患者佐餐食用。

（3）决明降脂粥。粳米 150 克，决明子 15 克，白菊花 15 克，山楂 50 克（去籽），白糖 15 克。加水 400 毫升，煎煮 20 分钟后滤取药液，加入粳米和水适量，煮至粥熟，加入白糖即可服食。有清肝明目、降脂降压、化食消积之功效。适宜视物昏花、目赤肿痛、畏光流泪患者及高血压病、高脂血症、肥胖症患者佐餐食用。

【验方 17】（木棉花，2013 年 11 月 29 日）

泽泻 30 克，生山楂 20 克，决明子 20 克。水煎，分 2 次温服，每日 1 剂，15 日为 1 个疗程。适用于高脂血症。

【验方 18】（马宝山，2013 年 2 月 22 日）

（1）何首乌 20 克，山楂、泽泻各 10 克。水煎 2 次，合并药液，分早晚 2 次服，每日 1 剂。对老年人胆固醇增高有防治作用。

（2）泽泻适量（研粉），粳米 50 克。加水 500 毫升，先用粳米煮粥，将热时加入泽泻粉 10 克，改用文火稍煮沸即可。温热服食，每日 2 次。

（3）决明子 15 克，泽泻 15 克，赤芍 12 克，灵芝 10 克，山楂 10 克。水煎，分 2 次服，每日 1 剂。适用于高脂血症。腹泻者不

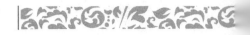

宜用。

【验方 19】（尚学瑞，2013 年 5 月 17 日）

郁金 700 克，明矾 300 克。分别研细粉，过筛，混匀。用薄荷 100 克煎汤与药粉制成水注丸，低温干燥，即成。每次 6 克，每日 2 次，饭前服。适用于高脂血症。

【验方 20】（张志远，2014 年 2 月 28 日）

莱菔子即萝卜籽，气味辛甘，无毒，长于利气治痰，生用或炒用皆可顺气开郁。将莱菔子用文火炒至爆壳（略焦），稍冷后研细末装瓶备用。每次 10 克，每日 3 次，餐后服，30 日为 1 个疗程，可连服 2～3 个疗程。适用于降血脂。

【验方 21】（谭家峰，2014 年 4 月 25 日）

（1）焦山楂 50 克，毛冬青 100 克。水煎 2 次，合并药液，早晚分服，10～15 日为 1 个疗程。适用于高脂血症。

（2）白僵蚕适量，研末。每次服 3 克，每日 3 次，30 日为 1 个疗程。适用于高脂血症。

（3）黄精 30 克，山楂 25 克，何首乌 15 克。水煎服，每日 1 剂，15～20 日为 1 个疗程。适用于高脂血症。

低血压

【验方 01】（萧旭，2016 年 6 月 25 日）

党参、山药、薏苡仁、莲子肉各 15 克，大枣 10 枚（去核），糯米 50 克。前五味用凉水洗净、浸泡，待泡涨后捞出，与洗净的

糯米一起入锅，加水适量，以文火煮沸，待莲子肉煮烂即可服食，每日早晚各食 1 次，15 日为 1 个疗程。适用于低血压眩晕。

【验方 02】（于长学，2016 年 11 月 25 日）

（1）黄精、党参各 8 克，炙甘草 4 克。水煎服，每日 1 剂，可连续服用。适用于低血压。

（2）五味子、甘草各 6～12 克，茯苓 15 克。水煎服或泡茶饮，每日 1 剂。适用于低血压。

（3）黄芪 30 克，当归 6 克，龙眼肉 15 克，红糖 10 克。水煎，分 2 次温服，每日 1 剂。适用于低血压。

（4）人参 6 克，麦冬 15 克，五味子 10 克。水煎服，每日 1 剂，连服 1 周。适用于低血压。

【验方 03】（寒玉，2016 年 7 月 30 日）

老年人群中，低血压（血压低于 90/60mmHg）的发病率高达 10%，轻症者只是头晕、乏力、气短，重症者会出现心脑供血不足，引发脑卒中、心肌梗死等急症，常饮甘麦茶有很好的防治作用。

麦冬 5 克，甘草 2 克。开水冲泡，代茶频饮，喝完可续水，每日 1 剂，连续 10 日。甘草中的甘草次酸有肾上腺皮质激素样作用，能调节内分泌失衡的调血压物质，使得血压趋于正常；麦冬中所含的麦冬皂苷、黄酮类物质，能调节中枢神经系统兴奋与抑制的平衡，防止血管收缩与舒张失衡引起血压下降。

【验方 04】（岭南，2016 年 6 月 25 日）

五味子 30 克，淫羊藿 30 克，黄芪 20 克，当归 20 克，川芎 20 克，白酒 40 毫升（每次兑服 20 毫升）。水煎取液，兑入白酒，

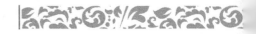

分早晚 2 次饭前服，每日 1 剂。适用于低血压综合征。

【验方 05】（木蝴蝶，2015 年 7 月 24 日）

当归 10 克，川芎 10 克，炙升麻 10 克，炙黄芪 15 克，麻黄 6 克，白芷 10 克。水煎，分 2 次服，每日 1 剂。适用于低血压。阴虚，加桑椹 12 克或枸杞子 12 克；阳虚，加补骨脂 12 克或鹿角粉（吞服）3 克。

【验方 06】（许士芳，2015 年 9 月 25 日）

（1）甘草 20 克，桂枝 40 克，肉桂 40 克。研粗粉，混匀，分 3 份。每日 1 份，冲泡代茶饮。实热证或血虚有热不宜用。适用于低血压。

（2）党参 30 克，黄精 30 克，炙甘草 10 克。水煎服，每日 1 剂。适用于低血压。

【验方 07】（海云，2014 年 11 月 21 日）

低血压属中医学"眩晕""虚劳"的范畴，由中焦脾胃虚弱，气血亏虚，加之烦劳、精神紧张，清阳不升、浊气上扰所致。方用益气升阳汤：炙黄芪 30 克，党参 30 克，炙甘草 15 克，白术 15 克，陈皮 10 克，当归 20 克，茯苓 20 克，枳壳 10 克，桂枝 10 克，五味子 10 克，炙麻黄 5 克。水煎 30 分钟，连煎 2 次，共煎取药液 600 毫升左右，分早晚 2 次空腹温服，每日 1 剂，7 日为 1 个疗程，连服 2 个疗程，效果满意。

方中以黄芪为主药补中益气升阳；辅以党参、白术、炙甘草、茯苓补益心脾；佐以当归补益心血且兼行气，陈皮理气和中，使补而不滞；更用枳壳、桂枝、五味子、麻黄以助升压。诸药合用，使

脾胃得健，中气充足，心气旺盛，鼓动有力；心血旺盛，血脉充盈，血压复常，则诸证自除。适用气血两虚、心阳不振型低血压。

【验方08】（王庭巧，2014年3月28日）

（1）党参30克，核桃40克，生姜3片。水煎，分2次服，每日1剂，连服10～15日。适用于低血压。

（2）麦冬15克，人参10克，升麻10克，五味子6克。水煎服，每日1剂。适用于低血压。

【验方09】（张文斌，2013年1月18日）

艾叶20克，茯苓30克，五味子20克。水煎2次，煎取药液750毫升，分早中晚3次服完。适用于顽固性低血压。1剂即可见效，可根据血压变化情况继服。

【验方10】（刘国应，2013年10月25日）

（1）甘草、肉桂、桂枝各15克，五味子25克。水煎，分早晚2次服，每日1剂。适用于低血压。当血压回升，症状消失后，再服4天，以巩固疗效。

（2）甘草、五味子各12克，茯苓15克。水煎，分2次服，或开水冲泡代茶饮，每日1剂。适用于低血压。服药3～10日后，血压可平均上升20～30mmHg。

（3）黄芪30克，当归6克，龙眼肉15克，红糖10克。水煎，分2次温服，每日1剂。适用于低血压。

【验方11】（张志远，2013年11月22日）

黄芪、党参各30克，炙甘草、白术各15克，当归、茯苓各

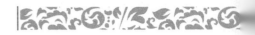

20 克，枳壳、桂枝、五味子各 10 克，炙麻黄 5 克。水煎 2 次，每次 30 分钟，煎取药液 600 毫升，分早晚 2 次空腹温服，每日 1 剂，7 日为 1 个疗程，连服 2 个疗程。适用于低血压。

高血压病

【验方 01】（福如海，2013 年 1 月 18 日）

（1）药枕疗法。

①寄生菊花枕。桑寄生、夏枯草、钩藤、菊花、罗布麻叶、生槐花、灯心草、绿豆衣、薄荷各 50 克，冰片 5 克。共研粗末，装入布袋内，置于睡枕上，枕在风池、风府、大椎等穴上，每次枕完将药袋密封。每袋药可枕 1～2 个月。

②石膏磁石枕。生石膏、磁石各 100 克，研细粉；野菊花、淡竹叶、桑叶、蚕沙各 250 克，白芷、川芎、青木香、蔓荆子各 60 克，研粗粉。将上述细粉与粗粉混匀后装入布袋内，制成药枕供夜间枕用。对肝火亢盛型高血压疗效较佳，对痰湿壅盛者疗效则较差。

（2）敷脐疗法。

①吴萸川芎散。吴茱萸、川芎各等分，共研细粉，每次取 5～10 克敷神阙穴，外用麝香止痛贴膏固定，每 3 日换药 1 次。

②萸芎白芷散。吴茱萸、川芎、白芷各 30 克，共研细末，装瓶密封备用。每次取 15 克，用脱脂棉薄裹成小球紧压于脐窝，外用胶布固定。每日换药 1 次，10 日为 1 个疗程。

③附子三七散。附子、川芎、三七各等分，研细末。每次取 5～10 克敷神阙穴，3 日换药 1 次，30 日为 1 个疗程。

④吴萸磁石散。吴茱萸、磁石、肉桂各 30 克，共研细末。每次取药末 5～10 克用蜂蜜调和制成 2 个药饼，分别贴于神阙穴和涌

泉穴上，并以胶布固定，然后点燃艾条灸 2 个穴位各 20 分钟，每日 1 次，10 日为 1 个疗程。

（3）浴足疗法。

①钩藤冰片浴。钩藤 20 克，冰片 2 克。用布包好，每日 1 包，在晨起及晚睡前放入盆内加沸水浸泡，待温度适宜后浴足 30～45 分钟，10 日为 1 个疗程。

②钩藤牛膝浴。钩藤、牛膝各 30 克，水煎药液浴足。

③茺蔚桑枝浴。茺蔚子、桑枝、桑叶各 20 克，煎取药液 1500 毫升，浴足约 30 分钟，即可产生降血压效果，在 1 小时内降血压效果最强，该效果可维持 3 小时以上。

（4）敷涌泉穴疗法。

①吴茱萸散。每晚睡前取 20 克吴茱萸粉用陈醋调敷双侧涌泉穴，次日取下，10 日为 1 个疗程。

②桃杏散。桃仁、杏仁各 10 克，栀子 15 克，胡椒 7 粒，糯米 14 粒。共研细末，用蛋清或开水调膏敷涌泉穴，每日换药 1 次，一般敷药 3 日后即可见效。

③蓖麻附子散。蓖麻仁 50 克，吴茱萸、附子各 20 克。共研细末，加生姜 150 克，共捣泥，再加入 10 克冰片和匀调膏贴敷涌泉穴，一般敷药 2～5 日后即可见效。

④茱萸肉桂散。吴茱萸、菊花、肉桂各等分，共研细末。取药末 50 克水煎浴足，另取药末 10 克用蛋清调敷涌泉穴，每晚 1 次。适用于肝阳上亢型高血压所致的眩晕。

【验方 02】（郭旭光，2013 年 3 月 15 日）

菊花 12 克，生地黄 15 克，决明子 10 克，百合 10 克，白薇 10 克，夏枯草 15 克，白芍 15 克，桑寄生 10 克，龙骨（先煎）、牡

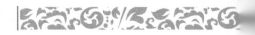

蛎（先煎）各20克。水煎服，每日1剂。适用于高血压病眩晕。

【验方03】（蒋振民，2018年1月5日）

（1）鸡血藤、虎杖、大黄、瓜蒌、石菖蒲各30克，艾叶、红花各20克，川芎、当归、金银花、生蒲黄、姜黄、地龙、五灵脂、香附、秦艽各10克。水煎取液，倒入足浴盆中，兑入适量温水（水量以浸泡至膝以下为度），浴足20分钟，每日1次，2周为1个疗程。适用于下肢动脉硬化所致的下肢肿胀、疼痛、发凉、肤色暗滞等症。

（2）红花6克，龙胆草6克，栀子6克，桃仁6克，川芎10克，赤芍10克，生地黄10克，黄芪10克。水煎，分3次服，每日1剂，连用3～5剂可显效。适用于更年期高血压。大便秘结，加大黄5克；心烦，加珍珠母15克；眩晕，加钩藤10克，天麻6克。

【验方04】（唐崇茂，2018年10月26日）

（1）蜂蜜2500毫升，核桃仁1000克，桃仁500克（去皮），柏子仁300克。将后三味分别研细粉，混合均匀，用蜂蜜调膏。每次15克，开水送服，每日3次。有益智安神、养血润肤之功效。长期服用不仅可防治动脉硬化，而且可通调血脉、软化血管。

（2）槐花、山楂、丹参、木贼各32克，赤芍、黄精、川芎、徐长卿、牛膝、虎杖、何首乌各18克。水煎2次，每次20分钟，合并药液，分3次服，每日1剂。适用于动脉硬化。

【验方05】（施善葆，2017年4月28日）

以下验方适用于高血压病。

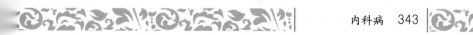

（1）丹参30克，怀牛膝15克，夏枯草30克，牡丹皮15克，马兜铃30克，双钩藤15克，蒺藜15克，代赭石（研末）30克。水煎服，每日1剂。

（2）吴茱萸500克（胆汁制），龙胆草醇提物6克，硫黄100克，醋制白矾100克，朱砂50克，环戊甲噻嗪12.5克。诸药混合研细粉，先用温水洗净脐部，再取药粉200毫克敷于脐内，用棉球覆盖，按紧，用胶布固定，每周换药1次。

（3）玄参12克，麦冬10克，牛膝10克，茯苓10克，钩藤10克，菊花10克，蝉蜕6克，代赭石15克，生龙骨15克，生牡蛎15克，炙远志6克。水煎服，每日1剂。

（4）吴茱萸10克，醋适量。吴茱萸研细末，用醋调敷双侧涌泉穴，24小时血压可下降。

（5）蓖麻仁50克，吴茱萸20克，附子20克。共为细末，加生姜150克，捣烂如泥，再加冰片10克调匀成膏状，每晚敷双侧涌泉穴，7日为1个疗程，连用3～4个疗程。敷药期间可停用降压药。

（6）桃仁、杏仁各12克，栀子3克，胡椒7粒，糯米14粒。共捣烂，加1个鸡蛋清调成糊状，分3次用。每晚临睡前敷一侧涌泉穴，次日清晨除去。两侧穴位交替敷，6日为1个疗程。敷药处皮肤可呈青紫色。

（7）夏枯草120克，决明子100克，白糖少许。夏枯草、决明子水煎2次，煎取药液300毫升，加入白糖搅匀溶化即成。每剂可用3日，分次服完，30日为1个疗程。

（8）菊花1000克，川芎400克，牡丹皮、白芷各200克。用洁净的布缝枕袋，装入上药做枕头，供睡时枕用。对白芷气味感到不适者，用量可酌减。体胖、午后潮热，牡丹皮用量可加至300克；

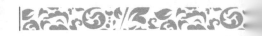

头痛遇寒即发，可另加细辛 200 克。每袋药可连续使用半年。

（9）白蒺藜、黄菊花、黄芩各 10 克，夏枯草 20 克，熟女贞子 15 克，肉桂 1.5 克（研末冲服）。水煎服，每日 1 剂。

（10）金银花、菊花各 15 克，山楂 30 克，桑叶 10 克。共研粗末，开水浸泡 15 分钟后代茶饮。每日 1 剂，服药 10～15 日，血压开始下降。

（11）九度醋蛋疗法。醋蛋降压是一种简便价廉的饮食疗法。临床观察表明，九度醋蛋能降低血液黏度，从而降低血压，同时可改善高血压症状和血液流变学水平。具体方法：鲜鸡蛋若干枚，洗净后浸泡在 180 毫升九度醋中，48 小时后即成糊状醋蛋。已制成的醋蛋分 7 日服完，每日分 3～4 次服，服时加温开水稀释。28 日为 1 个疗程，连服 2 个疗程。

【验方 06】（福如海，2017 年 8 月 25 日）

莱菔子 15 克，淫羊藿 10 克，夏枯草 20 克，菟丝子 10 克，仙茅 10 克，生龙骨 20 克（先煎），生牡蛎 20 克（先煎），山药 30 克，丹参 10 克。水煎服，每日 1 剂，15 日为 1 个疗程。适用于动脉硬化、高血压病，症见血压升高、以舒张压升高为主，头痛眩晕，胸闷无力，泄泻，腹胀，腰酸无力，纳食不香，舌淡、苔白，脉弦无力等，多见于患病多年者。

【验方 07】（李大夫，2017 年 9 月 1 日）

磁石 60 克，豨莶草、车前草、小蓟、夏枯草、益母草各 30 克，玄参 10 克。水煎，分早晚 2 次服，每日 1 剂。有平肝潜阳、清热利尿之功效。适用于肝阳上亢、阴虚阳亢等证型为主的原发性高血压、肾性高血压及更年期高血压。症见头晕，头痛，烦躁失

眠，多梦，潮热，口干便秘，性情急躁，舌红、苔薄，脉弦滑。方中磁石平肝潜阳，玄参、夏枯草、豨莶草、车前草、小蓟、益母草清热利尿、活血通络。因本方有利尿作用，服药后尿量增加，疗效明显。

【验方08】（郭亚维，2017年12月1日）

夏枯草15～30克，桑寄生12～30克，黄芩10克，牛膝12克，白芍15克，牡蛎30克，钩藤15克，龙骨15克。水煎2次，合并药液，分3次服，每日1剂。有平肝熄风、清肝降压之功效。适用于肝阳上亢型高血压。

【验方09】（徐莺莺，2018年9月14日）

熟地黄24克，山药12克，山茱萸12克，泽泻10克，茯苓10克，肉桂3克，制附子3克。水煎2次，合并药液，分2次服，每日1剂；亦可炼蜜为小丸，每次服10克，每日3次。有温肾助阳、化肾气、养肾阴之功效。适用于肾阳虚型高血压。

【验方10】（于长学，2014年4月18日）

（1）白菊花10克，决明子15克。水煎，分2次服，常喝可降血压。

（2）菊花12克，槐花15克，山楂15克，地龙15克，黄芩15克，玄参15克，丹参20克，山茱萸15克，杏仁15克（冲服），独活20克，钩藤20克（后下），大蓟15克。水煎3次，共煎取药液500毫升，分3次服，每日1剂。适用于高血压病。忌辛辣食物及烟酒。

【验方 11】（春盟，2014 年 11 月 28 日）

以下验方适用于高血压病。

（1）土牛膝 15 克，夏枯草 10 克。水煎服。

（2）少花龙葵 95 克，穿心莲 6 克，萱草 30 克。水煎，分 3 次服。

（3）石仙桃 15 克，豨莶草 10 克，少花龙葵 90 克。水煎服。

（4）筋骨草 30 克，车前草 15 克，大牛膝 15 克，少花龙葵 15 克。水煎服。

（5）夏枯草 15～20 克，葫芦茶 15～20 克，野菊花 15 克。水煎服。

（6）少花龙葵 30 克，毛梗豨莶 30 克，玉米须 10 克。水煎服。

（7）白花夏枯草 10 克，钩藤 12 克，生白芍 10 克，决明子 12 克。水煎服。

【验方 12】（张大夫，2015 年 2 月 6 日）

以下验方可用于防治高血压病。

（1）生芹菜 1000 克，蜂蜜适量。生芹菜去根洗净，捣烂，榨汁，加入适量蜂蜜调匀。每次服 40 毫升，每日 3 次。

（2）白木耳、黑木耳各 10 克，冰糖 30 克。木耳用温水泡发，摘除蒂柄，去除杂质，与冰糖及适量清水同置于碗内，上笼蒸约 1 小时，蒸至木耳熟烂。食木耳饮汤，每日 2 次。

（3）燕麦片 100 克，玉竹 15 克，蜂蜜适量。玉竹用冷水泡发，水煎 2 次，每次 20 分钟，合并药液，加入燕麦片煮开，用文火熬成稠糊，加蜂蜜食用，每日 2 次，饭前、饭后食均可。

（4）夏枯草 10 克，龙胆草 3 克，益母草、白芍各 10 克，甘草 6 克。水煎，分 2 次服，每日 1 剂。

（5）食醋 100 毫升，冰糖 500 克。将冰糖放入醋中溶化，每顿

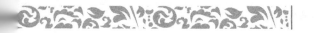

饭后食 1 汤匙。

（6）柠檬 1 个，荸荠 10 个。水煎，可吃荸荠或饮汤，常服有效。

（7）松花蛋 1 个，淡菜 50 克，大米 50 克。松花蛋去皮，淡菜浸泡洗净，同大米共煮粥，可加少许盐调味，食蛋菜喝粥，每日早晨空腹服。

（8）玉米须 60 克。将玉米须晒干洗净，水煎，每日饮 3 次。

（9）鹅蛋 1 个，花椒 1 粒。鹅蛋顶端打 1 个小孔，放入花椒，用面糊封口蒸熟。每日吃 1 个蛋，连食 7 日。

（10）莲心 2～3 克。开水冲泡代茶饮。

（11）鲜西红柿 2 个，洗净，蘸白糖，每日早晨空腹吃。

（12）夏枯草、茺蔚子各 18 克，决明子 30 克，生石膏 60 克，黄芩、桑叶、槐角、钩藤各 15 克。水煎，去渣取液，加蜂蜜熬成膏，每日服 3 次，开水送服。

（13）白木耳或黑木耳 3 克，冰糖 1 克。木耳用清水浸泡 1 夜，于饭锅上蒸 1～2 小时，加入冰糖，睡前服。

【验方 13】（梁庆森，2015 年 3 月 13 日）

熟附子 6 克，白术 25 克，茯苓 20 克，泽泻 10 克。水煎服，每日 1 剂。适用于老年人及体质衰弱引起的高血压、头晕。

【验方 14】（张勤，2015 年 3 月 13 日）

当归尾 40 克，桃仁 20 克，地龙 40 克，黄芪 120 克，丹参 30 克，豨莶草 15 克。水煎，分早中晚 3 次服，每日 1 剂。适用于防治脑血栓。可有效防止血小板迅速凝固，使血液凝集减慢，有效改善脑部血液循环，从而达到更好的治疗效果。

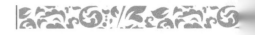

【验方 15】（吴春水，2015 年 4 月 24 日）

原发性高血压以头晕目眩、头痛为主症，兼见头重如裹、面红目赤、口苦口干、耳鸣耳聋、汗出、腰膝酸软等。以下验方适用于原发性高血压。

（1）夏枯草 30 克，钩藤、菊花各 20 克，桑叶 15 克。煎取药液 3000 毫升，待温度适宜后浴足，两足互搓，每次 20～30 分钟，每日 2 次，10～15 日为 1 个疗程。

（2）钩藤 20 克，吴茱萸 10 克，桑寄生、夏枯草各 30 克。煎取药液 1500 毫升，加入食醋 100 毫升，浴足 30 分钟左右，每日 1 次，10 日为 1 个疗程。

（3）钩藤（后下）、川芎各 15 克，野菊花、花椒各 10 克，豨莶草 30 克，夏枯草、川牛膝、赤芍、葛根各 20 克。加水浸泡 1 小时，武火煮开，改文火再煮 30 分钟，加入钩藤，连水带药倒入盆中，待温度适宜后浴足，两足互搓，每次 30 分钟，每日 1 次，10 日为 1 个疗程，每个疗程间隔 3 日。

【验方 16】（梁展云，2015 年 9 月 18 日）

菊花 3 克，生山楂片、决明子各 15 克。洗净，放入保温杯中，沸水冲泡 30 分钟，每日不限次数频饮。对高血压兼有冠心病者有疗效。

【验方 17】（木蝴蝶，2015 年 10 月 30 日）

以下验方适用于高血压病。

（1）毛冬青根 30～60 克，白糖或鸡蛋适量。炖服，也可用单味药水煎代茶饮。

（2）臭牡丹 30 克，毛梗豨莶 30 克。水煎服，每日 1 剂。

（3）野菊花 15 克，星宿菜 15 克，马兰 15 克。水煎服，每日 1 剂。

（4）豨莶草 15 克，阴地蕨 15 克，夏枯草 15 克，生地黄 30 克，绿心黑豆 30 克。水煎服，每日 1 剂。

（5）筋骨草 30 克，鸡血藤 30 克，桑白皮 30 克。水煎服，每日 1 剂。

（6）叶下珠 30 克。水煎，分 3 次服，隔日 1 剂。

（7）苦丁茶 15 克，桑寄生 15 克。水煎代茶饮，每日 1 剂。

（8）车前草 30 克，鱼腥草 30 克。水煎服，每日 1 剂。

（9）豨莶草 24 克，墨旱莲 15 克。水煎服，每日 1 剂。

（10）龙船花 9～15 克。水煎服，每日 1 剂。

【验方 18】（安长军，2013 年 6 月 21 日）

（1）黄芩 30 克，牡丹皮 60 克，当归 10 克，枳壳 24 克，桑白皮 24 克，丹参 24 克，牡蛎 24 克，白芍 24 克，台乌药 24 克，独活 12 克，磁石 10 克，牛膝 10 克，何首乌 10 克，石决明 12 克。加水 1500～2000 毫升，煎沸 20 分钟后倒入盆中，待温度适宜后浴足 20～30 分钟。每晚 1 次，7 日为 1 个疗程，连用 3 个疗程。适用于高血压病。

（2）吴茱萸 10 克，川芎 10 克，辛夷 10 克，冰片 5 克。共研细末。先将肚脐擦洗干净，取药末 4～5 克纳入脐中，外覆敷料，用胶布固定，3～4 日换药 1 次，30 日为 1 个疗程。适用于高血压病。

（3）吴茱萸 15 克，菊花 15 克，食醋适量。前两味共研细末，加适量食醋调成糊状，睡前敷双侧涌泉穴，用纱布包扎固定，次日清晨除去。每日 1 次，14 日为 1 个疗程，间隔 7 日后再敷下一个疗程，连用 3 个疗程。适用于高血压病。

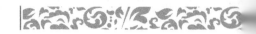

【验方19】（常磊，2013年9月20日）

以下验方可用于防治高血压病。

（1）西瓜皮、香蕉皮各50克，玉米须30克。水煎服，每日3次。可降血压。

（2）山楂10个，洗净捣碎，加冰糖30克，水煎，分2次服，每日1剂。

（3）鲜芹菜750克，去黄叶，洗净甩干水分，挤出汁液，加温后1次饮服。

（4）玉米500克，煮熟滤干，加食醋1000毫升，浸泡24小时捞出晾干。每日早晚各嚼食30粒。降血压效果良好。

（5）吃香菜不仅可防治缺铁性贫血，还有利于消除紧张状态，而且可预防高血压。

（6）鲜山楂果1～2枚，泡茶频饮，对高血压病有明显的辅助治疗作用。

（7）现代医学研究发现，栗子有预防高血压和动脉硬化的良好作用，适合老年人经常食用。

（8）花生壳100克，洗净，加水500毫升煮沸，代茶频饮。连饮5～7日可降低血压。

（9）花生米适量，用食醋浸泡5日，每日早晚各食8～10粒，可降低血压。

（10）黑豆250克，炒熟后装瓶，加陈醋500克浸泡，30日后即可食用。每次1匙，每日2次，兑蜂蜜少许，温开水送服，可软化血管、降低血压。

（11）鲜萝卜汁100毫升，加适量蜂蜜服用。每日1次，可降低血脂、血压。

（12）把5～6个土豆洗净、晾干，将皮削进锅里，加开水（以漫过土豆皮为宜）煮10分钟，放凉过滤。每顿饭前喝2小勺，每日 3 次，对降血压有明显疗效。

（13）黑芝麻、白菊花适量，共研末，每次 3～5 克，每日早晨用开水送服。此方药效平稳，有稳定血压、防止血压上升之功效。

【验方 20】（任昉，2017 年 12 月 22 日）

桂枝、生白芍、香附各 12 克，干姜、陈皮、茯苓、郁金、当归、白芥子各 10 克，皂角刺 5 克，通草、细辛各 3 克。水煎，分 2 次服，每日 1 剂。适用于动脉硬化症。

【验方 21】（古月，2018 年 3 月 16 日）

制川乌、制草乌、乳香、没药、细辛、炙麻黄、全蝎各 12 克，羌活、独活、防风、赤芍、桂枝各 18 克，山柰 10 克，血竭 3 克，鬼箭羽、鸡血藤、青风藤各 40 克，葛根 20 克。煎取药液 500 毫升，泡洗患肢，每次 20 分钟，每日 2 次，每日 1 剂，连用 2～4 周。适用于下肢动脉粥样硬化性闭塞症。一般 2 周后疼痛减轻，麻木消失，4 周后即可痊愈。

心律失常

【验方 01】（赵广兰，2013 年 4 月 12 日）

心脏早搏，亦称期前收缩、期外收缩或额外收缩。患者可无症状，亦可有心前区突然跳动或心跳似乎暂停的感觉。频发的心脏早搏由于心排血量减少，可引起全身乏力、心悸及头晕等症状。原有心脏病（如冠心病或心力衰竭）的患者，可因心脏早搏而引起心绞痛或使心力衰竭加重。早搏可发生于正常人，更常见于心脏神经官能症与器质性心脏病患者。情绪激动、神经紧张、疲劳、消化不良、过度吸烟、饮酒或喝浓茶等可引发。该病属中医学"心悸"

"怔忡"的范畴。其病位在心,病机为气阴两虚或气滞血瘀。治宜益气养阴、行气活血。笔者自拟参芪麦冬汤治疗频发性早搏,一般服用5～7剂,主要脉证即趋于明显改善。处方及用法:党参20克,丹参20克,黄芪30克,麦冬15克,五味子10克,当归20克,川芎10克,远志10克,茯苓20克,炙甘草10克。水煎2次,混匀药液,分早晚2次温服,每日1剂。方中党参、黄芪益气生血;丹参、川芎、当归活血行气化瘀;麦冬养心滋阴;远志、茯苓、五味子宁心安神;炙甘草温补心气,调和诸药。诸药合用,使心气得复,心血充足,阴阳平衡,脉道畅通,心神安宁,则早搏自止,心律规整。

【验方02】(丁树栋,2013年4月26日)

心脏神经官能症的临床表现为呼吸困难(常伴有叹息性呼吸)、心悸、疲乏、心前区隐痛、眩晕、多汗、手足发冷、双手震颤、尿频等,多在劳累或精神紧张后发生或加重。现介绍治疗该病的验方4则。

(1)柏子仁10克,丹参20克,黄芪20克,当归20克,川芎10克,白芍10克,柴胡10克,香附10克,枳壳10克,川楝子10克,郁金10克,合欢皮10克,夜交藤10克,甘草10克。水煎,分早晚2次服,每日1剂。

(2)黄连10克,黄芩10克,太子参10克,当归20克,川芎10克,丹参20克,地龙10克,柴胡10克,香附12克,合欢皮10克,龙骨15克,牡蛎15克,磁石15克,甘草10克。水煎,分早晚2次服,每日1剂。

(3)酸枣仁20克,丹参15克,地龙10克,龙胆草10克,栀子10克,黄芩10克,柴胡10克,枳壳10克,香附10克,黄芪15克,当归15克,川芎10克,白芍10克,甘草10克。水煎,分早晚2次服,每日1剂。

（4）桃仁 10 克，红花 10 克，丹参 20 克，地龙 10 克，黄芪 20 克，党参 10 克，白术 10 克，当归 20 克，川芎 10 克，郁金 10 克，香附 12 克，柴胡 10 克，茯神 10 克，酸枣仁 15 克，甘草 10 克。水煎，分早晚 2 次服，每日 1 剂。

【验方 03】（郑玉平，2019 年 10 月 25 日）

（1）室性心动过速及早搏。黄芪、白芍、淮小麦、太子参各 30 克，炙甘草、丹参、苦参各 15 克，麦冬 10 克，桂枝 10 克，姜 3 片，大枣 5 枚。水煎取液，兑饴糖 2 匙服，每日 1 剂。

（2）窦性心动过速。伏龙肝 100 克（布包先煎），沙参、何首乌、牡蛎各 20 克，枸杞子、丹参各 15 克，山药 30 克，菟丝子 20 克，厚朴 10 克。水煎，分早晚 2 次服，每日 1 剂。

（3）阵发性心动过速。太子参、丹参各 20 克，苦参 5 克，珍珠母 30 克（先煎），磁石 50 克（先煎），缬草、桑寄生各 15 克，炙甘草 6 克。水煎服，每日 1 剂。

（4）病窦综合征。全当归、赤芍、熟地黄各 15 克，桂枝、大枣各 10 克，麻黄、附子、干姜、炙甘草各 5 克，细辛 3 克。水煎取液，兑饴糖 2 匙服，每日 1 剂。气血虚甚，加黄芪 30 克、陈皮 10 克、砂仁 3 克，以益气和胃。

（5）心房纤颤。制附子、红参（另炖服）、炙甘草、桂枝、蜀漆各 10 克，干姜 5 克，龙骨、牡蛎各 30 克，大枣 7 枚。水煎服，每日 1 剂。

（6）频繁房性或室性早搏。淮小麦 45 克，太子参 30 克，炙甘草 6 克，百合 12 克，大枣、麦冬、酸枣仁、茵陈各 10 克，桑寄生 15 克。水煎服，每日 1 剂，10 日为 1 个疗程。

【验方 04】（张勤，2018 年 3 月 9 日）

当归 10 克，红花 10 克，白芍 20 克，枳壳 10 克，川芎 12 克，桃仁 12 克，全蝎 10 克，黄芪 20 克，熟附片 20 克，丹参 30 克，茯苓皮 15 克，大腹皮 10 克，白术 12 克，泽泻 12 克，桂枝 10 克。水煎服，每日 1 剂。适用于慢性心功能不全之心悸。

【验方 05】（任昉，2018 年 6 月 22 日）

黄芪、茯苓、葶苈子各 30 克，丹参、白术各 15 克，白参、麦冬、桂枝、泽泻、佛手、桃仁、五味子各 10 克，木香 6 克。水煎服，每日 1 剂。有益气养阴、活血通络、利水平喘之功效。适用于因脏腑气血阴阳亏虚、心神失养所致的胸闷心悸。多见于冠心病、心律失常、心力衰竭、心脏瓣膜炎患者，发病时伴有胸闷气短、眩晕、晕厥。兼有阳虚、肢冷、尿少、冷汗，加附子以温补心肾。

【验方 06】（蒋振民，2018 年 12 月 7 日）

（1）太子参、玉竹、麦冬、玄参、丹参、瓜蒌、山楂、炒酸枣仁、鹿衔草各 10 克，苦参 8 克，炙甘草 5 克，三七 1 克（冲服），当归 6 克。水煎，分早晚 2 次服，每日 1 剂。适用于心悸。

（2）丹参、党参各 15～30 克，紫石英 20～30 克，生地黄 15～30 克，麦冬、川芎各 10～15 克，炙甘草 10 克，连翘 10 克，桂枝 3～6 克。水煎，分 3 次服，症状较重或开始治疗时每 2 日服 3 剂，症状减轻后每日 1 剂，恢复期 2 日 1 剂。适用于室性早搏。

（3）葛根 60 克，瓜蒌仁、瓜蒌壳、郁金、泽兰各 15 克，磁石粉、珍珠母各 30 克，刘寄奴、当归、炙甘草各 10 克。水煎，分 3 次服，每日 1 剂。适用于房性和室性早搏。

（4）法半夏、陈皮、当归、赤芍、山楂、酸枣仁、木通、全瓜蒌、炙甘草各 10 克，茯苓、丹参各 12 克，远志 6 克。水煎服，每日 1 剂，7 日为 1 个疗程，服 3 个疗程后可见效。适用于窦性心律不齐。窦性心动过速，加珍珠母 30 克（先煎）、青皮、桑寄生各 10 克；窦性心动过缓，加附子 1.5 克、细辛 5 克（先煎）；胸闷，加薤白 10 克。

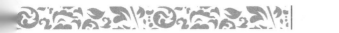

【验方07】（郭旭光，2016年12月9日）

（1）党参15克，生地黄40克，炙甘草15克，生姜10克，炒酸枣仁20克，丹参18克，苦参12克，桂枝8克，大枣10枚，阿胶10克（烊化冲服），麦冬10克。水煎2次，合并药液，分早晚2次服。一般服药1～3剂见效。适用于室性早搏。

（2）党参10克，麦冬10克，五味子10克，丹参20克，怀牛膝15克，山茱萸10克，女贞子15克，黄芪12克，陈皮6克，郁金6克，赤芍6克，夜交藤15克。水煎，每日1剂，分早晚2次服。一般连服5剂即可见效。适用于心脏供血不足。

【验方08】（谭家峰，2015年2月13日）

炙甘草10克，生姜3片，人参10克（焗服），生地黄20克，桂枝10克，阿胶10克（烊化冲服），麦冬10克，麻子仁10克，大枣7枚。水煎，分2次服，每日1剂，连服7～10日。适用于心悸。

【验方09】（王廷兆，2014年6月27日）

（1）小麦50克，甘草10克，百合15克，生地黄18克，大枣10枚，生龙骨18克（先煎）。生龙骨先煎1～2小时后再与其他药一同煎，分2次服，每日1剂，连服7～10日。适用于心悸。

（2）灵芝15克，猪心100克。共煮熟，每日分2次食用，可常食。适用于心悸。

（3）炙甘草10克，生姜3片，人参10克，生地黄20克，桂枝10克，阿胶10克（烊化冲服），麦冬10克，麻子仁10克，大枣7枚。水煎，一次服完，每日1剂，连服7～10日。适用于心悸。

【验方 10】（岭南，2014 年 1 月 3 日）

制附子 10 克，生姜 15 克，炙甘草 30 克，桂枝 10 克，炙黄芪 50 克，银杏叶 30 克，水蛭 3 克，丹参 15 克。水煎服，每日 1 剂，15 日为 1 个疗程。有温通心脉、活血止痛之功效。适用于心肌炎后期阳气大亏，心律过缓。

【验方 11】（福如海，2016 年 7 月 30 日）

黄连 30 克，炙甘草 30 克。水煎服，每日 1～2 剂，少量频服，10 日为 1 个疗程。有定心志、补心气之功效。适用于阵发性心动过速，症见心悸怔忡，头晕失眠，四肢无力，脉速有力等。

【验方 12】（南越，2013 年 6 月 28 日）

附子 15 克（先煎），白术 30 克，干姜 15 克，桂枝 15 克，茯苓 20 克，泽泻 15 克，大腹皮 30 克，车前子 20 克。水煎服，每日 1 剂，病重者可每日 2 剂。有温通心脉、利水消肿之功效。适用于慢性心力衰竭。症见心悸、咳嗽、水肿、阵发性胸闷、肝大、心电图等检查提示慢性心力衰竭。在现代医学的支持疗法、强心药物的基础上服用此方，可助康复。

【验方 13】（南丁，2013 年 8 月 2 日）

桂枝、附子各 15 克，瓜蒌皮、郁金、白芍、赤芍、枸杞子、炙甘草各 10 克，茶树根、黄芪各 50 克，降香、青皮、陈皮各 5 克，煅龙骨（先煎）、煅牡蛎（先煎）各 30 克。水煎服，每日 1 剂，5 日为 1 个疗程。适用于重症心动过缓、心阳不足。症见心悸阵阵，脉搏低于 60 次/分，甚至低于 50 次/分，胸闷气短，肢冷，甚至冷汗不止，脉微而迟，心电图提示室性早搏等。

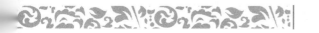

【验方 14】（任纪海，2015 年 3 月 27 日）

西洋参 30 克，丹参 30 克，北沙参 30 克，苦参 30 克，三七 30 克，麦冬 30 克，赤芍 50 克，川芎 30 克，降香 50 克，秦艽 30 克，冰片 15 克。共研细粉，装入胶囊，每粒 0.45 克，每次服 5 粒，每日 3 次。适用于心律不齐。

【验方 15】（马宝山，2019 年 3 月 29 日）

（1）葛根 60 克，泽兰 15 克，郁金 15 克，当归 10 克，炙甘草 10 克，刘寄奴 10 克，全瓜蒌 30 克，磁石 30 克（先煎），珍珠母 30 克（先煎）。水煎服，每日 1 剂。适用于早搏。

（2）生甘草 30 克，炙甘草 30 克，泽泻 30 克，黄芪 15 克。水煎服，每日 1 剂。伴自汗失眠，先服桂枝加龙骨牡蛎汤（桂枝 10 克，芍药 10 克，生姜 10 克，甘草 6 克，大枣 7 枚，龙骨 10 克，牡蛎 10 克。水煎服），再服此方。适用于早搏。

【验方 16】（王庭巧，2015 年 12 月 4 日）

炙甘草 15 克，党参 6 克，桂枝 10 克，阿胶 10 克，生姜 10 克，生地黄 15 克，麦冬 10 克，火麻仁 12 克，大枣 10 枚。水煎服，每日 1 剂，连服 7～10 剂。心烦不眠、盗汗，加酸枣仁 10 克；心悸，加朱砂 1.0～1.5 克，龙骨、牡蛎各 30 克。适用于心律不齐。

冠心病

【验方 01】（吴明，2014 年 12 月 12 日）

黄芪 60 克，人参 15 克，麦冬 25 克，五味子 15 克，玉竹 50 克，山茱萸 25 克，熟地黄 60 克，丹参 60 克，牡丹皮 20 克，赤芍 25 克，

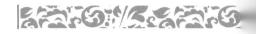

甘草 10 克。共研细末，每次 10～15 克，每日 3 次，温开水送服，30 日为 1 个疗程，服 3 个疗程可见效。适用于冠状动脉狭窄。

【验方 02】（郭亚维，2019 年 9 月 6 日）

（1）制附子 6 克，干姜 18 克，吴茱萸 15 克，厚朴 15 克。共研细粉，炼蜜为小丸。每次 5 克，空腹用酒送服，每日 3 次。有温阳逐寒之功效。适用于寒凝心脉型冠心病。症见心痛彻背，面白自汗，手足不温等。

（2）炙甘草 12 克，人参 6 克，桂枝 10 克，阿胶 10 克（烊化冲服），生地黄 12 克，麦冬 10 克，火麻仁 10 克，大枣 4 枚，生姜 3 片。水煎 2 次，合并药液，分 2 次服，每日 1 剂。有滋养心阴、活血生脉之功效。适用于心阴虚型冠心病。

【验方 03】（马宝山，2019 年 7 月 19 日）

（1）三七适量，研粉，每次 6 克，温开水冲服，每日 2 次。三七止血而不留瘀，活血而无出血之虞。对冠状动脉供血不足，不仅能扩张冠状动脉，改善心肌供血，还可降低心肌耗氧量，故用三七粉治冠心病心绞痛可获良效。

（2）用大拇指用力按压内关穴，同时做与肌腱呈垂直方向的拨动 100 次/分。按压穴位准确力度适宜时，可有明显的酸胀感，一般按压 30 秒后便可缓解心绞痛。另外，按压双侧内关穴还可缓解因心脏及胃肠疾患、晕车所引起的心慌、胸闷、恶心、呕吐等不适。

【验方 04】（张勤，2019 年 3 月 8 日）

葛根 60 克，瓜蒌皮、瓜蒌仁各 30 克，郁金、泽兰、刘寄奴、延胡索各 15 克，当归、蒲黄（包煎）、灵芝各 10 克。水煎服，每

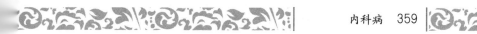

日1剂。适用于冠心病心绞痛。一般服药30分钟左右心绞痛可缓解。此方对降血压和调血脂也有疗效。

【验方05】（蒋振民，2016年9月9日）

（1）琥珀粉5克（冲服），三七粉5克（冲服），生黄芪30克，茯苓10克，麦冬10克，莪术10克，三棱10克，鲜石斛15克，北沙参15克，丹参15克，石菖蒲10克，降香10克，土鳖虫10克。水煎，分3次温服，每日1剂。适用于冠心病。

（2）红参10克（另炖服），黄芪15克，肉桂2克（后下），甘草5克，生姜2片，细辛、沉香各0.5克。细辛、沉香共研细粉，余药水煎取液，送服细辛、沉香粉，每日1剂，10日为1个疗程。适用于冠心病心绞痛。

（3）葛根60克，瓜蒌仁、瓜蒌皮各30克，郁金、泽兰、刘寄奴、延胡索各15克，当归、蒲黄（包煎）、灵芝各10克。水煎，分2次温服，每日1剂。适用于冠心病心绞痛。脾胃虚寒者慎用。

（4）制附子5克，炙桂枝6克，炙甘草5克，龙骨（先煎）、牡蛎（先煎）各20克，黄连3克，生地黄、麦冬、淫羊藿、川芎、石菖蒲、红花各10克，丹参、党参、葛根各15克。水煎，分早晚2次服，每日1剂。适用于胸痹房颤。

【验方06】（张长荣，2013年2月22日）

（1）气血不足型冠心病。多为慢性冠状动脉供血不足所致。症见心前区隐隐作痛，心悸气短，面色不华，神疲乏力，舌淡红或嫩红，脉沉细或弦细。方用：桂枝60克，党参180克，麦冬180克，五味子180克，生地黄300克，阿胶180克，龟板300克，鸡血藤300克，炙甘草180克，大枣120克，冰糖120克。诸药（冰糖、

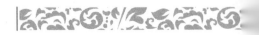

阿胶除外）水煎 3 次，合并药液，过滤，加冰糖、阿胶，浓缩收膏，制成丸剂，每丸重 10 克。每次 1 丸，温开水送服，每日 2～3 次。有补气养血、通脉止痛之功效。此方为复脉汤化裁而来，方中党参、麦冬、五味子益气敛阴，桂枝通脉，生地黄、阿胶养血，龟板滋阴，鸡血藤活血通瘀，炙甘草、大枣、冰糖养心悦脾，协调诸药使之补而不滞，温而不燥，气血通畅。

（2）气滞血瘀型冠心病。丹参 300 克，降香 90 克，红花 150 克，姜黄 15 克，三七（研粉）15 克。诸药（三七除外）水煎去渣，浓缩收膏，再加入三七粉，制成颗粒烘干。每次 4～6 克，每日 1～2 次，温开水送服。有理气化瘀、通络止痛之功效。适用于缓解心绞痛。症见心前区闷痛或刺痛，向两肩、臂放射，胸胁胀闷，嗳气纳少，舌紫暗或有瘀斑，脉弦或沉涩。临床上凡气血不足、肝肾亏损、阴虚阳亢型冠心病，胸痛较重者，均可加服此方。

（3）痰湿痹阻型冠心病。瓜蒌 15 克，薤白 10 克，茵陈 30 克，半夏 10 克，皂角 10 克。水煎服。有化湿去痰、宣通脉络之功效。适用于平素嗜食肥甘，伏案久坐，以致形盛气弱，痰湿内阻，胸阳不振，脉络不通而发心痛。症见心前区闷痛，胸中痞满，头晕纳少，痰多肢麻，体型肥胖，舌苔白腻，脉滑。本方以瓜蒌薤白半夏汤加味而成，方中重用茵陈化血中之湿，皂角搜剔脉络之痰，以达到化湿去痰、宣阳通痹的目的。若心前区疼痛较甚，可加理气化瘀之品。

（4）肝肾亏损型冠心病。何首乌 60 克，女贞子 15 克，桑寄生 24 克，仙茅 10 克，淫羊藿 15 克，生地黄 30 克。水煎服。有滋补肝肾之功效。适用于冠心病常合并脑动脉硬化。症见心前区隐痛或不痛，常有神疲健忘，头晕耳鸣，腰膝软，舌红，脉沉弱或弦细。滋补肝肾之法不仅适用于治疗冠心病，而且也是防治动脉硬化的有效疗法。

（5）阴虚阳亢型冠心病。苦丁茶 15 克，野菊花 10 克，黄芩 15 克，玄参 30 克，决明子 30 克，生牡蛎 30 克，水蛭 10 克，鸡血藤 30 克。水煎服。有育阴潜阳、活血通络之功效。水蛭含水蛭素，具有抗凝血作用。在临床实践中，水蛭确有活血化瘀之功效，用于治疗冠心病有一定疗效。阴虚阳亢型冠心病症见胸痛烦躁，眩晕耳鸣，惊悸多梦，血压偏高，舌红或绛，脉弦或弦数。若出现急性心肌梗死，心痛持续不减，血压下降，四肢厥冷，面唇青紫，舌紫暗，脉微细，为阳脱阴竭的危症。急应回阳固脱，益气救阴，方选四逆汤合生脉散：甘草 10 克，附子 10 克，人参 9～15 克，干姜 10 克，麦冬 10 克，五味子 10 克。水煎服。并应中西医结合积极抢救。

【验方 07】（梁兆松，2017 年 3 月 10 日）

川芎 15 克，延胡索 15 克，全瓜蒌 30 克，丹参 30 克，茯苓 20 克，石菖蒲 10 克，半夏 10 克，橘红 15 克，炒酸枣仁 20 克，炙远志 10 克，炙甘草 10 克。水煎 2 次，合并药液，分早晚 2 次温服，每日 1 剂。有祛痰消瘀、活血通络、安宁心神之功效。适用于心绞痛。

【验方 08】（韩玉乐，2017 年 12 月 29 日）

（1）心痹一号方。黄芪、丹参、延胡索、淫羊藿、生山楂各 20 克，川芎、赤芍、郁金各 15 克，瓜蒌、桂枝、荜茇各 10 克，细辛 4 克。水煎服。此方通补兼施，标本兼顾，是治疗冠心病的基础方。

（2）心痹二号方。黄芪、丹参、延胡索、生山楂、生地黄、夏枯草、茺蔚子各 20 克，赤芍、郁金、玄参、何首乌藤各 15 克，瓜蒌、黄芩各 10 克。水煎服。有益气养阴、活血化瘀、清肝泻火之功效。

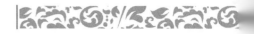

（3）心痹三号方。黄芪、党参、丹参、延胡索、黄精、淫羊藿各20克，赤芍、郁金、当归各15克，桂枝10克，降香6克。水煎服。有扶正培本、益气升阳、活血祛瘀之功效。适用于冠心病。

【验方09】（杨晓威，2015年1月16日）

心绞痛是冠状动脉粥样硬化性心脏病，由冠状动脉暂时缺血、缺氧引起，典型症状为心前区绞榨性疼痛，向左肩、左背部、左腋下及左上肢放射，有时可达无名指。心绞痛多在过劳、激动、饱餐后发作，一般不超过15分钟，舌下含服硝酸甘油可缓解。本病属中医学"胸痹""真心痛"的范畴。治疗心绞痛除可用化学制剂如硝酸甘油、硝苯地平等外，还可用中成药的丸片剂、气雾剂及穴位敷贴。使用上述中成药具有"简、便、廉、验"的特点，现将几类中成药及其用法介绍如下，供参考。

（1）麝香保心丸。每次1～2粒，舌下含服或吞服。可有轻微胃部不适，偶有肝功能异常有等不良反应。该药由麝香、蟾酥、人参等组成。有宽胸理气、活血止痛之功效。适用于心气虚弱、心脉不通型心绞痛。症见隐隐作痛，面色苍白，虚胖，乏力，自汗，舌苔薄白，脉迟缓。有胃病、肝病者慎用。

（2）苏冰滴丸。每次1～4丸，舌下含服或吞服。可有胃痛、泛酸，偶有头昏、咽干、皮疹等不良反应。该药由苏合香、冰片等组成。有温经散寒、活血通脉之功效。适用于寒凝心脉、血脉不通型心绞痛。症见遇寒发作，面青唇白，肢体发冷，冷汗淋漓，口淡不渴，小便清长，大便稀烂，舌淡、苔白，脉沉迟。有胃病、过敏体质者慎用。

（3）冠心苏合丸。每次1～2丸，每日3次，舌下含服或吞服。偶有过敏反应、手腕肿胀麻木。含服可引起口周红肿、溃疡。该药

由苏合香、冰片、木香、檀香等组成。有理气止痛、芳香提神之功效。适用于寒凝心脉、体弱无力型心绞痛。症见遇寒发作，面青唇白，肢体发冷，冷汗淋漓，口淡不渴，小便清长，大便稀烂，舌淡、苔白，脉沉迟。孕妇禁用。

（4）复方丹参滴丸。每次 10 丸，每日 3 次，舌下含服或吞服。可有头晕、头胀、头痛、颜面潮红（常为一过性）、胃部不适等不良反应。该药由丹参、冰片等组成。有活血化瘀之功效。适用于心血瘀阻、瘀血滞胸型心绞痛。症见疼痛在胸，痛有定处，不痛则已，痛则大汗淋漓，有濒死感，舌黄、苔紫，脉细数。

（5）速效救心丸。急性发作时每次 10～15 丸，舌下含服或吞服；症状缓解后每次 4～6 丸，每日 3 次。不良反应可偶有心悸。该药由川芎、冰片等组成。有活血化瘀、止痛之功效。适用于类型一时难以鉴别的不明原因心绞痛。禁忌证尚不明确。

【验方 10】（郭伟丽，2018 年 5 月 18 日）

生牡蛎、生龙骨、白蒺藜、枸杞子、生地黄 12 克，石决明、桑寄生各 30 克，丹参 20 克，郁金、乌药、杭菊花各 10 克，百合 6 克。水煎，分 2 次服，每日 1 剂。有育阴潜阳、疏肝理气之功效。适用于阴虚阳亢型冠心病。

【验方 11】（胡佑志，2018 年 12 月 7 日）

（1）丹参、山楂各 30 克，当归、红花各 10 克，粳米 100 克，红糖适量。前四味水煎，滤取药液，加入粳米煮粥，待粥将熟时调入红糖，稍煮片刻即可。分早晚 2 次食用，每日 1 剂，3～5 剂即可见效。适用于冠心病胸痛。

（2）赤芍、川芎各 12 克，丹参、山楂、黄芪、淫羊藿各15 克，

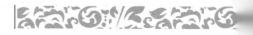

全瓜蒌、莪术、延胡索、地龙各10克，桂枝6克，细辛3克，荜茇10克。水煎2次，合并药液，分3次服，每日1剂。适用于胸痹。

【验方12】（马龙，2018年1月26日）

（1）栀子、桃仁各12克，炼蜜30克。栀子、桃仁共研末，加炼蜜调成糊状，摊敷在心前区，用纱布敷盖，胶布固定。第1周每3日换药1次，以后每周换药1次，6周为1个疗程。适用于心绞痛。

（2）瓜蒌、薤白各12克，白酒适量。文火煎取药液，分2次饭后服，每日1剂。适用于心绞痛。

（3）生山栀子15克，三七粉3克。沸水冲泡30分钟代茶饮，每日1剂，连服数日。适用于心绞痛。

（4）杏仁叶、瓜蒌、丹参各15克，薤白12克，郁金10克，甘草5克。水煎，分2次服，每日1剂。适用于心绞痛。

【验方13】（南越，2015年10月9日）

琥珀粉（冲服）、三七粉（冲服）各5克，生黄芪30克，茯苓、麦冬、莪术、三棱各10克，鲜石斛、北沙参、丹参各15克，石菖蒲、降香片、土鳖虫各10克。水煎，分3次温服，每日1剂。适用于冠心病。

【验方14】（王庭巧，2014年4月25日）

（1）三七粉15克，珍珠粉0.3克，川贝母粉3克。混匀，分2次服，每日1剂。适用于冠心病心绞痛。

（2）高良姜、延胡索、檀香各45克，荜茇90克，细辛15克，冰片24克。共研细粉，调匀，每次3克，每日2次，温开水冲服。

（3）桃仁 10 克，红花 5 克，丹参 5 克，延胡索 5 克。水煎 2 次，合并药液，分 3 次服。适用于冠心病心绞痛。

（4）灵芝 30 克，三七粉 4 克。加水炖服，分早晚 2 次服。适用于冠心病心绞痛。

【验方 15】（郑玉平，2014 年 12 月 26 日）

熟附片 15 克（先煎），红参、黄芪各 15 克，茯苓、泽泻各 12 克，车前子 30 克（包煎），葶苈子、丹参各 30 克，炒白术、红花、桔梗、紫菀各 10 克，肉桂 6 克。水煎，分早晚 2 次服，每日 1 剂，6 日为 1 个疗程。适用于冠心病心衰。

【验方 16】（闫书春，2013 年 7 月 12 日）

冠心病属中医学"胸痹""胸痛""真心痛"等范畴。病机多为心阳不足、心脉瘀滞，治当活血化瘀、温通心阳。酒具有"行药势，通血脉，浓肠胃，润皮肤，散湿气"的功效，因此使用药酒方治疗冠心病常可取得理想的效果。

（1）活血养心酒。丹参 60 克，白酒 1000 毫升。丹参洗净切薄片，与白酒一起放入玻璃瓶中密封浸泡半个月即成。每次服 15～20 毫升，每日 1 次。有活血通脉之功效。适用于瘀阻心脉型冠心病。症见心胸疼痛、痛连肩背及两臂，唇甲青紫，心悸不宁，舌紫暗或有瘀斑瘀点，脉弦涩或结代。

（2）丹归芪桂生脉酒。黄芪、麦冬、丹参、桂枝、当归、西洋参、五味子、炙甘草各 15 克，三七 10 克，50 度白酒 1500 毫升。将上述中药与白酒一起放入玻璃瓶中密封浸泡半个月即成。每次服 15～20 毫升，每日 2 次。有扶阳救逆、益气养阴、活血安神之功效。适用于阴阳两虚，瘀血阻络型冠心病。症见少气无力，消瘦面

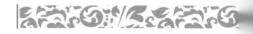

黄，心悸气短，纳呆，舌紫暗或有瘀斑瘀点，脉涩或结代。

（3）生脉益心酒。人参20克，麦冬80克，丹参100克，当归50克，五味子、柏子仁各30克，50度白酒1500毫升。将上述中药一起研粗末，与白酒一起放入玻璃瓶中密封浸泡半个月即成。每次服15～20毫升，每日2次。有益气养阴、活血化瘀、养心安神之功效。适用于气阴虚损、瘀血阻络型冠心病。症见胸闷，胸部隐痛、痛处固定，心悸气短，头晕乏力，盗汗或自汗，口咽干燥，舌紫暗或有瘀斑，脉弦涩或结代。

（4）健心复脉酒。黄芪、丹参各60克，麦冬、灵枝、川芎、当归、桑寄生、甘松各30克，红参、桂枝、炙甘草各15克，三七10克，白酒1000毫升。将上述中药一起研粗末，与白酒一起放入玻璃瓶中密封浸泡半个月即成。每次服15～20毫升，每日2～3次。有益气活血、复脉宁心之功效。适用于气虚血瘀型冠心病。症见面色晦暗，身倦乏力，少气懒言，胸部刺痛，舌紫暗或有瘀斑瘀点，脉律不齐。

【验方17】（春盟，2016年4月9日）

九味合璧煎。茯苓10克，桂枝6克，白术10克，远志6克，当归10克，川芎5克，赤芍10克，党参10克，甘草3克。水煎，分早晚2次服，每日1剂。有温阳益气、活血祛痰之功效。适用于胸阳不展，痰浊、瘀滞扰动心脉引起的心悸、胸痹疼痛。气虚较甚兼汗出，加黄芪20克；阳虚较甚，加附片10克，党参、红参各3克；痰多头晕，加法半夏10克、陈皮6克，或加制天南星10克；心神不安、易汗出，加浮小麦30克，或加生牡蛎、生龙骨各20克；水肿较甚，加泽泻15克；血虚较明显，加黄芪30克、丹参15克；阴虚，加服参冬茶（参须6克、麦冬5克，泡茶次）；肝郁气滞，加柴胡 10 克，黄芩 10 克。

肺源性心脏病

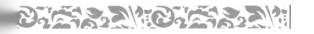

【验方 01】（百越，2015 年 11 月 13 日）

川贝母（研末，分 2 次冲服），半夏，白芥子、川芎、牛膝、红花、当归、枳壳各 10 克，紫苏子 12 克，全瓜蒌、桃仁、赤芍、生地黄、丹参、酸枣仁各 15 克，桔梗、甘草各 5 克。水煎服，每日 1 剂，15 日为 1 个疗程。适用于肺源性心脏病。症见长期咳嗽气喘，胸闷痰多，心悸，发绀，甚至颜面及下肢浮肿，脉数结代，舌淡红、苔白腻等。

【验方 02】（李典云，2014 年 4 月 25 日）

黄芪 60 克，胆南星 10 克，石菖蒲 12 克，远志 6 克，当归 25 克，丹参 50 克。水煎 3 次，合并药液，分早晚 2 次服，每日 1 剂。适用于肺源性心脏病。风热甚，加黄芩、鱼腥草、桑白皮清热宣肺；风寒甚，加炙麻黄、紫苏子疏风解表；痰湿甚，加藿香、佩兰、苍术化湿解表；水肿甚，加泽泻、猪苓利水消肿。

【验方 03】（郭旭光，2014 年 10 月 31 日）

鱼腥草 30 克，北沙参、蒲公英各 15 克，金银花、连翘、瓜蒌、赤芍、竹茹、麦冬各 10 克，桃仁、陈皮各 10 克，胆南星 6 克。水煎，分早晚 2 次温服，每日 1 剂。有清热化痰、止嗽定喘之功效。适用于慢性支气管炎及肺源性心脏病初期。喘息，去桃仁，加麻黄 5 克、杏仁 10 克、生石膏 30 克、甘草 6 克；咳痰清稀，去胆南星、金银花、连翘，加姜半夏、前胡各 10 克，细辛 3 克。

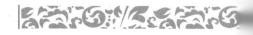

风湿性心脏病

【验方01】（王庭巧，2017年12月15日）

太子参32克，白术16克，茯苓16克，桃仁12克，红花6克，五爪金龙32克，鸡血藤24克，桑寄生32克。水煎服，每日1剂。有活血补气之功效。适用于风湿性心脏病。

【验方02】（肖德荣，2018年7月27日）

（1）黑豆桂圆大枣汤。黑豆、大枣各50克，桂圆肉15克。黑豆、大枣洗净，与桂圆肉同放入砂锅内，加水煮至熟烂。分2次服食，每日1剂。有养心、利尿之功效。适用于风湿性心脏病脾虚水肿。

（2）黑豆红花饮。红花6克，黑豆、红糖各30克。先将黑豆、红花加水煮至熟烂，去渣取液，加入红糖。每日1次，连服5～7日。有活血通经、利水消肿之功效。适用于风湿性心脏病瘀血阻络。

（3）红参当归炖猪心。红参10克，当归、五味子各15克，猪心1个。猪心剖开，纳入红参、当归、五味子，缝好，放入锅中加水适量，煮至熟烂，去药渣食猪心。每日1剂，每周食2～3次。有补气养心之功效。适用于风湿性心脏病气血两虚。

（4）鳝鱼补气汤。鳝鱼1条，猪瘦肉100克，黄芪15克。鳝鱼剖开去内脏，洗净，与猪瘦肉、黄芪共煮熟，去药渣，调味，食肉饮汤。有补气健脾、养血活血、滋阴润燥、祛风除湿之功效。适用于风湿性心脏病兼心悸、气短、头晕、乏力。

（5）鸭梨万年青汤。鸭梨50克，万年青根6克，茶树根20克。梨切块与万年青根、茶树根加水同煎，去渣取液，分2次服，每日

1剂，连服5～7日。有养心、强心、利尿之功效。适用于风湿性心脏病兼心悸、气短、水肿明显。

九、脑病

精神分裂症

【验方01】（王豪，2015年1月30日）

（1）女贞子、墨旱莲、麦冬、百合、丹参各30克，生地黄、玄参各60克，陈皮15克。水煎2次，合并药液，分早晚2次服，每日1剂，15日为1个疗程，1～2个疗程即可见效。对阴虚火旺型癫狂，症见盗汗，手足心热，舌红、苔黄及苔剥等疗效满意；对无明显阴虚火旺者疗效欠佳。

（2）三棱、莪术各60克，赤芍、生大黄各30克。水煎，分早晚2次服，每日1剂，30日为1个疗程，1～2个疗程即可见效。对狂病，症见兴奋躁动，打人毁物、幻觉、妄想疗效满意。

【验方02】（王豪，2019年1月25日）

（1）苦参酸枣煎。苦参30～60克，酸枣仁30克。加水100毫升，煎取药液20毫升，睡前20分钟兑开水服，半个月为1个疗程，一般1～2个疗程即可见效。对精神分裂症失眠明显，伴火热亢盛者有良效。

（2）黄连解毒汤加味。生石膏150克，生大黄60克，青礞石60克，黄芩20克，黄柏20克，黄连15克，芒硝30克（兑服），夜交藤60克，青皮30克，山栀子15克，龙胆草15克。水煎2次，

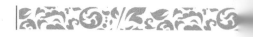

合并药液，分早晚 2 次服，每日 1 剂，15 日为 1 个疗程，一般 1～2 个疗程即可见效。对火热亢盛型精神分裂症，症见目红、面赤、苔黄、脉洪大、便结、溺赤等有良效，火热之症愈重，效果越好。若仅见狂乱之症，中医四诊未见火热之象，则此方无效。

（3）青牛角粉。青色牛角，研粗粉，过 7 号筛，加入适量白砂糖备用。开始，每次服 2～3 克，每日 3 次，以后逐渐加量至每日 60 克，30 日为 1 个疗程。对兴奋躁动型精神分裂症疗效满意。

（4）二至丸加味。女贞子 30 克，墨旱莲 30 克，生地黄 60 克，玄参 60 克，麦冬 30 克，丹参 30 克，陈皮 15 克，百合 30 克。水煎 2 次，合并药液，分早晚 2 次服，每日 1 剂，15 日为 1 个疗程，一般 1～2 个疗程即可见效。对症见盗汗，手足心热、舌红、苔黄及苔剥等阴虚火旺型精神分裂症疗效满意。

（5）达营汤。三棱 60 克，莪术 60 克，赤芍 30 克，生大黄 30 克。水煎 2 次，合并药液，分早晚 2 次服，每日 1 剂，15 日为 1 个疗程，一般 1～2 个疗程即可见效。对精神分裂症见兴奋躁动，打人毁物，幻觉、妄想，经西医治疗效果不佳者，疗效满意。

（6）地龙饮。新鲜地龙适量，放冷水中游动 2 小时，使其排出腹中泥土，洗净后捞于盆中，每 500 克地龙加白糖 90～120 克，放置 24 小时，使其自动溶化，再加冷开水，连同地龙一同过滤，滤取药液 1000 毫升，置于阴凉处备用。夏天可加防腐剂，并置于冰箱内。每次服 100 毫升，每日 2 次，30 日为 1 个疗程，一般 1～2 个疗程可见效。尤其适用于狂病。症见面红目赤、举止不安、兴奋叫喊、幻觉妄想。

（7）大黄汤。生大黄 30～60 克，先用冷水浸泡 1 小时，水煎 2 次，合并药液，分早晚 2 次服，每日 1 剂，15 日为 1 个疗程，一般 1～2 个疗程即可见效。对狂病疗效良好。症见火热亢盛、大便秘结、幻觉妄想、打人毁物等，诸症可随大便通下逐渐消失，神志逐渐恢复正常。

（8）壮阳汤。附子 10 克，肉桂 10 克，干姜 10 克，巴戟天 10 克，淫羊藿 10 克，仙茅 10 克，花椒 10 克，党参 10 克，黄芪 10 克，熟地黄 15 克，龟板 15 板，陈皮 10 克，炙甘草 10 克。水煎 2 次，合并药液，分早晚 2 次服，每日 1 剂，30 日为 1 个疗程。为不影响疗效观察，服药期间，不合用其他中西药。适用于精神分裂症。症见面色苍白无神，孤独退缩，呆滞少动，终日嗜卧，音低语简、欲言又止，思维贫乏，情感淡漠，生活疏懒，饮食被动，无幻觉妄想，舌淡有齿印、苔白。症见兴奋躁动、打人毁物、便结，尿黄，舌红、苔黄，脉洪大者忌用。

中　风

【验方 01】（马宝山，2013 年 3 月 22 日）

葛根 40 克，益母草 40 克，地龙 30 克，红花 15 克。水煎 2 次，合并药液，分早晚 2 次服，每日 1 剂，15 日为 1 个疗程。适用于脑栓塞。

【验方 02】（鲁莱光，2014 年 3 月 21 日）

（1）豨莶草 15 克，老鹳草 12 克，桑椹 20 克，牛膝 12 克，秦艽 12 克，木瓜 10 克，地龙 10 克，海风藤 10 克，丹参 12 克，赤芍 10 克，土鳖虫 10 克，全蝎 6 克，僵蚕 10 克。水煎服，每日 1 剂。适用于脑血栓后遗症。痰多，加胆南星 10 克、竹沥水 30 毫升（兑服）；血压偏高，加钩藤 20 克、黄芩 15 克。进入后遗症期 1 个月以上，血压正常，加生黄芪 30 克；后遗症期 1 年以上，加肉苁蓉、

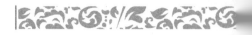

巴戟天各 12 克，熟地黄 30 克；言语不利，加蝉蜕 4.5 克。

（2）当归、赤芍、牡丹皮、红花各 10 克，川芎、生蒲黄（包煎）、延胡索各 15 克，生地黄、通草各 12 克，丹参 20 克，石决明 30 克，水蛭粉 1.5 克（分 2 次冲服）。水煎，分早晚 2 次服，每日 1 剂。适用于硬膜下血肿。一般服药 7～10 剂即可见效。年老气虚，加炙黄芪 30 克；肝肾阴虚，加牛膝、何首乌各 10 克。

【验方 03】（蒋振民，2019 年 12 月 6 日）

（1）茯苓 12 克，当归、远志、续断各 10 克，桃仁、石菖蒲、川牛膝各 8 克，红花、地龙、赤芍各 7 克，甘草 5 克，黄芪 30 克，玄参 20 克，金银花、伸筋草各 15 克。水煎，分 3 次服，每日 1 剂，7 日为 1 个疗程，一般连用 2～3 个疗程即可见效。适用于中风后遗症。

（2）伸筋草、透骨草、红花各 30 克。水煎 10 分钟，待药液温度降至 50 ℃左右时，浸泡患肢 15～20 分钟，手脚均拘挛者，先泡手后泡脚，浸泡时手指、脚趾在药液中自主屈伸。适用于中风后手足拘挛。

【验方 04】（吴明，2019 年 9 月 13 日）

（1）藿香 24 克，大腹皮 18 克，党参 12 克，白术 30 克，钩藤 30 克，当归 24 克，川芎 30 克，白芷 30 克，葛根 24 克，茯苓 30 克，法半夏 10 克，厚朴 15 克，桔梗 12 克，陈皮 12 克，甘草 6 克。水煎，分早晚 2 次服，每日 1 剂，连服 7 剂。头痛减轻，可续服 14 剂至诸症消失。适用于脑血管痉挛。

（2）沙苑子、龟板、菟丝子、赤芍、红花各 15 克，丹参 30 克。共研细粉，装入胶囊。每次服 6 克，每日 3 次。有活血通络、降血

脂、降血压、抗动脉硬化之功效。可有效防治中风。

【验方05】（大肚，2019年5月24日）

苍术25克，黄芪、天花粉各30克，赤芍、淫羊藿各15克，地龙、土鳖虫各10克，桃仁6克，红花10克，水蛭3克。水煎，分2次服，每日1剂。适用于脑梗死、脑血栓。

【验方06】（谭家峰，2016年6月25日）

熟地黄、山茱萸、茯苓、杜仲、苍术、牛膝（微炒）、当归、香附各24克。共研细末，再取黄豆适量，炒至微黄后研细末，每次取药末、黄豆末各10克，温开水冲服，每日3次，连续服用。适用于下肢萎缩。

【验方07】（胡佑志，2017年11月24日）

（1）芪芍大枣粥。黄芪15克，炒白芍、桂枝各12克，生姜3片，大枣5枚，大米100克。水煎取液，与大米、大枣一同煮粥，粥熟即可。分3次服食，每日1剂，3周为1个疗程。有益气养血、温经通络之功效。适用于中风后遗症。症见虚寒肢体麻木、半身不遂。

（2）桃仁木耳汤。桃仁、木耳各10克，天麻5克，丝瓜500克。木耳泡发洗净、撕片备用，桃仁、天麻加水煮沸30分钟，去渣取液，丝瓜去皮切块，放入药液中煮熟，加少许食盐调味即可。佐餐食用，每日1剂，连服2~3周。有舒筋活络之功效。适用于中风偏瘫。

（3）归芪猪肉汤。当归、枸杞子各12克，黄芪30克，大枣10枚，瘦猪肉150克。猪肉洗净切片，中药用布包好，加水一同煎

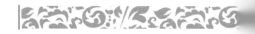

煮 30 分钟，然后去掉药包，加适量食盐调味即可。喝汤食肉，每日 1 剂，连服食 3 周。有补益精气、活血化瘀之功效。适用于中风后遗症手足麻木、半身不遂、肾虚精亏及失语。

（4）参芪紫苏汤。党参、黄芪、五味子、紫苏叶各 15 克，白砂糖 150 克。前四味加水煎煮，滤取药液 1500 毫升，加入白砂糖拌匀，分多次代茶饮，每日 1 剂，连饮 2～3 周。有益气养阴之功效。适用于中风后遗症四肢不温、肢体不遂。

【验方 08】（胡佑志，2018 年 4 月 6 日）

（1）中风后肢体麻木。麻黄 4 克，桂枝、川芎、当归、干姜、防风、炙甘草各 8 克，党参、生石膏、生姜、大枣各 15 克，赤芍、白芍、防己、甘松、威灵仙各 12 克。煎取药液 300 毫升，分 3 次温服，每日 1 剂，2 周为 1 个疗程。下肢麻木较重，加川牛膝 15 克；麻木甚，加蜈蚣 8 克或乌梢蛇 12 克。

（2）中风后痉挛性偏瘫。透骨草、海桐皮、艾叶、三棱、苏木、莪术、威灵仙、伸筋草、刘寄奴、川牛膝、宣木瓜各 15 克，红花 5 克。水煎取液，趁热熏蒸患处，每次 15～20 分钟，每日 1 次，连续熏蒸 8～20 日。

（3）中风后抑郁症。百合、酸枣仁、生龙骨（先煎）、生牡蛎（先煎）各 30 克，生地黄、炙甘草、瓜蒌各 15 克，知母 12 克，郁金、当归、远志、清半夏、陈皮、茯苓各 10 克。水煎，分 3 次服，每日 1 剂，7 日为 1 个疗程。

（4）中风后肩痛。桂枝、麻黄、陈艾、细辛、千年健、石菖蒲、干松、乳香、川乌、羌活、没药、木瓜、独活各 30 克，姜、葱、盐、酒各 100 克。以上药物水煎 2 次，共煎取药液约 3000 毫升，趁热先熏后洗，可用毛巾蘸药液外敷侧肢肩关节周围，反复多

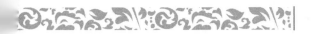

次，以患部皮肤红润温热为度。每周5次，2周为1个疗程，连用3个疗程。

【验方09】（寒玉，2018年7月27日）

生地黄、熟地黄各20～25克，巴戟天、山茱萸、石斛、茯苓、麦冬、石菖蒲各12克，肉苁蓉24克，制附子、肉桂各6克，远志、五味子、薄荷、生姜各10克，大枣7枚。水煎服，每日1剂。有逐除血痹、滋补肾精、安神开窍之功效。适用于脑血栓、面神经麻痹、脑出血恢复期等，凡中风后出现的舌謇、音暗、肢废、饮食作呛、反应迟钝均宜。

【验方10】（2017年4月7日）

中风偏瘫，指患者猝然昏倒、不省人事，或见突然口眼㖞斜、半身不遂、言语不利等，属现代医学上的脑血管意外。治宜益气活血，平肝熄风，疏通经络。黄芪20克，秦艽15克，桂枝15克，丹参15克，当归15克，广地龙15克，赤芍15克，茯苓15克，川牛膝15克，鸡血藤20克，羌活12克，川芎10克，防风12克，桃仁10克，白芷10克，白术10克，乌梢蛇10克，干地黄15克，神曲10克，白花蛇10克，红花10克，制附子6克，甘草6克。水煎，分3次温服，每日1剂。

【验方11】（大志，2018年8月17日）

丹参、钩藤、茯苓各30克，黄芪、炒白术、赤芍、白芍、牛膝、地龙各15克，桃仁、红花、石菖蒲、甘草各10克，胆南星6克。水煎，分3次服，每日1剂。适用于气虚血瘀型缺血性中风。症见半身不遂，身体酸软，麻木不仁，口角流涎，神疲乏力等。

【验方 12】（南越，2014 年 6 月 13 日）

（1）丹参 50 克，益母草 50 克，赤芍 30 克，土鳖虫 15 克。水煎服，每日 1 剂，10 日为 1 个疗程。可间隔 5 日后再服第 2 个疗程。适用于脑血栓形成早期，可助康复。活血化瘀药不可久服，体弱酌加黄芪、党参、当归等补益药。

（2）牛膝 12 克，乌药 10 克，沉香（研粉冲服）2 克，白芷 10 克，天麻 10 克，全蝎（研末冲服）3 克，白术 15 克，白芍 15 克，川木瓜 10 克，佛手 5 克。水煎服，每日 1 剂，15 日为 1 个疗程。有行气降逆、养阴柔肝之功效。可用于一过性中风，即短暂性脑缺血发作。症见半身麻木，甚至时作轻瘫，反复发作，肋胁不舒，性格抑郁，舌淡红、苔薄，脉细弦等。

【验方 13】（梁庆森，2015 年 6 月 12 日）

（1）夜交藤 75～100 克，桑枝、鸡血藤、威灵仙各 60 克。水煎 2 次，合并药液，趁热熏洗患部。每次 15 分钟，每日 2 次，1 个月为 1 个疗程。治疗期间戒烟酒，忌食辛辣、生冷、酸性和煎香食物，禁房事。适用于中风偏瘫。

（2）黑芝麻 15～20 克，霜桑叶 10～12 克（经冬霜打过的方有效，一般的桑叶效微）。共研末，米酒送服，分 2 次服完，每日 1 剂。适用于调治半身不遂。此方需长期服用才可显效，短期内服用效果不明显。对于长期卧床不起、四肢肌肉萎缩、骨骼已变形者无效。

【验方 14】（容小翔，2013 年 5 月 31 日）

（1）海风藤、秦艽、牛膝、杜仲、桑寄生各 15 克，巴戟天、白芍、木瓜、制附子、狗脊、木香各 20 克，薏苡仁 50 克，肉桂

10 克，白醋 15 毫升（冲服）。水煎服，每日 1 剂。适用于中风后遗症。症见关节僵硬、行走不便。

（2）天冬 20 克，龟板 20 克，枸杞子 20 克，白花蛇 10 克，益智仁 10 克，人参 6 克，水蛭 12 克，石菖蒲 12 克，黄精 15 克，何首乌 15 克，鳖甲 15 克，黄连 10 克，苏木 12 克，海藻 12 克，天竺黄 12 克，陈醋 15 克（冲服）。水煎服，每日 1 剂，30 日为 1 个疗程。适用于中风后遗症。症见半身不遂、言语不利。

（3）黄芪 45 克，丹参 15 克，水蛭 3 克（研末吞服），地龙 10 克，赤芍 10 克，三七 3 克（研末冲服），陈醋（冲服）15 毫升。水煎服，每日 1 剂。适用于脑血栓。

（4）益智仁 10 克，骨碎补 10 克，补骨脂 10 克，天竺黄 10 克，何首乌 20 克，枸杞子 30 克，石菖蒲 10 克，郁金 10 克，丹参 30 克，川芎 10 克，陈醋 15 毫升（冲服）。水煎服，每日 1 剂。适用于中风后老年性痴呆症。

（5）茵陈 40 克，何首乌 20 克，金樱子 30 克，葛根 20 克，泽泻 15 克，大黄 10 克，三七粉 5 克（冲服），陈醋 15 毫升（冲服）。每日 1 剂，水煎，分 2 次服，15 日为 1 个疗程，间隔 5 日再服下一个疗程，一般用药 4 个疗程以上。适用于脑梗死后继发老年性痴呆症。用药期间，应配合语言及机能康复训练。

【验方 15】（霍光星）2014 年 4 月 25 日

麝香 1 克，延胡索 1 克，牛黄 1 克，细辛 1 克，羌活 2 克。共研粉，取少许用一根小细管吹入患侧鼻腔，每日早晚各 1 次，连用 2 周效果良好。适用于口眼㖞斜。

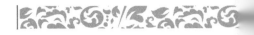

【验方 16】（张勤，2014 年 12 月 26 日）

（1）排毒汤。土炒白术、当归、肉桂、川芎、白鲜皮、杏仁（去皮尖）、防风、甘草、独活、白芍、麻黄、茯苓各 30 克。水煎服，姜汁为引，每日 3 次，2 日 1 剂，坚持服用数剂方可显效。适用于口眼㖞斜等中风诸症。

（2）三生饮。生天南星 10 克，何首乌 30 克，生附子 20 克，木香 5 克，生姜 7 片。水煎服，每日 1 剂。如脉沉微见脱者，另加人参、竹沥、姜汁为引疗效更佳。适用于中风昏迷、痰涎壅盛、口眼歪斜、半身不遂。

（3）舒筋三圣散。当归、肉桂、玄胡各 15 克，生姜 3 片。水煎服，每日 1 剂，坚持数剂即可显效。适用于中风口眼㖞斜、左急右缓。

【验方 17】（孙维枝，2014 年 1 月 31 日）

桃仁、红花、当归、川芎、桂枝、丹参、生地黄、赤芍、白术、鸡血藤各 20～30 克，细辛 10～20 克，黄芪、地龙、磁石、决明子各 20～30 克。水煎取液，待温度适宜后浴足 40～60 分钟，每日 1～2 次，30 日为 1 个疗程，浴足过程中可据病情不断按摩足部相应穴位。适用于中风康复期的康复治疗。

【验方 18】（伍振云，2014 年 5 月 17 日）

（1）钩藤 30 克，石决明 30 克，生石膏 30 克，瓜蒌 30 克，大黄 10 克，川芎 15 克，红花 15 克，土鳖虫 10 克，桃仁 10 克。水煎服。适用于脑血栓急性期、中风初起、高血压（超过 160/100mmHg）。半身不遂，口渴，舌强，语謇，头晕，头痛，烦躁或嗜睡，大便秘结，舌红、苔黄厚，脉弦数有力。意识障碍，加

羚羊角粉1.5～5.0克（冲服），并服安宫牛黄丸或至宝丹，每次1丸，1日2次；舌红、苔少干，去石膏、瓜蒌、大黄，加生地黄20克、玄参15克、白芍10克；大便秘结，用番泻叶10克泡茶饮；痰多、失语、苔腻，加石菖蒲10克、郁金10克、竹沥30克（冲服）、天竺黄10克。

（2）黄芪30克，红花15克，川芎15克，赤芍10克，当归15克，桃仁10克，土鳖虫10克。水煎服。适用于脑血栓恢复期、血压和颅内压不高，偏瘫、肢体稍有动意或肌张力较前增强，舌紫暗、有瘀斑或舌胖嫩，脉弦缓无力，腑气通畅。大便干，加瓜蒌、番泻叶各10克；舌强语謇，加石菖蒲10克、郁金10克；舌胖嫩，加淫羊藿、巴戟天各15克；偏瘫、下肢肌力久不恢复，加水蛭6克（冲服）。

（3）生地黄25克，山茱萸10克，山药10克，麦冬10克，石斛12克，牛膝10克，巴戟天15克，肉苁蓉15克，石菖蒲10克，远志10克，肉桂3克，黄芪30克，川芎6克，全蝎6克。水煎服。适用于脑血栓后遗症或伴脑软化。症见意识模糊，或痴呆健忘，舌强，肢体不遂，眩晕，大小便失禁，舌红干或胖嫩、苔白或黑润，脉细弱或虚大无力。大便干，加瓜蒌、番泻叶各10克；舌强语謇，加石菖蒲10克，郁金10克；舌胖嫩，加淫羊藿、巴戟天各15克；偏瘫、下肢肌力久不恢复，加水蛭6克（冲服）。

【验方19】（符为民，2014年5月30日）

（1）脑出血。①制大黄6克，枳实10克，玄明粉20克，制胆南星12克，郁金12克。②水蛭10克，制大黄12克，川牛膝30克，制胆南星12克。水煎，分2次服，每日1剂。根据患者具体情况，选其中一方。

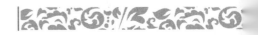

（2）中风后遗症。川牛膝12克，桂枝10克，赤芍12克，生黄芪30克，当归12克，全蝎5克，土鳖虫12克。水煎，分2次服，每日1剂。

（3）中风半身不遂。木防己6克，赤芍12克，黄芪15克，土鳖虫12克，丹参30克。水煎，分2次服，每日1剂。

（4）中风面瘫。全蝎5克，僵蚕12克，白附子10克，川芎12克。水煎，分2次服，每日1剂。

【验方20】（于海英，2015年11月6日）

硼砂3克，川乌3克，枯矾3克。分别研末后各取等量，量约火柴头大小，患侧鼻吸入，每日2～3次，3日后可见效。适用于面瘫。

【验方21】（严永和，2014年11月28日）

（1）天麻10克，地龙10克，黄芪10克，牛膝10克，当归10克，红花10克，全蝎10克，川芎10克，白及30克。水煎服，每日1剂，20日为1个疗程。有补气生血、振痿强筋之功效。适用于中风后半身不遂。症见肌肉萎缩无力，舌暗、苔薄，脉弦细等。痰湿内盛、舌苔厚腻不宜用。

（2）羌活、乌药各100克，附子30克。共研细末，每次10克，分早晚2次用米汤送服。服完1剂为1个疗程。有活血化瘀、扶正通络之功效。适用于中风后半身不遂。症见肢体麻木，头晕目眩，胃寒，脉沉。

【验方 22】（林中，2013 年 6 月 7 日）

小中风，亦称中风先兆，类似现代医学的高黏滞综合征。中老年人常有眩晕头痛、手足麻木、记忆力减退等症状，极易导致血液固体成分凝集而形成脑缺血性中风的病变。笔者近年来采用山花汤配合治疗取得良效。

山楂 12 克，赤芍 12 克，玉竹 12 克，路路通 12 克，红花 3 克，地龙 10 克，当归尾 10 克，丹参 15 克。水煎服，每日 1 剂，15 日为 1 个疗程。若服 1 个疗程后症状无明显改善再服第 2 个疗程。脾虚胃纳差，加茯苓 15 克；高血压，加桑寄生 15 克、天麻 10 克；低血压，加川芎、升麻各 10 克；手足麻木，加鸡血藤、牛大力各 30 克；舌謇语塞，加蜈蚣 3 克、白僵蚕 10 克；反应迟钝、记忆力减退，加石菖蒲 10 克；久病体虚，加黄芪 30 克。全方以活血化瘀、祛风通络为宗旨。血瘀得化，邪风得祛，脉络调和，血流通畅则筋脉得养，故疗效满意。据临床观察，山花汤既可改善血液循环，特别是改善微循环，又能降低血液黏稠度，对血液中的固体物质有溶解作用，可改善血管弹性。

【验方 23】（睡莲，2013 年 6 月 21 日）

（1）中风半身不遂偏重。生黄芪 15 克，红花 10 克，干地龙 12 克，丹参 15 克，桃仁 10 克，川芎 10 克，赤芍 12 克。水煎，分 2 次服，每日 1 剂。方中生黄芪、干地龙益气通络，熄风止痉；川芎活血行气，丹参、红花、桃仁、赤芍活血祛瘀。高血压，加豨莶草 30 克；口眼㖞斜，加全蝎、蜈蚣各等分（研末冲服），每次 2 克，每日 2 次；肢体麻木，加制天南星 10 克、制半夏 10 克、陈皮 10 克；肢体拘挛，加水蛭、全蝎各等分（研末冲服），每次 2～3 克，每日 2 次；阴虚明显，加生地黄 15 克、麦冬 10 克；阳虚

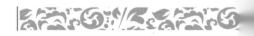

明显，加淫羊藿12克，熟附片10克（先煎）。

（2）中风语言不利偏重。羌活10克，石菖蒲12克，远志6克，白附子4.5克，制天南星10克，僵蚕12克。水煎，分2次服，每日1剂。

方中白附子、制天南星祛风痰之流窜，远志、僵蚕、石菖蒲豁痰、熄风、宣窍，羌活胜湿止痛。口角流涎，加炒白术12克、芡实12克。

（3）中风失音不语。生地黄12克，熟地黄12克，山茱萸12克，石菖蒲12克，熟附片10克（先煎），麦冬10克，巴戟天10克，五味子3克。水煎，分2次服，每日1剂。方中生地黄、熟地黄、山茱萸滋肾阴，熟附片、巴戟天温肾阳，麦冬、五味子养阴液，石菖蒲开窍化痰。大便干结，加肉苁蓉12克。

（4）中风脑血栓形成。生黄芪15克，川芎10克，葛根10克，当归10克，赤芍12克，红花10克，水蛭粉2克（吞服）。水煎，分2次服，每日1剂。方中生黄芪、葛根益气升清，当归、川芎活血行血，红花、赤芍祛瘀通络，水蛭粉祛瘀散结。肢体麻木，加片姜黄10克、鸡血藤18克；心动过缓，加紫草15克；心率快、下肢肿，加熟附片10克（先煎）、猪苓15克。

【验方24】（浦合，2013年11月22日）

黄芪、羌活、威灵仙各90克，乳香、没药、琥珀各40克，肉桂10克。共研细末，贮瓶密封备用。每晚临睡前用温水洗脐窝，取药末6克，用醋或黄酒调成糊状，加温敷脐，上贴麝香风湿膏固定，再将热水袋置于脐部约30分钟（谨防烫伤），次日清晨取下。第1周每日1次，第2周起改为隔日1次，连用3个月可见效。适用于中风后遗症。

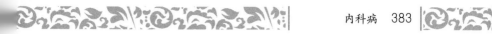

【验方25】（覃万良，2015年10月9日）

（1）当归尾50克，赤芍40克，丹参60克，三七50克，桂枝50克，黑蚂蚁50克。共研细末，每次3克，用黄酒兑服。配合针灸按摩等疗法，选用肩髃、曲池、外关（透内关）、肾俞、环跳、风市、足三里、阴陵泉、阳陵泉、三阴交、昆仑等穴，随症加减。适用于脑梗死。

（2）白薇10克，泽兰叶10克，川乌6克，烧酒50毫升（调服）。水煎服。适用于中风身痛，手足不能屈伸。

（3）黄芪30克，当归180克，川芎12克，桃仁10克，红花10克，熟地黄18克，地龙15克，川牛膝15克，防风10克，赤芍10克，甘草6克。水煎服。适用于口眼㖞斜，半身不遂。

【验方26】（岭南，2015年10月9日）

地龙、水蛭、川芎、当归、乌梢蛇各10克，伸筋草30克，甘草5克。水煎服，每日1剂，10日为1个疗程。适用于脑梗死。

【验方27】（韩玉乐，2014年7月18日）

夏季气温高，出汗多，血液黏稠度增加，易诱发脑梗死，可喝归桃粥防治。当归3克（包煎），粳米50克，加水熬粥，熟时加入核桃仁10克（碾碎），再煮5分钟即可。去药包，喝粥。每日1次，连服7日。当归含维生素B_{12}，可促进体内同型半胱氨酸的代谢、转化，减少动脉粥样硬化斑块的形成，有效预防脑梗死；当归所含的丁基苯酞可明显减少脑梗死后神经功能缺失，防止脑梗面积扩大。核桃中的维生素B_6、叶酸及不饱和脂肪酸不仅可促进同型半胱氨酸的代谢，还可防止脂质在血管壁沉积，避免血栓形成。

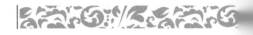

【验方 28】（于金宝，2016 年 1 月 16 日）

中风患者度过危险期后，可导致半身不遂、言语不利等后遗症。陈醋含血管活性物质，对中风后遗症有较好的疗效。陈醋配合药物服用，疗效更佳。

（1）白芥子醋。白芥子 10 克，陈醋 200 毫升。共煎煮，煎取药液 50～100 毫升，将药渣及适量药液涂敷于额头及太阳穴处，每日 1 次，3 日为 1 个疗程。有利气、散瘀、止痛之功效。适用于中风所致的不能言语、舌根紧缩。

（2）醋黄芪参归汤。黄芪 10 克，当归、赤芍、川芎、丹参各 5 克。水煎取液，兑入陈醋 5～10 毫升，每日 1 次，连服 3 日。有补气活血、化瘀通络之功效。适用于脑梗死。

（3）醋水蛭三七粉。水蛭粉 3 克，三七粉 2 克，陈醋 10 毫升。用温开水将醋兑成淡醋液，送服药粉，每日 2 次，5 日为 1 个疗程。有通经、破瘀、消肿之功效。适用于脑血栓后遗症。症见半身不遂、言语不利。

面 瘫

【验方 01】（严永和，2013 年 11 月 8 日）

面瘫，中医称为"口眼㖞斜""吊线风""卒口僻"等，多因局部受寒引起，以一侧面部额纹消失、眼裂扩大、鼻唇沟变浅、面部被牵向健侧为主要特征。以下验方可防治面瘫。

（1）白附子、防风各 30 克，僵蚕、全蝎、白芥各 20 克，细辛 10 克。共研细末，每次 3 克，用醋调匀后贴敷于患侧下关穴，每日换药 1 次，一般 3 贴即可见效。

（2）取皂荚 200 克，共研细末，以适量陈醋调成糊状，涂敷于

患侧颊车穴与地仓穴之间部位，每日换药2次，10日为1个疗程。

（3）枯矾、川乌、辛夷各等分，研末，加麝香少许，用纱布包裹如枣核般大小，口角左歪塞右鼻，口角右歪塞左鼻，2小时后取出，每日换药3～4次。

（4）生蓖麻子仁7粒，去壳捣烂，敷于患侧面部的牵正穴。

（5）用手掌和热毛巾在患侧颌面部自下而上推揉，每日3～4次，每次10分钟。并经常对着镜子练习皱眉、闭眼、鼓腮、露齿、噘嘴等动作，有助于康复。

【验方02】（李典云，2014年4月18日）

川芎60克，当归250克，防风90克，赤芍90克，黄芩100克，糯米500克，红高粱200克，酒曲适量。诸味中药水煎取液；糯米、红高粱洗净，浸水半日，沥水，蒸熟，待冷，置容器中，加入药液、酒曲（研末）拌匀，密封置于保温处令其发酵（冬季3～4日，夏秋季2日），闻有酒香即可饮用。适用于面瘫。每日2次，10日饮完。有祛风除痰、祛邪通络、润筋缓急、活血祛瘀之功效。适用于面瘫。笔者应用该方治疗面瘫40余载，屡用屡效。

【验方03】（鲁莱光，2016年10月14日）

防风30克，蜈蚣2条（研细末）。用防风煎汤送服蜈蚣末，每日1剂，晚饭后服，服药后避风寒，10日为1个疗程。适用于周围性面瘫。

【验方04】（肖德荣，2018年10月5日）

白及50克，皂角20克，甘草5克。用醋500毫升煎药后，用毛巾蘸取药液，热敷患处30分钟，每日3次。适用于面瘫。

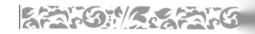

【验方 05】（王廷兆，2015 年 1 月 16 日）

清水浸泡马钱子 3～5 日，剥去外种皮后切成薄片，置于风湿膏或普通胶布上，贴敷于患侧下关、颊车等穴位处，3～5 日换药 1 次，一般贴敷 4～5 次即可见效。适用于面瘫。

【验方 06】（严永和，2015 年 6 月 26 日）

以下验方适用于面瘫。

（1）鲜鱼腥草 30 克，金银花、蒲公英、板蓝根、地龙各 15 克，白附子 8 克，僵蚕 12 克，蜈蚣 2 条，全蝎 6 克，焦神曲、焦山楂、焦麦芽各 10 克。水煎服，每日 1 剂。

（2）淫羊藿 20 克，全蝎 5 克，蜈蚣 3 条，防风 20 克。水煎服，每日 1 剂。

（3）生黄芪 30 克，防风 15 克，全蜈蚣 1 条，白附片 10 克，细辛 3 克。水煎 3 次，合并药液，分 3 次饭后温服，每日 1 剂，共服 3 剂。

（4）白及 50 克（研粉），米醋、姜汁适量。用米醋、姜汁调白及粉成糊状，敷于患处（口角歪向左敷右侧，口角歪向右敷左侧），每日换药 2～3 次。

（5）钩藤 18 克，当归尾、何首乌各 20 克，杜仲 12 克，牡蛎 30 克（先煎），天麻、怀牛膝、夜交藤各 15 克。水煎服，每日 1 剂。肝肾阴虚、肝阳亢盛，加代赭石 30 克；心中热甚，加生石膏 35 克；痰多，加胆南星 6 克；风热外侵，加连翘、金银花各 10 克。

（6）皂荚 15 克，捣碎，浸入 100 毫升食醋内，8 小时后即可用，用时取棉球蘸药液涂搽健侧口角的后方部位（地仓穴与牵正穴之间部位）。每次涂搽 10～15 分钟，每日数次。

【验方 07】（伍振云，2016 年 1 月 16 日）

羌活、荆芥、威灵仙各 12 克。加水浸泡 15～20 分钟，用武火煮开后改文火再煮 20～50 分钟即成羌荆汤。药液倒入瓶中，用毛巾遮盖头面部，将患处对准瓶口，以热气熏蒸 20 分钟左右，待药液稍凉后，用毛巾蘸取药液擦洗患侧面部 10 分钟，每晚睡前用药 1 次，连用 7 日。有祛风除湿、通络止痛、豁痰开窍之功效。适用于面肌麻木，流泪伴头身冷痛，眩晕头重如蒙、胸闷恶心者。

【验方 08】（张大夫，2015 年 9 月 25 日）

（1）桂枝、防风、当归、鸡血藤各 10 克。水煎，分 3 次温服，每日 1 剂，3～5 日为 1 个疗程。适用于面瘫。

（2）牛蒡子 15 克，女贞子、墨旱莲各 6 克，白芷 5 克。水煎，分 2 次温服，每日 1 剂。适用于面瘫。一般用药后自觉疼痛消失，2 周后眼睑闭合，额纹出现，3～4 周面肌基本恢复正常，人中复正、舌偏纠正，效果满意。

【验方 09】（徐玉梅，2015 年 12 月 25 日）

鹅不食草 10 克。研细末，用凡士林调膏，贴于患处，外用纱布固定。适用于面瘫。口角左歪贴右侧，口角右歪贴左侧，2 日换药 1 次。

【验方 10】（胡佑志，2014 年 8 月 8 日）

（1）面瘫是面神经麻痹的俗称，以面部表情肌群运动功能障碍为特征，一般表现为口眼歪斜，患侧往往连基本的抬眉、闭眼、鼓腮等动作都无法完成。中医认为，面瘫主要为正气不足、卫外不固，易受风寒侵袭，致脉络气血闭阻而发病。夏季过度吹空调、风

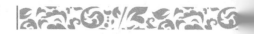

扇常会引发本病。桂枝 40 克，半夏 15 克。先用凉水浸泡 30 分钟，然后水煎 1 小时，去渣取液。用纱布浸取药液热敷患处，每日 3～5 次。忌阳光暴晒，忌辛辣刺激性食物。

（2）黄芪 30 克，防风、桂枝、桑叶、白蒺藜各 10 克。水煎 2 次，合并药液，分早晚 2 次服，每日 1 剂。一般服药 5～10 日即可见效。适用于风寒所致的面瘫，症见恶风寒，无汗或自汗恶风、舌淡、苔白、脉浮缓或浮紧。若见恶热，舌红、苔黄、脉浮数或弦者，则不宜用。

（3）黄芪 45 克，赤芍 15 克，川芎 12 克，当归尾 12 克，红花 12 克，桃仁 12 克，半夏 12 克，地龙 10 克，胆南星 10 克，防风 10 克。加水 1200 毫升，浸泡 15 分钟，煎取药汁 600 毫升，分 2～3 次服，每日 1 剂，连服 1～4 周。适用于面瘫。

【验方 11】（蒋振民，2014 年 8 月 29 日）

制草乌、白芥子、制马钱子、细辛各 10 克。共研细末，用生姜汁调敷患侧，每日换药 1 次。为巩固疗效，愈后可再敷 1 次。适用于空调性面瘫。

【验方 12】（福如海，2017 年 2 月 3 日）

防风 30 克，川芎 5 克，蜈蚣 2 条。蜈蚣研末，防风、川芎水煎取液，送服蜈蚣末。1 次服完，每日 1 剂，5 日为 1 个疗程。有祛风、通络、活血之功效。适用于周围性面瘫引起的口眼㖞斜，多为晨起发现口眼㖞斜、不能吹哨等。

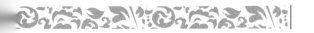

眩 晕

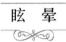

【验方 01】（百越，2016 年 6 月 25 日）

（1）黄芪、党参各 30 克，白术、当归身各 10 克，柴胡、升麻各 3 克，陈皮、炙甘草各 6 克。水煎服，每日 1 剂。适用于劳累即发之眩晕。呕吐重，加半夏、生姜各 10 克，代赭石 25 克；眩晕重，去党参，加红参（另煎兑服）10 克或高丽参 6 克，天麻 10 克；心悸、恐惧，加酸枣仁 12 克、柏子仁 10 克；头痛，加川芎 5 克、蔓荆子 10 克。

（2）瞿麦、地龙、葛根各 20 克，石菖蒲 15 克，升麻 6 克，蜈蚣（去足留头）2 条。水煎服，每日 1 剂。适用于眩晕初发。气阴两虚，瞿麦、石菖蒲、蜈蚣改为 10 克，去升麻，加人参、黄芪、麦冬、生地黄等；体质素盛、症状加剧，瞿麦 30～50 克，石菖蒲 25 克，蜈蚣 3～4 条；高血压，地龙 40 克，葛根 50 克，去升麻，加夏枯草、代赭石、磁石。

【验方 02】（郭旭光，2016 年 9 月 2 日）

（1）三七研细末，装于 0.5 克的胶囊内。每次 1 克（2 粒），饭后温开水送服，每日 3 次，15 日为 1 个疗程，或以治愈为度。适用于脑血管硬化眩晕。

（2）速效救心丸是治疗冠心病、缓解心绞痛的常用药。近年来临床发现，用其治疗颈性眩晕有较好的效果。速效救心丸每次 5 粒，每日 3 次，饭后 30 分钟温开水送服；眩晕发作明显时可舌下含服 10～15 粒，7 日为 1 个疗程。

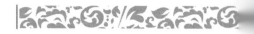

【验方 03】（唐甫中，2014 年 10 月 3 日）

蜜炙黄芪，炙甘草各 20 克，人参、当归、青皮各 10 克，九香虫、淫羊藿、炒神曲、苍术（米泔水浸）各 15 克，柴胡、黄柏各 10 克，升麻 5 克。水煎，饭后温服，每日 1 剂，数剂可见效。适用于中老年人食后头晕昏沉。

【验方 04】（霍小卫，2014 年 10 月 31 日）

头痛、头晕是老人常见病症。现代医学研究发现，涌泉穴是足少阴肾经的起点，在此处敷药，药物透皮吸收可迅速发挥疗效，调节自主神经和内分泌功能，从而缓解头痛、头晕症状。

吴茱萸 10 克，龙胆草 6 克，川芎 2 克。研细末混匀，加食醋调为糊状，分别敷在双脚底的涌泉穴上，用胶布固定。每晚贴敷，次日早晨取下，5 日为 1 个疗程。吴茱萸入肝经，有扩张冠状动脉、降血压、降血脂等功效，可治疗肝气上逆引起的头晕；龙胆草善泻肝胆实火，可降低血管阻力而缓解头痛；川芎辛温升散，上行头目，祛风止痛。

【验方 05】（吴明，2018 年 8 月 10 日）

旋覆花 12 克，代赭石 30 克，清半夏 10 克，陈皮 10 克，枳实 10 克，生姜 5 片，竹茹 10 克，茯苓 15 克，泽泻 30 克，白术 30 克，炙甘草6 克，大枣 4 枚，天麻 10 克，生龙骨 30 克，生牡蛎 30 克，石决明 30 克，酸枣仁 15 克。水煎，分早晚 2 次温服，1 剂药可服 2 日。适用于梅尼埃病。连服 7～10 剂，诸症可明显缓解。

【验方 06】（陈文贵，2017 年 2 月 24 日）

（1）桑椹 50 克，枸杞子 20 克。放入杯中，用沸水冲泡，加盖

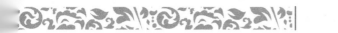

闷 15～20 分钟，代茶饮，再次冲泡 2～3 分钟即可，每日 1 剂。有滋阴养血、补益肝肾之功效。适用于阴虚阳亢型眩晕。症见眩晕耳鸣、烦躁失眠、腰酸腿软、四肢麻木等。

（2）天麻 6 克，绿茶 2 克。天麻研粗末与绿茶放入杯中，用沸水冲泡，加盖闷 15～20 分钟，代茶饮。可反复冲泡 2～3 次，每日 1 剂。有平肝息风、定惊止痉之功效。适用于肝火上炎型眩晕。症见头痛眩晕、面赤目红、口苦咽干、烦躁易怒等。

（3）当归 6 克，黄芪 30 克。共研粗末，放入杯中，用沸水冲泡，加盖闷 15～20 分钟，代茶饮，每日 1 剂。有补益气血之功效。适用于气血亏虚型眩晕。症见头晕目眩、心悸气短、面白食少、唇甲色淡、身疲乏力等。

【验方 07】（郭亚维，2017 年 8 月 11 日）

（1）天麻 9 克，菊花 9 克，白术 9 克，茯苓 9 克，法半夏 9 克，女贞子 9 克，枸杞子 9 克，炒薏苡仁 15 克，陈皮 6 克，柴胡 6 克。水煎，分 3 次服，每日 1 剂。有平肝熄风之功效。适用于梅尼埃病。

（2）蓖麻仁、生半夏各等量，共捣成膏状，外敷于百会穴处，用敷料覆盖，胶布固定，每日换药 1 次，连用 2～3 日。适用于痰湿眩晕。一般用药 30 分钟后眩晕可明显减轻。

【验方 08】（郑玉平，2017 年 9 月 8 日）

菊花 10 克，川芎 10 克，薄荷 7.5 克，半夏 12 克，竹茹 20 克，茯苓 12 克，生甘草 10 克，生姜 3 片。水煎 3 次，煎取药液 300 毫升，分 3 次服，每日 1 剂。有清热泻火、降逆止呕之功效。适用于上火、恼怒引起的头痛眩晕，动则晕甚，伴有恶心呕吐。

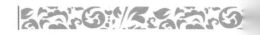

【验方 09】（胡佑志，2017 年 9 月 15 日）

（1）天麻、当归、鹿角胶、乌梢蛇各 10 克，川芎、制乳香各 8 克，葛根 12 克，牡蛎 20 克，生地黄 15 克。水煎，分 3 次服，每日 1 剂，10 日为 1 个疗程，一般治疗 3～4 个疗程。适用于颈椎管狭窄引起的眩晕。

（2）仙鹤草 30 克，泽泻 7 克，白术、茯苓各 12 克。水煎 2 次，合并药液，分 3 次温服，每日 1 剂，连服 5～6 剂。适用于旋转性眩晕。恶心、呕吐，加生姜 7 克、法半夏 9 克；心悸心烦，加郁金 9 克、桂枝 5 克。

【验方 10】（张勤，2015 年 12 月 25 日）

眩晕发作可见天旋地转、头晕眼花、恶心呕吐、耳鸣耳聋等症，中草药治疗效佳。

（1）黑豆 50 克，何首乌 15 克，枸杞子 15 克。加水适量，煎煮 1 小时，每日分 2 次服完。适用于眩晕。

（2）仙鹤草 60 克，决明子 15 克。加水 2 碗，煎成 1 碗，滤取药液，趁热打入鸭蛋 2 个搅匀温服。每日早晚各服 1 次，连服 3～5 日愈。适用于眩晕。

（3）杜仲 15 克，独活 15 克，续断 10 克，黄连 6 克，白芍 25 克，清半夏 10 克，地龙 10 克，僵蚕 10 克，蔓荆子 15 克，女贞子 15 克，葛根 15 克，茯神 15 克，川芎 10 克，茺蔚子 16 克，石决明 20 克，合欢花 15 克，钩藤 15 克，鸡血藤 20 克，石斛 10 克，生甘草 10 克。水煎，分 3 次服，每日 1 剂。有补益肝肾、镇肝息风、活血通络、除痰化浊之功效。适用于老年人头目眩晕、心慌气短、口干舌燥、失眠多梦、头痛项强、腰背酸痛、站立不稳等。

【验方11】（丹霞，2015年2月27日）

（1）六棱菊30克，石仙桃30克，苍耳草根15克。水煎服，每日1剂。适用于眩晕。

（2）水杨梅根30克，猪肉适量。加水炖服，每日1剂。适用于肾阳虚型眩晕。

（3）刺沙蓬、绢毛苣、黄芩各适量。水煎服，每日1剂。适用于高血压引起的眩晕头痛。

（4）细叶十大功劳根30克，莲子肉120克。加水炖1小时，分2次饭后服，每日1剂。适用于眩晕引起的头晕耳鸣。

【验方12】（蒋振民，2018年5月18日）

（1）颈性眩晕。赤芍、川芎、天麻各12克，当归、竹茹各10克，熟地黄、丹参各20克，白术、茯苓各15克，甘草3克。水煎，分3次服，每日1剂。适用于颈性眩晕。一般症状轻者，服3～4剂即可见效。

（2）缺血性眩晕。葛根20克，天麻6克，红花6克，白芍、白菊花、川芎、姜黄、地龙、川牛膝、当归各8克，威灵仙12克。水煎，分3次服，每日1剂，7日为1个疗程。气虚乏力，加黄芪20克；体胖痰多，加半夏、石菖蒲各8克；头痛重着，加延胡索8克，细辛2克。

（3）重症眩晕。柴胡、半夏、黄芩各15克，生龙骨（先煎）、生牡蛎（先煎）、磁石（先煎）各25克，珍珠母30克（先煎），钩藤20克，菊花、蔓荆子、茯苓、陈皮、远志、郁金、石菖蒲各12克。水煎服，每日1剂，10日为1个疗程。

（4）梅尼埃病。症见眩晕呕吐，自觉天旋地转，不能站立。制半夏、桑叶、菊花、茯苓、黄芩、大枣、乌梅各10克，藿香5克，砂仁、白豆蔻、炮姜各3克。水煎服，每日1剂，5日为1个疗程。

【验方13】（唐崇茂，2018年6月29日）

姜半夏10克，焦白术10克，茯苓12克，陈皮10克，胆南星10克，天麻12克，钩藤15克（后下），生石决明32克（先煎），远志12克，炙甘草6克，大枣8枚，生姜3片。水煎服，每日1剂，7剂即可见效。适用于眩晕。

【验方14】（宁大夫，2015年10月9日）

五味子10克，当归12克，淮山药12克，酸枣仁10克，龙眼肉15克。水煎，睡前服，每日1剂。适用于血虚型眩晕。

【验方15】（大志，2015年12月18日）

郁金、钩藤各15克，茯苓、白术、猪苓、法半夏各10克，泽泻、生姜各7克。水煎，分3次服，每日1剂。适用于梅尼埃病。

【验方16】（张志远，2014年5月23日）

天麻20克，葛根15克，白术、姜半夏、钩藤各10克，川芎8克。水煎服，每日1剂，连服7剂，之后隔2日服1剂，再服7剂，以巩固疗效。适用于梅尼埃病。

【验方17】（于长学，2013年8月30日）

（1）女贞子30克，墨旱莲、桑椹各15克。共研细末，制蜜丸，每次10克，每日2次，温开水送服。适用于肾虚型眩晕。

（2）天麻、枸杞子、菊花、菟丝子各等分。共研细末，制蜜丸，每次9克，每日2次，温开水送服。适用于肾虚型眩晕。

【验方 18】（蓝天，2013 年 8 月 2 日）

半夏 10 克，桑叶 10 克，菊花 10 克，茯苓 10 克，黄芩 10 克，藿香 5 克，大枣 10 克，砂仁 3 克，乌梅 10 克，白豆蔻 3 克，炮姜 3 克。水煎服，每日 1 剂，5 日为 1 个疗程。适用于梅尼埃病眩晕。症见自觉天旋地转，不能站立，甚至不敢睁眼，食入则吐，汗出淋漓，舌苔黄，脉数有力等。

【验方 19】（木棉花，2014 年 9 月 26 日）

天麻 10 克，钩藤 30 克（后下），泽泻 30 克，生石决明 30 克（先煎），半夏 10 克，茯苓 15 克，白术 10 克，甘草 3 克。加水 3 碗先煎生石决明，煎至 2 碗时，加入诸药（除钩藤外），待煎至 1 碗时，下钩藤煎 1 分钟即可，分 2 次服。有平肝潜阳、健脾化痰之功效。适用于梅尼埃病或高血压病眩晕。热重，加黄芩 10 克；偏温，加薏苡仁 30 克；风重，加僵蚕 10 克。

【验方 20】（戈杰，2014 年 10 月 31 日）

胆南星、半夏各 12 克，茯苓、泽泻、桂枝、猪苓各 20 克，白术 15 克。水煎，分早晚 2 次服，每日 1 剂。适用于梅尼埃病。一般轻者 3～5 剂，重者 10 剂左右可见效。

【验方 21】（韩玉乐，2014 年 11 月 7 日）

梅尼埃病多由脾运失职，聚湿生痰，痰阻经络，致清阳不升，清窍失养所致。痰浊中阻则气机不畅，胃气上逆故恶心呕吐，方选葛参汤：葛根、丹参、龙骨各 20 克，陈皮、天麻、白术各 12 克，法半夏 15 克。水煎，分 3 次温服，每日 1 剂，连服 3 剂。

方中葛根、丹参活血化瘀通络，兼能扩张血管；法半夏燥湿化

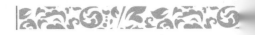

痰、降逆止呕；天麻息风化痰止眩；白术健脾利水；陈皮理气化痰；龙骨平肝潜阳。诸药配伍，标本兼治，使痰消瘀散，气机通畅，故眩晕症状可缓解。治疗期间应注意低盐、清淡饮食。

神经衰弱

【验方01】（广明医，2013年8月9日）

神经衰弱大多起病缓慢，病程较长。早期多兴奋，易激动，烦躁不安，对外界刺激（如光、声音）敏感，失眠，多梦，易惊醒。随着病情发展，转为抑制为主，疲劳，全身无力，精神不振，记忆力减退，注意力不能集中，思维迟钝，精力不足，性功能减退等。日常注意减轻心理压力，培养乐观向上的情绪，适当运动，加上药物治疗，是纠治神经衰弱的法宝。在此基础上，可试用以下中药方剂。

（1）桑椹女贞汤。桑椹25克，女贞子15克，陈醋15克（冲服）。水煎服，每日1剂。适用于肾虚失眠。

（2）远志补脑方。远志18克，熟地黄18克，菟丝子18克，石菖蒲12克，川芎2克，地骨皮24克，制何首乌15克。水煎服，每日1剂。有补肾益血之功效。适用于神经衰弱、失眠健忘等。

（3）枣仁龙牡汤。炒酸枣仁、龙骨、牡蛎各20克，柏子仁、黄精各12克，夜交藤、太子参各30克，丹参15克，玄胡10克，珍珠母25克。每日1剂，水煎服，30日为1个疗程。适用于顽固性失眠。

（4）胆星瓜蒌汤。胆南星12克，瓜蒌30克，黄芩、黄连、枳实、郁金、制半夏、陈皮各10克，茯苓、焦神曲、甘草各6克，合欢皮15克，朱砂2克（冲服）。水煎，分2～3次服，每日1剂，10日为1个疗程。适用于顽固性失眠。

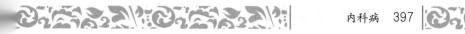

（5）酸枣仁散。酸枣仁 120 克，醋适量。酸枣仁炒熟研细末，每次 10 克，淡醋汤送服，每日 1 次。适用于神经衰弱。

【验方 02】（谭家峰，2014 年 3 月 28 日）

（1）远志（研粉），每次 3 克，每日 2 次，米汤冲服。适用于神经衰弱。

（2）枸杞子 30 克，羊脑 1 个。同放锅内，加水煮熟。分 2 次服，隔日 1 剂，连服 10～15 日。适用于神经衰弱。

（3）百合、酸枣仁各 15 克，远志 9 克。水煎，分 2 次服，每日 1 剂，连服 15 日。适用于神经衰弱。

（4）合欢皮 15 克，夜交藤 20 克，丹参、淮小麦、石决明各 30 克。水煎，分 2 次服，每日 1 剂，连服 7～10 日。适用于神经衰弱。

【验方 03】（张志远，2014 年 5 月 17 日）

花生叶 250 克，放到锅中，加水适量，以没过花生叶为宜，武火煎沸后改文火煎 10 分钟即成。将药液分成 6 份，每日早晚各服 1 份，连服 3 日。适用于神经衰弱。

【验方 04】（霍光星，2014 年 10 月 10 日）

生石膏 15 克，知母、麦冬、天花粉、黄芩各 9 克，粳米 6 克，甘草 3 克。加水适量，文火煎约 1 小时，煎取药液 250 毫升，晚饭后 2 小时温服，每日 1 剂。适用于神经衰弱。有汗可加桂枝 3～5 克。服药期间要多喝开水，忌食辛辣油腻食物。

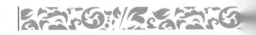

【验方05】（王廷兆，2013年3月1日）

刺五加30克，夜交藤30克，五味子15克，合欢皮15克，灵芝30克（先煎），酸枣仁15克，茯神15克，当归15克，熟地黄15克，磁石40克。水煎服，每日1剂，连服15～20日。适用于神经衰弱失眠。

【验方06】（施善葆，2015年7月31日）

（1）牡丹皮6克，焦山栀子9克，柴胡6克，白芍、当归、茯神各9克，炙甘草3克，生牡蛎15克，钩藤12克，佛手、酸枣仁各9克，远志6克。水煎，分2次服，每日1剂。可疏肝理气、凉肝宁心，对神经衰弱有一定疗效。

（2）枸杞子12克，菊花9克，生地黄12克，山茱萸9克，牡丹皮6克，茯神9克，丹参15克，麦冬、酸枣仁各9克，制何首乌、龟板各15克。水煎，分2次服，每日1剂。可滋阴降火、平肝潜阳、宁神定志。适用于阴虚阳亢型神经衰弱。

（3）党参12克，白术9克，生黄芪15克，茯神9克，炙甘草3克，当归9克，远志6克，酸枣仁9克，广木香6克，熟地黄12克，五味子4.5克。水煎，分2次服，每日1剂。可补益心脾、调养气血。适用于心脾两虚型神经衰弱。

（4）制附子4.5克，肉桂粉3克（分2次冲服），山茱萸9克，淮山药15克，淫羊藿、巴戟天各12克，制何首乌15克，柏子仁12克，女贞子、生龙骨各15克。水煎，分2次服，每日1剂。可温阳、补肾、填精。适用于肾阳不足型神经衰弱。

（5）百合24克，青龙齿9克，生龙骨11克，琥珀粉3克（分2次冲服），炙甘草6克，淮小麦15克，大枣5枚。水煎，分2次服，每日1剂。适用于神经衰弱。

（6）制黄精、生玉竹各 30 克，川芎 3 克，决明子 9 克，制何首乌、钩藤、女贞子、旱莲草各 30 克，鲜马尾松针 60 克。水煎，分 2 次服，每日 1 剂。适用于神经衰弱。

（7）玫瑰花 4.5 克，滁菊花、合欢花、厚朴花各 9 克，生白芍 12 克，炙甘草 3 克。水煎，分 2 次服，每日 1 剂。适用于神经衰弱初起。

（8）菊花、炒决明子适量，冲泡代茶饮。可明目、止眩、止痛。适用于神经衰弱。

（9）何首乌 15～30 克，络石藤、合欢皮各 15 克。水煎，睡前服，每日 1 剂。可补肝肾、养脑安神。适用于神经衰弱。

（10）猪脑 1 个，川芎 4.5 克，白芷 4.5 克。猪脑去筋膜，与诸药加水蒸熟服食。可补脑、行气活血止头痛。适用于神经衰弱。

【验方 07】（郭亚维，2018 年 1 月 5 日）

当归、白术、茯苓、郁金、陈皮、桔梗、法半夏各 10 克，黄芪、党参、枸杞子、酸枣仁各 15 克，熟地黄 20 克，细辛 3 克，淫羊藿 25 克，甘草 6 克，大枣 5 枚。水煎，分 2 次服，每日 1 剂，7 日为 1 个疗程，间隔 5 日再服第 2 个疗程。有补气生津、血安神之功效。适用于气血两虚型神经衰弱。

【验方 08】（孙清廉，2018 年 1 月 26 日）

（1）桂圆枸杞粥。桂圆肉 12 克，枸杞子 12 克，大枣 5 枚，粳米 100 克。加水适量共煮粥，晨起、睡前各服 1 次。适用于神经衰弱。症见血虚眩晕、耳鸣失眠。

（2）远志枣仁粥。远志、炒酸枣仁各 10 克，粳米 50 克。前两味加水适量，煎煮 15 分钟，去渣取液，加入粳米共煮粥，睡前 1 小

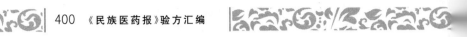

时服食。远志、炒酸枣仁有抑制中枢神经、镇静安眠等功效。适用于心脾两虚型神经衰弱。症见惊悸健忘、失眠多梦。

（3）甘麦大枣汤。小麦 50 克，甘草 10 克，大枣 5 枚，百合 10 克。加水适量，煎煮 15～20 分钟，分 2 次喝汤。适用于神经衰弱，心肾阴虚、心神不宁。

（4）核桃茯苓粥。核桃仁 30 克，茯苓 15 克，粳米 100 克。核桃仁和茯苓捣碎，与粳米共煮粥，粥熟后加盐或白糖调味，分早晚 2 次服。适用于心脾肾虚衰型神经衰弱。症见失眠多梦、记忆力减退等。

（5）百合蜂蜜饮。生百合 30 克，蜂蜜 50 克。生百合搅碎，加入蜂蜜和水适量，拌匀蒸熟，临睡前服食。百合清心安神。适用于神经衰弱。症见气阴不足、睡眠不宁。

（6）百合五味饮。百合 12 克，五味子 6 克，麦冬 10 克。加水适量，煎煮 15 分钟，加入蜂蜜 30 克，分 2 次服。适用于心肺肾阴虚、心神不宁型神经衰弱。

【验方 09】（霍光兴，2018 年 6 月 29 日）

白菊花 100 克，磁石 100 克，合欢花 100 克，夜交藤 100 克，朱染灯心 30 克，石菖蒲 60 克，远志 60 克，公丁香 30 克，白檀香 20 克，冰片 10 克（另包）。共研粗粉，制成枕芯枕用。适用于神经衰弱。多梦，加生龙骨 100 克、生龙齿 60 克。

【验方 10】（严永和，2018 年 12 月 28 日）

（1）洋葱 20 克，大枣 20 枚。洗净，加水适量，煎煮 20 分钟，吃枣喝汤。适用于神经衰弱。

（2）糯米 90 克，大枣 15 枚，莲子 15 克，党参 6 克。加水适量煮粥服食，每日 1 次或隔日 1 次。适用于神经衰弱。

（3）桑椹 30 克，酸枣仁 30 克。水煎服，每晚 1 次。适用于神经衰弱症。

失　眠

【验方 01】（陈红，2016 年 12 月 9 日）

（1）刺五加薄片适量，泡水代茶饮，也可泡酒饮。刺五加有缓解失眠、降血压、增强机体防御能力等功效。秋季服用刺五加，对神经衰弱所致的失眠多梦、记忆力差、体倦乏力等有较好的疗效。

（2）夜交藤 30 克，五味子 15 克，合欢皮 15 克，灵芝 30 克（先煎），酸枣仁 15 克，茯神 15 克，当归 15 克，熟地黄 15 克，刺五加 30 克，磁石 40 克。水煎服。适用于严重神经衰弱。

【验方 02】（任昉，2018 年 2 月 2 日）

桂枝、陈皮、茯苓、郁金、佛手各 10 克，茯神 15 克，炒白芍、炒酸枣仁各 12 克，苍术 6 克，生姜、炙甘草各 3 克，大枣 4 枚。水煎，分 2 次服，每日 1 剂。适用于失眠久治不愈。症见心烦多梦、昏沉怠倦、周身不爽，或伴有急躁易怒、食欲减退等。

【验方 03】（管恩兰，2016 年 7 月 30 日）

受生理、心理及社会等因素的影响，更年期失眠症目前已成为妨碍更年期女性正常生活和健康的常见病之一。患者由于睡眠时间不足、睡眠质量差，主要表现为入睡困难或睡眠不深、多梦易醒，或醒后不能再睡、甚则整夜不眠等，导致睡眠不易消除疲劳及恢复体力与精力。笔者将该病分为以下五型辨治，临床疗效较好。

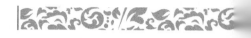

（1）肝气郁结型。症见不易入睡或寐则多梦，情绪低落，郁郁寡欢，胸胁胀闷，长吁短叹，饮食量少，或大便不调，舌淡、苔薄或腻，脉沉弦。治宜疏肝理气、解郁宁神。方用：柴胡12克，青皮10克，香附12克，枳实10克，陈皮12克，郁金10克，白芍10克，生龙骨30克，生牡蛎30克，茯神12克，远志6克，甘草6克。水煎，分早晚2次服，每日1剂。

（2）气血两虚型。症见睡眠不踏实或似睡非睡，多梦易醒，健忘心悸，神疲乏力，眩晕，食少纳呆，面色无华，舌淡、苔薄，脉象细弱。治宜气血双补、宁心安神。方用：黄芪15克，党参10克，白术10克，当归12克，川芎10克，茯神10克，五味子10克，柏子仁10克，龙眼肉10克，熟地黄15克，白芍10克，甘草6克。水煎，分早晚2次服，每日1剂。

（3）脾胃虚弱型。症见时寐时醒，睡眠不实，醒后头晕，食少纳差，食后腹胀，面色无华，或大便不调，舌淡、苔白腻或厚腻，脉缓弱。治宜健脾和胃，养心安神。方用：党参12克，白术10克，陈皮10克，半夏10克，砂仁6克，木香10克，枳实10克，厚朴10克，柏子仁10克，远志6克，甘草6克。水煎，分早晚2次服，每日1剂。

（4）心肾不交型。症见不易入睡，多梦易醒，五心烦热，腰膝酸软，健忘心悸，口干少津，或潮热盗汗，舌红、苔少，脉细数。治宜滋阴降火、交通心肾，佐以安神。方用：黄柏10克，黄连10克，生地黄15克，知母10克，山茱萸10克，牡丹皮10克，泽泻10克，肉桂3克，茯神10克，夜交藤10克，柏子仁10克，石菖蒲10克，甘草6克。水煎，分早晚2次服，每日1剂。

（5）肝郁化火型。症见彻夜不寐，寐则噩梦纷纭，烦躁不安，易怒，头晕脑胀，耳鸣，面红目赤，口苦咽干，大便秘结，小便黄

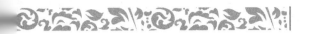

赤，舌红、苔黄，脉弦数。治宜解郁泻火、宁心安神。方用：龙胆草 10 克，山栀子 10 克，黄芩 10 克，泽泻 10 克，柴胡 12 克，香附 12 克，郁金 10 克，茯神 12 克，夜交藤 10 克，生龙骨 30 克，生牡蛎 30 克，甘草 6 克。水煎，分早晚 2 次服，每日 1 剂。

【验方 04】（福如海，2016 年 7 月 2 日）

琥珀 6 克（研粉冲服），茯苓 15 克，茯神 15 克，半夏 15 克，橘红 10 克，枳壳 10 克，竹茹 10 克，石菖蒲 10 克，远志 10 克，胆南星 10 克，甘草 3 克。水煎服，每日 1 剂，5 日为 1 个疗程。适用于长年失眠，甚至彻夜不眠。症见头晕脑胀，纳食减少，不欲饮水，身疲乏力，咳嗽痰多或形体虚胖，舌胖、苔黄腻，脉弦等。

【验方 05】（管恩兰，2016 年 6 月 18 日）

柴胡 12 克，川楝子 10 克，香附 12 克，青皮 10 克，枳实 10 克，白芍 10 克，龙胆草 10 克，黄芩 10 克，栀子 10 克，车前子 10 克，生大黄 10 克（后下），柏子仁 10 克，茯神 10 克，酸枣仁 10 克，甘草 6 克。水煎，分早晚 2 次服，每日 1 剂。有疏肝理气泻火、养心安神之功效。适用于肝郁化火、心神被扰型失眠。方中柴胡、川楝子、香附、青皮、枳实疏肝理气解郁；白芍养肝柔肝；龙胆草、黄芩、栀子清肝泻火；车前子、生大黄泻火而通利二便；柏子仁、茯神、酸枣仁养心安神；甘草调和诸药。诸药合用，使肝郁得解，肝火得泻，心神得养。

笔者曾用该方治疗一位 43 岁男性患者，该患者 1 年前与人争吵后愤懑不平而出现失眠、心烦不安等症状，曾去某医院检查，排除器质性疾病，诊断为"失眠症"，给予阿普唑仑片 0.4 毫克，每晚口服 1 次。虽服药后夜间睡眠时间可达 3 小时左右，但睡眠质量

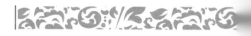

极差，常做噩梦，易惊醒。治疗 10 余天后，逐渐将阿普唑仑片增至每晚口服 0.8 毫克，夜间睡眠勉强维持在 5 小时左右，但睡眠质量仍然较差，多梦易醒。近 6 天前复因与其妻发生口角，怒而停药，致使病情骤然加重，彻夜不寐。烦躁易怒，两胁胀闷，甚则骂人毁物，面红，食少纳呆，大便秘结，小便黄赤，舌红、苔黄，脉弦数。诊断为撤药性失眠。服药 5 剂，夜间睡眠状况有所改善，睡眠时间近 3 小时，烦躁易怒、两胁胀闷、面红、食少纳呆、大便秘结、小便黄赤等症有所改善。将方中生大黄加至 15 克，酸枣仁加至 15 克，加龙骨、牡蛎各 30 克，以增强泻火通便、养心安神之功效，续服 6 剂，睡眠时间可达 5 小时左右，精神状态及其他伴随症状明显改善。上方再加百合 12 克、夜交藤 10 克，服 12 剂，夜间睡眠和精神状态恢复正常，前方去生大黄，再服 6 剂巩固疗效。

该患者是因情志刺激，与人争吵后愤懑不平，郁怒伤肝而致失眠。用西药治疗，虽然对病邪暂时有所压制，然此乃治其标也。其致病之根本原因未除，受损之脏器未得到修复，且服用阿普唑仑片又有一定依赖性，骤然停药，致病情复发加重。患者因恼怒伤肝，肝之疏泄功能失常，致使肝气郁结，郁久化火，扰乱心神，故出现失眠及其他一系列伴随症状。辨证属肝郁化火、心神被扰，治以疏肝理气泻火、养心安神。药证相符，故可收到较为满意疗效。

【验方 06】（丁树栋，2016 年 5 月 14 日）

防己地黄汤化裁。防己 10 克，生地黄 20 克，黄芩 12 克，栀子 10 克，半夏 10 克，竹茹 10 克，柴胡 12 克，香附 12 克，郁金 10 克，炒枣仁 15 克，合欢皮 10 克，夜交藤 10 克，大黄 10 克（后下）；甘草 10 克。水煎，分 2 次服，每日 1 剂。有解郁化痰清热、宁心安神之功效。适用于肝郁化热、痰热蒙蔽心窍所致的失眠。症

见失眠多梦，甚则彻夜不眠，面色无华，时而喃喃自语，时而狂躁怒骂，时而声泪俱下，食少纳呆，大便秘结，舌红、苔黄，脉弦滑数。

因恼怒伤肝，肝之疏泄功能失常，肝病及脾，脾失健运，聚湿生痰，痰郁化热，蒙蔽清窍，故出现失眠及一系列伴随症状。方中防己、生地黄、黄芩、栀子、半夏、竹茹、柴胡、香附、郁金解郁化痰清热；大黄泻热通便；炒枣仁、合欢皮、夜交藤宁心安神；甘草调和诸药。诸药合用，使肝郁得解，痰热得清，心神得宁，药症相符，故收效满意。

【验方07】（严永和，2018 年 3 月 23 日）

（1）心烦失眠、神经衰弱。百合 15 克，酸枣仁 15 克，远志 9 克。水煎服。

（2）心悸失眠。百合 20 克，大枣 10 枚，绿豆 25 克，粳米 50 克。水煎服。

（3）燥热失眠。生百合洗净，与等量蜂蜜拌匀，蒸熟，每晚睡前服 30 克。

（4）失眠健忘、心悸不安。百合 50 克，淮山药、白术各 20 克。共研细末，过筛后分成 2 份。每日早晚饭后用白开水加白糖调服。每日 1 剂，连服 30 日。

【验方08】（韩玉乐，2018 年 4 月 13 日）

（1）栀子、淫羊藿各 15 克，淡豆豉、丹参各 30 克。水煎服，每日 1 剂，6 日为 1 个疗程。有清心除烦、和气血、调阴阳之功效。适用于失眠。气虚，加党参，或合四君子汤；阴血虚，加制何首乌、女贞子、旱莲草、熟地黄，或合四物汤；脾虚胃弱，加以薏苡

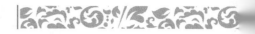

仁、白蔻仁、神曲、麦芽、山楂等；气阴不足，兼见神疲、心悸健忘，加党参、麦冬、五味子，并酌加酸枣仁、柏子仁、远志、石菖蒲、茯神等；兼痰火实邪，或热象较甚，去淫羊藿，加知母、胆南星、鲜竹沥等。

（2）大枣 20 枚，葱白 10 克。加水适量煎煮，煮沸 15～20 分钟，食枣喝汤，每晚 1 次。适用于春季失眠。大枣可健脾益气，养血安神；葱白可宣通上下阳气，对心脾两虚、心慌乏力、食少倦怠、烦闷失眠有明显的改善作用。

【验方 09】（施善葆，2016 年 1 月 30 日）

（1）沐浴、浴足。有浴缸的家庭，睡前最好洗温水浴，在 40 ℃左右的水中沐浴 20～30 分钟，有助于入眠。没有浴缸的家庭，可用温水浴足，将双足浸在 25～35 ℃的温水中，双脚相互摩擦 5 分钟，然后用手掌紧贴足心，快速用力摩擦足心至发热为止，两足交替进行。

（2）点穴按摩。

①取坐位或俯卧位，用双拇指顺时针按揉心俞穴（第五胸椎棘突下旁开 1.5 寸）50 次；两手掌按摩第 9 胸椎至第 2 腰椎两侧膀胱经（肝俞、胆俞、脾俞、胃俞、肾俞等穴），从上到下 20 次。有宁心安神、健脾和胃、滋补肾阳之功效。适用于失眠。

②平卧闭目，放松肢体，无名指或中指分别置于上下眼睑内侧，由里向外轻抹 20 次；顺时针方向轻摩眼球 50 次。适用于失眠。

③用拇指或食指揉按印堂、太阳、百会、风池、内关、神门等穴，使之产生麻胀感，也可助眠。适用于失眠。

【验方 10】（玉石，2018 年 8 月 3 日）

（1）冬菇海参方。冬菇 30 克，海参 40 克，猪瘦肉 150 克。冬菇、海参用温水泡发洗净。猪瘦肉切块，略炒。三者同放砂锅内，加适量清水煮熟，调味即可。分 2 次服，连服 5～7 日。可健脾滋肾、补益气血。适用于更年期综合征头昏耳鸣、腰膝酸软、五心烦热、自汗、失眠。

（2）石决龙牡方。石决明、龙骨、牡蛎各 30 克，糯米 100 克，红糖适量。将前三味加适量水煎煮 1 小时后取汁，加入糯米及适量水煮成粥，再加入红糖即成。分 2 次服，连服 5～7 日。可平肝潜阳、安神明目。适用于更年期肝阳上亢、心悸失眠。

（3）黄精山药方。黄精 30 克，山药 60 克，鸡肉 500 克。鸡肉和山药切块放在碗中，加入适量水，再加黄精，隔水炖熟，调味后分 2 次食用，隔日 1 剂。适用于更年期肾阴虚型失眠。症见头晕目眩，耳鸣，头部脸颊阵发性烘热，汗出，五心烦热，腰膝酸痛，多梦，口干心悸，潮热，甚则血压升高，舌红、苔少。

【验方 11】（胡佑志，2013 年 5 月 31 日）

早醒是在自身规律的睡眠苏醒时间前醒来且不能再入睡，是一种睡眠障碍。

（1）酸枣仁 6 克，丹参 6 克。研粉，温水吞服，每日下午、晚上各 1 次。适用于早醒。

（2）川芎 3 克，决明子 9 克，玉竹 30 克，黄精 30 克。水煎，分 2 次服，每日 1 剂。适用于早醒。

【验方 12】（李珍新，2015 年 3 月 13 日）

（1）交泰丸。黄连、肉桂各等量，蜂蜜适量。黄连和肉桂共研

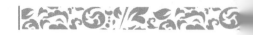

细末，加入蜂蜜，制成药丸，每丸重1克。每次取1丸，填于肚脐内，用纱布覆盖，胶布固定，每晚换药1次。适用于失眠伴心烦多梦、心悸健忘、眩晕耳鸣、口干咽燥、腰膝酸软、潮热盗汗、小便短赤等。

（2）酸枣仁粉。酸枣仁10克，研细末，填于肚脐内，用伤湿止痛膏固定。每日换药1次，可连用3～5日。有养心安神、生津敛汗之功效。适用于失眠伴惊悸怔忡、体虚自汗、盗汗、口渴等。

（3）柏子仁粉。柏子仁10克，研细末，填于肚脐内，用伤湿止痛膏固定。每日换药1次，可连用3～5日。有润肠通便、养心安神之功效。适用于失眠伴惊悸怔忡、大便秘结等。

【验方13】（齐小伟，2015年5月22日）

丹参30～90克，夜交藤30～60克，生地黄30克，五味子15克。水煎2次，合并药液，午睡前及晚睡前1小时各服1次，每日1剂。适用于神经衰弱失眠。头晕，加珍珠母、钩藤；心悸，加磁石、钩藤；食欲不振，加陈皮、谷芽；精神萎靡，加太子参、党参。外有表邪、内有实热者慎用。

【验方14】（杨吉生，2015年6月5日）

女贞子、沙苑子、枸杞子、酸枣仁（朱砂拌）各12克，生地黄24克，川黄连6克，杭菊花、柏子仁各10克。水煎服，每日1剂。适用于肝肾不足、阴虚内热型失眠。症见心烦不寐、怔忡头昏、腰酸眼花、口干、舌红等。

【验方15】（东景、郑玉平，2015年6月19日）

（1）酸枣仁汤。酸枣仁15克，捣碎水煎，每晚睡前1小时服。酸

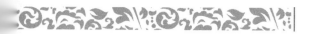

枣仁有较恒定的镇静作用，对血虚引起的心烦不眠或心悸不安有良效。

（2）静心汤。龙眼肉、川丹参各 15 克。加水 2 碗，煎成半碗，睡前 30 分钟服。可起到镇静作用，尤其对心血虚寒型失眠疗效较佳。

（3）三味安眠汤。酸枣仁 15 克，麦冬、远志各 5 克。加水 500 毫升，煎至 50 毫升，睡前服。以上三味均有宁心安神的作用，配伍使用有助眠的效果。

（4）桂圆莲子汤。桂圆、莲子各 100 克，煮汤服食。有养心宁神、健脾补肾之功效。尤其适合中老年人、长期失眠者服用。

（5）养心粥。党参 35 克，去核大枣 10 枚，麦冬、茯神各 10 克。加水 2000 毫升，煎至 500 毫升，去渣后加米煮成粥，加红糖调服。对失眠多梦有效。

【验方 16】（许士芳，2015 年 8 月 28 日）

（1）洋葱适量，洗净捣烂，置于小瓶内密封。或睡前闻其气味，10 分钟后即可入睡。一般使用 10～30 日后睡眠可明显改善。

（2）洋葱 100 克，切片，浸泡在 600 毫升烧酒中，1 周后取出。每日睡前 30 分钟，每次用 10 毫升洋葱酒、牛奶 90 毫升、鸡蛋 1 个、苹果半个榨汁，一起调匀后即成助眠饮。每日睡前 30 分钟服。

（3）浴足。

①磁石 60 克，菊花 20 克，黄芩 15 克，夜交藤 30 克。

②磁石 30 克，菊花 15 克，黄芩 15 克，夜交藤 15 克，生牡蛎 30 克，合欢花 15 克。

③夏枯草 30 克，桑枝 20 克，桂枝 20 克，白芍 20 克。

④丹参 20 克，远志 20 克，石菖蒲 20 克，珍珠母 30 克，酸枣仁 20 克（打碎），黄连 10 克，白芍 20 克。

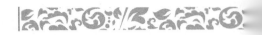

以上各方，将药倒入锅中后，加水适量，浸泡约 30 分钟。先用武火煮沸后改用文火煎煮约 30 分钟。在盆中放入少量凉水，把煎好的药液倒入盆中浴足，温度以 38～43 ℃为宜。每日 1～2 次，晚饭后 1 小时或睡前用。可有效缓解烦热、心火亢盛所致的失眠，但需长期坚持方可见良效。

【验方 17】（蒋振民，2015 年 10 月 2 日）

（1）丹参 20 克，酸枣仁、夜交藤、合欢皮、黄芪、当归各 15 克，党参 10 克，三七、五味子各 6 克。水煎，午后和临睡前 1 小时服，每日 1 剂。适用于老年人失眠。肾虚，加淫羊藿、枸杞子各 15 克；夹痰，加茯苓 10 克、白芥子 6 克；兼热证，加莲子心 10 克、知母 12 克。

（2）防己 10 克，生地黄 20 克，黄芩 12 克，栀子 10 克，半夏 10 克，竹茹 10 克，柴胡 12 克，香附 12 克，郁金 10 克，炒酸枣仁 15 克，合欢皮 10 克，夜交藤 10 克，大黄 10 克（后下），甘草 10 克。水煎，分 2 次服，每日 1 剂。适用于失眠。

（3）白菊花 100 克，磁石 100 克，合欢花 100 克，夜交藤 100 克，朱染灯心 30 克，石菖蒲 60 克，远志 60 克，公丁香 30 克，白檀香 20 克，冰片 10 克（另包）。除冰片外，余药皆打成粗粉，与冰片一同制成枕芯作枕头用。适用于神经衰弱。多梦，加生龙骨 100 克、生龙齿 60 克。

【验方 18】（张勤，2015 年 11 月 13 日）

（1）薏苡仁 80 克，半夏、夏枯草、生龙骨、生牡蛎、夜交藤、合欢花、茯神、小麦各 30 克，石菖蒲、酸枣仁各 15 克，炙远志 10 克，大枣 5 枚。水煎服。适用于肝气郁滞、犯及中焦、胃失和降

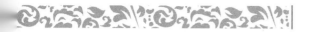

所致的神经衰弱、焦虑症、重症失眠。

（2）蝉蜕、钩藤、夜交藤各 15 克，茯苓、僵蚕、远志各10 克，天竺黄 5 克。水煎服，每日 1 剂，连服 3 剂。此方以解郁化痰、调畅气机为法，使郁散痰消，则神安心宁。临床观察，服用本方后可缩短入睡时间，提高睡眠质量。

【验方 19】（春盟，2013 年 8 月 16 日）

光叶海桐90 克，夜交藤 60 克，蓝布正 60 克，五味子 15 克，甘草 15 克。加水 500 毫升，煎煮 2 次，去渣，浓缩至 60 毫升，加入适量单糖浆。成人每次 10 毫升，开水送服，每日 3 次。适用于神经衰弱失眠。

【验方 20】（寒玉，2014 年 5 月 30 日）

生龙齿 15 克，党芪、黄芪、酸枣仁、桂圆肉、熟地黄各12 克，远志、白术、茯神、炒当归、煨木香、合欢花、陈皮、白芍、阿胶（烊化冲服）各 9 克，五味子、炙甘草各 6 克。水煎 3 次，合并药液，分早中晚 3 次服。有养心补脾、益生气血之功效。适用于心脾亏虚型失眠。症见失眠，多梦易醒，再入睡困难，心悸，头晕健忘，神疲肢倦，面色无华，身体逐渐消瘦，饮食无味，舌淡、苔薄白，脉细弱无力。

【验方 21】（岭南，2014 年 5 月 30 日）

蜈蚣 2 条（研末，分 2 次冲服），生牡蛎 50 克，钩藤 20 克，蝉蜕 15 克。水煎，分 2 次温服，每日 1 剂，5 日为 1 个疗程。以后可间断服用，不宜持续久服。适用于失眠重症，稍惊即醒，难以入眠，精神紧张，体形消瘦，脉细而弦。

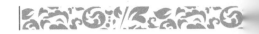

【验方 22】（蒲昭和，2014 年 11 月 28 日）

（1）蝉蜕 5 克，加水 250 毫升，先武火煮沸后改文火缓煎 15 分钟，名蝉脱煎。每晚顿服 1 次，对整夜难眠，或者多梦易醒有良效。一般连服 3 剂可见效，有的当晚即可入睡。如有效，可连服 7 剂以巩固疗效。如伴有心烦、舌尖红、小便黄赤，可加淡竹叶 15 克同煎。

（2）百合鸡子黄汤。百合 30 克，鸡子黄 1 个，冰糖适量。百合用清水净洗，温水浸泡 1 夜，当白沫出时，去其水，另加水 400 毫升，煎至 200 毫升，去渣，再加入鸡子黄、冰糖（糖尿病者可不加）搅匀，煎至 100 毫升，温服，每日 2 次。方中百合为清补之品，可养阴清火、祛烦安神，尤其对阴虚火旺，或热病伤津后余热未退引起的神思恍惚、烦躁失眠及耳鸣等疗效佳；鸡子黄滋阴润燥，可健脑、补虚安神。适用于心烦不眠、热病痉厥；冰糖养阴润肺，止咳化痰。全方共奏滋阴润燥、除烦安神之功效。适用于阴虚火旺型失眠。对阴虚久咳、肺燥咯血等也有效。

【验方 23】（梁庆森，2017 年 2 月 3 日）

当归头 10 克（切片），生白芍 18 克（切片），生猪肝 120 克。当归头、生白芍加水 300 毫升，煎取药液 150 毫升，再煮沸，加入猪肝片煮熟即可（不可久煎）。分 2 次饮汤吃猪肝，第 2 次于晚上临睡前服，每日 1 剂。适用于顽固性失眠。一般 3～4 剂可愈，若未愈，再服 2 剂。治疗期间，忌食酸辣刺激性食物和生冷果蔬，严禁房事。

【验方 24】（陈文贵，2017 年 2 月 24 日）

现在有越来越多的人因失眠而享受不了睡眠，对身体健康有很大影响。下面是民间治疗失眠验方数款，供择用。

（1）茶叶加酸枣仁。每日早晨 8 时以前，取绿茶 15 克，用开水冲泡 2 次，饮服，8 点以后不再饮茶。酸枣仁炒熟后研粉，每晚临睡前取 10 克用开水冲服，连服 3～5 日即可见效。适用于失眠。茶叶提神醒脑，可改善失眠者白天精神萎靡、昏昏欲睡的状态；酸枣仁有养心安神、抑制中枢神经系统的作用，助眠效果良好。一张一弛，一扬一抑，效果显著。

（2）丹参冰糖水。丹参 30 克，加水 300 毫升，用文火煎 20 分钟，去渣，加冰糖适量再稍煎片刻，分 2 次服。丹参味苦，性微寒，活血安神。适用于长期失眠，并可改善冠心病、慢性肝炎等病情。

（3）甘麦大枣汤。浮小麦 60 克，甘草 20 克，大枣 15 枚（去核）。浮小麦、大枣淘洗浸泡，入甘草同煎，待浮小麦、大枣熟后去甘草、小麦，分 2 次吃枣喝汤。此方为汉代名医张仲景名方。适用于失眠。药虽平凡，但养心安神功效显著。

【验方 25】（陈抗美，2017 年 4 月 14 日）

酸枣仁、柏子仁各 10 克，打碎，与已剖开的大枣（留枣仁）5 枚放入锅中，加水 500 毫升，武火煮沸后改文火再煮 30 分钟，去渣取液，即为双仁茶，1 次服完。每日 1 剂，7 日为 1 个疗程。适用于经常熬夜或心理压力大引起的虚烦失眠，便溏或多痰者需慎用。

【验方 26】（郭旭光，2017 年 6 月 23 日）

（1）枸杞子。每日晨起服枸杞子 30 粒，或早晚各服 20 粒（感冒期间勿服）。适用于失眠。

（2）炒酸枣仁粉。炒酸枣仁粉 5～10 克，临睡前冲服，也可小

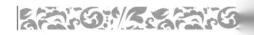

剂量（15～20 粒）嚼服。忌食辛辣刺激性食物。适用于失眠。

（3）二子枣仁茶。枸杞子、五味子、炒酸枣仁各等分。研粗末，装入滤袋，每袋 5 克，开水冲泡代茶饮。适用于失眠。睡前多饮，一般 3～5 日可见效。对中老年患者效果尤佳。

（4）枣根芙蓉花汤。酸枣树根 50 克，芙蓉花 30 克。水煎，分 2 次服，每日 1 剂，15 日为 1 个疗程。适用于失眠。

（5）莲子粥。莲子煮熟，去壳研细粉。每次取莲子粉 20 克，粳米 60 克，煮粥服食。对失眠、多梦及年老体弱有疗效。

（6）桂圆酒。桂圆肉 200 克，用 500 毫升白酒浸泡半个月，每晚饮 2～3 小杯。对老年虚劳、失眠、健忘有疗效。

（7）桂圆西洋参汤。桂圆肉 30 克，西洋参 6 克，白糖少量。共放入炖盅内，加清水适量，隔水蒸 40～50 分钟即成。每晚睡前服 1 次，对失眠有疗效。

（8）黄连肉桂蛋黄。黄连、肉桂各 6 克，鸡蛋黄 1 枚。将前两味研细末与鸡蛋黄搅匀，每晚睡前用开水冲泡，加盖闷 15 分钟后服用。每日 1 剂，7 日为 1 个疗程。对失眠有疗效。

（9）黄连素片。睡前服黄连素片 250 毫克，对心经有火的失眠疗效较好。

（10）半夏陈皮汤。制半夏 10 克，陈皮 10 克，茯苓 6 克，胆南星 12 克，瓜蒌 30 克，黄芩 10 克，枳实 10 克，郁金 10 克，合欢皮 15 克，朱砂 1 克（冲服），生甘草 6 克，神曲 6 克。水煎，分 3 次服，每日 1 剂，10 日为 1 个疗程。适用于顽固性失眠。

（11）中药敷脐。石菖蒲、郁金、枳实、沉香、炒酸枣仁各 6 克，朱砂、琥珀各 2 克。共研细末，混匀备用。每次取药末少许，填敷脐中，滴生姜汁适量，外覆纱布，胶布固定。每日换药 1 次，7 日为 1 个疗程。适用于各种原因引起的顽固性失眠。

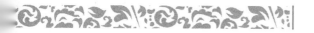

（12）按揉揪搓双耳。睡前操作约 10 分钟即可，对失眠有疗效。耳是全身的缩影，此举也是健身的好方法。

（13）捶打足三里穴。睡前捶打足三里穴约 10 分钟可助眠。捶打时要静心专注，力度适中。

（14）穴位按摩。常用的穴位有内关、神门、风池、涌泉等穴。每次选 2 个穴位，每个穴位按揉约 5 分钟，对失眠有疗效。

【验方 27】（王同翠，2017 年 9 月 29 日）

（1）朱砂安神丸或归脾丸、补心丹适量。每次取上药 10 克研末或捻碎，加醋适量调成糊状，每晚睡前敷脐，外用胶布封固。适用于神经衰弱引起的顽固性失眠。

（2）磁石 30 克，朱茯神 15 克，黄连、阿胶各 10 克。磁石、朱茯神水煎取液，再加黄连稍煎去渣取液，阿胶烊化，混匀，每晚睡前趁热贴敷于胸前，20 分钟后擦净。有滋阴降火、宁心安神之功效。适用于阴虚火旺型失眠。

（3）磁石 20 克，茯神 15 克，五味子 10 克，刺五加 20 克。先煎磁石 30 分钟，然后加入余药再煎 30 分钟，去渣取液。将一块洁净纱布浸泡于药液中，趁热敷于前额及太阳穴，每晚 1 次，每次 20 分钟。适用于失眠。

（4）珍珠层粉、丹参粉、硫黄粉、冰片各等量。上药混匀，取药粉适量，填满脐眼，胶布固定，5～7 日换药 1 次。适用于失眠。

（5）吴茱萸 9 克，米醋适量。吴茱萸捣烂，用米醋调成糊状，敷于双足涌泉穴，24 小时后取下。适用于神经衰弱所致的失眠。

（6）丹参 20 克，远志 20 克，石菖蒲 20 克，硫黄 20 克。共研细末，装瓶备用，用时取药末适量加白酒调成膏状，填入脐中，用胶布固定，每日换药 1 次。适用于失眠。

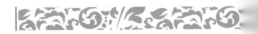

【验方28】（文娟，2017年10月6日）

紫苏叶、茯神、酸枣仁各10克，龙骨8克，牡蛎5克，百合50克。水煎，分2次服。适用于神经衰弱所致的失眠。

【验方29】（佚名，2017年10月20日）

（1）生龙骨20克（研末），珍珠粉4.5克，琥珀末5克。上药共和匀，每日取3～4克，加鲜竹沥少许调湿，分为2份，用2层纱布包妥，于午睡和晚睡前分置于两手心，外用胶布固定，并用手指轮流缓慢按压药包30分钟，每分钟40～60次，夜间可留药至次日清晨取下。适用于失眠。邪热内扰，加黄连末5克；痰多，加生半夏末10克；阴虚火旺，加黄连末6克，肉桂末1克；气虚，加朱砂5克；气血两虚，加服归脾丸。

（2）黄连15克，阿胶9克。黄连水煎，加入阿胶化开，贴敷胸部膻中穴。或加白芍9克、黄芩9克、鸡蛋黄1个，搅拌均匀，睡前贴膻中穴。适用于失眠。

抑郁症

【验方01】（俞振芳，2013年5月3日）

抑郁证是一种心理障碍，多见于男女青壮年，多缘于个人愿望或理想未实现，事业失败，婚姻失意等，常由自卑诱发，主要表现为情绪不佳，神志不宁，忧虑重重，易怒善哭，精神恍惚，失眠多梦，少言寡语或自言自语，愁眉苦脸，厌世绝望等，脉沉弦。治宜疏肝解郁，宁心安神，开拓情怀，疏通气机。方用柴胡8克，白芍10克，茯神10克，炒酸枣仁10克，远志10克，石菖蒲8克，合欢花10克或合欢皮12克，生龙骨20克，生牡蛎20克，夜交藤

12 克，淮小麦 20 克，大枣 5 枚。水煎服，每日 1 剂。适用于抑郁症。

【验方 02】（景胜，2013 年 11 月 29 日）

酸枣仁 15 克，炙甘草、郁金、香橼皮、炙远志、柴胡、制香附各 10 克，浮小麦 30 克，大枣 5 枚。水煎服，每日 3 次，每日 1 剂。适用于抑郁症。

【验方 03】（木蝴蝶，2016 年 11 月 25 日）

墨旱莲 12 克，柴胡 9 克，乌药 10 克，白芍 12 克，丹参 15 克，党参 15 克，茯苓 15 克，麦芽 18 克，甘草 6 克。煎取药液 500 毫升，顿服；药渣复煎，煎取药液 250 毫升，6 小时后再服，每日 1 剂。有疏肝行气、清肝平肝、养肝益阴、益气健脾之功效。适用于抑郁症伴肝胆疾病及胃肠功能紊乱。

肝火盛，去党参，加夏枯草 15 克、川楝子 12 克、黄芩 10 克；肝阴虚者，改党参为沙参或太子参，加干地黄 15 克；腹部胀痛严重，加枳壳 10 克、厚朴 10 克；肝胆结石，加酸梅树根 15 克、威灵仙 20 克、生薏苡仁 15 克、绵茵陈 20 克；黄疸，加虎杖 15 克、田基黄 15 克。

【验方 04】（马宝山，2017 年 12 月 29 日）

（1）柴胡 10 克，枳壳 10 克，白芍 10 克，郁金 10 克，酸枣仁 10 克，夜交藤 15 克，茯苓 15 克，白术 10 克，当归 10 克，远志 10 克，丹参 15 克，薄荷 6 克。水煎，分 2 次服，每日 1 剂。有疏肝健脾、宁心安神之功效。适用于情志不畅、思虑伤脾、忧郁伤肝、心血暗耗、气阴两虚之冬季抑郁症。

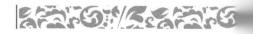

（2）党参 15 克，麦冬 15 克，五味子 6 克，百合 15 克，酸枣仁 10 克，柏子仁 10 克，郁金 10 克，砂仁 6 克，甘草 6 克。水煎，分 2 次服，每日 1 剂。有养心宁志之功效。适用于忧思扰动心脾、心血暗耗、阴阳两虚之冬季抑郁症。

（3）柴胡 10 克，赤芍 15 克，麦冬 15 克，沙参 15 克，五味子 6 克，枳壳 12 克，白术 10 克，麦芽 12 克，柏子仁 10 克，香附 10 克，神曲 6 克，大黄 3 克。水煎，分 2 次服，每日 1 剂，7 日为 1 个疗程。有疏肝理气、安神定志之功效。适用于舌淡紫而干、苔薄白，结胸，损及肝脾之冬季抑郁症。

癫　痫

【验方 01】（玉凤花，2013 年 11 月 29 日）

生龙骨、生牡蛎各 100 克，生白芍、石菖蒲、枳实各 40 克，钩藤、青黛各 50 克，炒栀子、郁金、全蝎、黄芩、小橘红各 30 克，天竺黄 20 克。共研细粉，每次 6 克，白开水送服，早晚各服 1 次，重者每日服 3 次。有平肝熄风、豁痰开窍、清热定痫之功效。适用于痫证。服用此方时勿同服其他抗癫痫药。

【验方 02】（尚学瑞，2013 年 5 月 3 日）

郁金 15 克，明矾 2 克，全蝎 5 克，石菖蒲、半夏、橘红、茯神、钩藤各 10 克。水煎服，每日 1 剂，7 日为 1 个疗程。适用于抽搐性癫痫。

【验方 03】（陆炳生，2017 年 6 月 23 日）

甜瓜蒂（炒黄）与赤小豆各等量，共研细粉。癫痫发病时，急

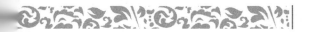

取淡豆豉 5 克水煎，送服药粉 3 克，即可催吐，吐后即醒。若吐不止，可用葱白汤止吐。此法对痰迷中风、口吐白沫亦有效。

【验方 04】（张勤，2017 年 11 月 24 日）

（1）地龙 3～6 克，水煎服。适用于外伤性、局限性癫痫。

（2）脐血粉 0.4 克，每日 2 次吞服。适用于癫痫病发作期。

（3）青羊参 10 克，水煎服。有明显的抗惊厥作用，且作用持久。适用于顽固性癫痫大发作。

（4）石菖蒲 30 克，水煎服。适用于各类癫痫。

（5）防风、瓜蒂各 6 克，藜芦 3 克。各研粗末，混匀，置于杯中，加温水 250 毫升，搅拌成混悬液。先服一半，停片刻，待有恶心感后用筷子探吐，吐出食物、痰涎后再服剩下的一半再吐，以吐出大量痰涎为佳。适用于痰涎壅塞型癫痫。体虚者慎用。

（6）抗癫痫片。青黛 5000 克，硼砂 15000 克，山药 30000 克。研粉制片，每片 0.5 克，每次服 4～8 片，每日 3 次。适用于癫痫。

（7）癫痫散。郁金 400 克，焙全蝎、蜈蚣各 140 克，醋巴豆 50 克，醋香附 250 克。共研细末，每次取 3 克，空腹用温开水送服，服后半日禁食。适用于癫痫。

（8）海参肠、青果、生牡蛎、郁李仁各等分，煎服；或制成丸剂，每次服 6 克，每日 3 次。适用于癫痫。

【验方 05】（蒋振民，2013 年 8 月 16 日）

当归、石菖蒲、柏子仁、牡丹皮、远志、玄参各 15 克，礞石、朱茯苓各 20 克，生地黄、厚朴、降香各 20 克，天竺黄 10 克，琥珀、甘草各 5 克。水煎服，每日 1 剂，30 日为 1 个疗程。适用于癫痫。

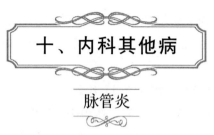

十、内科其他病

脉管炎

【验方01】（蔡洪根，2013年2月15日）

当归90克，玄参30克，甘草30克，茜草12克，红花12克，全蝎12克，乳香、没药、金银花各10克，牛膝、透骨草各6克。水煎服，每日1剂。适用于气滞血瘀型脉管炎。

【验方02】（王廷兆，2016年1月30日）

（1）内服方。虎杖15克，制附子10克，当归10克，海风藤12克，钻地风12克，红花6克，桃仁10克，七叶一枝花10克。水煎，分2次服，每日1剂，连服10～15日。体虚，加党参12克、黄芪10克；脾虚，去桃仁，加白术、青皮、陈皮各10克；有溃烂，加金银花15克、紫花地丁30克。适用于血栓性脉管炎。

（2）外用方。威灵仙根适量。去木质芯，捣烂，加白糖少许，外敷上肢的手三里、外关穴和下肢的太冲、商丘穴。适用于血栓性脉管炎。

【验方03】（张勤，2016年1月16日）

丹参、当归、金银花各60克，益母草、玄参各30克，红花、石斛各20克，桃仁、牛膝各15克，甘草10克。水煎服，每日1剂，20日为1个疗程。适用于血栓闭塞性脉管炎。疼痛剧烈，加全蝎12克、蜈蚣3条、土鳖虫15克、干地龙30克，乌梢蛇、乳香、没药、川楝子各10克，赤小豆、土茯苓、泽泻、车前草各

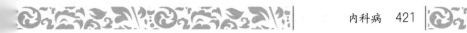
20克；下肢凉、怕冷，加附子、肉桂各10克；气血两虚，加黄精、熟地黄各15克，党参、黄芪各30克。适用于血栓闭塞性脉管炎。

【验方04】（古月，2017年11月17日）

（1）内服方。当归、桃仁各12克，川芎、赤芍各10克，生地黄、地龙、土鳖虫各15克，黄芪20克，红花、牛膝、枳壳各10克，柴胡6克，丹参30克。水煎，分3次服，每日1剂，10日为1个疗程，连服1～2个疗程。适用于闭塞性脉管炎。方中当归、川芎、红花、丹参、赤芍、桃仁、生地黄等养血滋阴，通经活血；牛膝引血下行；黄芪补气温阳；柴胡、枳壳疏肝行气，气行则血行；地龙、土鳖虫助诸药搜刮剔除经脉中的瘀血。诸药合用，共奏活血化瘀、温阳通脉之功效。

（2）外用方。红花50克，75％酒精500毫升。将红花浸泡在酒精中24小时。使用时，用棉签蘸取药液外涂患处，每日4～5次，连用10日。适用于闭塞性脉管炎。

【验方05】（郭亚维，2017年8月4日）

熟地黄30克，白芥子6克，炮姜炭1克，麻黄3克，甘草3克，肉桂3克（研末冲服），鹿角胶10克（烊化冲服）。水煎2次，合并药液，分2次温服，每日1剂。有温阳通脉、散寒之功效。适用于血栓性脉管炎。

【验方06】（胡佑志，2015年8月21日）

黄芪30克，党参20克，蝉蜕6克，地龙12克，没药10克，甘草、石枫丹、当归各15克，蜈蚣4条。水煎，分3次服，每周1剂，1个月为1个疗程。适用于血栓闭塞性脉管炎。

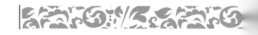

【验方07】（韩玉乐，2018年3月30日）

（1）阳虚瘀阻型血栓闭塞性脉管炎。炮附子、白芍、白术、茯苓、潞党参各30克，干姜、炙甘草各15克，黄芪60克。水煎服，每日1剂。病在上肢，加桂枝15克；病在下肢，加牛膝30克。有温经散寒、益气通络之功效。

（2）热毒型血栓闭塞性脉管炎。当归30克，金银花、玄参、板蓝根、薏苡仁、蒲公英各45克，苍术、黄柏、甘草各15克。水煎服，每日1剂。有清热解毒、化湿行痹之功效。

（3）气虚血瘀型血栓闭塞性脉管炎。桃仁、红花、乳香、没药各10克，当归、丹参、刘寄奴各30克，苏木、赤芍各15克，黄芪60克。水煎服，每日1剂。有益气固正、活血通络之功效。

（4）阴阳俱虚型血栓闭塞性脉管炎。黄芪60克，当归、制附子、潞党参各30克，牛膝、石斛、川芎、赤芍各15克。水煎服，每日1剂。有益气温阳、养阴活络之功效。

【验方08】（吴明，2018年8月3日）

（1）黄芪15克，熟地黄、姜炭、鹿角胶各10克，党参、当归、牛膝各10克。水煎温服，每日1剂，连服3～5日。适用于脉管炎。若有瘀阻破溃，另取当归、威灵仙各15克，独活、桑枝各30克，水煎取液，熏洗患处，每日1次，每剂药可用2日。

（2）炙黄芪30克，当归30克，鸡血藤30克，红花6克，川芎10克，赤芍10克，牛膝10克，桂枝10克，炙乳香6克，炙没药6克，炙甘草5克。水煎，分早晚2次服，每日1剂，10日为1个疗程。适用于寒凝型脉管炎。伴有下肢酸胀沉重，加木瓜210克、薏苡仁30克；局部出现紫红色斑点，加丹参30克、牡丹皮10克、白茅根15克。

【验方09】（许士芳，2014 年 12 月 26 日）

当归 60 克，制附子 15 克，桂枝 20 克，土牛膝 25 克，金银花、丹参、三棱、莪术、地龙、水蛭、甘草各 10 克，蜈蚣 5 条，细辛、赤芍、干姜各 8 克。水煎服，每日 1 剂。适用于血栓闭塞性脉管炎。久病体虚，加黄芪、人参各 10 克。

中　暑

【验方01】（丽娜，2013 年 8 月 23 日）

中暑是在高温影响下体温调节功能紊乱所致的急性疾病。轻者出现头晕、胸闷、头痛、心悸、恶心口渴、疲倦乏力，甚至面色苍白或大量出汗。重症病人可发生高热（体温高达 40℃以上）、面色潮红、灼热、皮肤干燥无汗、肌肉抽搐，甚至神志不清、昏迷、谵语等。治疗上，重症患者必须尽快送医院抢救，轻症患者在撤离高温环境后可试用下列方剂应急治疗。

（1）生扁豆叶适量。捣汁，开水冲服。

（2）鲜马齿苋 30～60 克。水煎服。

（3）绿豆 30 克，绿茶 3 克。水煎服，每日 2 次。

（4）绿豆叶 60 克，甘草 6 克。水煎服。每日 1～2 次。

（5）绿豆芽 100 克，滑石 30 克。水煎服，每日 1～2 次。

（6）丝瓜花 3 克，荷花 3 克。水煎服。每日 2 次。

（7）生藕 200 克，滑石粉 3 克。藕切碎捣汁加滑石粉灌服，每日 1～2 次。

（8）白萝卜叶 15 克，丝瓜藤 30 克，薄荷 6 克。水煎服，每日 2～3 次。

（9）西瓜汁 200 毫升，陈醋 10 毫升。1 次服完，每日 2～3 次。

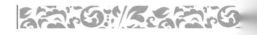

（10）大蒜汁 3 毫升。1 次服完，每日 1～2 次。

（11）薏苡仁 10 克，藿香 10 克。水煎服，每日 2 次。

（12）鲜冬瓜皮捣烂绞汁，大量饮服。

（13）苦瓜 1 个。切片，水煎服。

（14）罗汉果 15～25 克。加水 300 毫升，煮沸 5 分钟后加入绿茶即可。分 2 次服，每日 1 剂。

（15）枇杷叶 12 克，芦根 30 克，薏苡仁 30 克。水煎服，每日 2 次。

（16）绿豆 30 克，柳叶 15 克，五味子 6 克。水煎服，每日 2 次。

（17）大蒜 3～5 瓣，捣烂，开水冲服。适用于中暑昏倒，不省人事。

（18）鱼腥草（全株）60 克。洗净，加红糖少许，开水泡服。适用于中暑腹痛。

（19）鲜猕猴桃 30～60 克。去皮食用，每日 3 次。适用于伤暑虚热咽干、消渴。

（20）马齿苋、蒲公英各 30 克，红糖少许。水煎 30 分钟，微冷服。适用于中暑发热。

（21）鲜荷叶 1 张，鲜竹茹 60 克。水煎，加醋服。适用于伤暑身热，心烦吐血。

（22）芭蕉水 1 小杯，白糖 10 克。开水冲服。适用于小儿中暑。

【验方 02】（胡佑志，2013 年 7 月 26 日）

（1）滑石 30 克，甘草 10 克，冰片 1 克，木香、降香、姜厚朴各 15 克。共研细末，混匀，每次 6 克，开水送服，每日 3 次。适用于中暑发热、胸闷不适。

（2）绿豆 60 克，乌梅 50 克，五味子 50 克，白糖适量。水煎，

去渣代茶饮。有清凉解暑、生津止渴之功效。适用于中暑。

【验方 03】（鲁莱光，2013 年 8 月 2 日）

佩兰、生地黄、麦冬、藿香、竹茹、陈皮、扁豆、焦神曲、茯苓、滑石块各 10 克，川厚朴 6 克。清水浸泡 30 分钟，文火煮沸 5 分钟即可，共煎 2 次，煎取药液 400 毫升，分早晚 2 次服，每日 1 剂。适用于夏季感受暑湿之邪。症见头晕、头痛、身倦、恶心呕吐或不吐，自汗或无汗等。

【验方 04】（吴明，2018 年 7 月 20 日）

西洋参、麦冬、淡竹叶、知母、白薇、陈皮各 10 克，石斛、粳米各 15 克，鲜荷叶、西瓜翠衣（梗）、鲜芦根各 30 克，甘草 6 克。水煎，分早晚 2 次服，每日 1 剂。小儿用量视病情、年龄酌减。适用于中暑暑热伤津。

【验方 05】（马宝山，2017 年 4 月 28 日）

藿香 6 克，厚朴 3 克，法半夏 6 克，茯苓 10 克，北杏仁 10 克，生薏苡仁 15 克，白蔻仁 3 克，猪苓 6 克，泽泻 6 克，淡豆豉 6 克。水煎服，每日 1 剂。有健脾益气、消暑化湿之功效。适用于暑湿。症见头晕脑胀，食欲欠佳，胸闷乏力，精神不振等。

汗　证

【验方 01】（朱时祥，2013 年 2 月 1 日）

多汗症多由精神紧张、恐惧、焦虑或遗传因素所致。中医认为本病多由阳气亢盛，内热熏蒸；或脾胃湿热，蕴蒸肌肤，迫精外

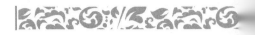

泄；或阳气虚弱，卫外不固，津液外溢；或气血瘀阻，津液不行所致。笔者在临床上分型辨治，均获得了良好效果。以下各方用法：水煎3次，合并药液，分早中晚3次服，每日1剂。

（1）胃热上蒸型。身热，多汗，或进食时头部汗出，舌红、苔薄黄，脉洪大。方用：生石膏30克（先煎），炒黄芩、山药各15克，炒知母、玄参各12克，焦山栀子、石斛各10克，甘草6克。

（2）心火妄动型。情绪紧张，心烦时汗出更多，舌尖红赤，脉数。方用：生黄芪、黄芩各15克，茯苓、莲子、地骨皮各12克，车前子、麦冬、党参各10克，生甘草、莲子心各6克。

（3）肝郁化火型。急躁易怒，胸闷胁痛，乍然汗多，口苦目眩，舌红，脉弦数。方用：炒黄芩、炒龙胆草、炒黄柏、焦山栀子、柴胡、当归、茯苓各10克，炒黄连、青黛各6克。

（4）阴虚火旺型。手足心热且多汗，口干咽燥，颧红潮热，虚烦不眠，舌尖红、无苔，脉细数。方用：石决明30克，生地黄、山药各15克，地骨皮、茯苓各12克，炒牡丹皮、泽泻、山茱萸、麦冬各10克，五味子8克。

（5）卫外阳虚型。动则多汗，恶风，汗后肢冷，疲乏，舌淡红，脉缓。方用：煅龙骨、煅牡蛎、黄芪各20克，炒白芍、党参、白术各10克，桂枝、甘草各6克，大枣10枚。

（6）心阳虚弱型。心悸，气短，乏力，遇风则微汗不止，或腋窝汗出，舌淡红，脉细弱。方用：生地黄、地骨皮、当归、生黄芪、麦冬、党参各10克，五味子、制附片、甘草各6克。

（7）肾阳虚弱型。四肢不温，腰膝酸软，汗出如水，冬季天冷汗更多，舌淡红，脉沉细。方用：山药、熟地黄各15克，制附片、枸杞子、炒杜仲、山茱萸各10克，甘草6克，肉桂3克。

（8）湿热上蒸型。多汗兼身热，苔黄腻，脉滑数。方用：生石

膏、焦山栀子各 15 克，炒黄芩、泽泻、茯苓、藿香、佩兰各 10 克、升麻、炒黄连各 6 克。

（9）湿热下注型。阴囊多汗，或汗湿粘衣，舌红、苔黄腻，脉弦数。方用：炒白芍、黄芩各 15 克，炒杜仲、茯苓、车前子、龙胆草、焦山栀子、柴胡、泽泻各 10 克。

（10）湿热外溢型。手足多汗、时常不断，身热，身重，肢倦，苔黄腻，脉滑数。方用：炒牛蒡子、生石膏、炒知母、白术各 12 克，制半夏、厚朴、柴胡、黄芩各 6 克，炒黄连 3 克。

（11）气血不调型。年老体弱者居多，身体或左或右、或上或下汗出较多，舌淡红、苔薄白，脉细弱。方用：丹参、生黄芪各 15 克，熟地黄、当归、白芍、赤芍各 12 克，白术、茯苓、党参各 10 克，陈皮、川芎各 6 克，红花 4 克。

（12）气滞血瘀型。身体某处汗出较多，时轻时重，舌淡，脉弦或弦涩。方用：炒白芍 15 克，生地黄、酒制当归、天花粉、熟大黄、炒枳壳、益母草、丹参、柴胡各 10 克，生甘草 6 克。

【验方 02】（廖玉元，2016 年 7 月 30 日）

当归六黄汤。熟地黄、当归、炒白术、扁豆各 15 克，黄连 6 克，黄芩、黄柏各 10 克，黄芪 30 克，薏苡仁 20 克。水煎，分 2 次饭后温服，每日 1 剂。有益气滋阴、泻火清热之功效。适用于夏季汗气重。汗气腥膻多见于湿温及热病，与肠胃关系密切，有时还有口气重、心烦、口干唇燥等症状，薏苡仁、炒白术、扁豆可以健脾理气、清热祛湿，从而增强脾胃功能。

【验方 03】（吉生，2015 年 4 月 10 日）

（1）朱砂安神丸。每次 1 丸（10 克），温开水送服，每日 3 次，

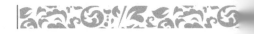

7 日为 1 个疗程。适用于阴虚火旺型盗汗。

（2）知柏地黄丸。每次 2 丸（18 克），分早晚 2 次服，10 日为 1 个疗程。适用于肾阴虚火旺型盗汗。

（3）金锁固精丸。每次 10 克，每日 3 次，温开水送服，5 日为 1 个疗程。适用于肾气不固型盗汗。

（4）龙牡壮骨颗粒。每次 2 包，开水冲服，每日 3 次，20 日为 1 个疗程，服至症状消失为止。适用于各型盗汗。

【验方 04】（萧旭，2019 年 2 月 22 日）

（1）黄芪、煅龙骨各 30 克，金樱子 15 克，太子参、党参各 20 克，大枣 6 枚。每剂水煎 3 次，每次加入适量红糖与醋，餐前温服，每日 1 剂。适用于自汗。连服 2 剂或服至汗止后停服。

（2）盗汗。乌梅、地骨皮、酸枣仁、玉竹、五味子、石斛、柏子仁、当归各 10 克，煅龙骨 30 克。每剂水煎 3 次，每次加适量白糖与醋，餐前温服，每日 1 剂。适用于盗汗。连服 3 剂或服至汗止后停服。

【验方 05】（吴明，2015 年 3 月 13 日）

（1）生地黄、党参、麦冬各 20 克，酸枣仁、牡蛎、石斛、合欢花各 15 克。水煎，分 2 次服，每日 1 剂。适用于虚热多汗。

（2）杏仁、白蔻仁、厚朴、半夏、竹叶、款冬花各 12 克，薏苡仁、滑石各 30 克，黄芩、莱菔子各 15 克。水煎，分 2 次服，每日 1 剂。适用于脾胃实证盗汗。

【验方 06】（潘东曙，2018 年 10 月 26 日）

（1）当归、白薇、党参各 12 克，白芍、甘草各 10 克，川芎

10 克，熟地黄 30 克。水煎，分 2 次服，每日 1 剂。有养血敛汗、益气固表之功效。适用于血虚盗汗。

（2）白芍、何首乌各 15 克，酸枣仁、山茱萸、地骨皮各 12 克，龙骨、牡蛎各 30 克，五味子、远志、五倍子各 6 克，乌梅 5 克。水煎，分 2 次服，每日 1 剂。有养阴益血、退热敛汗之功效。适用于阴虚盗汗。

（3）黄芪、生龙骨、生牡蛎各 30 克，生地黄、熟地黄、当归、黄芩、黄柏、石斛各 10 克，生甘草、炙甘草各 5 克，黄连 3 克。水煎，分 2 次服，每日 1 剂。有养阴清热之功效。适用于阴虚火旺盗汗。

【验方 07】（鲁莱光，2018 年 11 月 30 日）

（1）自汗。黄芪、白芍、白术、龙眼肉各 10 克。水煎服，每日 1 剂，连服 5 日。

（2）盗汗。黄芪、浮小麦、白芍、瘪桃干各 10 克。水煎服，每日 1 剂，连服 5 日。

（3）头面多汗。黄芪、白菊花、白芍、金银花、甘草各 10 克。水煎服，每日 1 剂，连服 6 日。

（4）手足多汗。黄芪 60 克，葛根 30 克，荆芥 10 克，防风 10 克。加水适量，煮沸 5 分钟后，取药液先熏后洗患处，每日 2 次，每剂药可用 2 日。一般用药 2～3 剂即可治愈。

【验方 08】（郭亚恩，2017 年 1 月 20 日）

黄芪 6 克，牡蛎 6 克，麻黄根 3 克，浮小麦 10 克。水煎服，每日 1 剂。有补气固表、止汗之功效。适用于小儿多汗。

【验方 09】（卫一鸣，2017 年 4 月 7 日）

桂枝、白芍各 10 克，甘草 5 克，炮附子 10 克，生姜 3 片，大枣 5 枚。水煎服，每日 1 剂，30 日为 1 个疗程。适用于漏汗。

【验方 10】（丁树栋，2017 年 11 月 17 日）

五味子 12 克，五倍子 10 克。共研细末，每晚睡前取 3 克，加适量面粉，用温水调拌后捏成圆形药饼，敷于脐部，用纱布覆盖，胶布固定，连敷 6 日为 1 个疗程。适用于盗汗。

【验方 11】（于长学，2017 年 12 月 8 日）

黄芪 20 克，焦白术 15 克，仙鹤草 15 克，焦麦芽 30 克，大枣 20 克，五味子 15 克。水煎，分 2 次服，每日 1 剂。一般服 12 剂即可见效。适用于盗汗。

【验方 12】（南越，2015 年 10 月 2 日）

（1）手足多汗。桂枝 50 克，葛根 100 克，荆芥 30 克，芒硝 30 克（冲服）。水煎取液，先热熏，后浸洗手足，每日睡前 1 次，15 日为 1 个疗程。有调理阴阳、敛汗润肤之功效。

（2）体弱多汗。炙黄芪 100 克，煅牡蛎 100 克，炒白术 50 克。水煎代茶饮，7 日为 1 个疗程。适用于体弱多汗。症见自汗，稍动即大汗淋漓，虚胖，面白气喘，尿清，舌苔白滑，脉细缓等。

【验方 13】（蒋振民，2015 年 12 月 25 日）

（1）更年期多汗。制附子 10 克，肉桂 6 克，山茱萸、党参各 20 克，黄芪 30 克，白术、茯苓、当归各 15 克，泽泻 10 克，炒酸枣仁 12 克，远志、甘草各 5 克，生姜片 3 片，大枣 5 枚。水煎服，每日 1 剂,连服 3 剂即可显效。

(2)老年人多汗。豨莶草、威灵仙、赤芍、甘草各 16 克,老桑枝 32 克,宣木瓜、牛膝、防己各 12 克,蚕沙 15 克,舒筋草、络石藤、忍冬藤各 24 克,桑寄生 20 克。水煎,分 2 次服,每日 1 剂。

【验方 14】(宁大夫,2013 年 3 月 22 日)

益母草 30 克,桃仁 15 克,红花 10 克,当归 15 克,生地黄 15 克,川芎 10 克,赤芍 10 克,柴胡 3 克,甘草 3 克。水煎,分 2 次温服,每日 1 剂。有化瘀血、止疼痛、止汗之功效。适用于各种手术后盗汗、失眠、肌肉疼痛等。症见舌暗或有瘀斑,脉细涩。

【验方 15】(常磊,2014 年 1 月 3 日)

腋下多汗症的原因很多,常见的原发病有甲状腺功能亢进、自主神经功能紊乱等。中医认为,汗多乃营卫不和、卫外不固、气虚不能摄运津液,治疗方法如下。

(1)内服法。

①加味生脉散。生地黄、党参、麦冬、大枣各 10 克,炙甘草 3 克,地骨皮、五味子各 5 克,煅牡蛎(先煎)、煅龙骨(先煎)各 15 克。水煎服,每日 1 剂。

②止汗汤。当归 6 克,牡蛎 5 克,生地黄、益智仁各 10 克,甘草 3 克。水煎服,每日 1 剂。

③逍遥散加减。白芍、当归、白术、炙甘草各 6 克,柴胡、丹参各 5 克,五味子、麻黄根各 3 克。水煎服,每日 1 剂。

④龙胆泻肝汤加减。龙胆草 5 克。山栀子、黄芩、柴胡、车前子、泽泻、木通、桔梗、茯苓各 10 克。水煎服,每日 1 剂。适用

于湿热型多汗，症见汗多而腻，口苦胸闷。

（2）外治法。

①轻粉、滑石粉各 5 克。研细，过 80 目筛，混匀，每晚涂搽腋窝 1 次，数日后隔日搽 1 次，1 个月后可数日搽 1 次。本方有毒，切勿入口。

②枯矾 3 份，轻粉 1 份。研细，用法同上。

③密陀僧 1 份，大蒜 3 份。共捣如泥，每次取 5 克左右，贴腋下，胶布固定，每日换药 1 次，7 日为 1 个疗程，一般用药 2～4 个疗程。

④公丁香 18 克，红升丹 27 克，石膏 45 克。研细混匀，外涂局部。

【验方 16】（戈杰，2014 年 2 月 21 日）

生黄芪 30 克，葛根 20 克，生明矾 15 克。加水 500 毫升，浸泡 1 小时，煎沸 3 分钟，倒入盆中，趁热先熏后浸洗手掌部，每次 30～40 分钟，每日 1 剂，熏洗 3 次。适用于顽固性手汗。一般 5～7 剂即可见效。治疗期间，忌食葱、蒜、姜及辛辣食物。

【验方 17】（齐小伟，2014 年 8 月 29 日）

百部 200 克，雄黄 50 克，苦参 10 克。放入 1500 毫升食醋中浸泡 2 日，睡前用温水洗净双脚，擦干，然后将脚浸入药液中 30 分钟，勿擦，待其自然干后即可睡觉，连用 7 日。适用于脚汗。对脚气也有良效。

【验方 18】（岭南，2014 年 2 月 28 日）

鱼腥草 15 克，生龙骨 10 克，生地黄 5 克，地骨皮 5 克，浮小麦 10 克。水煎服，每日 1 剂，5 日为 1 个疗程。有清肺热、养阴

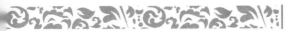

血、止汗之功效。适用于小儿夜间汗出较多，甚至湿透枕头，伴有面部潮红，舌红、苔少，大便干结，尿黄等。

【验方 19】（韩玉乐，2014 年 5 月 23 日）

（1）丁香、川椒各 15 克。研粉，放入布袋中封口。将药袋放置于肚脐部位，用线绳固定，7 日换药 1 次。有芳香散寒、温肾助阳之功效。适用于阳虚腠理不固的自汗。症见面白肢冷，腰酸腿软。

（2）木香、藿香、沉香各 6 克。研粉，放入布袋中封口。将药袋固定在小腹部位，7 日换药 1 次。有芳香化湿之功效。适用于体内湿邪过盛引起的黄汗。

（3）五倍子、五味子、麻黄根、煅牡蛎各 15 克。研粉，放入布袋中封口。放入枕头中，睡觉时枕用，7 日换药 1 次。有收敛止汗之功效。适用于以夜间汗出为主的盗汗。

【验方 20】（唐甫申，2014 年 9 月 26 日）

黄芪 50 克，党参、白术、山茱萸、熟地黄各 20 克，黄连 5 克，当归、桔梗、沙苑子、蒺藜、木通、五味子、远志各 10 克，制何首乌、麻黄根各 20 克，浮小麦 50 克，麦冬 15 克，煅龙骨、煅牡蛎各 30 克，黄柏、知母、陈皮、五倍子各 10 克。水煎服，每日 1 剂。适用于上半身自汗。阳虚甚，加红参、鹿茸、巴戟天、仙茅、淫羊藿、锁阳；失眠，加夜交藤、柏子仁、酸枣仁。

【验方 21】（霍光星，2014 年 4 月 18 日）

当归 12 克，黄芪 20 克，泽泻 10 克，生地黄、熟地黄各 15 克，山茱萸 10 克，黄芩 7 克，麻黄根 12 克，黄精 10 克，甘草 6 克。水煎服，每日 1 剂。适用于盗汗。

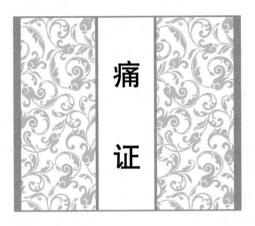

痛证

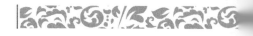
头 痛

【验方01】（房铁生，2013年2月15日）

头痛是临床常见疾病，可分为外感和内伤两类。顽固性头痛反复发作，疼痛剧烈，反复发作多因久病致瘀。笔者在临床经常应用虫类方治疗头痛，每获良效。川芎30克，当归10克，蜈蚣1条，细辛3克，大枣6克，全蝎3克（研末冲服），水煎服，每日1剂。适用于各种原因引起的头痛反复不愈。可随证加减。

【验方02】（王廷兆，2016年2月27日）

酒当归3克，川芎3克，白芷3克，羌活3克，防风3克，杭菊花15克，蔓荆子3克，麦冬3克，独活3克，酒黄芩3克，细辛3克，甘草1.5克。水煎，分2次服，连服3～5日。适用于头痛。左侧头痛，加红花2克、柴胡3克、龙胆草2克、生地黄3克；右侧头痛，加黄芪3克、葛根3克；正侧头痛，加天麻1.5克、半夏3克、山楂3克、枳实3克、藁本3克。

【验方03】（张勤，2017年7月28日）

（1）风湿性头痛。似有重物压在头上，阴雨天加重。苍术10克，羌活、防风、荆芥各6克。水煎服。

（2）偏头痛。川芎32克，杜仲炭32克，蔓荆子10克（研末），五味子16克。水煎服。

（3）顽固性头痛。川芎、蛇蜕各110克。共研末，绿豆500克煮熟与药末拌匀，分成3包。每日1包，夜晚临睡前服，服后微汗，连服3日。

（4）风气头痛目眩。荆芥穗10克（研末），水煎，分2次服。

亦治产后血晕，自汗者忌用。

（5）头痛、三叉神经痛。细辛、麻黄、附子各 10 克。水煎服。偏左侧痛，加龙胆草 10 克，偏右侧痛，加生石膏 15 克。

（6）颅脑损伤后遗症。紫河车 10 克，龙眼肉 10 克，桑椹 15 克，当归 10 克，丹参 12 克，赤芍 10 克，太子参 10 克，茯苓 6 克，远志 10 克，石菖蒲 10 克，郁金 12 克，生蒲黄 10 克，熟地黄 12 克。水煎，分 2 次服，每日 1 剂。有补气血、填精髓、宁心神、通脉络之功效。

【验方 04】（吴明，2019 年 11 月 15 日）

（1）肝阳上亢型月经性头痛。龙胆草 10 克，山栀子 10 克，黄芩 10 克，柴胡 10 克，香附 12 克，当归 12 克，白芍 10 克，牡丹皮 10 克，夏枯草 10 克，菊花 12 克，决明子 12 克，甘草 10 克。水煎，分早晚 2 次服，每日 1 剂。

（2）脑血管痉挛头痛。藿香 24 克，大腹皮 18 克，党参 12 克，白术 30 克，钩藤 30 克，当归 24 克，川芎 30 克，白芷 30 克，葛根 24 克，茯苓 30 克，法半夏 10 克，厚朴 15 克，桔梗 12 克，陈皮 12 克，甘草 6 克。水煎，分 2 次服，每日 1 剂。连服 7 剂，头痛减轻；续服 14 剂，诸症消失。

（3）神经性头痛。带壳生白果（即银杏）60 克，捣碎入砂锅内，加水 500 毫升，文火煎至 300 毫升，分早晚 2 次服。每剂药可连煎 3 次，服用 3 日。一般服 1～3 剂可见效。

【验方 05】（郑玉平，2019 年 2 月 22 日）

（1）川芎 10 克，荆芥穗 10 克，防风 10 克，白芷 10 克，茯苓 12.5 克，薄荷 7.5 克，甘草 10 克。水煎 3 次，每次煎取药液 250

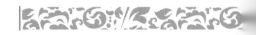

毫升，合并药液，分 3 次饭后温服。有活血行气、祛风止痛之功效。适用于偏头痛、怕风畏寒，尤其是遇寒凉后头痛加重。

（2）钩藤 12 克，杜仲 15 克，石决明 30 克，天麻 15 克，决明子 10 克，磁石 15 克，山栀子 13 克，夜交藤 15 克，茯神 12 克，黄芩 10 克，罗布麻 20 克。水煎 3 次，共煎取药液 450 毫升。分早中晚 3 次饭后温服，每日 1 剂。有平肝潜阳、熄风明目之功效。适用于肝阳上亢、肝风上扰所致的头晕头痛。症见头部眩晕、疼痛（胀痛为主）、夜寐多梦，甚至失眠等。亦多用于高血压所致眩晕头痛。

（3）杜仲 20 克，菊花 10 克，天麻 10 克，川芎 10 克，薄荷 7.5 克，半夏 12 克，竹茹 20 克，茯苓 12 克，生甘草 10 克，生姜 3 片。水煎 2 次，共煎取药液 300 毫升，分 3 次温服，每日 1 剂。有清热泻火、降逆止呕之功效。适用于高血压患者着急上火、生气引起的偏头痛伴恶心呕吐。

【验方 06】（胡佑志，2017 年 10 月 20 日）

（1）饮川芎菊花液。川芎、白菊花各 15 克，水煎，去渣取液，加入冰糖适量，搅拌融化后即可饮服。每日早晚各饮用 1 次，每日 1 剂，连饮 2～3 日即可痊愈。适用于风热头痛。症见头部胀痛，头上有烘热感，伴面红耳赤、咽喉肿痛、口渴、小便黄等。方中川芎味辛，性温，有活血行气、祛风止痛之功效；白菊花可疏风清热、活血止痛。本方对风热侵袭、瘀血阻滞引起的头痛、风热头痛尤为有效。

（2）冰片 1 克，远志、川芎、白芷各 7 克。共研细粉，装瓶密封备用。适用于偏头痛。用时取一小块消毒纱布包少许药粉塞入鼻腔，右侧头痛塞左鼻，左侧头痛塞右鼻，一般塞鼻 3～5 分钟，头

痛逐渐消失。或塞鼻得嚏后，自觉七窍通畅而痛止。

（3）荷叶 5 克，陈皮 2 克。水煎，分 3 次服，每日 1 剂，连服 1～3 日。有消暑利湿、生津止渴、开胃健脾、散瘀解热之功效。适用于暑热头痛、头晕、口干烦渴、反胃呕吐等。

（4）西洋参 6 克，浮小麦、黄芪、白扁豆、茯神、酸枣仁各 15 克，炒白术、当归各 10 克，川芎、木香各 8 克，远志、法半夏、炙甘草各 7 克，陈皮 5 克。水煎，分 3 次服，每日 1 剂。适用于紧张性头痛。

（5）冰片 6 克，薄荷、升麻、细辛各 10 克，川芎 15 克，白芷 30 克。共研粉末，装瓶备用。用时取少许药粉塞鼻，深吸气，左头痛塞右鼻，右头痛塞左鼻，两侧头痛两侧鼻同塞。适用于神经性头痛、偏头痛及慢性鼻窦炎所致的头痛。

【验方 07】（韩正光，2017 年 11 月 24 日）

丁香、荜茇、细辛、升麻、薄荷各 10 克，白芷 12 克，川芎 15 克，冰片 8 克。共研极细粉，装瓶备用。适用于顽固性头痛。用时取药粉少许填塞患侧鼻腔，并深吸气，如果两侧头痛，则两侧鼻腔交替填塞。一般用药 5～10 分钟即可止痛。

【验方 08】（梁庆森，2015 年 5 月 22 日）

熟地黄 18 克，炒淮山药 15 克，茯苓 15 克，当归 10 克，炒白芍 10 克，川芎 4 克，陈皮 3 克，炙甘草 3 克，天麻 6 克，麻黄 2 克。水煎，分 2 次服，每日 1 剂，一般 3～5 日见效。适用于脑后作痛。

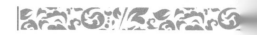

【验方09】（唐甫申，2014年11月28日）

熟地黄、玉竹各30克，山茱萸15克，山药、生地黄、玄参、川芎、当归各10克，天冬、麦冬、五味子各8克，人参、北沙参各5克。水煎服。有滋阴补水之功效。适用于头似痛非痛、终日昏昏沉沉。如服第1剂后仍头痛较甚，可再服第2剂，药味、药量不可增减，续服至愈为止。此症为肾水不足，火邪上逆所致。表现为不论男女老少，终年自觉头似痛非痛，似木非木，似重非重，常昏昏沉沉。

【验方10】（严永和，2013年2月22日）

（1）川芎30克，荆芥15克，防风12克，丹参30克，羌活12克，白芍30克，菊花15克，白芷12克，甘草3克。水煎，分2次服，每日1剂。有祛风通络、活血止痛之功效。适用于风滞经络型血管神经性头痛。

（2）半夏15克，天麻15克，茯苓18克，陈皮、生姜各10克，川芎18克，甘草3克。水煎，分2次服，每日1剂。有化痰降逆、通络止痛之功效。适用于痰滞经络型血管神经性头痛。

（3）川芎30克，桃仁10克，红花6克，赤芍18克，丹参30克，桔梗10克，甘草3克，葱白3根。水煎，分2次服，每日1剂。有活血化瘀、通络止痛之功效。适用于痰阻经络型血管神经性头痛。

【验方11】（海云，2014年2月14日）

头痛是一种常见症状，主要由头部的血管、神经、脑膜等对疼痛敏感的组织受到刺激而引发。头痛感多种多样，可呈钻痛、钝痛、胀痛、跳痛、针刺样痛、刀割样痛、炸裂样痛、紧箍样痛等。

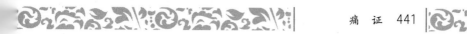

总之，头痛是一种信号，很多疾病都可以引起头痛，故应认真检查，排除器质性疾病。现介绍几则治疗各种头痛的中医验方。

（1）天麻 25 克，鸽子 1 只。鸽子杀好洗净，加天麻、调料炖汤，分 2 日食完。适用于头痛。一般食用 2 只鸽子即可显效，重者需 3 只。忌酒。

（2）生白萝卜汁适量。每次两侧鼻腔各滴 2 滴，每日 2 次，连用 4～5 日。忌食花椒、胡椒。适用于头痛。

（3）马兰头 250 克，青壳鸭蛋 10 枚。一同煮汤，蛋煮后剥去蛋壳，再放入汤内煮至黑青色即可食用。适用于头胀头痛、鼻衄。

【验方 12】（王军，2018 年 1 月 26 日）

川白芷 30 克，细辛 6 克，冰片 0.6 克，茶籽壳 6 克。牙痛，加荜茇 3 克；眉棱骨痛，加蔓荆子 10 克。共研极细末，贮瓶备用，勿泄气。适用于头痛。每次取少许，若全头痛，交替吹入两侧鼻腔中；若偏头痛、牙痛、眉棱骨痛，左边痛吹右鼻，右边痛吹左鼻，每日吹 3 次。

【验方 13】（管恩兰，2017 年 6 月 23 日）

（1）瘀血阻络型偏头痛。丹参、龙骨、牡蛎各 30 克，桃仁、红花、川芎、地龙、赤芍、柴胡、白芷、甘草各 10 克。

（2）肝郁气结型偏头痛。柴胡 12 克，郁金、香附、川芎、白芍、川楝子、龙胆草各 6 克，菊花、白蒺藜、甘草各 10 克。

（3）肝火上扰型偏头痛。龙胆草、栀子、黄芩、牡丹皮、牛膝、天麻、僵蚕、地龙、白芍、川楝子、甘草各 10 克，菊花 12 克。

（4）肝肾阴虚型偏头痛。熟地黄、当归、山药各 15 克，枸杞子 12 克，菊花 12 克，川芎、山茱萸、牡丹皮、地骨皮、白芍、天

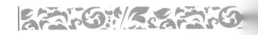
麻、白蒺藜、白芷、甘草各 10 克。

（5）风寒侵袭型偏头痛。桂枝、川芎、羌活、荆芥、白芷、防风、藁本、甘草各 10 克，麻黄 6 克，生姜 15 克。

（6）风热上扰型偏头痛。金银花、菊花各 15 克，川芎、白芷、羌活、荆芥、防风各 10 克，丹参、葛根各 12 克，蔓荆子、薄荷、甘草各 6 克。

（7）风湿侵袭型偏头痛。薏苡仁 30 克，陈皮、茯苓各 12 克，荆芥、防风、苍术、猪苓、羌活、川芎、白芷、天麻、炙甘草各 10 克。

以上方剂煎服法：水煎，分早晚 2 次服，每日 1 剂。

【验方 14】（丁树栋，2017 年 7 月 28 日）

（1）藁本 10 克，白芍 10 克，菊花 12 克，川芎 10 克，荆芥 10 克，蔓荆子 6 克，生地黄 20 克，甘草 6 克。水煎，分 2 次服，每日 1 剂。适用于偏头痛。

（2）地龙 15 克，全蝎 10 克，甘草 3 克。共研细末，每次服 3 克，每日 3 次。适用于偏头痛。

（3）白芷 10 克，川芎 10 克，酸枣仁 12 克。水煎，分 2 次服，每日 1 剂。适用于偏头痛。

【验方 15】（陈抗美，2018 年 2 月 9 日）

川芎 30 克，白芷 15 克，白芍、香附、白芥子各 10 克，柴胡、甘草各 5 克。加水 300 毫升，文火煎 40 分钟，滤取药液，顿服，每日 1 剂。适用于偏头痛。痛止后即停服。

【验方 16】（王庭兆，2018 年 3 月 30 日）

（1）地骨皮 3 克，白花蛇、制天南星各 30 克，荆芥穗 60 克，石膏 60 克。共捣为散，每次服 10 克，每日 2 次。适用于偏头痛。

（2）甘菊花 10 克，苍耳子 10 克，川芎 10 克，薄荷 10 克，葱白 5 根。水煎，分 2 次服，每日 1 剂，连服 3～5 日。适用于偏头痛。

（3）鲜萝卜 1 个，切细丝，榨取汁液，滴入鼻腔，头痛可止。适用于偏头痛。

【验方 17】（鲁菜光，2018 年 4 月 27 日）

以下验方适用于偏头痛。

（1）鲜白萝卜 1 个，洗净捣烂取汁，加入冰片 3 克调匀，滴鼻。左侧头痛滴右鼻，右侧头痛滴左鼻。

（2）白芷、细辛、生石膏、乳香、没药各 20 克。共研细末，装入瓶中备用，用时取 0.5～1.0 克细末吹入鼻中。左侧头痛吹入右鼻，右侧头痛吹入左鼻。

（3）川芎 10 克，蔓荆子 10 克。水煎服，每日 1 剂。

（4）牛蒡子 30 克。水煎顿服，每日 1 剂，连服 2～3 日。

（5）川芎 10 克，全蝎 5 克。水煎，冲服七厘散 2 克，分 2 次服，每日 1 剂，3 日为 1 个疗程。一般用药 1～2 个疗程可愈。

（6）花椒、硫黄各适量，共研细末，用药棉包裹塞鼻。左头痛塞右鼻，右头痛塞左鼻。

（7）向日葵茎、花盘 100 克（干品）。捣碎，加水 500 毫升煎取药液。分早晚 2 次服，每日 1 剂。

（8）荜茇 15 克，冰片 3 克。共研细末，装入布袋中，每日嗅闻 5～8 次。左鼻孔与右鼻孔可以轮流嗅闻。

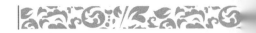

（9）决明子60克，石决明10克。共研细末，用浓茶调成糊状，外敷两侧太阳穴，反复敷至头痛缓解。

（10）川芎30克，白芷、白芍各15克，白芥子10克，香附6克，柴胡、郁李仁、甘草各3克。水煎，分早晚2次温服，每日1剂，一般服药2～5剂后头痛减轻。

（11）葛根、白芍、钩藤各15克，黄芩、天麻、僵蚕各10克，黄连、当归各6克，甘草5克。水煎服，每日1剂，5～10剂为1个疗程。

【验方18】（齐小伟，2018年6月15日）

黄芪30克，当归、赤芍各12克，川芎、葛根各10克。地龙、桃仁各6克，水煎，分3次服，每日1剂。气虚乏力，加党参10克；头痛甚，加蔓荆子12克；失眠，加炒酸枣仁、夜交藤各20克。适用于血管性头痛。

【验方19】（蓝天，2014年2月28日）

全蝎5克（研末，分2次冲服），天麻、蔓荆子各30克。水煎，分2次服，每日1剂，15日为1个疗程。适用于老年人头痛剧烈，反复发作，检查无严重心血管疾病。头痛得到控制后，可间隔1～2日再服用一段时间。

【验方20】（杨吉生，2014年3月28日）

（1）鲜花生叶100克，水煎，睡前服或分早晚2次服。

（2）钩藤10克，太子参10克，炙全蝎15克，川芎15克，丹参10克，地龙15克。共研末，每次3克，温开水送服。适用于血管神经性头痛。发作时每日服3次，缓解时每日服1次，避免久服。

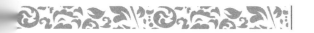
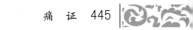

【验方21】（程怀孟，2014 年 4 月 25 日）

桂枝 24 克，白芍 18 克，半夏 10 克，瓜蒌 30 克，黄连 15 克，川芎 10 克，白芷 10 克，石菖蒲 15 克，远志 15 克，茯苓 15 克，赤芍 10 克。水煎，分 2 次服，每日 1 剂。适用于血管神经性头痛。

【验方22】（梁兆松，2014 年 6 月 6 日）

偏头风即偏头痛，为阵发性一侧头痛，由头部血管舒缩障碍所引起。其发作较快，每次持续数小时或数天，缓解后不留有其他不适，常反复发作，缠绵难愈。中医学认为，偏头风多因精神刺激而致肝气郁结，日久肝郁化火，火极生风，风火上扰清窍，伤及脑络则持续作痛；病久入络，气血瘀滞，头痛更剧。治宜疏肝解郁、清火祛风、活血通络。笔者自拟"柴胡川芎汤"治疗偏头风近百例，一般服药 7～10 剂即愈。

柴胡、白蒺藜、香附、栀子、僵蚕、川牛膝、甘草各 10 克，川芎、延胡索、蔓荆子、地龙各 15 克，丹参、白芍各 20 克。水煎服，每日 1 剂。方中柴胡、香附行气开郁，调理气机；川芎性善疏通，上行头目，活血行气，祛风止痛；白芍、白蒺藜疏肝经内热，平肝解郁；蔓荆子疏风散热，善解头面之风；僵蚕、地龙祛风止痉，通络止痛；丹参、延胡索活血散瘀，通经活络；栀子泻火除烦；川牛膝通利血脉，引火下行；甘草缓急止痛，调和诸药。诸药合之，使肝郁得疏，血瘀得通，热清风祛，清窍通利，则头痛速愈。

【验方23】（凌光，2013 年 5 月 31 日）

白菊花又名甘菊、杭菊、杭白菊等，味甘、苦，性微寒。有疏散风热、平肝明目、清热解毒之功效。临床用以治疗神经性头痛，

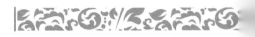

效果颇佳。白菊花 200 克，加水 2000 毫升，煎沸后倒入脸盆，用毛巾蒙盖脸盆口，以防盆内热气外泄过快，趁热熏蒸头部。可将头部置于离水面适宜的高度，待药液温度降至体温以下时结束熏蒸，熏蒸后注意防止受凉。

【验方 24】（木蝴蝶，2013 年 5 月 31 日）

党参、黄芪各 30 克，焦白术 20 克，炙升麻 10 克，竹叶柴胡 10 克，陈皮 10 克，当归头 10 克，炙甘草 10 克，生地黄、麦冬、茯神各 20 克，怀山药、生龙骨、生牡蛎各 20 克，明天麻、半夏各 15 克，炒酸枣仁 20 克。水煎，分 3 次服，每剂服 2 日。适用于心脾气虚型内伤头痛。症见头晕头痛，耳鸣，短气懒言，心悸健忘，自汗嗜睡，肢软神疲，口不干渴，舌淡、苔少，脉细缓无力，血压偏低。

【验方 25】（张俊英，2013 年 6 月 7 日）

部分人在房事过程中或房事后会出现不同程度的头痛、头晕等不适。尽管原因目前还不十分明了，但笔者在近年中医临床工作中对此种病症摸索出了一些治疗经验，可供治疗时参考。

（1）房事后头痛。某中年男子近年来每次房事后出现全方位头痛，且有耳鸣、口干、腰酸膝软、烦躁易怒、失眠多梦，1～2 日后缓解，头颅 CT 检查无异常。方用：熟地黄、龟板、菟丝子各 30 克，川芎、白芍、当归、菊花、怀山药、山茱萸、枸杞子、怀牛膝、酸枣仁各 15 克，柴胡、砂仁各 12 克，甘草 6 克。水煎服，每日 1 剂，连服 15 剂，行房后头痛大减，继服 9 剂症状消失而告愈。

（2）房事后眩晕。一男青年婚后夫妻感情不和，每行房事后眩晕，持续 3～5 日才能好转。方用：熟地黄、枸杞子各 20 克，白

芍、何首乌、女贞子各 12 克，柴胡、当归、郁金、山茱萸各 10 克，枳壳 9 克，甘草 6 克。水煎服，每日 1 剂，服 6 剂后行房事眩晕减轻，服12剂后痊愈。

（3）房事中头痛。一男子于 2 个月前出现每行房事则头痛，且以枕后及两颞部为甚，其痛如裹，轻时睡一觉后消失，重时数日才缓解，伴有头颈不适、心慌气短、怕冷恶寒、食欲不振。方用：黄芪 40 克，葛根、白芍、当归各 30 克，川芎、太子参、炙甘草各 15 克，白术、羌活、陈皮、蔓荆子各 12 克，柴胡、升麻各 10 克，细辛 3 克。水煎服，每日 1 剂，服 9 剂后同房，病情好转，继服 6 剂，改用白芍、葛根各 30 克，当归、川芎、酸枣仁、炙甘草各 15 克，细辛 3 克，每于房事后当晚服 1 剂，连服月余痊愈。

（4）房事中昏厥。一少妇以往房事后有眩晕、耳鸣、心烦等症，一次交欢之际竟突然昏厥，不省人事，四肢抽动，约 10 分钟渐醒。以后每遇房事均如此，至今已两年余，以至提起房事就害怕。颅脑 CT 检查未见异常。方用：生龙骨、生牡蛎各 18 克，熟地黄、白芍、怀牛膝各 15 克，山药、龟板、鳖甲、枸杞子、五味子各 12 克，麦冬、阿胶（烊化）、知母、山茱萸各 10 克，黄柏、炙甘草各 6 克。水煎服，每日 1 剂，服 10 剂后同房未再发生昏厥。

【验方26】（唐崇茂，2013 年 7 月 5 日）

防风 12 克，羌活 10 克，黄芩 10 克，白芍 16 克，白蒺藜 12 克，菊花 12 克。水煎服，每日 1 剂。阴虚明显，去黄芩，加生地黄 12 克；血瘀，加益母草子 12 克、牛膝 16 克、豨莶草 16 克。适用于头痛、偏头痛、眉棱骨痛、三叉神经痛。

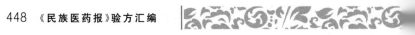

【验方 27】（陈伟雄，2013 年 7 月 19 日）

以下验方适用于头痛。

（1）葛根 60 克，白芷 10 克，细辛 3 克。水煎服。

（2）万年青根 3 条，朱砂 1 克。朱砂研末，用万年青根蘸药末塞鼻，左头痛塞右鼻，右头痛塞左鼻。

（3）细辛、白芷各等分。研末，纱布包裹蘸酒涂搽患处。

（4）鱼腥草 30 克。水煎服，每日 1 剂。适用于偏头痛。

（5）苍耳子 10 克，薄荷叶 15 克。水煎服。主治鼻渊头痛。

（6）六月雪 30 克，盐少许。水煎服。适用于头痛、偏头痛。

（7）萝卜汁滴鼻，每日数次。适用于偏头痛。

（8）决明子 60 克。研末，茶水调饼贴敷太阳穴。适用于肝火过旺头痛。

（9）菊花 300～500 克，做药枕，睡眠时枕用。

（10）双手泡热水 30 分钟，热水温度适中，切勿过热。

【验方 28】（梁兆松，2013 年 9 月 13 日）

白芍 20 克，香附 10 克，川芎 15 克，柴胡 15 克，延胡索 15 克，泽兰 15 克，枳壳 10 克，甘草 10 克。水煎 2 次，混匀药液，分早晚 2 次服，每日 1 剂，7 日为 1 个疗程。适用于房事头痛。

三叉神经痛

【验方 01】（王大夫，2013 年 1 月 4 日）

三叉神经痛是面部三叉神经分布区反复发作的、短暂的剧烈疼痛。大多数为多侧面颊疼痛，病因尚未明了。多发于 40 岁以上的中老年人，女性略多于男性。疼痛常突然发作，常从面颊、上颌或

舌前部开始，快速扩散，剧烈难忍，呈针刺样、刀割样、触电样或撕裂样。发作严重时可伴有面部肌肉抽搐、流泪和流涎等症状，称痛性抽搐。每次发作持续时间短至数秒钟，长至 1～2 分钟，可连续多次发作，常因咀嚼、刷牙、洗脸、说话等诱发。白天或疲劳时发作次数多，休息或夜间发作次数少。以下验方可参考辨治三叉神经痛。

（1）茯苓、酸枣仁、川芎、知母、白芍、菊花各 15 克，甘草 5 克。水煎服，每日 3 次，每日 1 剂，10 日为 1 个疗程。

（2）白芷、川芎、细辛各 15 克，透骨草 30 克，白僵蚕 10 克。加水煎沸，取 1 张厚纸，中间穿孔约手指大小，盖在锅上，使蒸气从孔中透出，熏侧耳孔及疼痛部位，每次 10～20 分钟，每日 2～3 次。

（3）全蝎、地龙、细辛、蜈蚣各等分。研细末，装瓶备用。每次取药末适量，用酒调为稀糊状，外敷疼痛侧太阳穴，用纱布覆盖固定，每日换药 1 次。

（4）煨天麻、丹参、桑寄生、赤芍、制天南星、茯神各 10 克，钩藤、忍冬藤各 12 克，生石决明 15 克，牡丹皮、木瓜各 4.5 克，炙甘草 3 克。水煎，分 3 次服，每日 1 剂。

（5）当归、川芎、细辛、红花、乳香、没药、丹参各 10 克，冰片 5 克。加入 75％酒精 100 毫升密封浸泡 7 日后外搽患处，每日 3 次，连搽 3～5 日。

（6）荆芥炭、白蒺藜、白僵蚕、炒蔓荆子各 10 克，炒前胡、嫩钩藤各 12 克，生石决明 30 克（先煎），白芷、陈皮各 4.5 克，全蝎粉 3 克（另吞）。水煎，分 2 次服，每日 1 剂。

（7）大黄（后下）、黄连各 10 克，黄芩 15 克，羌活、蔓荆子、石菖蒲各 20 克，地龙、川芎各 25 克，全蝎（研末，分 2 次服）、

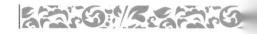

细辛各6克，甘草8克。水煎，分2次服，每日1剂。热不重，减大黄或去大黄；痛久，加桃仁、红花各6克。

（8）大青叶、夏枯草、连翘各15克，黄芩10克，黄连、青橘叶、板蓝根、白芷各12克，石膏45克，蜈蚣2条，全蝎3克。水煎，分2次服，每日1剂。

（9）向日葵花盘约250克，洗净后切成小块，放入砂锅内，多加水，先用武火煮沸，再用文火熬15分钟，药液为淡酱油色。每个花盘煎3次，第2、第3次水量酌减，第3次煎完后，把花盘中的水分挤出，将3次煎液混合。代茶饮，1剂可服5日，连服6剂。

（10）柴胡、黄芩各12克，半夏、党参、桂枝、芍药各10克，生姜、甘草各5克，大枣6枚。冷水浸泡10～15分钟，煎沸20分钟左右。分3次温服，每日1剂，3日为1个疗程。

（11）延胡索、丹参、甘草各15克，白芍、生牡蛎各30克。水煎，分3次服，每日1剂。

（12）桑椹150克。水煎，分2次服，每日1剂，连用10～20日可缓解疼痛。

【验方02】（钱景欣，2018年5月18日）

白芍、牡蛎各30克，丹参、甘草各15克。水煎服，每日1剂。适用于三叉神经痛。胃火盛，加葛根、生石膏各30克，黄芪、蒲公英各20克，蒲黄10克；阴虚火旺，加生地黄20克，鳖甲、牡丹皮、栀子各10克；血瘀，加赤芍、桃仁各10克；肝火旺盛，加龙胆草、黄芩各10克，夏枯草20克。

【验方03】（蒋振民，2019年7月5日）

夏枯草50克，生栀子20克，川芎20克，野菊花30克，白芷

5 克。加水适量，煎煮 30 分钟，去渣取液，先熏蒸患处，待温度适宜时浴足 30 分钟，每晚临睡前 1 次，每日 1 剂，7 日为 1 个疗程。适用于肝胃实火型三叉神经痛。

【验方 04】（容大，2019 年 5 月 24 日）

龙胆草 30 克，生石膏 30 克，栀子 5 克，黄连 5 克，黄芩 5 克，川芎 5 克，白芷 5 克，细辛 5 克，延胡索 5 克，白芥子 5 克，薄荷 5 克，天麻 5 克。水煎服，每日 1 剂，5 日为 1 个疗程。有清热泻火、祛风止痛之功效。适用于三叉神经痛。症见面颊、下颌部阵发性电击样剧痛，患处如被火灼，齿龈肿胀，甚至面肌抽搐，面红目赤，流泪，口干口苦，尿黄便秘，舌红、苔黄，脉数有力。

【验方 05】（马龙，2017 年 9 月 22 日）

生石膏 24 克，葛根 18 克，赤芍、钩藤、苍耳子、柴胡、蔓荆子各 12 克，黄芩、薄荷、荆芥穗、甘草各 10 克，全蝎 6 克，蜈蚣 3 条。水煎服，每日 1 剂。适用于三叉神经痛。症见三叉神经分布区短暂性、阵发性剧痛。目痛，加桑叶、菊花；牙痛，加细辛、生地黄、牛膝。

【验方 06】（韩玉乐，2018 年 10 月 26 日）

（1）三叉神经痛内服方。生白芍 50 克，甘草、生地黄、天竺黄各 15 克，葛根 20 克，炒花椒 5 克，全蝎 3 克。水煎服，每日 1 剂。

（2）三叉神经痛外用方。细辛 2 克，白芍 10 克，甘草、川芎各 5 克，没药 3 克，冰片 0.3 克（后下）。水煎取液，用纱布浸药液敷痛处。

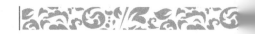

【验方07】（梁兆松，2013年4月19日）

三叉神经痛分原发性和继发性两种，原发性三叉神经痛是指面部三叉神经分布区反复发作的、短暂的剧烈疼痛，无三叉神经损害的体征，其病因尚未明了；继发性的多与血管畸形、动脉瘤、胆脂瘤等病变侵犯三叉神经根或神经干而引起其支配区域的疼痛。笔者自拟"芎胡芍菊汤"治疗三叉神经痛50余例，屡用屡验，一般服药10剂左右疼痛完全消失。

川芎15克，延胡索15克，白芍20克，菊花15克，蔓荆子15克，皂刺10克，天麻6克，僵蚕10克，全蝎10克，地龙15克，蝉蜕10克，蜈蚣2条（焙干研末冲服），炙甘草10克。水煎2次，混匀药液，分早晚2次温服，每日1剂。三叉神经痛属中医学偏头风、面痛范畴。其病因病机多为风热外袭，阻遏经络；或气血凝滞，脉络失养，血瘀不通。方中川芎、延胡索、活血化瘀，行气镇痛；天麻、僵蚕、地龙、全蝎，蜈蚣祛风止痉，通络止痛；菊花、蔓荆子、蝉蜕疏风散热，善解头面之风；皂刺可透达经络，直达病所；白芍、炙甘草缓急止痛，且甘草能调和诸药。此方药证相符，切中病机，使风热得除，气行血活；脉络畅通，疼痛则止。

【验方08】（西风，2013年4月12日）

白萝卜50克。切丝，加陈醋10毫升，拌匀后敷于痛侧面部，20分钟后取下，每日2次。白萝卜有理气、活血、健胃、消食等功效，陈醋可消炎、散结、清热、解毒。二者合用，可治疗三叉神经痛。

【验方09】（胡佑志，2014年10月3日）

冰片1克，正天丸6克。研粉备用。治疗时取药粉1克，用纱

布包裹，塞入患侧鼻腔，每次 1～2 小时，每日 1 次，7 日为 1 个疗程。每个疗程间隔 3 日，连用 1～3 个疗程。适用于三叉神经痛。

【验方 10】（木易，2015 年 1 月 30 日）

以下验方适用于三叉神经痛。

（1）炒白芍 30 克，炙甘草 15 克。水煎服，每日 1 剂。

（2）白芍 50 克，炙甘草 30 克，酸枣仁 20 克，木瓜 10 克。水煎服，每日 1 剂，分早晚 2 次服。

（3）川芎 20 克，荆芥、防风、全蝎、荜茇各 10 克，蜈蚣 2 条，天麻 12 克。水煎服，每日 1 剂。

（4）桃仁 10 克，红花 5 克，川芎、赤芍、白僵蚕各 12 克，丹参 30 克，蜈蚣 2 条，全蝎 4 克（研末）。水煎服，每日 1 剂。

【验方 11】（郑玉平，2015 年 6 月 26 日）

（1）生姜 200 克，葱白 500 克（连葱须），白酒 100 毫升。混合加热后装入小布袋，热敷患处。适用于三叉神经痛。

（2）马钱子 30 克，乳香、没药、草乌、川乌各 15 克。共研细末，拌匀，用香油适量调成糊状，每次取少许摊于胶布上，贴敷患侧太阳、下关、颊车穴。每次选用 1～2 个穴位敷贴。适用于三叉神经痛。

【验方 12】（杨吉生，2015 年 7 月 31 日）

以下验方适用于三叉神经痛。

（1）沙参 30 克，川芎 30 克，白芷 6 克，蔓荆子 6 克，细辛 3 克。水煎服，每日 1 剂。如左侧痛加黄芪 15 克，右侧痛加当归 10 克，效果更佳。

（2）白芷 50 克，冰片 1 克。共研细末，装瓶备用，用时取药末适量，吹入鼻内即可，一般用药后 1～10 分钟即可止痛。

（3）全蝎、僵蚕各 150 克，白附子 100 克，川芎、白芷各 180 克。共研细末，混匀。每次服 2 克，每日 2 次，10 日为 1 个疗程。

（4）鹅不食草适量，皂荚、细辛各 3 克，青黛 1.5 克。共研细末，不拘时嗅，连嗅数日。

【验方 13】（徐玉梅，2015 年 12 月 18 日）

川芎 15 克，延胡索 15 克，土鳖虫 6 克，僵蚕 12 克，地龙 15 克，全蝎 10 克，蜈蚣 2 克，蝉蜕 15 克，菊花 15 克，皂角刺 10 克，蔓荆子 15 克，甘草 10 克。水煎，分 2 次服，每日 1 剂，连服 3～5 剂。适用于三叉神经痛。

肋软骨炎

【验方 01】（郑玉平，2018 年 5 月 18 日）

柴胡、枳实、白芍、制香附、广郁金、延胡索各 10 克，甘草 6 克，炙乳香 5 克。水煎，分 2 次服，每日 1 剂。适用于肋软骨炎。

【验方 02】（胡佑志，2015 年 3 月 13 日）

郁金、瓜蒌各 20 克，延胡索 12 克，生地黄 10 克，桃仁、红花、当归、赤芍、川芎、香附、苦杏仁各 6 克。水煎，分 3 次服，每日 1 剂，7 日为 1 个疗程。适用于肋间神经痛。

【验方03】（王同翠，2019年4月26日）

肋软骨炎是一种比较常见的疾病，属中医"胸痹"的范畴，好发于青年，女性略多，主要表现为肋软骨增厚增粗，伴有疼痛，其病因尚不明确，追溯病史，多数患者有流行性感冒或其他病毒感染史，因此有人认为病毒感染可能是肋骨炎的病因。

（1）云南白药0.5～1.0克，用75%酒精调成糊状，外敷患处，用胶布或伤湿膏固定。每次用药3天左右，一般用药1～2次，最多4次。

（2）生川乌、生草乌、生天南星、生半夏、生附子各50克。将上药共研细末，根据病变部位取适量药末，加少许面粉，用温水或蜂蜜调成糊状，每晚睡前外敷患处，次日清晨取下，也可连续外敷24小时。为保持药液湿润，应每隔7～8小时取下调湿再敷。个别患者有瘙痒、皮疹等过敏反应。

（3）生蒲黄、五灵脂各20克。研细末，加米醋适量调成糊状，外敷患处，每日敷1次，每日1剂。

【验方04】（郭旭光，2013年3月22日）

炒桃仁10克，红花10克，当归20克，赤芍15克，川芎10克，延胡索15克，柴胡10克，郁金15克，川楝子10克，丹参20克，全瓜蒌20克，甘草10克。水煎，分早晚2次服，每日1剂。一般服药5～7剂可愈。适用于肋软骨炎。

【验方05】（徐玉梅，2013年6月21日）

白术、茯苓、陈皮、半夏、苍术、川芎、当归、白芍、枳壳、厚朴、桔梗、干姜、香附、白芷各10克，甘草6克，麻黄3克，大枣5枚。水煎，分3次服，每日1剂。对各种原因引起的肋间神经痛均有显著效果。

【验方06】（倪早菊，2014年1月3日）

蟹壳、红糖、黄酒适量。蟹壳焙焦研粉，加红糖调匀，以热黄酒少许送服，每次10克，每日2次。适用于胁痛。

腱鞘炎及腱鞘囊肿

【验方01】（鲁莱光，2015年5月1日）

生活中，不少老年朋友为腱鞘炎所困扰。此病多见于腕部背侧、桡骨茎突处，常表现为伤处突起、压痛明显、腕及手指活动障碍等。中医认为，本病多由局部过劳和血不荣筋所致，若采用中药熏洗治疗，往往可获得满意效果。桂枝、紫苏叶各15克，伸筋草20克，麻黄、红花各8克，透骨草、鲜桑枝各30克。水煎20分钟，趁热熏蒸患处，待温时再浸洗患处，每次30分钟，每日2次；熏洗后用纱布绷带和瓦楞纸固定关节。5日为1个疗程，一般用药1～2个疗程可愈。适用于腱鞘炎。

【验方02】（首汉伟，2015年5月29日）

（1）鲜仙人掌切开，用汁液涂搽患处，每日数次，7日为1个疗程。适用于所有轻症腱鞘炎。

（2）川乌、草乌各90克，干姜60克，赤芍30克，白芷25克，胆南星20克，肉桂15克。共研粉混匀，每次取药粉15克，加老陈醋少许调成糊状，加热，外敷患处，纱布覆盖，胶布固定。每晚睡前1次，次日清晨除去，连敷7日。适用于手腕部狭窄性腱鞘炎。

（3）生栀子10克，生石膏30克，桃仁10克，红花12克，土鳖虫6克。粉碎混匀，用75％酒精浸润1小时，加蓖麻油适量调成药膏，将药膏涂于纱布上，外敷患处，胶布固定，隔日换药1次。

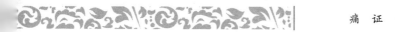

适用于腱鞘炎。

（4）桂枝、紫苏叶各 15 克，伸筋草 20 克，麻黄、红花各 8 克，透骨草、桑枝各 30 克。水煎取液，趁热熏蒸患处，待药液温度适宜时浸洗患处。每次 30 分钟，每日 2 次，5 日为 1 个疗程。适用于腱鞘炎。

（5）桃仁、乳香、没药、红花各 15 克，独活、羌活各 25 克，防己、苏木各 30 克。水煎取液，趁热先熏后洗患处，每日 1～2 次，一般 3～6 日可愈。适用于所有重症腱鞘炎。

（6）土鳖虫 50 克，生半夏 40 克，红花 15 克，全蝎 10 克。共粉碎，加米酒 300 毫升浸泡 15 日。用棉签蘸药酒搽患处，每日 5 次，5 日为 1 个疗程。适用于手腕部腱鞘炎。酒精过敏者不可用。

（7）苏木 30 克，艾叶 15 克，木瓜 10 克，芥末籽 10 克。水煎取液，趁热熏洗患处，每日 1 次，每剂药可用 7 次，连用 1 个月。适用于手腕部腱鞘炎。

【验方 03】（谭文丽，2017 年 3 月 2 日）

腱鞘炎多见于腕部背侧、桡骨茎突处，常表现为患处突起，压痛明显，手腕及手指活动功能障碍等。可以说，生活中有不少老年人为此病所困扰。本病多因局部过劳及血不荣筋所致，若采用中药熏洗法治疗，往往可获得满意效果。具体方法是：取透骨草、鲜桑枝各 30 克，伸筋草 20 克，桂枝、紫苏叶各 15 克，麻黄、红花各 8 克。加水煎沸 20 分钟，然后将药液倒入盆内，趁热熏蒸患处。待药液变温时，再浸洗患处。每次熏洗 30 分钟，每日 2 次。熏洗后，用纱布绷带和瓦形硬纸壳固定。5 天为一个疗程，一般用药 1～3 个疗程即可痊愈。适用于老人腱鞘炎。

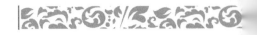

【验方04】（于佳明，2017年6月23日）

（1）三七粉贴敷法。三七粉20克，用少量鸡蛋清调成稠糊状。晚上睡觉时把药膏涂在炎症部位，用创可贴粘上或纱布盖上即可。一般使用两三次，症状就会有明显改善。此方法对腱鞘炎初起效果最为明显。

（2）药膏烘烤法。先将病变部位用热水洗净、擦干，贴上有舒筋活血功能的药膏（如伤湿止痛膏、麝香壮骨膏等）后，立即用红外线灯烘烤。每日换药1次，每次烘烤30分钟，现贴现烤。红外线灯的强度和位置可任意调节，以能耐受又不灼伤为宜。坚持使用3～4个月，腱鞘炎便可基本治愈。

【验方05】（朱时祥，2017年11月10日）

丹参、地龙、桃仁、乳香、没药、土大黄、三七粉各6克，血竭、白芷、红花各4.5克，凡士林1000克。除凡士林外，余药共研细末，将药粉倒入凡士林中搅拌均匀，外搽患处，每日2～3次。适用于腱鞘炎。

【验方06】（胡佑志，2014年10月31日）

腱鞘炎多发于老年人的手指和手腕，属中医学"伤筋"的范畴，多由局部劳损过度，气滞血瘀所致。可用以下方法治疗。

（1）取鲜芦荟叶片1片，面积应比患处稍大，去皮，外敷患处。用脱敏胶布固定，隔日换药1次，一般轻症外敷3～5次即可见效。

（2）野菊花、红花各5克，共研粗末，加凉开水适量调成糊状，外敷患处，并用保鲜膜包裹，胶布固定，每次敷10小时后除去，次日再敷，连敷3～5次。有清热消肿、活血止痛之功效。

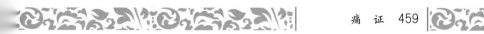

【验方 07】（张志远，2014 年 11 月 21 日）

刘寄奴、羌活、独活各 10 克，土鳖虫、粉萆薢、乳香、没药、生甘草、红花各 6 克，延胡索 10 克。加水 1000 毫升，煮沸后倒入盆内，先熏后洗患处，每日 1 次，用至治愈为止。适用于腱鞘炎。

【验方 08】（杨晓威，2013 年 11 月 15 日）

（1）裹萝卜片。《本草纲目》记载，白萝卜可化积滞，散瘀血，能促进局部气血运行，消除瘀滞而治疗腱鞘炎。将白萝卜切成约 2～3 毫米的薄片，直接裹于患病手指部位，外用纱布条扎紧、固定，每 8 小时换药 1 次。此法对腱鞘炎初起有效。

（2）贴芦荟叶。芦荟具有行气活血、清热解毒、抗炎消肿之功效，芦荟中所含的芦荟酊、缓激肽酶具有抗炎的作用，可缓解腱鞘炎引起的疼痛、肿胀，促进炎症的消退。取一块库拉索芦荟叶片，面积要比腱鞘炎病变部位稍大点，去皮，贴敷在病变部位。用脱敏胶布固定，隔日换 1 次新鲜芦荟，一般轻症敷 3～5 次可见效。

（3）敷二花膏。红花、野菊花各 5 克，粉碎为粗末，用凉水适量调成糊状，敷于患处。以保鲜膜包裹，脱敏胶布固定，每日敷 10 小时后除去，次日再敷。红花有活血止痛之功效，野菊花可清热消肿，合用对腱鞘炎有效。

【验方 09】（郭旭光，2013 年 7 月 5 日）

制马钱子 10 克，炒乳香 10 克，炒没药 10 克，生甘草 10 克，生麻黄 12 克。焙干共研细末，过 100 目筛，取适量药粉加蜂蜜调成膏，外敷患处，纱布覆盖固定，隔日 1 次。一般治疗 3 次可获满意疗效。适用于腱鞘炎。

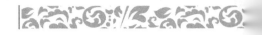
【验方 10】（王同翠，2017 年 10 月 20 日）

腱鞘囊肿是指发生于关节或肌腱附近的囊肿，属中医学"胶瘤"的范畴。多见于青壮年。以腕关节背面和掌面多见，足背、膝关节内外侧及腘窝内亦有发生。本病可为单囊或多囊，囊肿局部隆起，不与皮粘连，触诊边界光滑，呈饱胀感，囊内充满液体，张力很大时则显得坚硬，局部一般不痛或酸痛乏力。可用以下方法治疗。

（1）徐长卿 200 克，50％酒精 500 毫升。将徐长卿浸入酒精中，10 日后即可使用。局部常规消毒，用不锈钢针穿刺囊肿如梅花样，力求把囊肿刺透，后用徐长卿酊剂棉球湿敷，加盖敷料并用胶布固定，干燥则再加入药液，使棉球保持一定湿度。隔日针刺囊肿 1 次，7 日为 1 个疗程。

（2）当归、桂枝、三棱、莪术、桃仁各 4 克，细辛、红花、乳香、没药、赤芍、川芎、皂角刺各 6 克，山栀子 8 克。共研细末，视肿块大小，取适量用食醋或白酒调成糊状，涂于患处，范围超过肿块约 0.2 厘米，外用敷料覆盖，绷带包扎，每晚换药 1 次，1 周为 1 个疗程。

（3）山栀 4 克，红花、川芎、赤芍、皂角刺、乳香、没药各 3 克，桃仁、三棱、桂枝、当归各 2 克。诸药研成细末，视肿块大小，取适量药末加少许面粉、白酒调拌成糊状，外敷患处，以遮盖整个肿块为度，厚 1～2 毫米，外覆塑料薄膜，包扎固定，每晚换药 1 次。

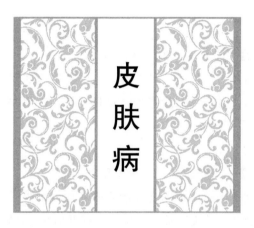

皮肤病

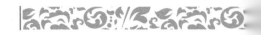

黄褐斑

【验方 01】（鲁菜光，2019 年 2 月 8 日）

干荷花 5 克，绿茶 5 克，月季花 3 克。用沸水 200 毫升浸泡 15 分钟，代茶常饮。可活血祛斑。适用于黄褐斑、雀斑等面部色素斑。

【验方 02】（谭家峰，2016 年 8 月 12 日）

白薇、白及、白芷、白附子各 5 克，密陀僧 3 克。共研细末，用白蜂蜜调匀，每晚睡前涂患处，每日 1 剂，连用 3～4 周。适用于黄褐斑。

【验方 03】（韦金香，2016 年 3 月 26 日）

治疗妇女黄褐斑，首先要分清阴阳属性，次辨气血寒热虚实，再辨年龄、经产、兼夹、部位、病程。青春期女性，肾气初盛，天癸始至，常易夹风、夹痰、夹寒；育龄期女性，因生活工作压力大，七情过度，调理不当，常集虚、瘀、郁于一体；更年期女性，肾气渐衰，阴阳失调，常常相火、虚寒合而为病。经产为妇女的生理特点，育龄期女性除面部出现褐斑外，常伴月经不调、痛经、闭经、不孕等症，而青春期、更年期女性，若无明显的月经证候，责之于肾虚。一般病程短者，以瘀为主，瘀化则斑消；病程长者，以虚为主，施补则病愈。

（1）中药辨治方。

①阴虚。多见形体较瘦，斑色黑褐，边界清楚，部分患者伴有头晕耳鸣，腰膝酸软，口干不欲饮，畏热喜凉，舌偏红、苔少，脉细数。治宜滋阴补肾活血。方用：女贞子 15 克，墨旱莲 10 克，生

地黄 20 克，熟地黄 20 克，山茱萸 15 克，山药 15 克，牡丹皮 15 克，盐黄柏 10 克，知母 10 克，丹参 20 克，红花 10 克，当归 12 克。水煎服。

②阳虚。形体较胖，斑色黄褐、状如尘污，面色㿠白，畏寒喜热，舌偏淡胖或有瘀斑，脉沉迟。治宜补肾温阳活血。方用：淫羊藿 15 克，菟丝子 20 克，熟地黄 15 克，肉苁蓉 15 克，巴戟天 10 克，肉桂 10 克，当归 12 克，川芎 12 克，赤芍 12 克，桃仁 10 克，红花10 克，僵蚕 6 克。水煎服。

③肝郁血滞。斑色深褐或略带青蓝，兼见情志抑郁，胸闷太息，心烦易怒，月经不调，舌暗有瘀斑，脉弦。治宜疏肝解郁、活血消斑。方用：柴胡 10 克，白芍 15 克，香附 10 克，炒枳壳10 克，郁金 10 克，合欢花 10 克，当归 15 克，川芎 12 克，桃仁10 克，红花 10 克，甘草 6 克。水煎服。

④心脾两虚。斑色黄褐，面色黄白不华，头晕神疲，少寐多梦，纳差乏力，月经淡暗，白带多，舌淡胖、苔薄腻，脉沉细。治宜补益心脾，活血通络。方用：党参 15 克，炙黄芪 15 克，当归 12 克，制何首乌 15 克，茯苓 15 克，炒白术 10 克，陈皮 10 克，炒薏苡仁 20 克，川芎 15 克，桃仁 12 克，红花 10 克，炙甘草 10 克。水煎服。

⑤湿热蕴阻。斑色黄褐，纳呆口黏，四肢困倦，带下黄白，大便不爽，舌苔黄腻，脉滑。治宜除湿清热，运脾升清。方用：苍术 10 克，黄柏 10 克，生薏苡仁 30 克，栀子 10 克，厚朴 10 克，茯苓 15 克，木通 6 克，益母草 20 克，川芎 15 克，白芷 10 克。水煎服。

⑥血瘀血热。斑色晦暗，面色不华，口干不欲饮，月经色暗、有血块，心烦，舌暗红或有瘀斑、苔薄，脉沉或涩。治宜活血化瘀，凉血清热。方用：桃仁 10 克，红花 10 克，益母草 20 克，当

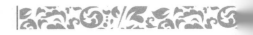

归 12 克，赤芍 12 克，生地黄 20 克，玫瑰花 10 克，柴胡 10 克，栀子 10 克，甘草 3 克。水煎服。

（2）食疗方。

除药物治疗外，一些食疗方法对治疗黄褐斑、减轻面部色素沉着也有不错的效果。

①消斑食疗汤。丝瓜络、僵蚕、白茯苓、白菊花各 10 克，珍珠母 20 克，玫瑰花 3 朵，大枣 10 枚。上药（除玫瑰花外）放入砂锅内，加水 500 毫升煎煮成浓汁，在关火前 5 分钟加入玫瑰花即成，每日服 1 剂。

②碧玉面。菠菜 50 克，面粉 150 克，牛奶 100 毫升，精盐 3 克。菠菜洗净切碎，与面粉和匀，加牛奶揉成面团，用擀面杖擀薄，切成面条，粗细随意。锅内放清水，水开后下面条，面条熟时捞出装碗，加精盐调味即成，代饭食用，每日一顿，连食 1～2 个月。

③醋黄豆。新黄豆 250 克，醋浸半个月，每日取 10 粒左右嚼食。

④猪肾祛斑粥。猪肾一对，粳米 200 克，山药 100 克，薏苡仁 50 克。猪肾去筋膜、臊腺，洗净切碎，焯去血水；山药去皮切碎，把切碎的猪肾与山药、薏苡仁、粳米加水适量，以小火煨烂成粥，加入适量盐调味，分顿食用。

⑤醋拌五味。黄瓜、南瓜、胡萝卜、白菜、卷心菜各适量，洗净切片，盐腌 6 小时，以食醋凉拌佐餐。

黄褐斑在用药、食疗的同时，日常的防护也很重要。日常生活中要注意避免日晒；面部发生各种皮炎及时治疗，防止炎症性色素沉着发生；不滥用化妆品，尤其是不用劣质化妆品；劳逸结合，豁达大度，避免长期、过度的精神紧张。黧黑斑的疗程较长，要坚持治疗。

【验方04】（赵博，2017年12月29日）

黄褐斑是一种常见的色素沉着性皮肤病，又称妊娠斑或蝴蝶斑，多见于育龄期妇女，是体内疾病的一种外在表现，主要临床表现为鼻梁两侧、两颊或前额可见深褐色成片斑块，女性尤为常见，一般无自觉症状，但治疗十分棘手。黄褐斑成因复杂，中医认为是由七情内伤、肝郁气滞，或是肾气不足，气血瘀阻，以致气机紊乱，气血失和，脏腑功能紊乱，面部失去气血荣润，浊气停留而成。

（1）醋柴胡12克，当归、白芍各10克，丹参15克，茯苓12克，白术10克，青橘叶6克，制香附10克，薄荷3克（后下）。水煎，分2次服，每日1剂。可疏肝解郁。适用于肝郁气滞所致的黄褐斑。

（2）党参12克，黄芪15克，白术10克，淮山药15克，扁豆、茯苓各12克，黄柏、黄芩、泽泻各10克，六一散6克。水煎，分早晚2次服，每日1剂。可健脾利湿清热。适用于脾虚湿热所致的黄褐斑。

（3）生地黄、熟地黄各15克，玄参、天花粉、知母、黄柏、炙龟板、茯苓、山栀子、柴胡、牡丹皮各10克。水煎，分2次服，每日1剂。适用于肾虚蕴热所致的黄褐斑。

（4）青嫩柿树叶若干，白凡士林30克。柿树叶晒干研细面，与白凡士林调匀成膏。每晚睡前涂患处，次日晨起洗净，一般半个月至1个月方能奏效。适用于各型黄褐斑。

（5）益母草粉7.5克，白附子6克，白及7.5克，白蔹6克，轻粉1.5克，钟乳粉6克，密陀僧4.5克，细辛末1.5克。各研极细末，混匀，装瓶备用。晚上睡前用人乳或温水调和涂患处，次日用温水洗去。

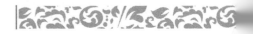

（6）薏苡仁 50 克。水煎服，每日 1 剂。可健脾利湿。适用于黄褐斑。

【验方 05】（张兴，2013 年 2 月 22 日）

黄褐斑又称肝斑，是发生于面部的黄褐色色素沉着斑片，属于中医学"黧黑斑""黧黑暗"的范畴。多因肾气不足、肝郁气滞、血瘀颜面，或脾运不健、气血不能润泽颜面所致。皮损为对称分布于面部的黄褐色斑块，无自觉症状，病程缓慢，多见于中年妇女。春夏季加重，秋冬季减轻或消失。

（1）肝气郁结型黄褐斑。症见斑片呈褐色或咖啡色，多在面颊部和上唇上部，平时性情急躁，心烦易怒，月经不调，胸胁胀满，舌红、苔黄腻。治宜疏肝理气，活血化瘀。方用丹栀逍遥丸。月经不调，可改服丹栀逍遥散汤剂，再加丹参、益母草；心烦少寐，加郁金、香附、远志、夜交藤等。

（2）脾虚血瘀型黄褐斑。症见面色不润，有淡褐色斑片，色泽灰暗，伴食少纳差，乏力，便溏，舌淡、苔薄白。治宜健脾益气，活血化瘀。方用补中益气丸或桃红四物汤。气虚甚以补中益气丸为主，血瘀甚以桃红四物汤为主。肢体困乏，加鸡血藤、薏苡仁、冬瓜皮；纳差食少，加砂仁、鸡内金、木香等。

（3）肝肾不足型黄褐斑。症见面色灰暗，斑片灰黑，病程日久，腰膝酸软无力，头晕目眩，口干欲饮，舌红、苔少。治宜滋补肝肾。方用六味地黄丸。头晕目眩，用六味地黄汤加栀子、凌霄花、当归、白芍等；腰膝酸软，加桑寄生、鸡血藤、菟丝子、杜仲等。或服刺五加片，每次 5 片，每日 4 次，30 日为 1 个疗程，一般用药 3～6 个月。

治疗过程中应避免食用酸、辣等刺激性食物，外出应尽可能避

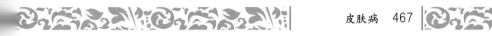

光照晒，日常保持心情愉快，避免过度劳累、忧伤等。

【验方06】（郭旭光，2014 年 1 月 31 日）

黄褐斑中医称"面尘""黧黑斑"，多因肝肾不足，不能滋养肌肤；或肝气郁结，日久化热，伤及阴血，颜面气血失和而发病。治宜疏肝解郁，养血健脾，滋补肝肾，消色除斑。本病多见于女性，影响美观。笔者据临床实践经验推荐几则行之效佳的祛斑验方。除了药物治疗，患者应保持心情舒畅，避免紧张和忧郁，避免强烈的阳光照射。在饮食方面，应少食咸鱼、咸肉、火腿、香肠、虾皮、虾米等腌、腊、熏、炸食物，少吃葱、姜、辣椒、胡椒及酒类等刺激性食物，多摄取新鲜水果、蔬菜和具有消退色素辅助作用的冬瓜、丝瓜、西红柿、土豆、卷心菜、花菜、莴苣、鲜枣、草莓、山楂、橘子、柠檬、白芝麻、豆制品和动物肝脏等。

（1）内服方。

①菊花、僵蚕、蚕蛹各 15 克，玉竹 30 克，薄荷 12 克。每日 1 剂，轻者当茶泡饮，重者煎服。一般服药月余可消除黄褐斑。

②生地黄、熟地黄、当归各 12 克，柴胡、香附、茯苓、川芎、白僵蚕、白术、白芷各 10 克，白鲜皮 15 克，白附子、甘草各 6 克。水煎服，每日 1 剂；若制成水泛丸，每次 6 克，每日 3 次。

③牡丹皮、川芎、桃仁、红花、白僵蚕、白芷、郁金各 12 克，赤芍、白蒺藜各 15 克，柴胡 6 克。水煎服，每日 1 剂。一般服药 20 余剂即可见效。

④丝瓜络、僵蚕、白茯苓各 10 克，珍珠母 20 克，玫瑰花 3 朵，大枣 10 枚。水煎服，每日 1 剂。一般服药 10 剂即可见效。

（2）外洗方。

①白及、白附子、白芷各 6 克，白蔹、白丁香各 4.5 克，密陀

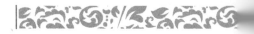

僧3克。共研细末，每次取少许药末用鸡蛋清调成稀膏状，晚睡前先用温水洗脸，然后将此膏涂于色斑处，晨起洗净，直至痊愈为止。

②紫草30克，茜草、白芷各10克，赤芍、苏木、红花、厚朴、丝瓜络、木通各15克。加水2000～2500毫升，煮沸15～20分钟，外洗、湿敷患处。

③当归15克，香附、木贼草、桑叶各30克。加水1000毫升，煎取药液500毫升，熏洗患处，每日2～3次。

④茉莉花籽适量。研极细末，当化妆粉外搽，每日1～2次。

【验方07】（郭旭光，2015年8月21日）

蝉蜕、紫草各30克。水煎取液，分早晚2次服，每日1剂。一般服药7～10日可显效或痊愈。适用于面部色素沉着。

【验方08】（王廷兆，2015年11月6日）

柴胡、白术各10克，生地黄、丹参、煨姜、茯苓各15克，香附12克，薄荷3克，蝉蜕6克。每日1剂，水煎，分2次服，15日为1个疗程。适用于黄褐斑。

【验方09】（木胡蝶，2018年5月4日）

桃仁、生地黄、丹参各12克，赤芍、柴胡、牛膝、桑叶各10克，川芎、当归各10克，枳壳、红花、桔梗各6克，甘草5克。水煎，分3次服，每日1剂，连服2～4周。适用于妇女气滞血瘀型面部黧黑斑，症见颜面黑褐色斑点及斑片，皮肤缺少光泽，经量偏少且色暗有血块，伴心烦易怒、夜寐欠安、大便偏干，舌边瘀点瘀斑、苔薄，脉弦细涩。

【验方 10】（蒋振民，2015 年 12 月 11 日）

菟丝子、生地黄、熟地黄各 15 克，当归、白芍各 10 克，女贞子、何首乌各 12 克，阿胶（烊化冲服）、枸杞子各 10 克。水煎，分 2 次服，每日 1 剂，一般服药 15～30 剂见效。适用于妇女面部斑。

【验方 11】（晓荣，2014 年 4 月 4 日）

（1）外涂茄子汁祛斑。茄子 1 个，切片取汁。用茄子汁涂抹局部，每日 3 次，一般 15 日可见效。茄子含有维生素 P 和维生素 C，可抑制酪氨酸酶，阻止黑色素的合成，但要注意使用过程中的防晒，否则效果不佳或适得其反。

（2）外涂艾叶白芷汁祛斑。艾叶 30 克，小桉树大叶 40 克，侧柏叶 25 克，白芷 12 克，白茯苓 15 克，白僵蚕 13 克。上药冲洗干净、剪碎，加水适量，文火煎煮 5～6 小时，滤取药液，将药液继续煎煮成稀糊剂。先用湿热毛巾敷面部 5～10 分钟，再将糊剂涂于长斑处，每日早晚各 1 次。一般涂药 5 日后见效，20～25 日后即可收到较理想的治疗效果。

（3）白醋洗脸祛斑。洗脸水中加少量白醋洗脸，每日 2～3 次。坚持使用 1 个月以上可见效。此方对雀斑有一定效果，白醋可发挥一定的淡斑白肤作用，但每次不宜使用太多，否则对皮肤有明显的刺激性。

（4）食用番茄祛斑。番茄 1～2 个，当日常水果吃或每日喝番茄汁 1 杯。番茄中含有丰富的谷胱甘肽，可抑制黑色素，可使沉着色素减退或消失，缓慢地改善斑点并有美白效果。一般坚持 2～3 个月见效。

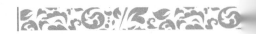

【验方 12】（韩玉乐，2014 年 5 月 9 日）

中医认为，老年斑是由年老气虚血瘀，气血不能上荣营养面部所致，治宜益气养血、活血化瘀。若经常以山楂蛋清敷面治疗，往往可获得满意效果。

先用温水洗脸，擦干。每次取生山楂 10 克，去核捣碎，加适量鸡蛋清调成糊状，薄薄地敷于面部，保留 1 小时后洗净，每日早晚各敷 1 次。敷上药糊后，可轻轻按摩面部，以助药力渗透。30 日为 1 个疗程。山楂味酸甘，入脾经、胃经和肝经，功擅活血通脉，其有效成分可扩张血管，清除局部瘀滞。蛋清中富含多种氨基酸，有滋润皮肤的作用，有助于消除皮肤色素斑。山楂与蛋清调和后敷面，既可调畅面部气血，又能润肤消斑。

【验方 13】（李珍新，2014 年 7 月 25 日）

（1）增白玉容粉。西瓜仁 250 克，桂花 200 克，橘皮 100 克。共研细末，饭后用米汤调服，每次 1 匙，每日 3 次。有增白祛斑之功效。适用于老年斑、雀斑或面色蜡黄。

（2）黑木耳粉。黑木耳适量，洗净焙干为末，每餐餐后用热汤送服 3 克。适用于面部黑斑。用药 1 个月后即可见效。

（3）瓜杏猪肚膏。瓜瓤 150 克，甜杏仁 50 克，猪肚 1 个。杏仁用热水浸泡去皮、尖，猪肚洗净煮烂，将三味共研为膏，每晚外涂患处。此方可祛老年斑，使用后面部白皙、润泽，且冬日不皲。

【验方 14】（任纪海，2014 年 11 月 28 日）

以下验方适用于防治老年斑。

（1）薏苡仁 50 克。煮熟或蒸熟，加入白糖适量，一次吃完。

（2）灵芝 6 克，茯苓 10 克，茶叶 2 克。共捣碎混匀，装入小

纱布袋内，每袋 6 克。用开水冲泡代茶饮，每日冲服 2～3 袋。

（3）洋葱洗净切碎，经常炒食，可祛除色斑、延缓皮肤老化。

（4）鲜生姜适量。洗净放入水杯中，用 200～300 毫升开水浸泡 5～10 分钟，加入少许蜂蜜，搅匀后代茶饮。

（5）黑木耳适量。洗净后焙干研末，每日餐后用热汤送服 3 克。连服 1 个月后即可见效。

（6）水发银耳 50 克，煮熟鹌鹑蛋 3 枚。加少量黄酒、味精、食盐，用文火煨炖熟烂后食用。坚持食用可清除老年斑。

（7）用鸡蛋清涂抹斑点，每日数次，连涂 7 日。

【验方 15】（赵仁，2017 年 4 月 14 日）

（1）水牛角 60 克，升麻、羌活、防风各 30 克，白附子、白芷各 15 克，生地黄 30 克，川芎、红花、黄芩各 15 克，生甘草 6 克。共研细末，蒸熟，制成小丸，每晚 10 克，温开水送服。可祛风清热，凉血散血。对雀斑有效。

（2）苍耳子若干。洗净焙干，研细粉，装瓶备用。每次饭后服 3 克，米汤送下，每日 3 次。适用于风邪袭面、气血失和所致的雀斑。

（3）熟地黄 15 克，山茱萸、炒牡丹皮各 10 克，茯苓 12 克，山药 30 克，升麻、白附子、细辛、巴戟天各 3 克，甘草 10 克。水煎，分 2 次服，每日 1 剂。适用于肾阴亏损所致的雀斑。

（4）黑牵牛子、鸡蛋清适量。将两者调匀备用，临睡前涂抹在脸上，晨起洗去。既可除雀斑，又能保护皮肤。

（5）旋覆花若干。去除杂物、梗叶，筛净泥土，研细粉洗脸。适用于雀斑，亦可使皮肤润泽。

（6）桃花、冬瓜仁各等分，蜂蜜适量。桃花阴干、研细粉，冬瓜仁去壳、研末，加入蜂蜜调匀。夜晚以此蜜敷面，次日晨起洗净，每日1次。可理气活血、润养祛斑，对雀斑有效。

（7）茵陈20克，地榆、紫草各15克，赤芍10克，地肤子、土茯苓各15克。水煎服，每日1剂。可清热凉血、消斑美容。用于雀斑效果好。

过敏性皮炎

【验方01】（马宝山，2018年8月3日）

（1）生地黄、蒲公英、紫花地丁各15克，蒺藜、金银花、白鲜皮各12克，赤芍10克，蝉蜕、薄荷、苦参、木通、甘草各8克。煎水洗患处。适用于佩戴黄金首饰引起的过敏性皮炎。

（2）荆芥10克，防风10克，白鲜皮12克，生地黄20克，夜交藤20克，金银花30克，蒲公英30克，连翘15克，蝉蜕10克，甘草6克。水煎，分2次服，每日1剂。另配甘草100克，水煎洗患处，每日2次。适用于染发引起的过敏性皮炎。

（3）紫草20克，大黄5克，黄柏8克。择净，切成碎块，装入玻璃容器，加入菜籽油200毫升浸泡1个月后即可使用。搽药之前，先用凉开水给患儿清洗病变部位，然后用消毒棉球蘸上药油外涂患处。每日早晚各1次，一般用药2～3日可愈。适用于婴儿尿布皮炎。

【验方02】（李典云，2013年6月28日）

（1）苦参、大枫子各50克，氧化锌30克。苦参、大枫子水煎，过滤待凉，加入氧化锌搅拌均匀，浸泡患处，早晚各泡1次，每次30分钟。注意保持皮肤卫生，勿用肥皂、热水洗。适用于稻田性尾蚴皮炎（水接触部位，如小腿、手瘙痒，继后出现红色丘疹、红斑、风团等）。

（2）白花蛇舌草30克，苦楝根皮50克。水煎取液，待凉，外洗患处，早晚各1次，每次30分钟。适用于稻田性浸渍糜烂型皮炎（下水后2～3日，指、趾间皱襞部肿胀、浸渍发白、发痒、糜烂）及虫蚀型皮炎（手掌、足底皮肤凹陷、脱落）。

【验方03】（鲁菜光，2015年8月21日）

洪涝期间，皮肤如果浸泡在污泥浊水中就会发痒疼痛，甚至红肿溃烂，即是患了水灾性皮炎。下面介绍几则行之有效的简易疗法。

（1）五倍子250克，白酒1000毫升，明矾100克（研末）。混合浸泡2日，每日搽患处3～4次。

（2）鲜马齿苋500～1000克，洗净切碎，加水1000毫升，煎取药液浴足或湿敷。

（3）苦参、升麻各50克，加水1000～1500毫升，煎取药液，待凉后洗敷患处。有消炎、杀虫、止痒之功效。

（4）12.5％明矾、3％食盐水混合或3％～5％高渗盐水浸泡下肢20～30分钟，让其自然风干。有消除水肿、止痒及促进创面愈合之功效。

【验方04】（郭旭光，2018年5月4日）

乌梅、夜交藤各15克，苏木4克，乌梢蛇、防风各10克，生甘草6克。水煎，分早晚2次服，每日1剂。适用于皮肤划痕症。

【验方05】（吴明，2014年6月27日）

淡豆豉适量（1岁以下用5～10克，1～2岁用10～15克，3岁以上用15～20克），煮沸20分钟后加糖服用。适用于小儿痒疹。体质偏虚，加炙甘草；热盛痒重，加栀子。炙甘草和栀子的剂量按淡豆豉减半。

【验方06】（丁烽，2018年8月31日）

虫咬性皮炎是指昆虫叮咬人类皮肤而引起的炎性皮肤病。本病又称为"丘疹性荨麻疹"，主要与节肢动物的叮咬有关，以春、夏、秋季多见。现介绍本病的外治方四则。

（1）鲜马齿苋60克，洗净后捣烂敷患处，并用手反复揉搓。每日3次，3日为1个疗程。

（2）苦参10克，黄柏6克，冰片3克，75％酒精100毫升。苦参、黄柏研粗粉，冰片研细粉，一起装入干净玻璃瓶内，加入酒精密封浸泡5日（每日晃动瓶子3次），滤取上清液备用。用时取棉签蘸药液适量涂搽患处，每日3～5次，3日为1个疗程。治疗期间停用其他外用药物。

（3）新癀片适量。研细末，用食醋调成稀糊状，外涂患处，每日1～2次。一般用药1日后痒痛感减轻，连用3日为1个疗程。

（4）六神丸10粒。研末后用食醋或温开水调成糊状涂患处，每日3次。一般用药1日后痒痛感减轻，连用3日为1个疗程。

夏季皮炎

【验方01】（萧旭，2014年5月30日）

（1）蛇床子、地肤子、苦参、花椒、白矾各20克。水煎取液。

先熏后洗患处。每日 1 剂，可熏洗 2~3 次，每次 20 分钟，10 日为 1 个疗程。适用于夏季皮炎。

（2）黄柏、苍术、荆芥各 6 克，蛇床子 20 克，防风 10 克，明矾 3 克。共研细末，水煎或开水冲泡去渣，放入盆中，趁温热熏洗患处。适用于夏季皮炎。

（3）冬桑叶、紫苏叶、陈艾叶、薄荷叶各 30 克，明矾 20 克。加清水适量，煎沸。将药液倒入盆内，待温度适宜后洗患处，每日 1 剂，洗 3 次，5~7 日为 1 个疗程。适用于夏季皮炎。

【验方 02】（陈文贵，2015 年 4 月 24 日）

大黄、黄芩、黄柏、苦参各等分。水煎取液，待冷后湿敷患处 2 小时，每日 3 次，每日 1 剂。有清热燥湿、止痒之功效。适用于夏季皮炎。

神经性皮炎（牛皮癣）

【验方 01】（郭旭光，2014 年 3 月 7 日）

神经性皮炎是一种局限性皮肤神经功能障碍性皮肤病，又叫慢性单纯性苔藓。中医称之为"牛皮癣""摄领疮"，因其好发于颈部，状如牛领之皮，厚且坚而得名，多因风湿蕴肤，经气不畅所致。症见皮肤苔藓化，肥厚粗糙，瘙痒剧烈，病程缓慢，反复发作，常数年不愈，愈后易复发。临床采用中医药治疗，可收到较好的疗效。

（1）柴胡、龙胆草、栀子、赤芍、白芍、牡丹皮各 10 克，何首乌 30 克，生地黄、当归、钩藤各 15 克。水煎服，每日 1 剂，14 日为 1 个疗程。皮损色鲜红，生地黄加至 30 克，并加桃仁 10 克、红花 12 克；年老体弱，伴头晕失眠，加黄芪 15 克，夜交藤、酸枣

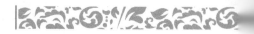

仁各12克；伴皮肤感染，加金银花、连翘各15克；伴月经不调，加益母草20克。

（2）乌梅50克，甘草10克。水煎，分早晚2次服，每日1剂。外用石榴皮500克炒炭研末，加香油150毫升，调成稀糊状，用时搅匀，外涂患处，每日2次，直至治愈。适用于牛皮癣。治疗期间忌食辛辣刺激性食物、海味及牛羊肉、蒜、韭菜、香菜等食物，戒烟酒，并保持心情愉快，切忌上火。

【验方02】（蒋振民，2015年1月2日）

（1）大黄30克，生甘草20克，芦荟10克。焙干研末，加麻油适量调匀，涂敷患处。每日3次，一般敷药7日即可见效。适用于神经性皮炎。

（2）荆芥、花椒、龙胆草、地肤子各15克，防风12克，蝉蜕18克，白鲜皮、白花蛇舌草各26克，黄连8克，槐米16克，乌梢蛇13克，薏苡仁30克。水煎服，每日1剂。连服10~20剂即可显效。适用于牛皮癣。

（3）当归、何首乌、黄精、麦冬各15克，防风、白蒺藜、蛇床子、皂角刺各10克，白芍、熟地黄各30克，白鲜皮12克，丹参20克。水煎服，每日1剂。适用于阴血亏虚、肤失润养型牛皮癣。症见病程较久，迁延不愈，皮损肥厚。

【验方03】（谊人，2017年4月28日）

（1）鲜核桃皮适量，涂搽患处，每日3次。适用于神经性皮炎。

（2）五倍子、枯矾、炉甘石各6克。煎取药液60毫升，涂搽患处，每日4次。适用于神经性皮炎。

（3）鸡蛋3个，米醋500克。鸡蛋置瓶内，加米醋浸泡10日后取出，去蛋壳，与米醋搅匀，装入有盖容器中。每日用此液涂搽患处 3 次，坚持一段时间。对神经性皮炎有良效。

（4）斑蝥 3 克，3％碘酒 100 毫升。斑蝥放入碘酒中浸泡 7 日，用时先以 1∶5000 高锰酸钾溶液洗净患处，再用上药涂搽，每日 3 次。适用于神经性皮炎。

【验方 04】（古月，2014 年 11 月 7 日）

荆芥 12 克，花椒 12 克，败酱草 15 克，黄柏 15 克，白鲜皮 20 克，百部 30 克，苦参 30 克，蛇床子 30 克，白矾 10 克（后下）。水煎取液，待水温 36℃时洗浴全身，每次 20 分钟，2 日 1 次，连用 3～5 次，阵发性剧痒、反复瘙痒、头晕、焦虑易怒等症状即可缓解或消除。适用于泛发性神经性皮炎。

【验方 05】（常怡勇，2016 年 4 月 23 日）

（1）牛皮癣内服方。当归、蛇床子、白芍、虎杖、丹参、川芎、泽泻、藿香、荆芥各 20 克，黄芪、紫草、乌梅各 50 克，补骨脂、白鲜皮、苦参、金银花各 30 克，三棱、莪术、杜仲、党参、白术、甘草、红花各 10 克。水煎，分 3 次服，每日 1 剂。一般轻者 6 剂见效，重者 10～12 剂显效。口服中药 20 分钟后，再口服维丁胶性钙片 5 片，每日 3 次，服至治愈。

（2）牛皮癣外洗方。补骨脂 60 克，乌梅 40 克，菟丝子、骨碎补各 30 克。以 30％的冰醋酸 1000 毫升浸泡 5 日，取药液外洗患部，每次 10 分钟，直至癣皮剥离治愈。

（3）预防复发方。牛皮癣治愈后，为预防复发，于秋季龙葵果实成熟时取其地上部分，切成细段。每日用 30 克沸水冲饮，1 个月为 1 个疗程，间隔 1 个月再服下一个疗程，以此类推，共服 6 个疗程。

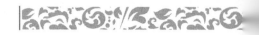

【验方06】（张力，2016年9月2日）

《本草纲目》之搜风解毒汤（原方土茯苓一两，薏苡仁、银花、防风、木瓜、木通、白鲜皮各五分，皂荚子四分），重用土茯苓治疗牛皮癣，疗效较好，一般服药20剂。加减用药：血热重，加生地黄、赤芍、丹皮；瘙痒甚，加乌梢蛇、蜈蚣、皂刺；湿热重，加苍术、黄柏、苦参；合并感染，加金银花、连翘、大青叶；伴发热，加石膏。并可配合外洗方：大枫子60克（捣碎），大胡麻30克（捣），苦参60克，地肤子30克，蛇床子30克。水煎，待温时浸洗患处。

【验方07】（王廷兆，2017年6月23日）

以下验方适用于牛皮癣。

（1）乌梅500克，白糖适量。乌梅去核，加水和白糖熬成膏状，每日3次，每次服100毫升。

（2）黄芪30克，当归、生地黄、白蒺藜各30克。水煎2次，混合药液，早晚分服，每日1剂，连服15～20日为1个疗程。

（3）补骨脂30克，加入75％酒精100毫升，浸泡1周，过滤，加热浓缩至1/3，涂搽患处。一般持续数月即可见效。

（4）皂角、蛇床子、苦参各100克。水煎30分钟，煎取药液，趁热熏洗病灶，并用毛巾热敷，待水温适宜，再进行药浴。每日1次，每次约30分钟。

（5）生地黄30克，当归10克，赤芍10克，川芎10克，牡丹皮10克，荆芥10克，防风10克，苦参10克，白鲜皮30克，蝉蜕10克，大青叶15克，牛蒡子15克。水煎，分2次服，每日1剂，连服30日为1个疗程。另外配合外用方使用，效更佳。外用方：百部120克，苦参120克，蛇床子60克，雄黄15克，狼毒75克。

上药共研粗末，装入纱布袋内，加水 2500～3000 毫升，煮沸 30 分钟。用时以软毛巾蘸药液擦洗患处，或加热水浸浴。

【验方 08】（张勤，2017 年 9 月 29 日）

以下验方适用于牛皮癣。

（1）荆芥、花椒、龙胆草、地肤子各 15 克，防风 12 克，蝉蜕 18 克，白鲜皮、白花蛇舌草各 30 克，黄连 8 克，槐米 16 克，乌梢蛇 13 克，薏苡仁 30 克。水煎服，每日 1 剂，连服 10～20 剂。

（2）乌梢蛇、全蝎、连翘、防风各 20 克，金银花、夜交藤 50 克，紫花地丁 30 克，蒲公英、丹参各 40 克，木香、甘草各 10 克。水煎服，每日 1 剂。一般服药 7 剂可显效。

（3）蛇床子、白芷、百部各 10 克。加入 100 毫升白酒浸泡 5～6 日，滤取药液，涂患处。

（4）木鳖子 3 克。去外壳，将其肉放入 10 毫升醋内磨呈糊状，外搽患处，每日 1 次。一般连用 30 日可获明显疗效。

【验方 09】（鲁菜光，2015 年 11 月 27 日）

肉桂 200 克，研为极细末，装入瓶内密封备用。用时，根据病损大小，取肉桂末适量，用米醋调成糊状，涂敷病损处，2 小时后糊干即除掉。若不愈，隔 1 周再依法涂敷 1 次即可。一般轻者 1 次、重者 2～3 次即愈。适用于神经性皮炎。

【验方 10】（霍光星，2015 年 4 月 3 日）

紫草、石榴皮、喜树子、菝葜、补骨脂、酸模根、苦参各 250 克。上药加 95％ 酒精 2500 毫升，浸泡 10 日后备用。每日 2 次，外搽患处。适用于牛皮癣。

【验方 11】（许士芳，2015 年 6 月 5 日）

紫草 10 克，白鲜皮 10 克，白头翁 10 克，甘草 10 克，车前草 10 克，土茯苓 6 克。水煎，分 2 次服，每日 1 剂。适用于牛皮癣。

【验方 12】（郭亚维，2018 年 11 月 2 日）

（1）生地黄、牡丹皮、金银花、连翘、紫草各 15 克，水牛角 20 克，赤芍、玄参、麦冬、栀子、黄芩、大黄各 10 克，生甘草 6 克，青黛 5 克（包煎）。水煎，分 2 次温服，每日 1 剂。有清热、凉血、解毒之功效。适用于毒热伤营型牛皮癣。

（2）白鲜皮 30 克，金银花 40 克，连翘 15 克，土茯苓 30 克，生地黄 30 克，白茅根 50 克，丹参 15 克，鸡血藤 25 克，当归 15 克。水煎，分 2 次服，每日 1 剂。适用于牛皮癣。

脂溢性皮炎

【验方 01】（金弘静，2017 年 10 月 20 日）

脂溢性皮炎是发生在皮脂溢出基础上的一种慢性炎症，损害为鲜红或黄红色斑片，表面附有油腻性鳞屑或痂皮，常伴瘙痒，给患者带来许多烦恼。

（1）薏苡仁萝卜缨粥。薏苡仁、萝卜叶、马齿苋各 30 克。洗净，萝卜叶和马齿苋切碎，加水适量，煮粥。每日 1 剂，1 个月为 1 个疗程。可清热利湿。

（2）大枣猪油汤。大枣 100 克，生猪油 60 克。将大枣、生猪油放入锅内，加水适量，煮熟食用。每周 3 次，4 周为 1 个疗程。有祛风清热、养血润燥之功效。适用于干性脂溢性皮炎。

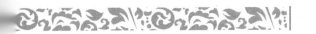

【验方02】（张志远，2014年7月18日）

生大黄100克，冰片20克，食醋250毫升。用玻璃瓶密封浸泡7日，待药液变成深棕色方可应用，每日外涂3次。适用于脂溢性皮炎。

【验方03】（蒋振民，2017年8月11日）

生地黄、玄参、生石膏（打碎）、白花蛇舌草、生山楂、侧柏叶、虎杖各15克，麦冬30克，车前草12克，知母10克。水煎，分早晚2次服，每日1剂。适用于脂溢性皮炎。

【验方04】（荣斌，2013年3月22日）

大黄20克，苦参30克，黄柏20克，蛇床子20克，生薏苡仁30克，丹参20克，牡丹皮20克，生甘草12克，地肤子20克，防风10克。上药置于纱布袋内，扎紧袋口，加水（约2/3脸盆水量），煎煮30分钟，倒出药液，待药液不烫手时，取出纱布袋，将头部浸泡于药液中，并用手揉搓头皮约30分钟，洗毕用毛巾裹头，每晚1次，次日早晨冲洗干净。适用于脂溢性皮炎。

皮肤瘙痒症

【验方01】（鲁莱光，2014年9月19日）

皮肤瘙痒症是中老年人常见皮肤病。中医认为，本病多因素体不足，阴血亏损，又感风邪，郁于皮肤腠理，邪正交争，邪盛正衰而出现全身皮肤瘙痒不适。患者常因搔抓使皮肤出现抓痕、丘疹、血染痂、色素沉着、湿疹样变及苔藓样变等继发损害。治宜活血凉血，清热燥湿，疏风止痒。临床采用凉血祛风汤治疗，常可获得满

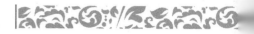

意效果。

生地黄 30 克，白鲜皮、玄参、苦参、金银花、连翘各 15 克，地肤子、牡丹皮、赤芍各 12 克，紫草、荆芥、防风各 10 克，升麻、薄荷、生甘草各 6 克，蝉蜕 3 克。水煎，分早晚 2 次服，每日 1 剂;药渣再加水煎汤反复擦洗患处。一般用药 2 剂效果明显或可治愈。

值得注意的是，由于皮肤瘙痒症多顽固，故愈后必须巩固治疗一段时间。患者要多饮水，多食蔬菜、水果，忌食辛辣及鱼腥虾蟹等物，忌饮酒及咖啡;居室不可太干燥，并适当涂抹油脂类护肤膏;避免搔抓患处;内衣应选择宽松柔软的棉织品，不要穿毛织物或化纤品;同时还要锻炼身体，增强体质，提高对外界气温变化的适应能力。

【验方 02】（韩玉乐，2017 年 2 月 17 日）

（1）天气闷热，湿邪侵袭皮肤，很多人出现皮肤湿痒的症状，可喝松针茶治疗。取鲜松针 6 克，洗净后放杯中，开水冲泡，不烫时饮用，饮完可续水，至味淡为止，每日 1 剂，连服 7 日。适用于皮肤瘙痒。松针味酸、苦、涩，性温，可健脾燥湿、杀虫止痒，提高人体抵抗外邪的能力。

（2）浮萍、红花、桃仁、杏仁、生栀子、苍耳子、徐长卿各 10 克。上药共研细末，混匀，每次取 10 克，以蜂蜜调膏敷脐部，用胶布固定，每日换药 1 次，5 日为 1 个疗程。适用于皮肤瘙痒。

【验方 03】（王大夫，2016 年 10 月 7 日）

生地黄、蚕沙、何首乌、白鲜皮各 15 克，乌梢蛇、僵蚕、徐长卿、地肤子各 12 克，乌梅、白芍、当归、甘草各 10 克。水煎，分 3 次服，每日 1 剂。有祛风化湿、养血润燥之功效。适用于周身

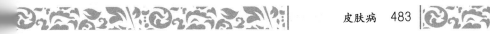

皮肤瘙痒症。

【验方04】（玉荐，2016年6月25日）

古医书称："邪气中经，则身痒而瘾疹。""邪气"不外内邪和外邪，中医认为，老年人多气血两虚，气虚则营卫失和、卫外不固，易受风寒、风热之外邪侵扰，产生皮肤瘙痒；血虚则肌肤失于濡养，化燥生风，产生内邪，使皮肤瘙痒。因此，皮肤瘙痒的患者应注重养血祛风，可以试试以下中药方剂。

（1）内服方。

①当归饮子。当归、白芍、川芎、生地黄、防风各30克，何首乌、黄芪、甘草各15克。水煎，分2次服，每日1剂。可养血润燥、祛风止痒，治疗气血两虚所致的老年性皮肤瘙痒。

②马尾松针60克。水煎，分2次服，每日1剂。可清热祛风止痒，治疗全身性皮肤瘙痒。

（2）外洗方。

①百部、蛇床子、艾叶、枯矾各15克。加水1500毫升，煮沸20分钟，滤取药液，先熏后洗，每日1剂，熏洗1～2次，每次30分钟。可祛风止痒。

②麦饭石适量。水煎，倒入浴缸，浸泡全身或趁热涂洗局部瘙痒处，每日1～2次。可滋润肌肤、祛风止痒。

【验方05】（郭旭光，2016年6月25日）

（1）手足干裂。甘草20克。加入高度白酒250毫升浸泡24小时，涂搽患处，每日2～3次。

（2）鸡眼。蜈蚣1条。文火焙干，研末，加入香油少许，调匀后搽患处，一夜后去药，患处变黑，7日鸡眼可脱落而愈。

（3）神经性皮炎。桂枝、金银花各 30 克，枳壳 15 克。加水 1500 毫升煎煮 15 分钟，去渣，待药液温度适宜时外洗患处。

（4）脂溢性皮炎。王不留行、川白芷各等分。研细末，睡前干搽于头上，次日洗去。一般连用 10～15 日可愈。

（5）顽固性外阴瘙痒。桂枝 12 克，炒白芍 12 克，蛇床子 15 克，地龙 12 克。水煎服，每日 1 剂。疗效颇佳。

（6）头皮瘙痒。防风、荆芥、白僵蚕、地龙各 10 克，沙参 15 克，生地黄 30 克。水煎取液，加蜂蜜适量，分 3 次餐后温服，连服 2 剂或服至痒止停服。

（7）皮肤划痕。黄芪 90 克，桂枝 10 克，柴胡 12 克，白芍 15 克，白术 15 克，石韦 30 克，甘草 12 克。水煎服，每日 1 剂。

【验方 06】（于长学，2014 年 1 月 10 日）

夜交藤、生地黄、当归、益母草各 20 克，牡蛎、珍珠母各 30 克，牡丹皮 15 克，防风 12 克，荆芥 10 克，蝉蜕 6 克，甘草 6 克。水煎服，每日 1 剂。适用于顽固性瘙痒。

【验方 07】（韦洁，2014 年 3 月 7 日）

大枣 300 枚，生黄芪、白术、防风、生姜各 40 克，黄酒 500 克。将瓷坛洗净晒干，生黄芪、白术、防风装入纱布袋，垫在坛底。生姜切丝，与洗净的大枣混匀，放入坛内，倒入黄酒，将坛口密封约一个半月即可食枣饮酒。每次食枣 4～5 枚，连服 1～2 剂，可缓解皮肤瘙痒。

【验方 08】（严永和，2017 年 11 月 24 日）

（1）樟丹、密陀僧、青黛、煅石膏适量。水煎成浓汁，擦浴患

处。适用于湿性较重之瘙痒。

（2）枯矾、花椒各120克，朴硝500克，野菊花250克。煎取药液500毫升，趁温洗浴，以微汗出为度，每日1次，5～7日为1个疗程。适用于全身顽固性瘙痒。

（3）海桐皮、寻骨风、蛇床子、白鲜皮各10克，丹参30克。水煎取液，外洗患处。适用于霉菌感染引起的皮肤瘙痒。

（4）防风、大枣、荆芥、蝉蜕各6克，当归、何首乌、枸杞子、川芎、白蒺藜各10克，白芍、黄精、熟地黄各15克。水煎，分3次服，每日1剂，7日为1个疗程，连服2～4个疗程。一般服用1个疗程瘙痒症状可有所改善。

（5）苦参50克，虎杖、蛇床子各30克，白芷20克，五倍子15克。用纱布将上药包裹，入锅煎取药液，待温度适宜时外洗患处。重症每日1剂，轻症1剂可用2日。适用于老年皮肤瘙痒。伴有湿疹瘙痒，加徐长卿、白前各20克；伴有疥疮瘙痒者，加大枫子20克、花椒15克；过敏性皮肤瘙痒，加紫草、地肤子各20克；伴有滴虫瘙痒，加花椒、百部各15克。

（6）蛇床子、地肤子、苦参各30克，黄柏15克，花椒5克，甘草10克。偏湿热、苔黄腻，加薏苡仁30克。水煎3次，每次加水约300毫升，煎取药液200毫升，第一煎与第三煎药液混匀，倒入盆中，加温水适量洗浴。第二煎药液分3次内服，一般瘙痒2剂可愈，严重者需用4剂。适用于全身瘙痒。

（7）熟地黄、何首乌、白蒺藜、当归、黄芪各15克，川芎、白芍、荆芥、防风各10克，甘草6克。水煎服，每日1剂。适用于老年人因肝肾阴虚、血少风燥所致的皮肤瘙痒症。

（8）防风15克，蛇床子、荆芥各10克。上药以500毫升醋浸泡15日即可使用，用时取药液涂搽患处。每日2～3次，一般1～

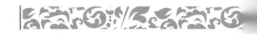

3 日即止痒。

（9）熟地黄、丹参各 60 克，蝉蜕 100 克。共晒干，研细末。每次取 3 克冲服。每日 3 次，15 日为 1 个疗程，或服完 1 剂药为 1 个疗程。适用于皮肤瘙痒。

（10）柴胡 20 克，黄芩 10 克，太子参 30 克，半夏 10 克。水煎，分 2 次温服，每日 1 剂。有祛风、清热、止痒之功效。适用于皮肤过敏瘙痒或伴皮疹隆起。

（11）苍耳子 250 克，加水煮沸 15 分钟，滤取药液至盆中，趁热洗患处，连洗 4～5 次。对皮肤瘙痒症效果明显。

（12）荆芥、防风各 10 克，杨树条、野薄荷、野艾、蛤蟆酥各 20 克，粗盐 50 克。水煎取液，先熏后洗。每日 1 次，3 次即可见效。适用于皮肤瘙痒。

（13）金银花藤或根适量。加少许食盐水煎，待凉后洗患处。若全身瘙痒可用药液洗浴，每日 3 次，2 日即可见效。适用于皮肤瘙痒。

（14）将密陀僧放炉火中烧红后立即投入醋中，冷却后将药捞出，再烧红，如法淬制，反复 7 次，然后研细末备用。用时取药末适量略加白茶油调匀，涂抹患处。适用于顽固性皮肤瘙痒。

（15）花椒 5 克，大蒜秆 1 根（切成段），五月艾 3～4 棵。水煎取液，用药液擦洗患处，早、中、晚各洗 1 次，每日 1 剂。适用于皮肤瘙痒。

（16）荆芥、金银花、牡丹皮、桑叶、连翘、苦参、黄柏、地肤子各 10 克，白蒺藜、白鲜皮各 10 克，蝉蜕 3 克。入砂锅内，水煎 2 次，混合药液，分早中晚 3 次服完。连服 9 剂为 1 个疗程。适用于皮肤瘙痒。

【验方09】（蒋振民，2017 年 10 月 6 日）

（1）柠檬汁、芦荟汁。将柠檬、芦荟榨汁，用棉签蘸涂患处。柠檬性酸，芦荟性凉，都有收敛皮肤血管的作用，能快速去除瘙痒感。

（2）茶叶。茶叶少许，加水捣烂成糊状后外涂。茶叶中含有茶多酚，可杀菌、消炎、止痒。

（3）薄荷牙膏。薄荷清凉，牙膏中含有碳酸钙粉末，微溶于水，呈碱性，可以中和甲酸。如果家中有薄荷牙膏，可挤出一点敷在局部皮肤上，可迅速消除皮肤热痛、痛痒。

【验方10】（许求多，2015 年 9 月 4 日）

水菖蒲 200 克，鲜品加倍，加水 2000 毫升，煎沸 10 分钟左右，去渣，滤取药液，待温度适宜时用药液反复熏洗或涂搓患处 15 分钟。洗后不用水冲洗，将药液保留在皮肤上。一般洗浴 1～2 次即可止痒。

我国端午节有采撷艾叶、菖蒲用来"祛邪防病"的习俗。这里所指菖蒲即水菖蒲（因多生于湖、塘边而得名），本品由于带浓烈刺激土腥味，又俗称"臭蒲"。水菖蒲有除湿健脾、杀虫止痒之功效。在民间，人们常用本品煎洗治疗风疹瘙痒、湿疹等，且效果极佳。瘙痒原因复杂，细菌、真菌感染及过敏因素等引起的瘙痒最常见。现代研究表明，水菖蒲富含 β-细辛脑、樟脑等成分，对葡萄球菌、链球菌、白色念珠菌等 17 种病菌有较强的抑菌活性。加之水菖蒲成分对皮肤有较强的镇静、安抚功效，煎水熏洗，对过敏性皮炎、湿疹、神经性皮炎等引起的瘙痒十分有效。临床试验证明，水菖蒲煎液浓度越高，止痒效果也越好。

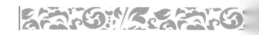

【验方 11】（胡佑志，2014 年 4 月 11 日）

生地黄 10 克，牡丹皮 10 克，山茱萸 10 克，五味子 15 克，桑椹 15 克，女贞子 15 克，玄参 15 克，山药 25 克。水煎，分 3 次服，每日 1 剂。适用于糖尿病皮肤瘙痒。

【验方 12】（程怀孟，2014 年 6 月 6 日）

全蝎 6 克，皂角刺 10 克，蛇床子 15 克，生地黄 30 克，熟地黄 30 克，防风 18 克，当归 15 克，白鲜皮 12 克，白蒺藜 12 克，何首乌 18 克，丹参 18 克。水煎 3 次合并第一煎和第二煎药液，早晚分服，第三煎药液用毛巾蘸取外洗患处。适用于老年瘙痒。

【验方 13】（刘国应，2018 年 1 月 19 日）

金银花、黄芩、龙骨、牡蛎各 25 克，苦参、荆芥、防风各 15 克，生地黄、麦冬各 20 克。水煎服，每日 1 剂，一般服药 5～7 剂可有明显效果。适用于过敏性皮炎皮肤瘙痒。

【验方 14】（王红，2018 年 6 月 8 日）

（1）醋甘油。将白醋和甘油按照 3∶7 的比例混合搅拌均匀，每日洗浴后涂抹在瘙痒处。甘油可使肌肤保持水分，白醋中含有的酸性物质可使毛细血管扩展，有效地刺激皮肤。两种物质混合之后可以有效地保持肌肤的水分，从根本上杜绝老年皮肤瘙痒症。

（2）银黄烧酒。银黄适量，用 60 度高粱酒调匀（银黄与白酒比例 1∶4），晚上睡觉时用棉球蘸调好的药浆涂抹在瘙痒处，当夜即可见效。每夜 1 次，3～5 次可痊愈。适用于老年人皮肤瘙痒。

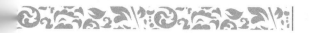

【验方 15】（严永和，2018 年 12 月 28 日）

以下验方适用于冬季皮肤瘙痒。

（1）生地黄、何首乌各 15 克，当归、槐花各 10 克，胡麻仁 5 克，丹参 12 克，全蝎、蝉蜕各 3 克。水煎，分早晚 2 次服，每日 1 剂。

（2）苦参 12 克，薏苡仁 30 克，车前子、地肤子各 15 克，夏枯草 10 克，赤茯苓 20 克，甘草 3 克。水煎，分早晚 2 次服，每日 1 剂。

（3）当归、生地黄各 15 克，赤芍、川芎各 12 克，防风、荆芥、蒺藜、何首乌各 10 克。水煎，分早晚 2 次服，每日 1 剂。

（4）大胡麻 60 克，防风、威灵仙、苦参、石菖蒲各 30 克，独活、白附子各 15 克。上药共研细末，炼蜜为丸，每丸重 6 克，每次服 1 丸，每日 3 次，10 日为 1 个疗程。

（5）蛇床子、地肤子、苦参各 30 克，黄柏 15 克，花椒 5 克，甘草 10 克。水煎 3 次，每次加水 300 毫升，煎取药液 200 毫升，将第一煎和第三煎药液混匀后加温洗浴，第二煎药液分 3 次内服。

（6）新鲜的香蕉皮（青色为佳），用内皮直接擦拭患处数下，每日 4～6 次，直至治愈为止。

【验方 16】（马宝山，2014 年 8 月 29 日）

龙眼壳 30 克，加水 1000 毫升，浸泡 2 小时，武火煎沸，改文火继续煎 20 分钟，待药液凉后擦洗患处，每日 2 次。适用于皮肤瘙痒症及荨麻疹。

【验方 17】（杨吉生，2014 年 9 月 26 日）

以下验方适用于老年人皮肤瘙痒。

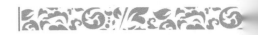

（1）猪血 300 克，猪板油 100 克。放入锅内一起煮熟服食，每 2 日 1 次，6 日为 1 个疗程。未愈者可续服。

（2）干桐花 50 克，白矾 50 克，冰片 50 克。将干桐花、白矾放入大半盆水中，置火上加温至沸腾端下，捞出桐花，加入冰片搅匀，用毛巾蘸药液擦洗全身二三遍即可。

（3）羌活、防风、荆芥、白芷、麻黄、僵蚕、蝉衣、煅牡蛎、甘草、陈皮各 10 克。水煎服，每日 1 剂。

（4）生地黄、熟地黄、当归、黄芪、天冬、麦冬、天花粉、何首乌、白蒺藜、防风、苦参、荆芥各 10 克。水煎服，每日 1 剂。

（5）龙胆草、山栀子、黄柏、车前子、泽泻、木通、生地黄、白蒺藜、荆芥、白鲜皮、煅牡蛎各 10 克。水煎服，每日 1 剂。

（6）黄芪 50 克，当归、生地黄、白蒺藜、地肤子、夜交藤各 15 克，赤芍、地龙、桃仁、川芎各 10 克，制何首乌 18 克，蝉蜕 10 克。水煎服，每日 1 剂，连服 7 剂。

（7）花椒一把。放碗里沏半碗开水，取另一碗扣上面闷，闷好后滤取花椒水，碗里的花椒可留用，沏两三次后换掉。用纱布蘸花椒水擦洗患处即可。

（8）百部 50 克，高度白酒 250 毫升。一同放在瓶里密封浸泡，1 周后即可使用。使用时洗净患处，用棉球蘸药液涂搽止痒。

【验方 18】（景胜，2013 年 3 月 15 日）

葛根、甘草各 12 克，黄芩、黄连、黄柏、大黄各 6 克，防风、赤芍、菊花、土茯苓各 10 克。水煎服，每日 1 剂，一般连服 1～3 剂可见效。适用于酒后皮肤瘙痒。

【验方 19】（萧旭，2015 年 9 月 25 日）

鲜瓦松 1000 克。洗净，加水适量煎沸 5～10 分钟，盛于大盆内熏蒸，待水温适宜时，再浸泡全身。每 2 日 1 次，一般 3～4 次皮肤瘙痒症状便可消除。

【验方 20】（刘梅文，2015 年 10 月 23 日）

中老年人因皮肤萎缩、退化、干燥及皮肤神经功能失调，易诱发皮肤瘙痒，医学上称为"老年皮肤瘙痒症"。中医认为，本病多为气滞血瘀、聚于肌肤所致，治疗当以凉血化瘀、祛风止痒为主。

（1）药醋方。苦参 100 克。加入食用白醋适量，浸泡 3～5 日即成。每日洗浴时，加入苦参醋液 30～50 毫升于浴水中洗浴，或用棉签蘸药液外搽瘙痒处。每日 2～3 次，连用 5～7 日。

（2）药酊方。夜交藤、鸡血藤、乌梢蛇各 20 克。加入上等白酒适量，浸泡 7 日。每次洗浴时，加入药液 30～50 毫升于浴水中，或用棉签蘸药液外搽瘙痒处。每日 2～3 次，连用 5～7 日。

（3）药浴方。荆芥、防风、苦参、丝瓜络、蛇床子、当归各 30克。水煎取液，放入浴盆中洗浴，每次 10～20 分钟，每日 2～3 次，连用 5～7 日。

（4）药敷方。冰片、雄黄、明矾各 30 克，硫黄、密陀僧各40 克，黄连 20 克，花椒 15 克。共研细末，装瓶备用。使用时将患处洗净，用棉签蘸药末外搽患处。每日 2 次，连用 1 周。

（5）浴足方。苦参、白鲜皮、蛇床子、蝉蜕、红紫草、防风各10 克。水煎取液，放入浴盆中，待温度适宜时浴足。每日 2 次，每次 10～30 分钟。每日 1 剂，连用 5～7 日。

（6）填脐方。红花、紫草、山栀子、大黄各等量。研细末，加冰片适量，混合均匀，装瓶备用。使用时每次取药末少许，加凡士

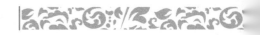

林调成糊状，外敷于肚脐处，纱布覆盖，胶布固定。每日换药1次，连用1～2周。

【验方21】（陈磊，2018年5月25日）

茵陈20克，薄荷15克。加水200毫升，武火烧开，文火煎30分钟，晾凉后去渣留液。用纱布蘸药液湿敷瘙痒处20分钟，每日3次。方中薄荷也可以用金银花、连翘等代替，茵陈单方适量煎汤兑入洗澡水中也可治疗遍身风痒、头皮瘙痒等症。

【验方22】（彭丽，2019年3月15日）

皮肤痒的时候人们总会不自觉地去抓挠，有时会出现越挠越痒的情况，这是由皮肤瘙痒症引起的。中医认为，空气干燥环境下的皮肤瘙痒及风疹所致瘙痒，致病因素通常有两个：一是血虚，血虚则生风，风起则有瘙痒之感；二是阴虚，水液不能滋养皮肤，进而形成瘙痒。因此，治疗皮肤瘙痒，主要是养血滋阴。可用夜交藤煎水外洗，具有滋阴养血、安神、祛风通络之效果。不仅对于皮肤瘙痒有明显的治疗效果，还可以对风湿病起到治疗作用。具体方法：准备夜交藤100克，水煎取汁，倒入浴盆中清洗皮肤，每日1次，坚持半个月，效果明显。如果外洗效果不明显，还可以根据同样的思路内服中药。准备熟地黄和当归各20克，水煎取汁，用药汁兑入热水煮粳米粥服用。熟地黄滋阴，当归养血活血，也能起到标本兼治之效。

外阴瘙痒

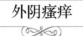

【验方01】（李大夫，2013年5月24日）

外阴瘙痒是指阴蒂和大小阴唇瘙痒不堪，有的甚至波及整个外

阴及肛门周围。患者由于奇痒难忍，反复搔抓局部，使皮肤局部呈苔藓样硬化及肥厚，亦可因抓破皮肤而造成感染。本病属中医"阴痒""阴门瘙痒"的范畴。为脾虚生湿，湿盛下注；或肝经湿热下注；或肝肾不足，精亏血虚，生风化燥所致。治以清热解毒、利湿收敛、燥湿止痒等法。妇女外阴瘙痒可试用以下方剂。

（1）土茯苓10克，苦参15克。水煎服。

（2）冬葵子30克。水煎服，连服数剂。

（3）黄柏、蛇床子、防风各4.5克。水煎，黄酒为引，空腹服。

（4）陈艾叶适量。煎水熏洗。

（5）生白果。捣烂搽局部。

（6）鲜桃叶120克。水煎，冲洗阴道。

（7）刺儿菜适量。水煎，熏洗外阴，每日3次。

（8）鱼腥草120克。水煎，温洗阴部，连洗数次。

（9）艾叶100克，刺儿菜30克。水煎外洗，每日2次。

（10）椿树叶100克。水煎外洗，每日2次。

（11）黄柏20克，苍耳子30克。水煎外洗，每日2次。

（12）花椒30克，苦参30克。水煎外洗，每日1次。

（13）凤仙花全株。水煎熏洗，每日1次，连洗7日。

（14）草果15克，苍术30克。水煎熏洗，每日2～3次。

（15）桃仁、雄黄各等分。捣烂加蜜作锭如大枣大，纳入阴道中，每日换药2次。

（16）乌梅9粒，蛇床子15克，皂角1个。水煎去渣，加食盐少许，每日熏洗2～3次。

（17）桃树叶适量，捣碎取汁，在消毒棉球上扎一根粗白线（约4寸长），将棉球浸入药汁内，取出纳入阴道中（白线留在阴道外），每日换药1次。

（18）花椒3克，黄柏15克，黄连3克，苦参30克。水煎熏洗阴部。

（19）川椒15克，白芷30克。头煎内服，二煎外洗。

（20）马齿苋120克，青黛30克。将马齿苋焙干，和青黛共研细粉调香油外敷。亦可煎水熏洗阴部。

（21）土茯苓120克。水煎，以热气熏蒸患部，待水温适宜时洗患部。

【验方02】（李典云，2013年4月19日）

苦参100克，防风、荆芥、白蒺藜各50克，当归、何首乌各30克。煎取药液4000毫升，待温度适宜时，先坐浴40分钟；再加热至42℃，浴双足，每次35分钟。每日2次。适用于外阴瘙痒、阴囊瘙痒、湿疹等。

【验方03】（张兴阁，2013年9月20日）

苦参、蛇床子、地肤子各30克，黄柏、苍耳子各20克，白鲜皮、苍术、龙胆草、土茯苓、百部各15克，川椒10克。上药用凉水浸泡1小时后用文火煮20分钟，煎取药液800毫升，用纱布滤取药液，待温度适宜时装入妇用冲洗器中冲洗阴道，保留药液10～20分钟，早晚各1次，每日1剂。适用于外阴瘙痒。

头发类疾病

【验方01】（韩正光，2017年3月2日）

（1）青年白发。黄芪30克，肉桂10克，全当归33克，生地黄 18 克，茯神 15 克，熟地黄 15 克，党参 15 克，炒白术 15 克，麦冬 15 克，茯苓 15 克，北五味子 12 克，陈皮 15 克，山茱萸 15 克，宁夏枸杞子 15 克，川芎 15 克，防风 15 克，龟板胶 15 克，羌活 12 克，高粱酒 5 升。各药研粗末，装入缝好的纱布袋中，扎紧袋口，与高粱酒一同放入坛中封口浸泡半个月。取出纱布袋，饮服药酒，每日早、中、晚各饮服 10～15 毫升，连续饮服 2 剂可见效。

（2）急性脱发。制何首乌、黑芝麻、柏子仁、当归、熟地黄各 250 克。炼蜜为丸，每丸 10 克，每次服 2 丸，每日 3 次。对因精神受刺激致全身毛发全脱者有良好效果，对慢性脱发亦有效。

【验方 02】（张志远，2015 年 5 月 1 日）

（1）乌发丸。当归、黑芝麻各 90 克，女贞子、墨旱莲、侧柏叶各 60 克。共研细末，炼蜜为丸，每丸 10 克，每日早晚各服 1 丸，开水送服。适用于少白头。

（2）菟丝子 15 克，枸杞子 15 克，桑椹 15 克，生地黄 12 克，赤芍 12 克，桑叶 12 克，牡丹皮 10 克，杭菊花 10 克，白芷 6 克。水煎，分 2 次服，每日 1 剂。适用于白发。

【验方 03】（严永和，2015 年 5 月 29 日）

（1）何首乌 20 克，熟地黄 30 克，当归 15 克，人参 10 克，白酒 1000 毫升。上药浸泡 7 日即可饮用，每次饮 25 毫升，每日 2 次。适用于少白头。连续饮用 1 年，头发可由白变黑。

（2）何首乌 20 克，枸杞子 15 克，熟女贞子 15 克，川杜仲 10 克。上药加白酒 500 毫升、白开水 250 毫升浸泡半个月，再加白砂糖 250 克，每日酌量服用。适用于少白头。

（3）远志、地骨皮、生地黄、菟丝子、牛膝、石菖蒲各等量。

研末，炼蜜为丸，每次 10 克，用淡盐水送服。适用于少白头。

【验方 04】（小翔，2013 年 3 月 22 日）

黄精 250 克，天冬 250 克，鲜松针 250 克，白术 250 克，茯苓 200 克，枸杞子 200 克，骨碎补 100 克。诸药洗净，入瓶或罐中，加酒适量，以略没过药物为度，浸泡 100 日，滤取药酒，调入冰糖适量。每次服用 20～50 毫升依个人酒量量力而行。服完 1 剂为 1 个疗程。有补肾精、壮气血、生毛发之功效。适用于白发早生，对有家族性少白头者，可延缓白发的出现。

【验方 05】（欧阳军，2013 年 2 月 8 日）

中医学认为，毛发的生长、润泽离不开脏腑气血的滋养，护发养发的原则是益气养血、补肾养肝、熄风凉血。以下介绍几款适用于少白头的中药丸膏剂、酒剂，供辨证选用。

（1）中药丸膏剂。

①首乌丸。制何首乌 250 克，熟地黄 250 克，炒黑芝麻 100 克，桑叶 200 克，龙眼肉 50 克，万年青叶 5 片，核桃仁 25 个，白果 28 个，桔梗 15 克。炼蜜为丸，每丸 7 克，每日早饭后服 1 丸。连服 3～6 个月后，白发可逐渐转黑，久服头发乌黑光亮。

②归地还少丸。生地黄 15 克，当归 15 克，黑芝麻 15 克，豨莶草 12 克，女贞子 15 克，墨旱莲 15 克，牡丹皮 12 克，柏子仁 12 克，制何首乌 15 克，黄芩 10 克，肉苁蓉 10 克。炼蜜为丸，每丸 10 克，每日早晚各服 1 丸，开水送服，连服 3～6 个月即可见效。

③首乌养血膏。制何首乌 100 克，当归 60 克，党参 60 克，川芎 30 克，阿胶 3 克，白芍 30 克，茯苓 80 克，生地黄 50 克，白术 30 克，佛手 30 克，甘草 20 克，蜂蜜适量。上药除阿胶外，水煎

3 次，滤取药液，文火浓缩，阿胶加黄酒烊化后与蜂蜜、药液混合加热溶化收膏。每次服 15～20 克，每日 2 次，早晚空腹用温开水冲服。有补益气血、温肾助阳、乌须黑发之功效。

（2）中药酒剂（适用于青年）。

①乌发酒。制何首乌、党参、熟地黄各 60 克，加黄酒适量浸泡 7 日，加入蜂蜜适量即可服用，每次 15～30 毫升，浸泡的制何首乌、党参、熟地黄也可一起服用。

②首乌六味酒。制何首乌 30 克，当归 15 克，枸杞子 15 克，熟地黄 30 克，肉苁蓉 15 克，加高粱酒 1000 毫升浸泡 10 日后即可服用。每次 10～30 毫升，一般连服 6 个月至 1 年左右，头发即可由白变黑。

③乌发养颜酒。制何首乌 120 克，生地黄 120 克，熟地黄 120 克，天冬 100 克，枸杞子 100 克，牛膝 80 克，人参 30 克，黄酒 2000 毫升。将上药切成薄片，倒入黄酒浸泡 15 日，每隔 3 日摇 1 次，每日早晚各服 10～20 毫升。有滋补肝肾、润泽肌肤、乌须黑发之功效。尤为适宜体质虚弱的女性服用。

④补肾乌须酒。制何首乌 80 克，当归 30 克，川芎 80 克，白芍 30 克，熟地黄 30 克，白术 30 克，茯苓 30 克，天冬 30 克，杜仲 30 克，枸杞子 30 克，肉桂 20 克，陈皮 30 克，干姜 30 克。将上述药物粉碎成粗末装入瓦坛中，加白酒 2000 毫升，浸泡 15 日即可饮用。每次 15～30 毫升，每日 1～2 次。一般连服 6 个月至 1 年左右，头发即可由白变黑。

【验方 06】（海云，2015 年 3 月 6 日）

（1）白矾、郁金各等分。研末，制蜜丸。每次服 4～5 克，每日 2 次。适用于脱发。

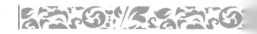

（2）代赭石适量，研细末。每次 3 克，每日 2 次，白开水冲服，连服 2～3 个月。适用于脱发。

（3）芝麻花、鸡冠花各 60 克，樟脑 1.5 克，白酒 500 克。将芝麻花、鸡冠花撕碎，泡白酒内，密封，15 日后滤取药酒，将樟脑溶入药液中。以棉签蘸药酒，涂搽脱发处。

（4）何首乌 30 克，白米 50 克，冰糖适量。做成米粥食用，长服有效。适用于脱发。

【验方 07】（任纪海，2015 年 3 月 27 日）

大黄 60 克，细辛 15 克，辛夷、川椒各 15 克。研粗末，用 600 毫升 95% 酒精浸泡 1 日，过滤，药渣再用 100 毫升 95% 酒精浸泡半个月后过滤，合并 2 次药液，加入冰片 2 克，备用。先用清水洗净头部油污，头发干后蘸药外搽，每日 3 次，连续使用。适用于脂溢性脱发。

【验方 08】（张勤，2016 年 3 月 26 日）

（1）血热风燥型脂溢性脱发。症见头发干枯、略有焦黄，均匀而稀疏脱落，搔之则白屑飞扬，落后又生，自觉头部烘热，头皮燥痒，舌红、苔淡黄，脉细数。治宜凉血消风，润燥护发。方用：生地黄 15 克，当归 10 克，白蒺藜 12 克，荆芥 6 克，蝉蜕 6 克，羌活 6 克，苦参 10 克，玄参 10 克，桑叶 12 克，杭菊花 12 克，女贞子 15 克，墨旱莲 15 克。水煎，分 3 次服，每日 1 剂。

（2）脾胃湿热型脂溢性脱发。平素嗜食肥甘厚味者居多，症见头发潮湿，状如擦油或水浸，甚则数根头发彼此粘连，鳞屑油腻呈橘黄色，周围很紧，难涤除。治宜健脾祛湿，清热护发。方用：炒白术 12 克，白鲜皮 12 克，生地黄 15 克，何首乌 15 克，赤石脂 10

克，苍术10克，羌活10克，川芎10克，山楂15克，虎杖15克，茵陈10克，生薏苡仁15克。水煎，分3次服，每日1剂。

（3）肝肾不足型脂溢性脱发。症见平素头发干枯焦黄，发病时头发常常大片均匀脱落，伴有面色苍白、肢冷畏寒、头晕耳鸣、腰膝酸软等，舌淡红、苔少或无，脉沉细无力。治宜滋肝补肾。方用：何首乌15克，菟丝子10克，枸杞子15克，当归6克，女贞子12克，续断10克，桑椹15克，远志10克，黄精18克。石菖蒲6克。水煎，分3次服，每日1剂。

【验方09】（严永和，2015年4月24日）

以下验方可用于防治脱发。

（1）菠菜50克，黑芝麻20克。将菠菜与黑芝麻分别洗净，同放锅内，共炒熟后食用，每日1～2次。

（2）芹菜30克，黑豆、桑椹各20克。上药分别洗净后放入砂锅内，加水适量，先武火煮沸，再改文火浓煎，去渣取液，分2次服。

（3）当归20克，何首乌30克，生地黄20克，菟丝子10克，墨旱莲15克，女贞子5克。水煎，分2次服，每日1剂。头皮瘙痒，加白鲜皮，肝肾亏虚，加枸杞子、补骨脂。

（4）何首乌、生侧柏叶、黑芝麻、墨旱莲、女贞子、生地黄各30克，陈皮15克，花椒10克，大青盐13克。煎取药液1500毫升，放入黑豆500克，续煎至药液全部被黑豆吸收为止，取出黑豆晒干，每次嚼服60粒，每日3次，治愈后方停服。

（5）蒲公英60克，茯苓、黑豆各500克。上药装入纱布袋内，扎紧袋口，放入砂锅内，加水煮至药液呈糊状后捞出药包，去掉药渣。加入冰糖150克，文火收膏，冷藏于冰箱内备用。每次服20克，饭前空腹服，每日3次。

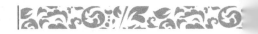

（6）白茯苓适量，研末，每次服6克，开水冲服，每日2次，连服2～3个月。

（7）薏苡仁60克，茯苓、泽泻、苍术、白术、佩兰、防风、麦芽、珍珠母、蝉蜕、炙甘草各10克。水煎服，每日1剂。

【验方10】（霍光星，2015年5月8日）

（1）熟地黄、广陈皮、骨碎补、川芎、菟丝子各120克，补骨脂、全当归、五味子、黑胡麻各90克，龙齿15克，羊肾2对。将上药焙干，研细末，与等量蜂蜜混匀制成丸，每丸6克，每次服1丸，每日3次，30日为1个疗程。适用于脱发。

（2）夜交藤、生地黄各20克，金银花、蒲公英各30克，荆芥、防风、蝉蜕各10克，地肤子、白鲜皮各12克，甘草6克。水煎，分3次服，每日1剂。适用于染发性皮炎。

【验方11】（常磊，2015年8月28日）

脱发是一种正常现象。到了老年，每次洗头有少数头发掉落均属正常，当每次掉发太多，或突然性地掉落大量头发，应该注意并请医生诊治。

（1）马鬃膏。黄芪、当归、独活、川芎、干地黄、白芷、芍药、莽草、防风、辛夷、藁本、蛇衔、薤白、胡麻油各30克。切碎，用微火煎汁。先洗净头发，然后将药涂于脱发处，2～3小时后洗去。

（2）香发散。零陵草30克，辛夷15克，山柰10克，白芷90克，玫瑰花15克，檀香18克，甘草12克，细辛10克，川大黄12克，粉丹皮12克，公丁香10克，苏合香10克。上药共研细末，用苏合油拌匀，晾干，再研细面，涂于脱发处，稍候一会洗去。

（3）通窍活血汤。赤芍 3 克，川芎 3 克，桃仁 6 克（研泥），红花 10 克，老葱 3 根（切碎），鲜姜少许（切碎），大枣 7 个（去核），麝香 1.5 克（布包），黄酒 250 毫升。除麝香外，余药与黄酒同煎，去渣，加麝香再煎二沸，临卧服。多数患者服 3 剂后发不脱，服 10 剂后陆续生新发。通窍活血汤如今仍是临床常用方剂。

（4）近效生发膏。蔓荆子、青葙子、莲子草各 3 克，附子 1 枚，碎头发灰适量。上药切碎研细，用酒浸渍，密封后装入瓷罐中，候半月余，将药取出，用乌鸡脂调和。先洗头发，然后将药涂于脱发处。

【验方 12】（闲月，2013 年 8 月 23 日）

头皮瘙痒、头皮屑脱落是一种头皮的单纯糠疹，由毛囊发炎所致。中医认为，这与感受风热有关，除讲究头部卫生外，还可选用以下中医方药去头皮屑。

（1）桑白皮。桑白皮 50～100 克，煎取药液 2500 毫升洗头，每周 1 次。有去头皮屑和防脱发作用。

（2）皂角。皂角 50～100 克捣碎，加水 500～1000 毫升煎煮。先以温热水洗去头上灰尘、油脂，再用皂角液洗两遍，然后以清水冲洗干净。每周 2 次，连洗数周，头皮屑可消失。

（3）菊花叶子。菊花叶子 40 片，清洗干净后放入锅中，加入适量的清水煎煮，煮成绿色的汁液后放凉，然后放入瓶中保存。使用时，直接用这种汁液来清洗、按摩头皮即可。菊花叶子中含有特殊的精油成分，用菊花叶煮成的汁液来清洗头发，可以有效抑制头皮屑的生长。

（4）苹果醋汁。苹果汁半杯与米醋 2 汤匙倒入脸盆中，充分混合。先用洗发水把头发洗干净，然后将洗净的头发放入盛有苹果醋

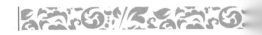
汁的脸盆中，以梳子蘸取苹果醋汁来梳理头发，最后用洗发水清洗干净。苹果汁与米醋可以有效吸收头发中过多的油脂，因此可调节头皮的油脂分泌，起到去油去屑的作用。

（5）黑豆。将黑豆 100 克放入锅中，加入适量的清水煮软，过滤豆汁。用煮好的豆汁来清洗头发，可有效抑制头皮屑，防止头皮屑再生。

【验方 13】（霍光兴，2018 年 11 月 2 日）

川芎、藁本各 10 克，苦参、防风各 15 克，白芷、当归各 20 克。加水 2000 毫升，浸泡 2 小时后煎煮 10 分钟。去渣取液，外洗患处，洗后用清水洗净即可，每日 2 次。适用于老年头皮瘙痒。

【验方 14】（欣奎，2013 年 10 月 11 日）

（1）大蒜汁。睡前用大蒜汁、洋葱汁或生姜汁揉按头皮，早上起床后，彻底清洗干净即可。可防治脱发。

（2）植物油。将橄榄油、芝麻油、薰衣草精油等植物油加热，温度不宜过烫，用其轻轻按摩头皮，再用浴帽包好头部，保持 1 小时，然后用洗发水清洗干净即可。可防治脱发。

（3）茶包。绿茶富含抗氧化剂，有防脱发、增强发质的作用。在热水中加入 2 袋绿茶浸泡，待温热后，用茶水洗擦头皮，或用茶包敷头皮，1 小时后洗净即可。可防治脱发。

【验方 15】（欧金凤，2017 年 5 月 26 日）

以下验方适用于老年脱发。

（1）何首乌 30 克，用砂锅煎取浓汁，加 50 克大米同煮成粥，加入冰糖调味食用。

（2）桂圆肉 5 克，黑木耳 3 克，冰糖 20 克。加水适量煮取浓汤，分次食用。

（3）党参 15 克，无核乌枣 5 枚。加水煮沸，代茶饮。

（4）何首乌 60 克，鸡蛋 2 枚。加水同煮，蛋熟后去壳再煮片刻，吃蛋饮汤。

（5）山鸡 1 只（约 500 克），去毛、内脏，洗净，加何首乌 30 克和适量水，武火煲 1.5 小时，调味，喝汤吃肉。

（6）何首乌、黑芝麻、枸杞子各 100 克。共研末，炼蜜为丸，每丸 10 克。每次 2 丸，空腹温开水送服，每日 2 次。

（7）黑豆 100 克洗净，加水 300 毫升，用文火熬煮，煮至水尽、豆粒饱胀为度。取出黑豆放在器皿中晾干，撒上细盐少许。每次 6 克，温开水送服，每日 1 次。

（8）枸杞子、何首乌、熟地黄、山茱萸各 30 克，核桃 60 克，黑豆 100 克。煎四味水煎取汁，加入核桃、黑豆共煮至熟烂，烘干。每次服食 6 克，每日 2 次。

【验方 16】（古月，2018 年 4 月 6 日）

（1）五味炖母鸡。制何首乌、黄精、枸杞子、女贞子各 20 克，墨旱莲 15 克，母鸡肉 500 克。将前五味洗净切碎，装入布袋中做成料包。将母鸡肉放入沸水中焯去血水，洗净备用，料包加水，文火炖煮 30 分钟，然后放入母鸡肉，武火煮沸后再用文火煲 1 小时，调味即可。吃鸡肉喝汤，每日 1 剂，连吃 15～20 剂。有滋阴养血、补肝益肾之功效。适用于早衰所致的脱发、头晕眼花。

（2）首乌鱼尾汤。制何首乌 15 克，黄精 10 克，当归 6 克，鱼尾约 500 克，姜、葱、盐各适量。煎取药液 1000 毫升备用。鱼尾洗净，放入锅内煎至金黄，加入药液、姜片一起炖煮 5 分钟，加入

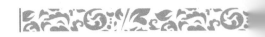

葱段调味即可。每日 1 剂，连食 10~15 剂。有补肝肾、益精血之功效。适用于乌发脱落。

（3）何首乌、侧柏叶各 20 克，补骨脂、骨碎补、蛇床子、白鲜皮各 10 克，红花、川芎各 3 克。上药研粗粉，加入 75% 酒精 200 毫升，浸泡 15 日后滤取药液，用生姜断面蘸取药液涂搽患处 2~3 分钟，每日 2~3 次。适用于斑秃，一般轻者 20 天即可长出新发。治疗过程中保持心情舒畅，少食辛辣油腻食物。

【验方 17】（萧旭，2013 年 3 月 1 日）

斑秃是临床常见皮肤病，属中医学"油风"的范畴，民间俗称"鬼剃头"。中医认为该病多由气血亏虚，风毒乘袭，风胜血瘀，内外不得疏泄，毛发失养所致。现将临床常见的证型介绍如下。

（1）阴虚湿盛型。症见头发脱落，头皮油腻光亮，口干不欲饮，舌红、苔薄腻，脉弦滑。治宜补阴祛湿。方用：炒白术 12 克，泽泻 12 克，车前子 15 克，萆薢 20 克，桑椹 10 克，赤石脂 15 克，熟地黄 18 克，猪苓 20 克，首乌藤 20 克，白鲜皮 20 克，生地黄 12 克，川芎 6 克。水煎服，每日 1 剂。

（2）肾虚血瘀型。症见毛发干枯、成片脱落，病程较长，伴有头痛、胸胁疼痛、睡眠差，舌有瘀斑，脉沉细。治宜补肾活血。方用：当归 10 克，白芍 10 克，熟地黄 20 克，川芎 10 克，木瓜 10 克，菟丝子 10 克，羌活 10 克，红花 6 克，何首乌 12 克，炒桃仁 10 克，桑叶 10 克，黑芝麻 10 克，蜈蚣（研末冲服）1 条。水煎服，每日 1 剂。

（3）肝肾亏虚型。症见病程长久，甚至发展至全秃，多有头晕、失眠、耳鸣、目眩、舌淡、苔剥、脉细。治宜滋补肝肾。方用：黑芝麻 10 克，桑椹 10 克，川芎 6 克，菟丝子 10 克，白芍

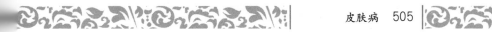

12克，当归10克，炒白术20克，木瓜10克，制何首乌15克，甘草10克。水煎服，每日1剂。

【验方18】（常怡勇，2017年4月28日）

黑芝麻30克，女贞子、墨旱莲、制何首乌、侧柏叶、枸杞子各10克，生地黄、熟地黄各15克，黄精20克。加水浸泡30分钟，煎30分钟，每剂煎2次，混合药液，分2次温服，每日1剂。适用于斑秃。

【验方19】（狄俊虹，2014年3月28日）

斑秃临床表现为毛发突然脱落，呈圆形或椭圆形，局部皮肤正常，平滑光亮，毛囊口清晰可见，以下方法治疗效果良好。

（1）内服方。当归12克，熟地黄12克，川芎10克，木瓜10克，白芍15克，菟丝子15克，天麻6克，羌活6克。水煎，分2次服，每日1剂。

（2）外洗方。艾叶、菊花、藁本、荆芥、防风、薄荷、藿香、蔓荆子各6克。水煎取液，趁热熏蒸患处，待温度适宜后擦洗患处，每日2次。

【验方20】（关琪，2015年7月17日）

斑秃是以头发突然成片脱落为特征的常见病，轻拉发斑边缘的毛发，很容易将其拉出，其毛囊部位也在萎缩变细。严重时，可发展至头发全部脱落，身体其他部位的毛发也会脱落。治疗斑秃要标本兼治，调节机体的阴阳平衡和整体状况来消除引起斑秃的病因。中医认为，冬季应该劳逸结合，保持心情舒畅，避免烦躁、悲观、忧愁、动怒等不良情绪，戒烟戒酒，不吃辛辣食物，配合药物外涂

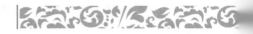

患处，这样才能彻底痊愈。

取猪胆1个，将胆汁倒入温水中搅拌均匀，然后涂抹于患处，让胆汁在患处留置1小时以上，最后用清水冲洗，每日1次。

【验方21】（吴明，2014年4月11日）

新鲜的红紫皮大蒜剥皮，在酒精消毒器内捣碎，将蒜汁放在无菌瓶内，按蒜汁与甘油3：2的比例搅拌后外用（重症者3：1比例，配后不宜久存）。患部温水洗净后用棉签蘸药液涂脱发处。轻者每日2次，重者每日3次，涂时不宜涂到健康处，涂2～3周即能收到痊愈的效果。适用于斑秃。

【验方22】（齐小伟，2014年5月30日）

何首乌10克，羌活10克，白鲜皮10克，鲜侧柏叶40克。上药加入200毫升95％酒精浸泡2周，用浸出液外搽头皮，每日早、中、晚各1次，每次约5分钟。适用于脂溢性脱发。

【验方23】（梁兆松，2014年6月6日）

透骨草45克。煎汤熏洗头发，每次20分钟，每日1剂，洗后勿用水冲洗头发，用药4～12日。有止脱发、止痒、去头屑之功效。

透骨草味辛、苦，性温，具有祛风除湿、活血止痛之功效。可用于风湿痹痛、筋骨挛缩、寒湿脚气、疮癣肿毒等症，现代中医临床很少应用。脂溢性脱发类同于中医的阴血亏虚脱发，多见于壮年人，毛发油亮、光泽明显，头皮油脂多，或脱屑发痒，脱发多发生在头顶或两额角，经常脱发，渐成秃顶。治疗以滋补肝肾、养血祛风为法。临床口服用药一般见效较慢，可用透骨草煎汤熏洗法外治，且该法对各种证型的脂溢性脱发均适用。

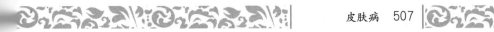

【验方24】（张勤，2014 年 7 月 25 日）

（1）脱发内服方。生地黄、女贞子各 15 克，泽泻、山楂、黄芩、白芷、桑叶各 10 克，何首乌、墨旱莲各 24 克，龙胆草、黄柏各 6 克，牡丹皮 12 克。消化不良，加山药、麦芽、谷芽；睡眠不佳，加枣仁、钩藤。水煎服，每日 1 剂，连服 8～12 剂后，去龙胆草、黄柏，加枸杞子、麦冬、丹参，继服 20 剂，新发一般已开始生长，改以外治为主。

（2）脱发外治方。诃子、桂枝、山柰、青皮、樟脑各等分。加75％酒精适量浸泡 1 周，每日取药液外搽 2～3 次。外治是主要治疗手段，必须始终坚持。治疗期间禁食猪油、肥肉，洗头勿用洗衣粉及肥皂。

湿　疹

【验方01】（张勤，2017 年 10 月 20 日）

湿疹是一种常见的、由多种内外因素引起的表皮及真皮浅层的炎症性皮肤病。其特点为对称性、渗出性、瘙痒性、多形性和复发性等。它可发生于任何部位，常见于面部、耳后、四肢屈侧、乳房、手脚、阴囊、肛门等处。根据发病过程中的皮损表现不同，分为急性、亚急性和慢性 3 种类型。中医认为此病是由禀性不耐、风热内蕴、外感风邪、风湿热邪相搏、浸淫肌肤所致。以下各方外用效果好。

（1）急性湿疹。炉甘石 30 克，孩儿茶 20 克，冰片 10 克。共研细末备用，有渗出液者可用上药撒之，无渗出液者用麻油调匀涂搽患处，每日 2 次。

（2）亚急性湿疹。黄柏、龙胆草、苦参各 30 克。共研细末备用，有渗出液者可用药粉撒之，无渗出液者则用麻油调匀涂搽患处，每日2次。

（3）急性湿疹渗液多者。生蒲黄、龙骨、海螵蛸各等分。研细末、过筛，将药粉直接撒于患处，渗液湿透药粉时，再继续撒药（再用药时，不要将原已干燥的药粉去掉）。

（4）顽固性湿疹。密陀僧15克，冰片10克，雄黄5克，蛇床子10克，黄柏10克，地肤子5克。共研细末备用，用时取药粉适量，加食醋调成糊状，涂搽患处，每日3次。

（5）阴囊湿疹。滑石、五倍子、明矾各15克，蛋黄油适量。滑石、五倍子、明矾共研细末，用蛋黄油调成糊状，外涂患处，每日2次。

（6）肛门湿疹。大枫子50克，苦参50克，蛇床子15克，浮萍15克，荆芥15克，川芎15克，苍耳子30克，仙鹤草30克。加水1500～2000毫升，煎沸15～20分钟，滤取药液，倒入盆中，趁热熏洗患处，待药液温度适宜可坐浴，每日2次。

（7）顽固性肛门湿疹。地肤子30克，五倍子30克，土槿皮、白鲜皮、地榆、土茯苓、皂角刺、紫草各15克，黄柏10克，赤石脂10克，甘草10克。煎取药液2500～3000毫升，倒入盆中，趁热熏洗患处，每次20～30分钟，每日早晚各1次。

【验方02】（郭旭光，2018年3月30日）

皲裂性湿疹又称家庭主妇性湿疹、进行性指掌角皮症，是一种慢性湿疹。多与接触碱性物（洗衣粉、肥皂）及内分泌障碍有关，不少女性被此病困扰。笔者推荐如下效方。王不留行、透骨草各20～30克，红花、明矾各10～15克。水煎取液，先熏后洗，再涂以去炎松尿素霜。一般用药4～5剂，皮肤显著变软，7～10剂完全恢复正常，15 剂左右即可治愈。

【验方 03】（郑玉平，2018 年 7 月 13 日）

桑枝、蛇床子、白鲜皮、当归、苦参各 10 克，红花、炒桃仁、百部、姜黄各 7 克。水煎取液，倒入盘中，待温度适宜时浸泡患处，每次 20 分钟，每日 2 次，7 日为 1 个疗程。适用于手足慢性湿疹。

【验方 04】（韩玉乐，2017 年 4 月 21 日）

桑椹百合饮。新鲜桑椹、百合各 30 克，大枣 10 枚，青皮 10 克。洗净放入锅内，加水适量煎煮，弃渣取汁，即可饮用。每日 1 剂，2 周为 1 个疗程。有养血祛风之功效。适用于各种湿疹。

【验方 05】（陈洁，2017 年 8 月 25 日）

湿疹是由多种内外因素引起的、瘙痒剧烈的一种皮肤炎症反应。发病时，皮肤往往先出现红色丘疹、粟粒样皮疹或疱疹，继而伴有渗出液，干燥后形成灰色或黄色痂皮，痂皮脱落后露出红色潮湿表面，剧烈刺痒。以下外治方法为中医治疗此病的验方，能够有效缓解症状。

（1）湿疹初期，仅有皮疹潮红、丘疱疹而无渗液。滑石粉 30 克，寒水石粉 10 克，冰片 2 克。将诸药混匀，每日多次撒于患处。如果渗液不多，可用三黄洗剂外搽，每日 5～6 次。

（2）患处有糜烂、水疱、渗液较多。马齿苋 60 克，黄柏 20 克，地榆、苍术各 15 克，苦参 10 克。诸药共加水 1200 毫升，煎煮 3 遍，混合药液，待冷却后湿敷患处。使用时，将 4～8 层纱布于煎好的药液中浸湿，然后敷于患处。每次 15 分钟，每日 2 次。

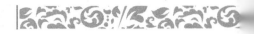
（3）有糜烂、水疱、结痂。可用黄连油或青黛散麻油调搽患处，每日 3 次。也可将三妙散或祛湿散用适量植物油或甘草油调匀后涂患处，每日 2～3 次。

【验方 06】（韩正光，2017 年 10 月 20 日）

（1）苦参、地肤子、黄柏、白鲜皮、土茯苓、薏苡仁、白矾、五倍子各 30 克。水煎取液约 1500 毫升，待药液稍温后泡洗或频洗患处 30 分钟，每日 1～2 次，1 剂药可用 3 日。急性湿疹，疹色潮红有热感，加地榆 30 克；亚急性、慢性湿疹皮损肥厚，加皂角刺、三棱各 30 克。本方曾治湿疹患者 67 例，治愈 53 例，显效 14 例。

（2）硼砂 20 克，硫黄 100 克，朱砂、樟脑各 10 克，黄连、滑石各 30 克，冰片 15 克，枯矾 6 克，雄黄 5 克。上药共研粉末，混匀。用时先以消毒针头挑破湿疹水疱，撒上粉末，每日 1 次。本方曾治急慢性湿疹患者 152 例，治愈 138 例，无效 14 例。

【验方 07】（于长学，2018 年 11 月 2 日）

（1）山豆根 100 克，水煎取液，先熏后洗肛门。有解毒、消肿、止痛之功效。适用于肛周湿疹、痔疮、肛周脓肿和流血等症。

（2）黄柏、大黄各 15 克，石菖蒲、白鲜皮、大风子、地肤子各 20 克，苦参、金银花各 25 克，蝉蜕 7 个。加水 2000 毫升，煎煮 30 分钟，去渣。清洗患部，每次 10 分钟，每日 3 次。有清热燥湿、祛风止痒之功效。适用于肛周湿疹。

（3）五倍子、蛇床子各 30 克，紫草、土槿皮、白鲜皮、石榴皮各 15 克，黄柏、赤石脂各 15 克，甘草 10 克。上药入布袋，放入锅中，加水 5000 毫升，煎取药液 3000 毫升，去渣。清洗患部，每次 20～30 分钟，每日 2 次。有清热解毒、燥湿杀虫、祛风止痒

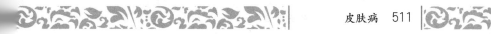

之功效。适用于顽固性肛周湿疹。

(4) 地肤子、马齿苋、生大黄各 30 克，白鲜皮 20 克，明矾 5 克。加水 1500 毫升煎煮，去渣。熏洗肛周，每日 2 次，10 日为 1 个疗程。适用于肛周湿疹。

(5) 蛇床子、地肤子各 30 克，苦参、芒硝各 20 克，川椒、艾叶、荆芥各 15 克，明矾 5 克。加水适量，煎煮数沸，去渣取液。趁热先熏后洗患处，每次 15～20 分钟，每日 2 次，每日 1 剂。适用于肛周湿疹。

(6) 蛇床子、浮萍、豨莶草各 15 克，大风子、苦参各 50 克，苍耳子 30 克。加水 3000 毫升，煮沸 20 分钟，去渣取液。趁热先熏后洗患处，每日 3 次，每次 30 分钟。适用于肛周湿疹。

(7) 地榆、荆芥穗、苦参、蛇床子各 30 克，研粗末，每次取药末 60 克，加水适量煎煮，去渣，洗浴患处。适用于肛周湿疹。

(8) 金银花、野菊花、大黄、黄柏各 15 克，朴硝 30 克，前四味加水 2000 毫升，煎煮 15 分钟，去渣加入朴硝，待溶化后先熏蒸患处，待药液温度适宜后再坐浴 20 分钟，每日熏洗 3 次。有清热解毒、燥湿杀虫、祛风止痒之功效。适用于肛周湿疹。

(9) 地肤子、五倍子、生大黄各 30 克，白鲜皮 15 克，明矾 5 克。加水 1500 毫升，煮沸，去渣取液。趁热熏洗肛周，每日 2 次，10 日为 1 个疗程。适用于肛周湿疹。

(10) 荔枝草、鱼腥草各 50 克，明矾 10 克。加水 1000 毫升，浸泡 30 分钟，煎煮去渣。先熏蒸患处，待药液温度适宜时再用消毒纱布蘸药液敷洗患处，至药液不热为止，每日 2 次，便后使用为佳。适用于肛周湿疹。

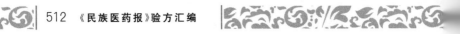

【验方08】（蒋振民，2018 年 11 月 16 日）

苦参、野菊花、大黄、黄柏各 10 克，芒硝、川芎各 6 克。煎取药液 1000 毫升，倒入浴盆内，趁热先熏患部 15 分钟，再坐浴 10 分钟，每晚 1 次，7 日为 1 个疗程。适用于肛周湿疹。

【验方09】（丁烽，2018 年 11 月 16 日）

中医认为，湿疹多由外感风、湿、热邪，或脾失健运，湿热内生，内外合邪，两相搏结，浸淫肌肤所致。治以清热利湿止痒为主，可选用以下外治法治疗。

（1）土茯苓、苦参各 30 克。共研细末，用温水调为糊状，外涂患处，每日 3 次，5 日为 1 个疗程。

（2）苍术、黄柏、青黛、滑石、蛇床子各 30 克，冰片 10 克。共研细末，装瓶备用。局部常规消毒后，药末用凡士林调为糊状，外涂患处，每日 2 次，7 日为 1 个疗程。

（3）地肤子、白鲜皮、苦参、苍术各 30 克。共研细末，装瓶备用。局部清洗后，取药末适量，加适量温水调为糊状，用棉签蘸药糊外涂患处，每日 2 次，7 日为 1 个疗程。

（4）蛇床子、苦参、白鲜皮各 30 克。水煎取液，待温度适宜时，用纱布蘸药液洗患处，每日 3 次，每次 20 分钟，5 日为 1 个疗程。

（5）花椒 15 克，蛇床子、苦参各 30 克，枯矾、雄黄各 3 克。水煎取液，待温度适宜时，用纱布蘸取药液洗患处，每日 3 次，每次 20 分钟，5 日为 1 个疗程。

（6）金银花、蒲公英、马齿苋各 30 克，黄柏、连翘、牡丹皮各 10 克，甘草 6 克。水煎取液，待温度适宜时洗患处，每次 20 分钟，每日 3 次，7 日为 1 个疗程。

（7）蒲公英、白茅根、紫草、鱼腥草各 15 克，赤芍、竹叶、

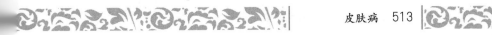

通草、甘草各 6 克。水煎取液，待温度适宜时洗患处，每次 20 分钟，每日 3 次，7 日为 1 个疗程。

（8）苦参 60 克，蛇床子 30 克。用白酒适量浸泡 1 周。局部常规清洗后，用棉签蘸取药液搽患处，每日 2 次，7 日为 1 个疗程。

【验方 10】（萧旭，2013 年 2 月 22 日）

（1）当归、丹参各 18 克，川芎、党参、炒白术、熟地黄各 20 克，白芍、白蒺藜、白鲜皮、茯苓、鸡血藤、金银花各 15 克，甘草 10 克。水煎服，每日 1 剂。适用于皲裂性湿疹。

（2）地骨皮、紫草、丁香各 10 克，当归 5 克。加入 250 毫升香油中浸 24 小时，置陶瓷罐中用文火炸至药材焦黄，去渣备用。用时取药油涂搽患处，每日 2～3 次，10 日为 1 个疗程。一般连用 1～3 个疗程可愈。适用于皲裂性湿疹。

（3）青黛 18 克，黄柏 38 克，煅石膏 38 克，炉甘石 22 克，五倍子 11 克。先将青黛、黄柏研细末，加入后三味研和，再加入凡士林，调成 30% 软膏。使用前先清洁患处皮肤，用刀片削去皲裂两边厚角质层，再涂软膏，每日换药 1～2 次，直至痊愈。适用于皲裂性湿疹。

【验方 11】（胡佑志，2015 年 10 月 30 日）

（1）苦参、地肤子、白鲜皮、地黄、甘草、黄芩各 60 克。水煎取液，待温度适宜时洗浴全身或局部，每次 15～20 分钟，每日 1～2 次。适用于急性湿疹皮损弥漫潮红，有丘疹、丘疱疹或小水疱。

（2）金银花、诃子、乌梅、五倍子各 30 克，黄柏、苦参、蒲公英、穿心莲、地黄、泽泻、茵陈、车前草各 60 克。水煎取液，

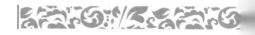

待温度适宜时湿敷患处，每次 30 分钟，每日 3 次。适用于急性湿疹糜烂、渗液。

（3）黄连 30 克，甘草 15 克。研细末后，用开水调成糊状，涂患处，30 分钟后除去，每日 3 次。适用于急性湿疹，面部、头部、手部、足部等小面积皮损，表现为丘疹、潮红等。

（4）冰片 0.5 克，雄黄 6 克，青黛、黄连、黄柏、白芷各 10 克。将黄连、黄柏、白芷炒成焦炭，与冰片、雄黄、青黛研成细粉混匀，加少量植物油调匀。外涂患处，每日 1 次，6 日为 1 个疗程。适用于幼儿湿疹。

【验方 12】（小玉，2014 年 7 月 4 日）

鲜马齿苋 500 克，洗净切段，绿豆 50 克。加温水 150 毫升一同榨汁，取 2/3 一次性喝完，剩下的用消毒棉签蘸取外涂患处，每日 5～8 次，连用 3～5 日。可防治湿疹。

【验方 13】（郭光，2014 年 7 月 25 日）

吴茱萸 30 克，海螵蛸 24 克，硫黄 10 克，冰片 3 克。上药共研末过筛，装瓶备用。湿疹严重渗液，取药粉撒于患处；湿疹渗液不重，则用香油将药粉调成糊状外涂患处，每日 2 次，一般 3～6 日见效。

【验方 14】（朱时祥，2013 年 3 月 22 日）

（1）炒吴茱萸 30 克，海螵蛸 20 克，硫磺 6 克。共研细末，急性湿疹有渗液，直接撒上一层薄薄的药粉；慢性湿疹用蓖麻油调匀药粉外敷。

（2）密陀僧 30 克，黄柏 20 克，冰片 2 克。共研细末，湿疹渗液时用干粉直接撒于患处，无渗液时用麻油调敷。

（3）野菊花、地肤子、苦参各 20 克，金银花、蛇床子各 10 克，白矾 5 克。水煎洗患处。适用于肘部、腘窝湿疹经久不愈。

（4）黄柏 400 克，花椒 100 克。共研细末，湿疹渗液时直接撒于患处，干燥时用麻油调搽患处。

【验方 15】（鲁菜光，2013 年 5 月 3 日）

核桃仁适量捣碎，用锅炒至完全焦黑出油为度，用乳钵研成糊状，冷却后备用。一般皮炎、湿疹的渗出糜烂期，可用核桃仁焦油加入 15％的氧化锌软膏 1 支调匀，涂敷患处。如渗出液多时，可适当多加些核桃仁焦油厚敷，并用纱布包扎；如渗出液不多、糜烂不重时，可在均匀薄敷的药膏表面再撒上一层滑石粉固定，一般不需要包扎，每日换药 1～2 次，下次换药时不可用水清洗患处。本方无局部刺激，具有收敛、消炎、抑制渗出和安抚止痒之功效。

【验方 16】（张志远，2013 年 12 月 13 日）

新鲜柳枝 300～400 克，苦参 20 克。将柳枝洗净剪成短节，连同苦参一起放入锅内水煎取液，放入干净的盆内洗浴患处，每日洗 3 次，煎好的药液下次加温后可继续使用。适用于肛周湿疹。

【验方 17】（郑祖群，2013 年 12 月 27 日）

（1）湿热型湿疹。

开始患处皮肤出现红色米粒样丘疹，顶端有小水疱，明显瘙痒，抓破后流水溃烂，一处结痂，另一处又发生，相连成片，舌苔黄，小便黄。治疗时，可酌情选用以下清热除湿验方。

①防风 12 克，地肤子 10 克，白鲜皮 10 克，金银花 30 克，蒲

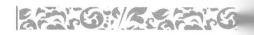

公英 12 克，薄荷 6 克，生甘草 6 克。水煎取液，趁热浸泡患处，每日 2 次，每日 1 剂，连用 5 日。

②黄丹、黄柏各 30 克。共研细粉，混匀。渗出液多，将药粉直接撒于患处；渗出液少，可用适量香油将药粉调成膏状，外敷患处，每日 1 次。

③马齿苋适量。加水煎沸 15～20 分钟，湿敷患处。

④鲜桃树叶 15 克。加水适量煎汤，熏洗患处，每日 2 次。

（2）出血型湿疹。

患部皮肤起针头大小的皮疹，顶端有水疱，抓破后出血。有的表现为皮肤出现界线不清的红斑，联合成片，皮肤瘙痒并有热感，有的皮损处干燥，有时出现糜烂流水、结痂、脱屑，病程长、经久不愈，舌红、无苔。治疗时，可酌情选用以下养血润燥验方。

①生地黄 15 克，何首乌 15 克，藜蕨 15 克，牡丹皮 10 克。水煎，分 2 次服，每日 1 剂。

②赤小豆适量。研细粉，加鸡蛋清 1 个，调成糊状，涂于患处，每日 1 次。

③大枣 60 克，明矾适量。将枣去核，明矾研细粉装入枣中，再将枣放在瓦上用火焙干研成细粉，撒患处。

阴囊湿疹

【验方 01】（陈日益，2016 年 7 月 16 日）

阴囊湿疹是男性特有的一种常见性器官皮肤病（非性传播疾病），中医有"绣球风""阴湿疮""阴囊风""胞漏疮"等多种病名，是以阴囊及会阴四周患部皮肤潮红，增生肥厚，浸润及苔藓样变，间有糜烂、渗液与裂隙，瘙痒无度或发生皲裂而疼痛、痛如火

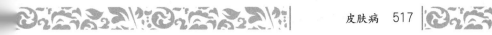

燎为主要表现的湿疮类疾病。本病具体病因尚未明确，中医认为不外乎外感、内伤两方面。外感为时邪所袭，主要与风、湿、热三邪有关；内伤多由饮食不节、情志失调、劳欲过度所致。

男性的阴囊位置隐蔽，皮肤软薄娇嫩，加之局部长期透风不良、湿度大，极易发生多种皮肤病，故应加强防治。一旦患上如阴囊湿疹等难言之隐，首先要消除紧张情绪，切不可与性病相混淆，可通过有无性混乱史、阴部溃疡或增生物、尿道流脓等方面对二者进行鉴别，以免增添不必要的忧虑和恐惧，及时就医，规范治疗。中医治疗本病不仅效果明显，而且具有安全、快速、无副作用、不易复发等特点。下面介绍几种治疗方法，在中医师指导下使用更好。

（1）熏洗。白鲜皮、苦参、土茯苓、地肤子、蛇床子、连翘、金银花各 30 克，紫草、荆芥、防风、甘草各 10 克，赤芍 12 克，蝉蜕 6 克。纱布包好，水煮沸 20 分钟，将药液倒于盆中，先熏后洗患处，每次 20 分钟，每日 2 次，每日 1 剂，3 日为 1 个疗程。局部红肿，加板蓝根、牡丹皮、蒲公英、紫花地丁；液成疮，加黄芩、黄柏、栀子；结痂干燥并奇痒，加地龙、乌梢蛇、白花蛇；慢性经久不愈，加大黄。

（2）外涂。黄柏、土茯苓、百部各 30 克，龙胆草根、白鲜皮、苦楝子各 20 克，苦参 25 克。75% 酒精 100 毫升，兑凉开水500 毫升，与药物一同盛放于砂罐中密闭浸泡 7 日，滤取药液装入瓶中密闭备用。用时取干净棉球蘸少许药液涂搽患处，每日 2 次，7 日为 1 个疗程，可预防阴囊湿疹发生和治疗轻症阴囊湿疹。已经形成疮疡者，凉开水与药液按 10∶1 的比例稀释后再涂搽患处，每日 4 次，10 日为 1 个疗程，严重者可配合口服药物治疗。

（3）内外合治。蛇床子、苦参各 30 克，苍术、苍耳子、紫草各 15 克，黄柏、地肤子各 20 克，白矾 10 克。每日 1 剂，水煎 2 次，混合药液。1/4 内服，余液外洗患处，早晚各 1 次。渗出液多，重用苍术或加花椒 15 克；伴感染，加千里光 30 克、蒲公英 20 克。

（4）中成药。风邪偏盛，服防风通圣丸，每次 1 丸，每日 3 次；湿邪偏盛，服二妙丸，每次 1 丸，每日 3 次；风湿相兼，防风通圣丸和二妙丸同服。

【验方 02】（杨吉生，2017 年 6 月 2 日）
鱼腥草 30 克，枯矾 20 克。鱼腥草加水 1000 毫升，煎 5～10 分钟，再放枯矾煮煎 5 分钟，倒出药液，趁热熏蒸患处，待稍凉后，再用纱布蘸药液洗患处即可。每日早晚各 1 次，连用 1 周即可见效。适用于阴囊湿疹。

【验方 03】（胡佑志，2018 年 10 月 12 日）
马齿苋 100 克（鲜品 200 克），加水 1000 毫升煎煮，滤取药液，将药液倒入盆内，先熏蒸患处，待药液温度适宜时用纱布蘸药液洗阴囊，每次 20 分钟，早晚各 1 次，一般连用 3～4 日。适用于阴囊瘙痒。马齿苋味酸，性寒，具有清热解毒、散血消肿、除湿止痒之功效，对痈疮、痔疮、疖疔、积年恶疮也有疗效。

【验方 04】（郑玉平，2019 年 9 月 13 日）
黄柏 80 克，吴茱萸 80 克，苦参 60 克，枯矾 20 克。共研极细粉，加入白醋、凡士林适量，调和均匀，装瓶备用。每晚睡前用药棉蘸 100 毫升盐水清洗患处并擦干，用药膏涂抹患处，每日 1 次，1 周即可治愈。适用于阴囊湿疹。

【验方 05】（张勤，2019 年 5 月 31 日）

（1）苦参、豨莶草各 30 克，地肤子、白鲜皮各 15 克，明矾 10 克，白酒 500 毫升。将前五味研粗末，入布袋，置容器中，加白酒密封浸泡 10 日，或隔水煎至减半，待冷即成。用时取药酒涂搽患处，每日 3 次。有清热燥湿、祛风止痒之功效。适用于阴囊、肛门湿疹瘙痒难忍，亦可用于肛周湿疹和女阴瘙痒等症。

（2）川黄柏 150 克，地肤子、蛇床子、苍耳子、五倍子、黄药子各 30 克，白酒 1500 毫升。将前六味共研细末，置容器中，加白酒密封浸泡 10 日即可。用时取药酒涂搽患处，每日 3 次。有清热燥湿、疏通血脉、消肿止痛、祛风止痒之功效。适用于阴囊湿疹及各类湿疹。

【验方 06】（马龙，2019 年 4 月 26 日）

以下验方适用于阴囊湿疹。

（1）龙胆草、经霜桃树叶、露蜂房、藜芦、千层纸各适量。共研细末，用麻油调匀，外搽患处。

（2）石菖蒲、蛇床子各等量。共研细末，外搽患处，每日 2～3 次。

（3）桴炭、紫苏叶各适量。共研细末，扑撒患处。

（4）苦参 30 克，大黄、荆芥各 15 克，皂角 12 克。加水 1000 毫升，煎取药液 200 毫升，先熏后洗患处。适用于阴茎奇痒不止。

（5）蛇床子、当归尾、威灵仙、苦参各 15 克。加水 1000 毫升，煮沸 10 分钟，将药液倒入盆内，先熏后温洗患处，每日 1 次，一般 2 次可见效。1 个月内忌酒及忌食辛辣物、无鳞鱼、虾等。适用于阴茎奇痒无比。

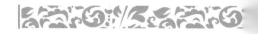

【验方 07】（管恩兰，2016 年 11 月 18 日）

以下验方适用于阴囊湿疹。

（1）百部 30 克，青黛 10 克，白酒 200 毫升。将上药用布包好，放入白酒中浸泡 3 日，用药酒外搽患处，每日 2～3 次。

（2）苦参 30 克，杏仁 12 克，枯矾 10 克，食盐 10 克，川椒 10 克，蛇床子 30 克。水煎取液，外洗患处，每日 2～3 次。

（3）葱根 6 克，砂仁壳 10 克，当归 6 克，大黄 5 克，苦参 15 克，威灵仙 15 克，蛇床子 15 克。水煎取液，外洗患处，每日 3～4 次。

（4）黄柏 15 克，苦参 15 克，苍术 12 克，蛇床子 12 克。水煎取液，外洗患处，每日 2～3 次。

（5）苦参 15 克，黄柏 10 克，蛇床子 30 克，白鲜皮 30 克，鲜马齿苋 30 克。水煎取液，外洗患处，每日 3～4 次。

（6）苦参 30 克，蛇床子 20 克，苍术 10 克，紫花地丁 15 克，白鲜皮 10 克。水煎取液，温洗患处，每日 2～3 次。

【验方 08】（胡献国，2013 年 8 月 16 日）

阴囊湿疹多为脾胃积热、湿热下注所致，治宜清热泻肝、燥湿、祛风止痒，中成药外治本病有明显疗效。

（1）冰硼散。先常规清洗局部，取本品适量外撒于患处，每日 3～5 次，连用 3～5 日。

（2）双料喉风散。先常规清洗局部，取本品适量外喷于患处，每日 3～5 次，连用 3～5 日。

（3）藿香正气水。取本品适量，用消毒棉签蘸药液外搽患处，每日 3～5 次，连用 3～5 日。

（4）青蛤散。常规消毒患处，将本品涂抹于患处，每日 3～5 次；若皮损表现为糜烂、黄水渗出，可将本品与胡麻油适量调匀

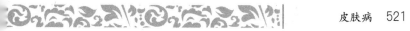

成糊状涂抹于患处，每日换药 1 次，连用 5～7 日。

【验方 09】（常磊，2013 年 1 月 11 日）

龙骨、黄柏、花椒、苍术、地骨皮、羌活、蛇床子、防风、苦参各 10 克，透骨草 12 克。水煎，趁热先熏后洗患处，每剂可熏洗数次。可止痛止痒。适用于阴囊湿疹。

【验方 10】（任纪海，2014 年 11 月 28 日）

（1）蛇床子、当归尾、威灵仙、苦参各 15 克。水煎取液，倒入盆内，趁热先熏后洗患处，每日 1 次。适用于阴囊湿疹。一般连用 2～4 次可愈。

（2）艾叶、千里光各 30 克。水煎取液，待温度适宜时外洗患处 10～15 分钟，每日 1 次，10 日为 1 个疗程。适用于阴囊湿疹，一般 1～2 个疗程可痊愈。

【验方 11】（于长学，2014 年 7 月 25 日）

（1）苦参 30 克，大黄、荆芥各 15 克，皂角 12 克。煎取药液 700 毫升，先熏后洗患处。适用于阴囊奇痒。

（2）蛇床子、归尾、威灵仙、苦参各 15 克。水煎取液，先熏后温洗患处，每日 1 次，一般 2 次可愈。1 个月内忌酒、辛辣物、无鳞鱼、虾等。适用于阴囊奇痒。

【验方 12】（韩玉乐，2013 年 12 月 20 日）

干鱼腥草 30 克，蛇床子 10 克。先取 2000 毫升清水浸泡药物 30 分钟，用砂锅煎煮 20～30 分钟，待其稍温，滤出药液，用纱布蘸药液洗患处，每日早晚各 1 次，连用 7 日为 1 个疗程。有清热解毒、杀虫止痒之功效。对老年男性阴囊潮湿者常见的阴囊瘙痒症状有良效。

【验方13】（乐荐，2018年2月9日）

蛇床子、苦参、皂矾各22克。蛇床子、苦参水煎，去渣取液，加入皂矾，待其溶化，坐浴清洗阴部，每日2次，每日1剂。从古至今，中药蛇床子均被历代医家视为治疗皮肤病、瘙痒症的要药，本方对阴囊湿疹效果较好。

【验方14】（萧旭，2014年8月15日）

（1）干紫苏叶150克，其中100克水煎取液，浸洗患处；剩余50克在铁锅上炒干，研细末，涂擦患处，每日1～2次。适用于阴囊湿疹，一般用药3～5日症状消失，巩固治疗1周后可获痊愈。用药液洗浴后，局部皮肤应擦干，保持清洁干燥，并卧床休息0.5～1.0小时，仰卧屈膝，两腿分开，并将阴囊抬高，充分暴露，保证充足睡眠，勿过劳，禁用手搔抓、热水烫洗或用刺激性洗涤物洗，戒烟酒，忌食辛辣、牛羊肉、鱼虾等食物。

紫苏叶为唇形科植物皱紫苏、尖紫苏等的叶。现代药理研究表明，紫苏叶含有挥发油、脂肪、维生素 B_1、紫苏醛、精氨酸、丁香油酚等成分。其味辛，性温，能发表散寒、行气宽中、清热解毒，外洗可散热止痒、收敛除湿，故治疗阴囊湿疹可收到较好效果。

（2）鲜鱼腥草100克（干品30克），加水1000毫升煮沸3～5分钟，待温度适宜时用纱布蘸药液洗患处，每日早晚各1次，一般连用5～7日。鱼腥草味辛，性微寒。有清热解毒、利尿消肿之功效。临床用于治疗阴囊湿疹，疗效颇佳。

【验方 15】（潘东原，2014 年 8 月 29 日）

以下验方适用于阴囊湿疹。

（1）胖大海 6 枚。焙干研末，一半黄酒冲服，另一半搽患处。服药后盖被出汗即可。

（2）茶叶 5 克。加开水 500 毫升冲泡，待温，以纱布浸茶水洗患处，然后再敷患处 5 分钟，每日 1 次，数日见效。

（3）鲜姜 150 克，茴香 90 克。水煎取液，先熏后洗患处，盖被出汗，2～3 次即愈。

（4）牡丹皮、赤芍、生地黄、地肤子、白鲜皮各 15 克，银花藤 30 克，全蝎、紫草各 6 克，防风、蝉蜕、僵蚕各 10 克。水煎，分 3 次服，每日 1 剂。

（5）黄芪 50 克，白术、党参、茯苓各 20 克，甘草、银柴胡各 15 克，陈皮 10 克。水煎 2 次，煎取药液 450 毫升，分早晚 2 次服。每日 1 剂。

荨麻疹类

【验方 01】（郭旭光，2015 年 5 月 22 日）

丘疹性荨麻疹是一种常见的过敏性皮肤病，多见于儿童及青少年，常在春末至秋初发生，主症为皮肤出现红色纺锤形风团样丘疹，质地较硬，顶端有水疱，全身皆有，奇痒难忍，烦躁不安，影响睡眠。中医认为，本病多为内有蕴热，外感风邪，内外相合所致；或湿热内蕴，又受虫咬，毒邪内侵皮肤而成；或禀赋不耐，又食鱼虾等动风之物而诱发。据临床验证，中医药治疗丘疹性荨麻疹效果显著。

（1）苦黄止痒酊。苦参 10 克，黄柏 3 克，冰片 3 克，75％酒

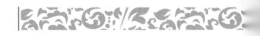

精100毫升。苦参、黄柏研粗末，冰片研细末，一起装入玻璃瓶内，再加入酒精，密封瓶口，每日晃动瓶子3次，使药物充分溶解。浸泡5日后，用双层纱布过滤去渣，取上清液备用。用时，取棉签蘸药液涂搽皮损处，每日3～5次，3日为1个疗程。治疗期间停用其他外用药物。患者应注意搞好环境及个人卫生，消灭蜱虫、跳蚤、虱、蚊虫等，防止虫叮；发病后避免过度搔抓，以防继发感染；患病期间忌食或少食鱼腥发物及辛辣食品，多食蔬菜和水果。

（2）苍耳子、防风、地肤子、威灵仙、白矾各10克，南通蛇药片4片，高度白酒或75％酒精适量。前五味共研细末，加入南通蛇药片研匀。用时视皮疹多少，取药末加适量白酒或酒精调成稀糊状，涂于患处，每日3～4次，直至痊愈。

（3）白术、蝉蜕、野菊花、赤小豆、茯苓、鸡内金各10克，白鲜皮、荆芥、防风、金银花各6克，甘草3克。水煎服，每日1剂。

【验方02】（谭家峰，2016年10月14日）

（1）生黄芪15克，防风3克，荆芥10克，威灵仙15克，灵磁石15克，蛇床子10克，蝉衣3克，炙甘草10克，红花6克，浮萍15克，炒麦芽15克，炙桑白皮15克，当归6克，丹参10克，干姜10克，明附片6克，地肤子15克。水煎，分2次服，每日1剂，连服5～7日。适用于顽固性荨麻疹。

（2）黄芪、党参各30克，茯苓、补骨脂、当归、生地黄、丹参各12克，苦参、徐长卿各24克，防风、白鲜皮、乌梢蛇各15克，甘草5克。水煎服，每日1剂，2周为1个疗程。适用于慢性荨麻疹。

（3）当归、生地黄、赤芍各12克，川芎、荆芥、防风各10

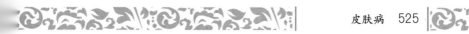

克，黄芪18克，何首乌、白蒺藜各15克，甘草6克。水煎，分
2次服，每日1剂，10日为1个疗程。适用于慢性荨麻疹。

【验方03】（李典云，2014年7月25日）

以下验方适用于慢性荨麻疹。

（1）紫苏叶50克。水煎取液，外洗患处，每日1剂，10日为
1个疗程。

（2）炉甘石洗剂。外洗患处，每日1次。

（3）蚕沙150克。水煎取液，外洗患处。

（4）鲜鱼腥草100克。代茶饮。

【验方04】（于长学，2013年9月20日）

鲜桃叶150～200克。用适量的75％酒精浸泡3日，用药酒涂
患处，每日3～4次，一般7日可治愈。适用于风疹。

【验方05】（胡佑志，2015年5月29日）

（1）桔梗6克，薄荷6克，荆芥6克，连翘5克，甘草3克，
皂角刺5克，苍耳子10克，菊花6克。水煎取液，分早晚2次服，
每日1剂，连服3～5日。适用于风疹。

（2）菊花6克，苍耳子10克，皂角刺5克，甘草3克，连翘
5克，荆芥6克，薄荷6克，桔梗6克。水煎，分早晚2次服，每
日1剂。适用于风疹。

（3）生姜3克，大枣3枚，白芍10克，甘草6克，地肤子
10克，蝉蜕6克，桂枝6克，白术10克，防风10克，黄芪12克。
水煎，分2次服，每日1剂，7日为1个疗程。适用于寒性荨麻疹。

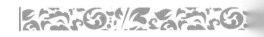

【验方06】（严永和，2017年3月31日）

（1）黄芪40克，白术25克，防风15克，桂枝15克，麻黄10克，白芍15克，当归15克。水煎，分3次服，每日1剂，20日为1个疗程。对顽固性荨麻疹有较好疗效。

（2）皂角刺10克，甘草10克，金银花30克。水煎服，每日1剂，1~5剂即可见效。

（3）桂枝15克，白芍15克，防风15克，白术15克，黄芪30克，茯苓15克，女贞子15克，墨旱莲15克，丹参15克，当归15克，白蒺藜15克，大枣30克。水煎，分3次服，每日1剂。适用于久治不愈的荨麻疹。

（4）菊花、金银花、牛蒡子、生地黄、赤芍、牡丹皮各10克，连翘12克，薄荷10克（后下），生石膏30克（先煎），蝉蜕6克，僵蚕8克，乌梢蛇6克，芦根30克。水煎取液，分早晚2次服，每日1剂，一般3~5日即可见效。适用于热性荨麻疹。

（5）荆芥穗12克，防风10克，羌活6克，川芎10克，白术15克，升麻12克，玄参15克，黄芪15克，蝉蜕10克。水煎服，每日1剂。适用于荨麻疹。

荨麻疹多因气虚、风邪、湿邪、过敏、寄生虫所致，应辨证治疗，若服药5剂后不见效者应更方。

【验方07】（郭旭光，2017年7月28日）

（1）热性荨麻疹。紫背浮萍（鲜品加倍）、蚕沙各100克。包煎煮沸约10分钟，取汁3000~5000毫升，待温度适宜后用干净毛巾蘸药汁，从头部向下肢擦洗，每次10~15分钟，每日1~2次。适用于突发风团。症见色红，灼热剧痒，口渴心烦，遇热加重，并常伴咽喉肿痛、发热恶寒，或兼腹痛腹泻。

（2）寒性荨麻疹。生黄芪 310 克，防风 250 克，炒白术 250 克，桂枝 310 克，白芍 310 克，大枣 310 克，生姜 150 克，甘草 150 克。共研细末，炼蜜为丸，每丸 10 克，每次服 2 丸，每日 2 次。有补肺气、固卫气、祛风邪之功效。

【验方 08】（韩正光，2017 年 12 月 8 日）

生黄芪、全当归、何首乌、金银花各 30 克，熟地黄 20 克，川芎、荆芥、防风各 15 克，白蒺藜 12 克，生甘草 10 克，蜈蚣 2 条。水煎取液 450 毫升，分早、中、晚 3 次服，每日 1 剂。本方抗过敏效果甚强。适用于久治不愈的顽固性荨麻疹。

【验方 09】（吴明，2015 年 2 月 13 日）

荆芥 10 克，防风 10 克，生地黄 15 克，苦参 10 克，蝉蜕 10 克，胡麻仁 10 克，牛蒡子 10 克，知母 10 克，石膏 10 克，甘草 10 克，蛇床子 10 克，木通 5 克。水煎服，每日 1 剂，连服 7 剂后，去木通，石膏减为 6 克，续服 7 剂。适用于胆碱能性荨麻疹。

【验方 10】（口天，2018 年 3 月 30 日）

（1）赤小豆、茯苓、鸡内金各 10 克，白鲜皮、防风、金银花各 6 克，甘草 3 克。水煎，分早晚 2 次服，每日 1 剂。适用于丘疹性荨麻疹。一般服药 2～4 剂可愈。

（2）薏苡仁、赤小豆各 50 克，大枣 15 枚，红糖 30 克。水煎服，每日 1 剂。适用于丘疹性荨麻疹。一般连服药 3～7 日，丘疹即可消失。

（3）路路通 30 克，苍术、百部各 15 克。水煎取液，外洗患处，每日 2～3 次，每日 1 剂，连用 5～7 日可愈。适用于丘疹性荨麻疹。

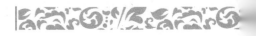

【验方 11】（萧旭，2015 年 11 月 27 日）

（1）薄荷 15 克，桂圆干 6 枚。水煎，分 2 次服，每日 1 剂，一般连服 2～4 周即可获得明显疗效。服药期间忌食酒、辣、海鲜、羊肉、蒜、韭菜、香菜等食物。适用于慢性荨麻疹。

（2）荆芥穗 30 克，碾为细面，过筛后装入纱布袋内。将纱布袋内药粉均匀撒布于患处，然后用手掌来回反复揉搓，摩擦至手掌与患部有热感为度。如果患处范围较大，可分几次进行。此方对急慢性荨麻疹及一切皮肤瘙痒症有良好治疗效果，轻者用药 1～2 次，重者用药 2～4 次即可奏效。

（3）夜交藤 30 克，乌梅、当归各 20 克，丹参、乌梢蛇、蝉蜕、防风各 10 克，苏木、生甘草各 6 克。适用于皮肤划痕症。属风寒者，加制何首乌、桂枝、柴胡各 10 克；属风热者，加败酱草、忍冬藤、薄荷各 10 克；属血瘀者，加红花、鸡血藤、川芎各 10 克；属血热者，加牡丹皮、生地黄、凌霄花各 10 克。水煎，分早晚 2 次服，每日 1 剂，一般服药 5～10 剂可愈。服药期间忌食海鲜、辛辣、厚味食物。

【验方 12】（周止敬，2013 年 10 月 25 日）

（1）荨麻疹。苦参 60 克，水煎外洗患处，每日 1 次。内服可用鲜浮萍或苍耳子 30 克，水煎服。

（2）老年性皮肤瘙痒。当归、白芍、何首乌、荆芥、白蒺藜、防风、黄芪各 10 克，川芎、生甘草各 5 克。水煎服，每日 1 剂。

（3）女阴瘙痒。黄芩 25 克，黄柏 12 克，大黄 25 克，黄连 30 克。上药用生菜籽油 250 毫升浸泡 7～10 日，每晚睡前用温水将全身洗净，用消毒棉球蘸药油搽患处，把患处搽出小红点，1 小时后用卫生纸擦去油污，连用 2 周。或用鲜桃叶 120 克煎汤，冲洗阴

道。适用于阴道滴虫、阴道发痒。

（4）阴囊瘙痒。浮萍（鲜者更佳）60克。水煎取液，外洗患处。

（5）肛门瘙痒。防风、荆芥、蛇床子各10克，五倍子15克，地肤子15克。上药置于浴盆中，开水冲泡片刻，趁热熏肛门处5分钟，待温度适宜时坐浴15分钟。每日1次，每剂药可用5次。

【验方13】（梁庆森，2013年11月15日）

风疹为常见多发病，一年四季均可发生，多为血燥热遇风所致，痛痒异常，少年儿童多见。方用：北防风10克，荆芥10克，胡麻仁10克，苦参10克，紫花地丁10克，制何首乌15克，白芍15克，甘草5克。水煎服，每日1剂。发烧加山栀子、北大青叶各10克；风团多，皮肤痒甚，加白鲜皮、地肤子各10克，蝉蜕5克、野菊花10克；纳差，加山楂10克、神曲12克、薏苡仁20克。小孩药量酌减，忌食辛辣、鱼腥、油炸食品。

【验方14】（孙凝淦，2013年1月25日）

臭蒲根200克（鲜品加倍）。加水2000毫升，煎沸10分钟，去渣，待凉，反复洗患处15分钟，洗后不用水冲洗，将药液保留在皮肤上，晾干后涂抹狼毒药膏。每日2～3次，一般洗涂1周即愈。适用于皮肤瘙痒。

【验方15】（马宝山，2013年2月1日）

（1）苦参30克，地肤子30克，白鲜皮30克，蛇床子30克，蒲公英30克，鹤虱20克，黄柏15克。水煎，待药液稍凉后洗患处，每次持续洗40分钟，每日1次。适用于女性使用染发剂后引

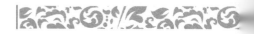

发的接触性皮炎。

（2）生地黄 15 克，赤芍 10 克，甘草 8 克，蒲公英 15 克，紫花地丁 15 克，苦参 8 克，蒺藜 12 克，蝉蜕 8 克，薄荷 8 克，金银花 12 克，白鲜皮 12 克，木通 8 克。水煎洗患处，连用 1 周可痊愈。适用于女性佩戴黄金首饰后出现的皮肤过敏。

体 癣

【验方 01】（牛力，2019 年 12 月 13 日）

体癣指发生在光滑皮肤的浅表癣菌感染，主要由红色毛癣菌、石膏样毛癣菌、絮状表皮癣菌引起，皮损多为圆形或类圆形红斑，可呈环形、多环形、丘疹型、湿疹型、疱疹型皮疹，大小不等，中央常自愈，周边呈活动性，有炎性丘疹、水泡、痂及鳞屑，边界清楚，可发生于头面部、四肢及躯干，自觉瘙痒。股癣发生在双侧大腿根部及臀股部，可单侧发病。中医对本病有"圈癣""钱癣"之称，认为多由湿热内蕴、熏蒸皮肤、复感虫毒所致，治以清利湿热、解毒杀虫为主。以下诸方可供参考选用。

（1）比白草癣水。白矾、鲜白花丹各 30 克，鲜辣蓼、鲜大飞扬各 60 克，鲜百部 120 克。将上药切碎，加入 30％白醋 500 毫升浸泡 7 日，过滤备用。用时每日 3 次外涂患处。有杀虫、解毒、止痒之功效。

（2）帕芙欧草本珍肤膏。萃取雪莲花、蛇床子、柚子皮、苦参、薄荷脑、马齿苋等多种草本植物精华，直接涂抹患处，每月 2 次。有止痒、排毒、杀菌之功效。

（3）复方香连液。丁香 12 克，藿香、大黄各 30 克，黄连、龙胆草、枯矾、薄荷各 15 克，冰片 1 克。水煎取液，浸洗患处 30 分钟，每日 1 剂。有清热燥湿、杀虫止痒之功效。

（4）白头蛇床液。白头翁、蛇床子各 25 克，黄柏 10 克，藿香 15 克，生黄精 20 克。水煎，加食醋 25 毫升外洗患处，每次 30 分钟，每日 2 次。有清热燥湿、杀虫止痒之功效。瘙痒甚，加地肤子 25 克、白鲜皮 15 克、川椒 10 克、苦参 40 克；病久，加苦参 35 克、赤芍 10 克，土槿皮、大黄、枯矾各 30 克，硫黄 25 克；轻度红肿，加金银花 15 克、龙胆草 25 克、大黄 10 克；轻度渗液，加生石膏 25 克、滑石 30 克。

（5）土槿酊搽剂。土槿皮 250 克，蛇床子、透骨草、花椒各 125 克，侧柏叶 100 克，吴茱萸 50 克，蝉蜕 25 克，斑蝥 3 克。上药用 75% 酒精作溶剂，用渗滤法收取药液 2000 毫升备用。用时每日 3 次外搽患处。有抑菌、杀虫、止痒之功效。

（6）麦芽酊搽剂。生麦芽 40 克，加入 75% 酒精 100 毫升，浸泡 1 周后备用。用时每日 2 次外搽患处。

【验方 02】（严永和，2013 年 2 月 1 日）

（1）鲜半夏除去外皮，加醋 4～5 滴磨取汁液，涂搽患处，每日 3 次。适用于体癣。

（2）鲜鸡眼草、鲜木槿叶、鲜韭菜各 120 克。水煎洗患处，每次 20 分钟，每日 2 次。适用于体癣。

（3）鲜麻齿菜洗净，捣烂取汁，加入适量陈醋混匀，涂洗患处。适用于体癣。

（4）丝瓜皮 30 克，柳树叶 30 克，生姜 10 克，花椒 6 克。浓煎成膏，涂抹患处。适用于体癣。

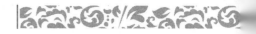

【验方03】（于长学，2018 年 11 月 30 日）

以下验方适用于体癣。

（1）大蒜适量。捣烂敷患处，包好。每日换药 1 次，连敷 7 日。

（2）柠檬鲜果 1 个。连皮捣烂，用洁净纱布包裹榨取汁液外涂患处。每日 3 次。

（3）干姜 10 克，蛇床子 30 克。共研细末，茶油调涂患处，每日 2 次。

（4）丝瓜 1 个，紫草 30 克。捣烂涂患处。每日 2 次。

（5）丁香 10 克，土大黄 15 克，米醋 90 克。用米醋浸泡前两味，5 日后即可涂搽患处。

（6）花椒 15 克，硫黄 12 克，枯矾 6 克，密陀僧、大黄各 15 克。共研细末，米醋调敷患处。

（7）白凤仙花 12 克，明矾 6 克。研细调匀涂患处。

【验方04】（胡佑志，2014 年 6 月 13 日）

土槿皮 20 克，雄黄 12 克，用陈醋 300 毫升浸泡 7 日。取药液涂搽患处，每日 3～4 次，连用 3～7 日。土槿皮味辛，性温，有毒，外用有杀虫止痒之功效。对体癣、手足癣、疥疮等疾病有很好的疗效。

【验方05】（萧旭，2018 年 8 月 3 日）

黄精、五倍子、藿香、苍术、土槿皮、黄柏各 15 克，蛇床子 30 克，苦参 12 克，明矾 6 克，肉桂 6 克。水煎取液，熏洗患处，早晚各 1 次，每日 1 剂。一般用药 5 剂可愈。适用于股癣。

头　癣

【验方 01】（陈伟雄，2013 年 8 月 23 日）

头癣是真菌侵犯头皮和头发引起的皮肤病，多见于儿童，传染性较强。主要通过理发工具、帽子、梳子、枕头等接触传染或接触动物而传染。西医主要采用抗真菌药（灰黄霉素）及外用药等治疗。临床可分为黄癣、白癣和黑点癣等，中医称黄癣为"肥疮"，称白癣为"白秃疮"，称黑点癣为"黑癣"，病因为湿热上攻，风热搏结，虫毒相侵。治以清热利湿、解毒杀虫为大法。

川黄柏、川楝根皮、乌梅、皂角刺、大枫子、川槿皮各 20 克，川椒、雄黄、樟脑、明矾各 10 克，蜈蚣 5 条。将上药用 95% 酒精 500 毫升浸泡 24 小时，治疗时用药液外搽患处，每日 3 次。有清热燥湿、祛风杀虫之功效。适用于头部白癣。本病在临床上易与斑秃、脂溢性皮炎、多发性毛囊炎相混淆，遇到脱发病例，取病发镜检，以便明确诊断。一旦确诊，最好剪短头发，患者所用的梳子、脸盆、毛巾最好用消毒液浸泡 15 分钟，以防传染。

【验方 02】（胡佑志，2019 年 5 月 17 日）

鸡蛋 1 个，加水煮至熟透，剥去蛋白，取蛋黄放入洗净的铁锅里捣碎，用文火熬出蛋黄油，直至蛋黄呈乌黑色。待冷却后，连油带渣外敷患处，用纱布覆盖，医用胶布固定。每日换药 1 次，连敷 2～3 次即可痊愈。适用于头癣。

【验方 03】（张勤，2019 年 3 月 29 日）

（1）当归 15 克，紫草 30 克。上药用麻油 120 毫升熬枯滤清，将油再熬，加入黄蜡 15 克溶化，待冷后装瓶备用，用时以生姜蘸药膏搽患处。适用于头癣。

（2）海螵蛸 10 克，白胶香、轻粉各 2 克。共研细末，混匀。先用花生油润湿患处，然后撒上药粉。适用于头癣。

（3）乌梅适量。烧灰存性，研细末，用生麻油调匀，外涂患处。适用于头癣。

【验方 04】（许士芳，2014 年 3 月 28 日）

（1）百部 15 克，牡丹皮 10 克，茯苓皮 10 克，苍耳子 10 克，甘草 6 克。水煎取液，待温度适宜后淋洗患处，每日 2 次，连洗 5 周。

（2）苦参 15 克，蒲公英 10 克，白头翁 10 克，蛇床子 10 克，甘草 6 克。水煎取液，湿敷患处，每日 2 次，连用 5 周。适用于头癣。

（3）茵陈 15 克，五倍子 10 克，秦皮 10 克，陈皮 10 克，甘草 6 克。水煎取液，浓缩药液备用。用时取适量搽患处，每日 2 次，连用 5 周。适用于头癣。

【验方 05】（丁树栋，2017 年 3 月 2 日）

（1）白鲜皮 10 克，百部 15 克，苦楝根皮 15 克。水煎取液，外洗患处，每日 2 次，连用 1 个月。

（2）苦参 30 克，蒲公英 30 克，地肤子 10 克。水煎取液，外洗患处，每日 2 次，连用 1 个月。

（3）蛇床子 15 克，紫花地丁 30 克，白花蛇舌草 15 克。水煎取液，外洗患处，每日 2 次，连用 1 个月。

（4）苦参 30 克，蛇床子、花椒、百部各 10 克，75% 酒精 500 毫升。将前四味研细末，装入纱布袋，放入瓶中，加入酒精密

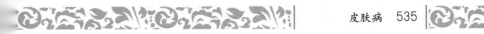

封浸泡 1 个月，除去药袋备用，浸泡其间经常晃动。使用时，用脱脂棉球蘸取适量药酒外搽患处，每日 3～4 次。适用于头癣。

【验方 06】（田广元，2015 年 2 月 27 日）

花椒 3 克，枯矾 10 克，冰片 3 克。共研细末，先将患处头发剪光，用白矾水洗头消毒，用香油将药末调成糊状，外敷患处，每日早晚各 1 次，连用 1 个月。适用于头癣。

手　癣

【验方 01】（郭旭光，2013 年 2 月 22 日）

（1）大枫子、川楝子、蛇床子、地肤子、苦参、黄柏、土槿皮、白矾各 30 克。水煎取液，倒入容器中，待温度适宜时浸泡患处，每次 30～40 分钟，每日 2 次，1 剂药可用 2 日。一般用药 3～5 日可见效。适用于手癣。

（2）薏苡仁 60 克，甘草 15 克。水煎成浓汁，趁热蘸药液擦洗患处，每日数次，至愈为止。适用于手癣。

（3）黄柏、土茯苓各 30 克，水杨酸 50 克，苯甲酸 15 克，冰片 5 克。共研细末，加凡士林 50 克，混合调匀即成药膏。用温水浸泡患处 15 分钟，去净皮屑后涂药膏，用消毒纱布覆盖，绷带包扎。每隔 3 日换药 1 次。适用于手癣，一般用药 5～7 次可见效，对指掌皮肤角化干裂、奇痒、出血亦有效。适用于手癣。

【验方 02】（蒋振民，2017 年 5 月 5 日）

丁香 10 克，蜂房 10 克，地肤子 30 克，蛇床子 30 克，苦参 30 克，生大黄 15 克。用醋煎后取液泡手，每日泡 30 分钟，7 日

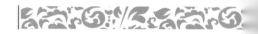

1 剂，一般连用半个月可愈。适用于手癣。

【验方 03】（马龙，2019 年 3 月 29 日）

鹅掌风，初起掌心及手指皮下生小水疱，瘙痒，继而疱破，迭起白皮、脱屑，久而皮肤粗糙变厚，呈灰黑色，经久不愈。可用以下验方治疗。

（1）白矾、皂矾各 140 克，儿茶 18 克，柏叶 300 克。加水 200 毫升，取液备用。用桐油搽抹患处，再用纸捻蘸桐油点燃，以烟熏患处；然后将患手置于热药液上熏蒸，待药液温度适宜时泡洗患处 30 分钟，7 日内手勿沾水。

（2）艾草 150 克。水煎取液，用药液熏洗患手，如药液已冷则加温后继续熏洗。

（3）生地黄、熟地黄各 20 克，白蒺藜 12 克，牛膝 15 克，知母 10 克，黄柏 7 克，枸杞子 6 克，菟丝子 7 克，独活 3 克。加水 500 毫升，煎取药液 100 毫升，分 2 次温服，每日 1 剂。

【验方 04】（齐小伟，2019 年 11 月 8 日）

鸦胆子 150 克。敲开取仁，将仁碾成泥状，加水 10 毫升调制成糊。外涂患处，保留 30 分钟后用干棉球擦去药物，清水洗净，每日 1 次，10 日为 1 个疗程，一般用药 2 个疗程。适用于鹅掌风。

【验方 05】（吴明，2019 年 5 月 31 日）

（1）透骨草 15 克，花椒、白芷各 10 克，豆浆水 500 毫升。上药加水混合煎煮，滤取药液，熏洗患处，每日 2 次，连用 7～10 日。适用于鹅掌风。

（2）五加皮、地骨皮各 12 克，蛇蜕 1 条，皂角 3 个。上药加

水 2000 毫升, 煎取药液 1000 毫升, 待温度适宜时洗患处, 每次 20 分钟, 早晚各 1 次。适用于鹅掌风。

【验方 06】(李仲英, 2018 年 1 月 26 日)

(1) 大枫子、苦参、蛇床子各 10 克, 硼砂 5 克, 枯矾 6 克。上药共研细末, 加入适量凡士林调匀备用。早晚取药膏搽手掌, 连用 10 日即可。为防复发, 可继用 10 日。适用于鹅掌风。

(2) 雄黄 30 克, 冰片 6 克, 猪油少许。先将雄黄、冰片捣成细末, 猪油化开烧烫, 加入药末, 调匀成膏, 装瓶备用。每日洗手后将药膏涂在患处数次并搓擦两手至发热, 连用 7 日即可见效。适用于鹅掌风。

【验方 07】(徐玉梅, 2017 年 1 月 27 日)

(1) 蛇床子、地肤子、苦参、白鲜皮、黄柏、土槿皮、败酱草、苍术各 20~30 克。水煎取液, 浸泡患处, 每次 15~30 分钟, 每日 1 剂, 2 周为 1 个疗程。适用于鹅掌风。

(2) 花椒、大枫子、明矾各 10 克, 皂角 15 克, 雄黄 5 克, 土槿皮 30 克, 砒石 1.5 克。上药与鲜凤仙花适量、酸醋 500~1000 毫升同放入砂锅内浸泡 1 夜, 次日煮沸后, 将药液倒入瓷盆内, 待温度适宜时浸泡患处, 第 1 次浸泡 3 小时, 第 2 次浸泡 1.0~1.5 小时。适用于鹅掌风。

(3) 百部 500 克, 黄精 500 克, 75% 酒精 1800 毫升, 蒸馏水 250 毫升。将百部、黄精加入酒精中浸泡半个月, 然后加入蒸馏水搅匀。用温水将患处洗净擦干, 以棉球蘸药液涂搽患部。每日 2~3 次, 一般 3~6 日即可见效。适用于鹅掌风。

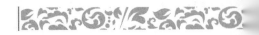

【验方08】（胡佑志，2014年9月26日）

（1）白鲜皮10克，土茯苓10克，鸡血藤10克，荆芥穗6克，秦艽10克，黄芩10克，甘草6克，白芍10克，生地黄10克，熟地黄10克，当归24克，乌梢蛇5克。水煎，分2次服，每日1剂，连服5～10剂。适用于鹅掌风。

（2）白鲜皮10克，土茯苓10克，荆芥10克，枯矾10克，黄柏10克，百部10克，苦参15克，木槿皮15克，全蝎3条，陈醋500毫升。水煎20～30分钟，加入陈醋再煎5分钟，滤取药液，先熏后浸泡患手，每次15～20分钟，每日2次，10日为1个疗程。手浸泡后须自行干燥，勿用水洗。适用于鹅掌风。

（3）土槿皮60克，凤仙花全草60克，花椒30克，米醋500毫升。上药用米醋浸泡7日，然后用药液泡患手，每次15分钟，每日1次，连用3～6次。适用于鹅掌风。

足　癣

【验方01】（胡献国，2013年8月23日）

足癣是侵犯表皮、毛发和趾甲的浅部霉菌病，是一种传染性皮肤病。足癣南方较多见，发病率比手癣高10倍，约占癣病的50％～60％，绝大部分患者是先患足癣再感染到手部和其他部位。足癣患病率高的原因主要有下列几点：一是足跖部皮肤没有皮脂腺，缺乏能抑制霉菌的脂肪酸；二是足跖部皮肤汗腺较丰富，出汗较多，造成有利于霉菌生长的潮湿环境；三是足跖部皮肤角质层较厚，角质层中的角质蛋白为霉菌生长的营养物。此外，由于穿着鞋袜，局部环境闷热，脚汗难以透发而潮湿，从而更有利于霉菌的生长繁殖。中医认为，本病多为湿热侵袭、湿热下注所致，治当清热利

湿、解毒杀虫。下面介绍几则足浴药方，对足癣瘙痒、渗液、糜烂、脱屑有明显疗效。

（1）丁香苦参汤。丁香15克，苦参、大黄、明矾、地肤子各30克，黄柏、地榆各20克。上药除明矾外加清水适量浸泡5～15分钟，水煎取液，放入浴盆中，溶入明矾，待温度适宜时浴足。每次5～10分钟，每日2次，每日1剂，连用5～10日。

（2）白鲜皮汤。白鲜皮40克，苦参、黄柏、苍术各30克，防风20克，荆芥穗、枯矾各10克，蛇床子、地肤子、黄精、藿香各50克，葱白4枚。上药加清水适量，浸泡5～10分钟后，水煎取液，放入浴盆中，溶入明矾，待温度适宜时浴足。每日早晚各1次，每日1剂，一般用4～5剂即可。

（3）三黄解毒汤。黄芩、黄连、黄柏、蒲公英、枯矾各15克，土槿皮、蛇床子各30克，蛇蜕5克。上药除枯矾外加清水适量浸泡5～10分钟，水煎取液，放入浴盆中，溶入枯矾，待温度适宜时浴足。每次5～10分钟，早晚各1次，每日1剂，连用5～7日。

（4）柳苦散。苦参、百部、黄柏各50克，水杨酸45克，樟脑10克。诸药研细，分装于塑料袋中，每袋60克。每次取1袋，加入陈醋600毫升溶化，浸泡6小时后取液浴足。

（5）苦参花椒茶。苦参15克，花椒、绿茶各10克，陈醋50毫升。上药加入沸水2500毫升浸泡2小时，每日睡前浴足。每次30分钟，每日1剂，连用5～10剂。

（6）柳叶洗剂。鲜柳叶250克，加水1000毫升，煮沸5分钟，取液，待温度适宜时浴足。每日早晚各1次，每日1剂，连用1～2周。

（7）药醋洗剂。生黄精、生百部、生何首乌各24克，苦参、苍术、猪牙皂、土槿皮各30克，蛇床子、川椒、明矾各15克，食

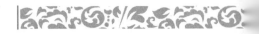

醋 1500 毫升。上药入食用醋中浸泡 1 周，取药液浴足。每日早晚各 1 次，每次 30 分钟，15 日为 1 个疗程，连用 1～2 个疗程。

【验方 02】（陈抗美，2016 年 7 月 30 日）

以下验方适用于足癣。

（1）先用温水洗净患处后擦干，再用棉签蘸适量藿香正气水外搽患处。每日 1～2 次，连用 5 日。

（2）晚上睡觉前先用温水洗净患处，再将冰硼散药粉均匀地撒在患处，穿上干净的袜子，次日早上再复用 1 次，连用 5 日。

（3）将附子理中丸研磨成细粉，加水调成糊状后涂敷患处，再用干净的纱布覆盖。每日 2 次，连用 3 日。

（4）新鲜柳叶 250 克。洗净，加清水 1000 毫升用武火煮沸5 分钟，然后将药液立即倒入脚盆中，将患足放在脚盆上面，用热气熏患处 10 分钟，再将患足放入水中浸泡 30 分钟，浸泡好后擦干即可。每日早晚各 1 次，5 日为 1 个疗程。此方亦可治疗手癣、股癣等癣症。

【验方 03】（晓丹，2018 年 9 月 7 日）

花椒 20 克，放入 200 毫升食用白醋内浸泡 3 日后备用。用时，使用棉签蘸花椒醋浸液搽脚癣创面，再用鸡蛋清外涂，每日 3 次，连用 2～3 周即可治愈。花椒可抑制多种细菌生长，白醋可起到杀菌、收敛、止痒的作用，外涂鸡蛋清有防止药物挥发、保护创面的作用。连用 2～3 周，对糜烂性足癣疗效明显。

【验方 04】（王庭巧，2015 年 10 月 16 日）

蛇床子、地肤子、苦参、白鲜皮、黄柏、土槿皮、败酱草、苍

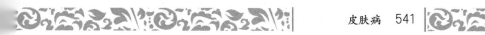

术各 20～30 克。水煎取液，浴足，每次 15～30 分钟，每日 1 剂，
2 周为 1 个疗程。适用于足癣。

【验方 05】（日胜，2017 年 1 月 27 日）

寒冷的冬天，由于穿着厚鞋袜，脚汗难于透发，利于霉菌的生
长繁殖，容易导致足癣的发生。临床观察发现，一些外用中成药对
防治足癣有较好的疗效。

（1）麝香风湿油。用药前先用冷水或温水洗净局部，擦干，用
消毒棉签蘸药适量外搽患处，每日 1～2 次，连用 5～7 日。用药后
最好卧床休息片刻，以防药液流失。

（2）十滴水。先用蒲公英煎液浴足，擦干，以棉签蘸本品少许
涂搽患处，每日 3～4 次。伴感染者可用本品浸湿纱布外敷患处，
每日 2 次，连用 3～5 日。

（3）外用紫金锭。取本品 20 片，研细末，放入 500 毫升米醋
中混匀备用。每晚睡前浴足 20 分钟左右，每日 1 次，白天可用消
毒棉签蘸药液外搽患处，每日 3～5 次，一般 7～10 日可愈。

（4）风油精。每晚睡前用温水洗足后擦干，用棉签蘸本品少许
外搽患处，每日 1 次，连用 3～5 日。伴有水疱者先用消毒针将水
疱挑破，然后用药棉将疱液吸尽，再用棉签蘸药外搽患处，每日
1 次。

（5）洁尔阴洗液。取本品 30～50 毫升，加入温水适量浴足，
每日 2～3 次，连用 5～7 日。

（6）桂林西瓜霜。局部常规清洗，外涂患处，每日 1 次，一般
2～4 日即可。

（7）南通蛇药片。足癣并发感染者，可取 5 片口服，每日 3 次。
同时取本品适量，研细末，用米醋少许调为稀糊状外涂患处，每日

3 次，连用 1 周。

（8）生姜酊。生姜 50 克，加入 75％ 酒精 150 毫升浸泡即成。将病甲用刀刮薄，取生姜酊外搽患处，每次 2 分钟，间隔 6～12 小时重复上述治疗，至病损消退为度。一般用药 1 周后可见病甲变黑，连续用药2～3 周，可达到临床治愈标准。

【验方06】（周一海，2017 年 10 月 13 日）

（1）蛇床子 15 克，苦参 18 克，蜂房 18 克，苍耳草 40 克。趾间水疱或糜烂加白矾 20 克、黄柏 18 克。适用于足癣。

（2）蒲公英 40 克，苏木 30 克，茯苓 20 克，白矾 20 克，钩藤 30 克，防风 20 克，防己 20 克。适用于足癣。

使用方法：将药物放入瓦罐内加水 1000 毫升，煎至 800 毫升，滤取药液，再加入 5～6 倍的40 ℃温水浴足，每次 20～30 分钟，每晚 1 次，连用 3 次。如未愈，2 周后继续按上述方法治疗。

【验方07】（胡佑志，2015 年 7 月 31 日）

（1）千里光、白矾、葛根各 100 克。将上药研为细末，每袋约30～40 克，密封装。用时每次取药粉 1 袋倒入盆中，加温水1000～2000 毫升浴足，每次 20 分钟，每日 1 次，7 日为 1 个疗程。适用于足癣，连续浴足 1～2 个疗程即可治愈。

（2）苍术、黄芩、紫草、防风、甘草各 10 克，苦参、黄连、黄柏、大黄各 12 克。上药加入 75％ 酒精（以淹没药材为宜），避光浸泡 7～10 日。适用于水疱型足癣。使用时，用棉球蘸取药液涂抹患处，每日 2～3 次，待病症消退后，需坚持用药 7 日以巩固疗效。治疗期间要勤换、勤晾鞋子，保持脚部干燥舒适。

【验方08】（赵沛浩，2013年5月31日）

足癣俗称"脚湿气""臭脚""香港脚"，初起为脚趾间瘙痒难忍，抓破后有血水流出，瘙痒稍微好转。此病一般夏季加重，冬季好转，有传染性，若经久不愈则潮湿糜烂，脚趾浮肿流脓水。治疗起来比较棘手，用中草药治疗取得满意疗效。平时应注意脚部护理，鞋垫要保持干燥，勤洗勤换；要养成每天洗脚的好习惯；发现脚患病，及时积极治疗。

（1）苍术、黄柏、川牛膝、薏苡仁、木瓜各等量，水煎30分钟，滤取药液，待温度适宜时浸泡双脚10～15分钟，每日2次。

（2）露蜂房50克，食用红醋500毫升。将露蜂房浸于食用红醋中，用慢火煎熬3分钟，待温度适宜时用纱布块蘸药液涂抹患处，每日3次。

（3）炉甘石、氧化锌、滑石粉、赤石脂、明矾各30克，冰片5克。上药用热水化开，待温度适宜时浸泡双脚约20分钟，每日3次。

（4）地骨皮、艾叶、茵陈、夏枯草、蛇床子、百部各30克，皂角2条。上药用食用红醋浸泡24小时，去渣，用药液浸泡患处。

（5）水杨酸粉8克，苯甲酸粉8克，滑石粉30克，龙骨粉20克，牡蛎粉20克。上药用热水化开，待温度适宜后浸泡双脚约15分钟，每日2次，连用3日。

（6）苦参、黄柏、地肤子、川楝子、制黄精、透骨草、藿香、大黄各等量。上药水煎取液，临睡前浸洗患足约30分钟，连用7日。

【验方09】（吴明，2014年6月13日）

挖取多年生杨铁叶子根部1～2棵。洗净切成小块，装瓶，加白醋浸泡7日，用棉签蘸药液涂敷患处，每日多次。涂敷5日后红肿消失，10余日后痛痒等各种症状减轻或消失。适用于足癣。

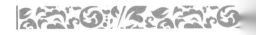

【验方 10】（张勤，2014 年 8 月 29 日）

以下验方适用于足癣。

（1）苍耳子（捣碎）60 克，明矾、苦参、蛇床子、黄柏各 30 克，露蜂房 15 克。水煎外洗患处 30 分钟，每日 1 次，每剂可用 2 日，坚持数日，效佳。

（2）密陀僧 30 克，轻粉 3 克，熟石膏、枯矾各 6 克。研末，患处湿润则干敷，患处干燥则用桐油调涂。每日 2～3 次。

（3）明矾 30 克。水煎外洗患处 20 分钟，再用炉甘油、熟石膏、赤石脂各等量研细末撒患处，每日 1 次。

（4）黄连、黄柏、枯矾、樟丹、陈皮、轻粉、石膏、官粉各 10 克，冰片 5 克。上药共研细末，过筛，加香油适量调成糊状，外涂患处，每日 1 次，7 日为 1 个疗程。

【验方 11】（严永和，2015 年 10 月 23 日）

木瓜、陈皮（去白）各 30 克，槟榔 7 枚，吴茱萸、紫苏叶各 10 克，桔梗（去芦）、生姜（带皮）各 15 克。水煎 2 次，合并药液，代茶频饮，每日 1 剂。另取木瓜 50 克、明矾 30 克，水煎取液，趁热熏洗患处。适用于足癣疼痛。

【验方 12】（一支笔，2013 年 3 月 1 日）

黄豆 150 克，水约 2 升。文火煮约 20 分钟，待水温适宜时浴足。本方治足癣效果极佳，脚不脱皮，而且皮肤滋润，一般连洗 3～4 日即可见效。

【验方 13】（元宝草，2013 年 6 月 21 日）

地榆 10 克，防风 10 克，苦参 10 克，红花 15 克，皂角 30 克，

陈醋 1500 毫升。将上药研粗粉，放入陈醋中浸泡 2 日，用醋液浴足（药渣不用滤去）。每日 1～2 次，每次 30 分钟。适用于足癣。醋液可以反复使用，一般 3 日即可见效，有水疱者要挑破水疱。

【验方 14】（妮辑，2016 年 4 月 16 日）

脚气和脚臭从医学上来讲属于皮肤病的一种，主要原因是真菌感染，除了用西药，还可以试试姜盐水浴足。将切好的姜片和少许盐放入水中煮片刻，待水温适宜时浴足。长期浴足除能够治疗脚臭外，也是中医常提倡使用的养生方法，对身体很有好处。

甲癣（灰指甲）

【验方 01】（周舟，2017 年 12 月 15 日）

真菌感染是甲癣的主要致病原因，可造成指甲性质改变、疼痛、瘙痒等。可用以下方法治疗。

（1）醋蒜液浸泡法。将 4～5 瓣大蒜去皮后拍烂，放入一个玻璃瓶里，加入 100 毫升纯米醋，浸泡 3～4 日成为醋蒜液。使用时，先用温水洗净患处，把患甲放在醋蒜液里浸泡 15 分钟左右，再用布蘸醋蒜液包在患处，早晚各 1 次，一直到症状全部消失为止。

（2）风油精滴甲法。用温水洗净患甲后擦干，直接将 2～3 滴风油精滴在患甲上，每日 2 次。风油精可穿透患甲的甲板屏障，杀灭潜藏在甲板深层和甲板下的真菌，使灰指甲渐渐消退，长出新甲，一般需半年左右。

（3）凤仙花包甲法。将 2～3 朵白色凤仙花捣烂，包在患甲上，每日更换 1 次，大概 1 个月左右就可见效。还可以把凤仙花泡在醋里面，每日浸泡患甲 10 分钟左右。但该方法比较伤皮肤，应谨慎使用。

（4）碘酒涂抹法。先将患甲剥落，每日用碘酒涂抹患处 3～5 次。通常坚持 1 个月左右，白皮的指甲就会慢慢变成红色，指甲也会慢慢长好。

【验方 02】（萧旭，2017 年 1 月 6 日）

猪胆汁 200 毫升，冰片 5 克。将冰片研细粉，与猪胆汁混匀备用。用时，用棉签蘸取药水涂患甲，每日 3 次，一般 1 个月左右可愈。适用于灰指甲，直接用药水浸泡患甲疗效更好。

【验方 03】（胡佑志，2014 年 2 月 14 日）

川楝子 10 枚。去皮加水泡软，捣成糊状，再加凡士林适量调匀包敷患指（趾），2 日后取下，一般连用 2 次见效。适用于甲癣。

【验方 04】（陈抗美，2014 年 9 月 19 日）

苦参 30 克，花椒 20 克，上等米醋 500 毫升。上药装瓶，加盖密封，放置在通风阴凉处，浸泡 7 日后即可使用。适用于甲癣。使用前，将患甲用热水泡软，再用小刀轻轻地刮削患甲。患甲刮削越彻底，治疗效果越好，但注意别刮损至出血。然后用药棉签蘸药液涂抹患甲，或将药液倒在医用纱布上敷患甲。睡前 1 小时治疗 1 次，每次 20 分钟，然后洗净患甲，第 2 日再继续治疗。15 日为 1 个疗程，一般 2～3 个疗程即可见效。

痤 疮

【验方 01】（杨相国，2016 年 2 月 27 日）

痤疮是一种毛囊、皮脂腺的慢性炎症性疾病，俗称青春痘、粉

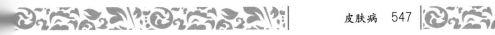

刺、酒刺、疙瘩。为青春期常见的皮肤病，好发部位为面、胸、背等皮脂腺较丰富之处，皮损多样，影响青春期男女的青春美。痤疮挤压后，特别是长于面部三角禁区的痤疮挤压后，常会导致疔毒走黄，引发败血症而危及生命。痤疮属中医学"疔疮""面疔""疖肿"等范畴，中医辨证施治有较好的疗效。

（1）肺经蕴热型。症见黑头或白头粉刺初起，丘疹色红，伴有肿痛或痒感，鼻息气热，恶风热，或伴有口干、小便黄、大便秘结，舌红或舌边尖红、苔薄黄，脉浮数。治宜清肺凉血。方用：蒲公英、金银花、芦根、夏枯草、桑白皮、薏苡仁、石膏（先煎）各30克，枇杷叶、桑叶、赤芍、生地黄、野菊花、鱼腥草、连翘、紫花地丁、竹叶、牡丹皮各15克，黄芩、黄连、黄柏、栀子、甘草、蝉蜕、地龙各10克。水煎3次，合并药液，分3次服，每日1剂。

（2）脾胃湿热型。症见患处皮肤油腻，皮疹红肿疼痛，此起彼伏，连绵不断，可以挤出黄白色碎米粒状脂栓或脓液，痤疮多见于口周，可伴有腹胀脘闷、恶心厌食、便溏、尿短赤等症状，舌红、苔黄腻，脉濡数。治宜清利湿热。方用：薏苡仁、海藻、昆布、茵陈、马齿苋各30克，白术、厚朴、大青叶、夏枯草、六一散（包煎）、白茅根各15克，黄芩、黄连、黄柏、栀子各10克。水煎3次，合并药液，分3次服，每日1剂。

（3）痰瘀凝结型。症见痤疮日久不愈，质地坚硬，色暗不鲜，触压疼痛，或伴有结节、囊肿、瘢痕及色素沉着，女性可伴有月经量少、闭经、痛经及经期痤疮增多，颜面皮肤粗糙、色暗黑，舌暗或有瘀斑，脉沉涩。治宜化瘀散结。方用：蒲公英、荷叶各30克，当归、生地黄、赤芍、山楂、枳壳、柴胡、桔梗、牛膝、紫花地丁、丹参、浙贝母、海藻、益母草、陈皮各15克，桃仁、红花、

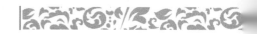

川芎、苏木、水蛭、白花蛇舌草、甘草各 10 克。水煎 3 次，合并药液，分 3 次服，每日 1 剂。

（4）冲任不调型。症见月经不调，痛经，小腹胀闷或胀痛，或月经来时痤疮增多加重。偏阴虚者伴有耳鸣，腰酸痛，咽干舌燥，失眠健忘，五心烦热，潮热盗汗，颧汗，舌红、苔少，脉细数。治宜滋阴补肾。方用：山药、山茱萸、熟地黄、枸杞子各 20 克，麦冬、生地黄、牡丹皮、茯苓、沙参、黄精、野菊花、百合、天冬、知母、石斛各 15 克，黄柏 10 克。偏阳虚者伴有腰酸背痛，四肢不温，畏寒，面色㿠白，小腹冷痛，宫冷不孕，带下清稀量多，舌淡、苔白，脉沉细无力。治宜温补肾阳。方用：山药、山茱萸、熟地黄各 30 克，生姜、鹿角胶（烊化冲服）、牡丹皮、茯苓、大枣、菟丝子、杜仲、巴戟天、肉苁蓉、淫羊藿、麦冬、当归各 15 克，附子（先煎）、肉桂各 10 克。水煎 3 次，合并药液，分 3 次服，每日 1 剂。

（5）热毒壅盛型。症见痤疮疹色鲜红，以脓疱为主，局部有痛痒感，口干口苦，目赤肿痛，烦躁易怒，失眠，尿黄，便秘，舌红、苔黄，脉数。治宜清热解毒。方用：鱼腥草、金银花、蒲公英各 30 克，野菊花、败酱草、白花蛇舌草、虎杖、连翘、土茯苓、紫花地丁各 15 克，栀子、黄柏各 10 克。水煎 3 次，合并药液，分 3 次服，每日 1 剂。

（6）表虚脾弱型。症见痤疮疹色发淡，神疲倦怠，四肢乏力，脘腹胀满，大便溏薄，少气懒言，食少纳呆，反复感冒，恶风，多汗，舌淡、苔薄白，脉虚弱无力。治宜补脾祛邪。方用：黄芪、山药、薏苡仁各 50 克，当归、升麻、柴胡、白术、防风、陈皮、党参、苍术、赤芍、皂角刺、露蜂房、夏枯草、生姜、山楂各 15 克，甘草 8 克，蜈蚣 1 条。水煎 3 次，合并药液，分 3 次服，每日 1 剂。

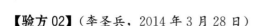

【验方02】（李圣兵，2014年3月28日）

柴胡10克，黄芩10克，法半夏10克，苍术10克，黄柏10克，土牛膝10克，土贝母10克，土茯苓30克，土大黄20克，牡丹皮10克，绿萼梅10克，月季花10克，玫瑰花10克，冬瓜子30克，炒栀子6克。水煎，分早晚2次服，每日1剂。一般服药7～10剂即可见效。适用于痤疮。

【验方03】（吴明，2019年6月28日）

（1）皂角30克，透骨草30克。水煎，滤取药液，外洗患处，每日2次，每日1剂。适用于痤疮。

（2）紫草10克，丹参15克。有脓疱者加野菊花10克、黄芪15克。用沸水沏泡，代茶频饮，每日1剂。适用于痤疮。

【验方04】（西大，2016年5月21日）

藿香、炙枇杷叶、赤芍、桑白皮、牛蒡子、牡丹皮、川楝子各12克，蒲公英30克，茯苓、陈皮、炒白术、连翘各15克，甘草、蝉蜕各6克，当归、川芎各18克。每日1剂，水煎2次，混合药液，分早晚2次服，连服7剂。经期前10日开始服药。待下次月经来潮前再按上述方法服药，连用3个月经周期为1个疗程。适用于经前期痤疮。全身沉困，加黄芪30克、党参18克；腹胀满，加厚朴12克、枳壳10克；胸胁胀痛甚，加郁金12克、川楝子10克；乳房胀痛甚，加香附12克；少腹胀痛甚，加川楝子、延胡索各10克；经血量多挟血块，加炒地榆、益母草各15克；发热、有脓头，加蒲公英、白花蛇舌草各30克；大便干结较甚，加大黄6克、生地黄15克；瘙痒甚，加白鲜皮15克、地肤子10克；肥胖，加荷叶、决明子各30克。

【验方05】（胡佑志，2014年5月30日）

（1）痤疮内服方。黄连10克，甘草6克，金银花20克，蒲公英30克，紫背天葵15克，薏苡仁30克，野菊花30克，紫花地丁30克。水煎2次，合并药液，分早晚2次服，每日1剂，7日为1个疗程。血分邪热盛，加生地黄、赤芍各15克，丹参20克；大便不通，加虎杖20克。

（2）痤疮外洗方。紫草18克，苦参18克，蒲公英30克，金银花20克。加水煎取100毫升药液，每日晚饭后外洗患处，洗后用清水洗净，每日1次。

【验方06】（2014年12月12日）

足量鲜马齿苋洗净，去根，用榨汁机榨取原汁，置于冰箱内4～8℃冷藏，待2小时后自然分层。上层液呈深绿色，质地黏腻，可弃之不用，下层液则呈淡红色，清澈润滑，取之置于玻璃容器中备用。治疗时，每次取马齿苋液15毫升，将清洁干燥的面膜纸或纱布浸湿敷于面部，每次20分钟，每日1次。面部油腻、痤疮频发者半月即可见效。

白癜风

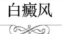

【验方01】（唐崇茂，2013年1月4日）

苦参1500克，炙露蜂房、松油、炮附片、防风各100克，栀子160克，炙乌梢蛇200克，木兰皮150克。上药共研细，每次服6克，用陈酒吞服。外用附子、天雄、乌头各100克，防风60克，共研细粉，用猪油调膏涂患处。适用于白癜风。

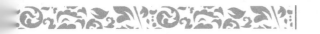

【验方 02】（俞振芳，2013 年 3 月 22 日）

生白蒺藜 380 克，碾细面，每次服 6 克，每日 2 次，开水冲服，服至半个月时，白处见红点，即预示有效，服 1 个月后可治愈。适用于白癜风。

【验方 03】（韩正光，2019 年 4 月 19 日）

（1）白癜风内服方（白驳宁）。当归 50 克，天麻 100 克，川芎 30 克，姜黄 15 克，白蒺藜 50 克，鸡血藤 30 克，荆芥 20 克，蛇蜕 20 克，白芷 15 克，生地黄、熟地黄各 30 克，白鲜皮 30 克，制何首乌 50 克，桃仁 20 克，狗脊 30 克，大黄 50 克，紫草 20 克，黑芝麻 200 克，黑豆 200 克。将上药炼蜜为丸，每丸 6 克，每日早晚各服 1 丸。

（2）白癜风外用方（白肤净）。樟脑 10 克，蟾蜍 5 克，大枫子 10 克，制马钱子 10 克，雄黄 5 克，明矾 3 克，黄丹 15 克，京香墨 20 克。将上药共研细粉，加入凡士林调成软膏，装瓶备用。使用时将患处洗净，先用大蒜切片搽患处，再涂软膏，每日早晚各 1 次，涂药后用手轻轻摩擦患处，至微微发热为度。

【验方 04】（王军，2017 年 10 月 20 日）

雄黄 3.5 克，密陀僧 10 克，白芷 6 克，白附子 6 克。上药共研细后筛去粗末，用切为平面的黄瓜尾（趁液汁未干）蘸细药末用力擦患处，每日 2 次。适用于白癜风。以本方治疗患者 34 例，用药 5～6 次痊愈者 13 例，用药 8～10 次痊愈者 16 例，好转 5 例。

【验方 05】（郑玉平，2018 年 10 月 19 日）

川芎 10 克，赤芍 10 克，桃仁 12 克（打碎），红花 10 克，老

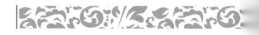

葱白（切碎）10克，大枣7枚（去核），黄酒30毫升，麝香0.1克（冲服），桔梗15克，浮萍30克，防风10克。水煎，分2次服，每日1剂。适用于白癜风。孕妇忌服。

鸡 眼

【验方01】（马亚平，2013年5月31日）

以下验方适用于鸡眼。

（1）乌梅30克，食醋（陈醋最好）250毫升。将乌梅打碎，用醋浸泡10日即可。用浸液揉擦患处，每日2～3次，连用7～10日，鸡眼可自然脱落。

（2）丁香末、肉桂末等量。温水调成稠膏敷贴患处，外盖纱布，胶布固定。一般敷贴2～3次即可见效。

（3）半夏适量。研末，敷于患处。用药前先洗净患处，剪去鸡眼的角化组织，呈一凹面，放入半夏末，外贴胶布。经5～7日，鸡眼坏死脱落，生出新肉芽组织，再过数日即可痊愈。本法治愈后不易复发。

（4）冰片少许。置于鸡眼上，用火点燃，至感觉疼痛时将火吹灭。每次约半分钟，每日1～2次，5～7日为1个疗程。愈后局部无瘢痕。

【验方02】（2015年12月18日）

（1）鸦胆子仁5粒。捣烂，用温开水浸洗患处，用刀刮去表面角质层，将鸦胆子敷于患处，外用胶布粘住，每3～5日换药1次，注意保护患处周围健康皮肤。适用于顽固性鸡眼。

（2）乌梅50克，食盐10克，醋15毫升，温开水50毫升。先

将食盐溶在温开水中，放入乌梅浸 24 小时（新鲜乌梅可浸 12 小时），乌梅去核，加醋捣成泥状，外涂患处。涂药前，用温开水浸泡患处，用刀刮去表面角质层。每日换药 1 次，连用 3～4 次。

（3）碱、石灰各等分，加冷水稀释，调匀成糊状，涂擦患处，外用胶布固定，注意保护周围健康皮肤。经 5～7 日，顽固性鸡眼可坏死脱落，生出新肉芽。此方腐蚀性较强，用时须加注意。

【验方 03】（郭旭光，2018 年 8 月 17 日）

麻黄、炒杏仁各 15 克，防己、薏苡仁、白术各 30 克，甘草 10 克。水煎至 250 毫升，分早晚 2 次服，每日 1 剂，一般服药 3 剂。适用于鸡眼。或每晚用热水浴足 15 分钟左右，待皮肤角质物软化后，用小刀或剪刀去除角质物，可明显缓解疼痛，久之亦可治愈本病。

【验方 04】（殷欣奎，2013 年 12 月 27 日）

（1）乌梅 3～5 枚。装入玻璃瓶内，加入适量香油（没过乌梅即可），密封后置于阴凉处，3 周后即可使用。先洗脚，再用消毒棉签蘸取药油涂抹鸡眼，自然风干即可。每日 2 次，连用 7 日。适用于鸡眼。

（2）乌梅 3 枚。去核取肉，与陈醋 5 毫升捣成泥糊状备用。每日热水浴足之后，用刀除去鸡眼周围硬皮，然后敷上药泥，用胶布固定好，每日换药 1 次。敷药期间注意少走动。适用于鸡眼。

狐　臭

【验方 01】（蒋公，2013 年 6 月 14 日）

密陀僧 40 克，寒水石 30 克，轻粉 30 克，滑石粉 40 克。共研

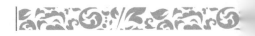
细末，使用时用热毛巾蘸药粉夹在腋窝下 15 分钟，每隔 2 日治疗 1 次，10 次为 1 个疗程。适用于狐臭。

【验方 02】（萧旭，2017 年 4 月 14 日）

明矾适量。研细末，用食指蘸水湿润腋窝部，再用食指蘸明矾末少许涂腋窝。夏季隔日 1 次，冬季每周 1～2 次。适用于狐臭，此法简单易行，疗效好。

【验方 03】（郑丽娜，2014 年 7 月 18 日）

以下验方适用于狐臭。

（1）辣椒 2～3 个，切成小段放入瓶内，加入 2.5% 碘酊 20 毫升，密封振荡，用时以棉球蘸药液涂搽腋窝，每日 1～3 次。

（2）冰片 3 克，加入 50% 酒精 20 毫升，密封让其自然溶解。用时先将腋部用温肥皂水洗净擦干，再将上药涂于腋窝，每日 1～3 次，10 日为 1 个疗程。

（3）密陀僧粉适量。撒满 2 个剥皮的热馒头，将馒头趁热夹在两侧腋窝中，15 分钟后取下，1 周 1 次。

（4）藿香、佩兰、木香、香糯、炒苍术、零陵香、白芷、檀香、肉豆蔻各 10 克。水煎，早晚各服 1 次，每日 1 剂。

（5）樟脑 60 克，生天南星、大苋菜、独脚莲各 30 克，生半夏、川乌、狼毒、野魔芋各 15 克。泡白酒 500 毫升。各药与白酒一同浸泡 1 周，取药液涂搽患处。一般能控制症状 3 个月左右，复发后继续涂药，同样有显著效果。

（6）醋酸洗必泰 40 克，花露水 10 毫升。溶于 95% 酒精 800 毫升中，过滤即可。先用肥皂水洗净患处，然后用棉球蘸药液搽患处。隔 15 日左右涂药 1 次。忌与碱性药物、碘酊、高锰酸钾

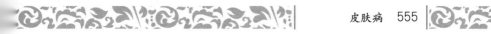

或氧化汞同用。

【验方04】（龚宝良，2013 年 8 月 9 日）

狐臭要尽量清淡饮食，勤洗澡。以下验方适用于狐臭。

（1）空鸡蛋壳内放入 50 克明矾，用微火加热至明矾溶解，待明矾冷却变硬后再研成粉末，搽于患处，每日 2 次，狐臭可逐渐减轻至痊愈。

（2）密陀僧 10 克，滑石 70 克，冰片 5 克，炉甘石 15 克。共研细末，拌匀密封在瓶中，浴后搽于腋窝，每日 1 次，久用可治愈狐臭。腋部有溃破时勿用。

（3）冰片 3 克，放入 20 毫升 50％酒精中，密封后待其自行溶解。用肥皂水洗净腋窝，擦干后涂上药液，每日 2 次，10 日为 1 个疗程，可有效抑制直至治愈狐臭。

（4）50 克新鲜辣椒粉放入 300 毫升碘酊中浸泡 15 日。每日早晚先洗净擦干汗渍，然后用药液涂抹患处，即可见效。

手足皲裂、脱皮

【验方01】（宁蔚夏，2013 年 1 月 25 日）

（1）地骨皮 15 克，白矾 30 克。水煎洗患处，再涂油脂。适用于手足皲裂。

（2）牛骨髓、五倍子各适量。五倍子研细末，加入牛骨髓调成膏状，每日 2～3 次，填于裂处。适用于手足皲裂。

【验方02】（蒋振民，2017 年 12 月 8 日）

（1）补骨脂 15 克，蜂房 20 克，地肤子、赤芍、地骨皮各

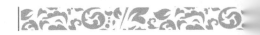

10 克。水煎取液，浸泡患处 20 分钟，再用温水洗去药汁。另取云南白药少许撒在伤湿止痛膏上，贴于手足皲裂处，每日 1 次，连用 10 日。

（2）熟地黄 20 克，白蒺藜 30 克，茯苓、防风、山药各 15 克，山茱萸、牡丹皮、泽泻各 10 克。水煎，分 2 次服，每日 1 剂，连服 3 剂即可见效。适用于手掌脱皮。

【验方 03】（郑玉平，2015 年 12 月 18 日）

紫草 5 克，五倍子 10 克。共研细末，混匀，用时撒在裂口及其周围皮肤上，再用适当大小的医用胶布粘住。轻者 1～2 次、重者 5～6 次即见效。适用于手足皲裂。

【验方 04】（李仲英，2014 年 2 月 7 日）

新鲜柚子皮 1 个。切成 7～8 厘米的大块，开水烫过之后晾干，加入米醋 300 毫升左右（刚没过柚子皮为宜）浸泡 2～3 日。洗脚后，取柚子皮 1 块反复涂搽足跟并涂抹尿素乳膏或凡士林，每日 1 次，连用 2 周可见效。适用于足跟裂。

【验方 05】（马宝山，2018 年 7 月 6 日）

（1）陈皮 30 克，金毛狗脊 30 克，麻黄根 10～15 克，细辛 10～15 克，枯矾 15 克。水煎取液，待温度适宜时泡洗患处 10～15 分钟，每日 1 剂，一般用药 5～10 剂即见效。适用于手足脱皮。

（2）陈皮、金毛狗脊各 30 克，麻黄根 10 克，细辛 10～15 克，枯矾 15 克。水煎取液，浸泡患处 10～15 分钟，每日 1 剂，一般用药 5～10 剂即可见效。适用于手足脱皮。

【验方06】（胡佑志，2017 年 9 月 8 日）

（1）甘草 50 克，75％酒精 200 毫升，甘油 200 毫升。将甘草浸泡于酒精中 24 小时，滤取浸出液，加甘油即成。外涂患处，每日 2 次，直至痊愈。适用于手足皲裂。

（2）车前草 30 克，夏枯草 50 克，白蒺藜 30 克，薄荷 20 克。新起水疱加茵陈 20 克；潮红瘙痒加防风、荆芥各 15 克。上药浸泡 30 分钟后水煎，滤取药液倒入盆内，待温度适宜时浸泡患处 15～20 分钟，早晚各 1 次，7 日为 1 个疗程。一般 1～2 个疗程即可治愈。适用于指掌脱皮。

【验方07】（丁烽，2018 年 11 月 30 日）

以下验方适用于手掌脱皮。

（1）苍术、白蒺藜各 10 克。放入保温杯中，开水冲泡代茶频饮，可续水，每日 1 剂，连续饮用 2 周为 1 个疗程。

（2）夏枯草 100 克，水煎 2 次，取药液泡洗双手，每次 30 分钟，每日 2 次，连用 2 周为 1 个疗程。

（3）当归 15 克，紫草 30 克。用香油 200 毫升炸焦，滤取药油，用药油搽手，每日 3 次，以愈为度。

（4）白鲜皮 20 克，白芷、防风、地肤子、蛇床子各 15 克，朴硝 12 克。水煎取液，先熏后洗，每日 2 次，隔日 1 剂。

【验方08】（吴明，2014 年 10 月 10 日）

夏枯草 100 克。水煎 2 次，待药液温度适宜时泡洗患处。每次 30 分钟，每日 1 次。连用 10～15 日可有效治疗脱皮症，特别适用于手脚脱皮。

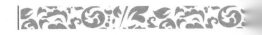

【验方 09】（霍光星，2014 年 4 月 11 日）

花椒 50 克，柳枝、葱须各 100 克。上药加水 1000 毫升，用文火熬十几分钟，然后取药液洗手，一直洗到药液凉为止。连洗 5 日，即可见效。适用于季节性手掌脱皮。

【验方 10】（韩玉乐，2014 年 2 月 7 日）

许多老年人冬季会出现双手脱皮，但无瘙痒症状，这是锌和维生素 A 缺乏所致，可食用芝麻红薯饼预防。红薯 200 克蒸熟，趁热压成泥，加入适量芝麻，烙成饼食用，每日 1 次，连食 4 周可见效。黑芝麻润五脏、清虚火，内含丰富的维生素及亚油酸成分，能迅速滋润和营养皮肤，有效减轻角质干燥脱皮、鳞屑肥厚等症状。红薯中锌元素、优质蛋白和氨基酸含量丰富，在为角质层补充营养的同时，还能保持血管弹性，对皮肤黏膜起到保护作用。

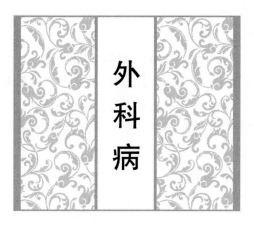

外科病

一、疮疡

无名肿毒

【验方 01】（星辰，2015 年 3 月 13 日）

以下验方适用于无名肿毒。

（1）鲜八角莲叶适量。用针密刺，以米汤泡软，外贴患处。

（2）毛冬青叶、山苍子叶各适量。共捣烂，外敷患处。

（3）鲜金线吊乌龟块根适量。捣烂，外敷患处。

（4）了哥王叶适量。捣烂，加米酒少量，外敷患处。

（5）大泡通根 150 克，黑心姜 30 克，姜黄 30 克，过山龙 7 根。共捣烂，取药液搽患处。

（6）毛蕊铁线莲全草适量。水煎取液，外洗患处。

【验方 02】（陈日益，2015 年 4 月 10 日）

蒲公英、紫花地丁、金银花各 30 克，野菊花、天葵子各 15 克，甘草 10 克。水煎，分 3 次服，每日 1 剂。适用于无名肿毒。

脓疱疮

【验方 01】（胡佑志，2017 年 1 月 27 日）

脓疱疮好发于颜面、四肢等暴露部位，色黄，周围有红晕，糜烂且鲜红，伴口干、大便秘结、小便黄。多为邪毒侵袭，气机不畅，疏泄失司，熏蒸皮肤所致。采用内服加外敷，一般 3～5 日即可治愈。

（1）内服方。连翘、天花粉、赤芍、金银花、车前草、泽泻、黄连、栀子各 6 克，甘草、大黄各 3 克，土茯苓、滑石各 15 克。水煎取液，分 3 次饭后温服，每日 1 剂，连用 3～5 日。

（2）外敷方。大黄、黄连、蒲公英各 10 克，酒精 100 毫升。将上药研细粉，放入酒精中密封浸泡 3～5 日。使用时用棉签蘸药液外涂患处，每日 3～5 次，连用 3～5 日。有清热解毒、利湿止痒之功效。

【验方 02】（福如海，2014 年 5 月 17 日）

蒲公英 10 克，金银花 10 克，紫花地丁 10 克，野菊花 10 克，天葵子 5 克，白花蛇舌草 30 克，全蝎 1 克，露蜂房 3 克。水煎服，每日 1 剂，5 日为 1 个疗程。次年夏季来临时，再连服 5 剂以巩固疗效，防止复发。适用于小儿脓疱疮每到夏季即发作者。

【验方 03】（丁树栋，2017 年 4 月 14 日）

大黄 12 克，枯矾 5 克，冰片 1.5 克，青黛 3 克。先将大黄研细粉，再加后三味共研细粉，装瓶密封备用。适用于脓疱疮。流黄水，用药粉外敷患处；不流黄水，用麻油调敷。每日 2～3 次，3～6 日为 1 个疗程。

毛囊炎

【验方】（鲁莱光，2013 年 2 月 22 日）

（1）多发性毛囊炎内服方。蒲公英 15 克，紫花地丁 15 克，金银花 30 克，野菊花 10 克，黄芩 10 克，生薏苡仁 30 克，皂角刺 10 克，当归 10 克，丹参 20 克。水煎，分早晚 2 次服，每日 1 剂。

（2）多发性毛囊炎外用方。五倍子（研末）3克，冰片1克，鲜鸡蛋2个。将鸡蛋煮熟，取蛋黄捣碎放铁勺内，先以文火炒焦，再以武火炒至出油，取出蛋黄油，把五倍子、冰片均匀调入蛋黄油内备用。治疗时，先将患处毛发剪短后再涂药液，每日2次，连用2～4日可愈。

带状疱疹

【验方01】（刘谊人，2014年4月4日）

病毒引起的带状疱疹，俗称"缠腰丹"或"蛇盘疮"，多发于胸及腰部一侧，也有发于颜面和四肢者。初起出现不规则小红斑，随即红斑上见成簇小水疱，小水疱沿神经分布形成带状。局部灼热，伴有剧烈疼痛。治疗方剂如下。

（1）鲜马齿苋、花生油适量。将马齿苋捣为糊状，加花生油调匀搽患处，干后再涂。

（2）五倍子、雄黄各10克。共研细末，香油调搽患处。

（3）雄黄、枯矾各等量。共研细末，以温开水调匀涂患处，每日2次。

（4）生石灰50克，75％酒精100毫升，甘油10毫升。先将酒精加进生石灰中，再加甘油搅匀，静置，取上清液涂搽患处，1日数次，干燥后再敷。

（5）侧柏叶30克，雄黄15克，鸡蛋1个。前二味共捣为膏状，加入鸡蛋清调匀，外敷患处，每日2次。

（6）侧柏叶15克，白矾10克，土蜂窝1个。将上药捣烂，用鸡蛋清调匀，外敷患处，每日2次。

（7）河螺10个，冰片1.5克。取出螺肉，与冰片共捣烂，外

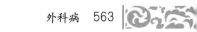

敷患处，每日2次。

【验方02】（李军，2019年6月21日）

带状疱疹多发于春秋季节，以成人多见，青黛加蛋清外敷效果良好。青黛50克、鸡蛋3枚，将青黛用蛋清调匀涂抹患处，每日3次，一般3日左右即可见效。方中青黛为马蓝、木蓝、蓼蓝、菘蓝等的茎、叶经传统工艺加工制成的粉末状物，以清热解毒、凉血消斑见长。现代药理研究证实，青黛有很强的抗病毒作用，辅以寒凉清热的蛋清外用，疗效显著。

【验方03】（朱时祥，2016年2月27日）

增液逐瘀祛风汤。黄芪30克，生地黄30克，熟地黄30克，鸡血藤黄30克，五灵脂30克（包煎），玄参15克，香附12克，桃仁10克，红花10克，川芎10克，地龙10克，天冬10克，麦冬10克，秦艽10克，防风10克，羌活10克，酒大黄6克，甘草6克，蜈蚣10克。水煎2次，合并药液，分早晚2次服，每日1剂。药渣再煎水外洗患处，每日1次。

笔者曾用该方治疗一名61岁男性患者，该患者一个月前感冒以后，突然感到右侧头皮、额部、眼部有烧灼感，进而皮肤鲜红肿胀，迭起成群簇集的水疱，经医院诊断为带状疱疹，中医称为"蛇串疮"。经中西药治疗20余日，疱疹消退，痂皮脱落，但右侧头皮、额部皮肤仍然感觉刺痛或隐痛，呈周期性或无规律性发作，且逐日加重，每当心情烦躁或感受风寒，以及夜间病情加重，甚至疼痛难忍。此后，在多家医院诊治，诊断为带状疱疹后遗神经痛，又经中药、西药、针灸等方法治疗效果不佳。该患者右侧头皮、额部皮肤可见片状色素减退或沉着斑，心烦意乱，口干舌燥，皮肤及毛

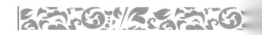

发枯槁，大便秘结，小便黄赤，舌暗红、苔少，脉沉细涩。笔者认为此乃卫外不固，热毒上扰，阻络伤阴，余邪未尽。证属瘀血阻络、肝肾阴亏。服药 15 剂，患者临床症状得以改善，情志好转，疼痛减轻，大便不干。上方去大黄，加钩藤 10 克、石菖蒲 10 克，再服 15 剂，临床症状消失，心情舒畅，睡眠质量提高，疼痛消失。随访 3 年，未见复发。

【验方 04】（严永和，2018 年 3 月 30 日）

以下验方适用于带状疱疹。

（1）白僵蚕、羌活、当归、白芷各 15 克，板蓝根、薏苡仁、生石膏、丹参各 30 克，麻黄、杏仁、金银花、延胡索、大黄各 10 克，甘草 6 克。水煎服，每日 1 剂。

（2）地榆 30 克，紫草 8 克，蜈蚣 6 克，凡士林适量。将前三味研细粉，加凡士林调匀成膏，取适量涂患处，每日 2 次。

（3）鬼针草、板蓝根、金银花、十大功劳、七叶一枝花各 15 克。水煎服，每日 1 剂。

（4）鲜马齿苋适量。捣烂，外敷患处，每日 2～3 次。一般敷药的次日疼痛即可减轻，渗出也减少，连续使用 3 日即可结痂。

（5）仙人掌 1 块。拔除刺，纵切成 2 片，根据带状疱疹范围的大小，将切面紧贴于疱疹部位，用力压紧，胶布固定。每日更换 1 次，7 日为 1 个疗程，连用 1～2 个疗程。

（6）蛇蜕 5～10 克。在瓦片上用火焙成炭状，加冰片 0.5 克，用香油调成稀糊状，均匀涂抹在疱疹处，每日 2～3 次，连用 5 日即可。

（7）雄黄粉适量。用醋调成稀糊状，外敷患处，每日 1 次。大多数患者在用药后的第 2 日疼痛即消失，3～4 日即结痂。

（8）六神丸适量。研细末，加醋或水调成稀糊状，用毛笔蘸药液涂搽患处，每日 3 次，同时内服六神丸，每次 5～10 粒，每日 3 次，3～5 日即可治愈，并且止痛效果很好。

（9）云南白药粉适量。加香油数滴，用适量白酒或酒精调成糊状，涂搽患处，同时内服云南白药粉，每日 0.3～0.5 克，每日 3～4 次。一般用药 1～3 日结痂，3～8 日可痊愈。

（10）败酱草 30 克，龙胆草 10 克，黄芩 5 克，山栀子 5 克，木通 5 克，车前子 10 克，延胡索 5 克，柴胡 5 克。水煎服，每日 1 剂。

（11）紫金锭、季德胜蛇药各 1 丸。研极细末，加板蓝根注射液 4 毫升、白醋 10 毫升，用消毒棉签蘸药涂搽患处，每日 4～5 次。一般用药 1～2 日后结痂，疼痛消失，4～6 日痊愈。

（12）苦楝皮、白花丹、辣椒（细辣椒）根各 100 克。水煎取液，加入明矾 10 克，外洗患处。

【验方 05】（吕欣，2014 年 4 月 4 日）

鲜地龙 20 克，鲜韭菜根 30 克。共捣成泥状，调入少许芝麻油，贮瓶置阴凉处备用。使用时以药糊涂患部，外覆纱布包扎固定，每日涂药 2 次。一般连用 2～3 日可愈。适用于带状疱疹。

【验方 06】（程怀孟，2014 年 6 月 27 日）

以下验方适用于带状疱疹。

（1）新鲜仙人掌 50 克。去刺，去皮，捣为泥状，外敷患处，每日换药 2 次。

（2）黄连 10 克，半边莲 12 克，明矾 10 克，白芷 6 克，细辛 6 克，川乌 6 克，雄黄 6 克，冰片 3 克。上药研细末，用凡士林调成糊状，外敷患处，每日 1 次。

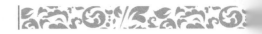

（3）生白石灰 500 克，大黄片 100 克，麻油适量。生白石灰用水泼成末，和大黄片同炒，炒至生石灰变为桃红色时，去大黄，将石灰过细筛，用麻油调成膏状，外敷患处，每日换药 2 次。

（4）雄黄 100 克，生大黄 80 克，黄柏 80 克，冰片 25 克，朱砂 15 克，麻油适量。上药研细末，用麻油调成糊状，外敷患处，每日换药 2 次。

（5）白芷 20 克，川芎 20 克，乳香 15 克，冰片 6 克。上药研细末，用醋调成糊状，外敷患处，每日换药 2 次。

（6）王不留行 30 克，鸡蛋 2 个。用文火将王不留行焙干呈黄褐色，以不焦为度，研细末，加入蛋清调成糊状，涂抹局部，每日 3 次，一般用药 5 日即可痊愈。适用于带状疱疹。

【验方 07】（吴明，2014 年 12 月 26 日）

腿部或腰部带状疱疹较严重时，可取适量雄黄粉浸泡于高度白酒中，再用医用棉签蘸药酒涂抹患处，待药干后拔火罐，每日拔罐 1～3 次，连用 10～30 日即可见效。

【验方 08】（吉生，2017 年 2 月 3 日）

不少带状疱疹患者经治疗后皮疹消退，但最常见的是局部皮肤依然有灼痛、刺痛、跳痛、刀割痛，严重者影响休息、睡眠及精神状态，医学上把它称为带状疱疹后遗神经痛。50 岁以上的老年人是带状疱疹后遗神经痛的主要发病人群，占受累人数的 75% 左右，病势随年龄增长而加重。现介绍几则中医治疗带状疱疹后遗神经痛验方，供选用。

（1）柴胡 15 克，白术、生薏苡仁、防风、防己、桑枝、当归、生地黄、金银花、连翘、车前子各 10 克，甘草 5 克。水煎服，每日 1 剂。一般服药 5 日见效，连服 15～30 日可愈。

（2）鲜空心菜。去叶取茎，在新瓦上焙焦后研细末，用茶子油拌成油膏状。患处用浓茶汁洗涤拭干，涂搽油膏。每日 2～3 次。

（3）生白芍 50 克，炙甘草 10 克，生百合 30 克，玄参 15 克，当归 15 克，生地黄 20 克，僵蚕 15 克，蜈蚣 3 条，没药 5 克，太子参 30 克，蝉蜕 15 克，丹参 15 克，鸡内金 15 克。水煎服，每日 1 剂，早晚各服 1 次。

【验方 09】（胡佑志，2017 年 4 月 21 日）

山药 100 克，冰片 10 克。新鲜山药去皮捣成泥状，冰片研细粉。将山药泥和冰片粉充分调匀成药糊，外敷患处，用纱布覆盖，胶布固定，待药糊干后取下，并擦净局部皮肤，每日外敷 3 次，连续外敷 5 日疱疹即可治愈。适用于带状疱疹。

【验方 10】（管恩兰，2017 年 11 月 17 日）

（1）土茯苓、板蓝根、野菊花、苦参各 20 克，鲜马齿苋 30 克，丹参 15 克，连翘、黄柏、栀子各 10 克，甘草 6 克。水煎，分早晚 2 次服，每日 1 剂。适用于带状疱疹。

（2）鲜马齿苋 30 克，紫草、升麻、白芍各 10 克，葛根 15 克，炙甘草 3 克。水煎 2 次，合并药液，分早晚 2 次服，每日 1 剂。有清热解毒、解肌透疹之功效。适用于带状疱疹。

【验方 11】（郭旭光，2014 年 2 月 16 日）

（1）鲜侧柏叶用清水漂洗干净，沥去水，捣成泥状，加入鸡蛋清调成糊状，涂患处（约 1 厘米厚），用纱布覆盖，胶布固定。每日换药 2 次。适用于带状疱疹。涂药前先用生理盐水冲洗局部并消

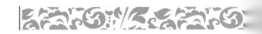

毒。一般 24 小时疼痛大减，水疱始有结痂，3～5 日可痊愈。侧柏叶为柏科植物侧柏的嫩枝叶，味苦涩，性微寒。有清泄肝胆湿热、收敛凉血解毒之功效，用其治疗带状疱疹，效果颇佳。

（2）丹参 20 克，七叶一枝花、徐长卿、川芎、黄芪各 15 克，牡丹皮 12 克，蚤休、远志各 10 克，琥珀 1 克（冲服）。水煎 2 次，混合药液，分 3 次服，每日 1 剂，5 日为 1 个疗程，一般服药 2～3 个疗程疗效明显。适用于带状疱疹后遗神经痛。

（3）生地黄、板蓝根、丹参、蒲公英、金银花各 30 克，紫草、黄芩、栀子、石膏各 10 克，大黄（后下）、黄连、木通各 3 克，赤芍 12 克，生甘草 6 克。水煎，分 3 次服，每日 1 剂。适用于带状疱疹后遗神经痛。一般服药 5 剂后皮损处灼热疼痛症状大减，去大黄、木通，继服 4 剂，热痛感全消而愈。若配合外治，取牡丹皮、板蓝根各 30 克，水煎适量，待凉湿敷患处，每日数次，则效果更好。

【验方 12】（李典云，2013 年 11 月 1 日）

（1）带状疱疹内服方。黄芩 15 克，桃仁、红花各 10 克，生地黄 12 克。高热，加石膏 30～60 克；发于躯干，加延胡索 10 克、香附 15 克；发于下肢，加牛膝 12 克；发于腰部，加杜仲 15 克；便结者，加酒大黄 6 克。水煎 2 次，混合药液，分早晚 2 次服，每日 1 剂。一般服 3～5 剂疼痛减轻，再服 8～10 剂疱疹干燥结痂、脱屑，疼痛消失。

（2）带状疱疹外用方。冰片 25～50 克（研细末），阿昔洛韦软膏 1～2 支，地塞米松 10～40 毫克。上药共调糊状，外涂患处，8 小时涂 1 次。一般用药 1 次疼痛减轻，用药 5～15 日疱疹消失。

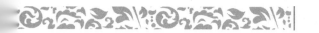

【验方 13】（张家栋，2015 年 1 月 30 日）

（1）带状疱疹后遗神经痛内服方。

①金银花 10 克，天花粉、当归尾、陈皮、延胡索各 10 克，柴胡、川贝母、乳香、没药、皂角刺、白芷各 6 克，甘草、红花各 3 克，川楝子 12 克，丹参 30 克。水煎服，每日 1 剂。

②忍冬藤 20 克，蚤休 30 克，黄芩、生地黄、柴胡、莪术、玄参、乳香、没药各 10 克，当归、赤芍各 15 克，木通 6 克。疱疹发于头部，加菊花、白芷、川芎；发于腰部，加牛膝。水煎服，每日 1 剂。

③白芍 30～50 克，郁金、金钱草、白花蛇舌草各 30 克，乳香、没药各 6 克，柴胡 10 克，炙甘草、紫草各 15 克。

④生地黄、鸡血藤、五灵脂、黄芪各 30 克，玄参 15 克，天冬、麦冬、桃仁、红花、防风、秦艽各 10 克，羌活、甘草各 6 克，当归 20 克，香附 12 克。水煎服，每日 1 剂。

⑤黄芪、人参各 20 克，白术、茯苓、木香、当归、酸枣仁、延胡索、地龙各 10 克，乳香、没药各 5 克，甘草 3 克。水煎服，每日 1 剂。

（2）带状疱疹后遗神经痛外用方。

①生半夏 10 克，生天南星 12 克，大黄、乳香、没药各 10 克，制马钱子 6 克，冰片 3 克。上药分别研细末，过 12 目筛，混匀，加白酒和醋各半，调合成膏，外敷痛处，每日 1 次。

②生天南星、生川乌、白附子各 15 克，细辛 10 克。共研细末，加入姜葱共捣烂成团，将药团用 3 层纱布包好，隔水蒸热，趁热将纱布包好的药团平摊敷于患处，至冷却为止，每日 3 次。

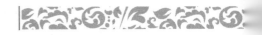

【验方14】（张蕾，2015年7月17日）

雄黄30克，独蒜60克。雄黄研细末，蒜捣烂如泥，两药拌匀，用白纸包裹搓成条状，阴干备用。使用时，用少量纯净水将其磨成浆汁，外敷患处，每日2次。适用于带状疱疹，连用数次后疼痛可明显减轻。方中雄黄可解毒杀虫、收疮止痛；独蒜可解毒杀菌、消肿止痒，两药合用具有更强的消肿止痛、解毒敛疮之功效，对疱疹初期、水疱未破溃者最为适宜。如能配合内服抗病毒药和营养神经药，疗效更佳。

【验方15】（萧旭，2013年8月9日）

云南白药胶囊，每次2粒，温开水送服，每日1～2次。适用于带状疱疹后遗神经痛。可定时按摩患部，或加微波和TDP照射，直至疼痛全部消退为止。一般50岁以下患者止痛效果快，多数可在5～16日痊愈。服药期间忌食蚕豆、鱼类及酸冷食物。

云南白药具有止血化瘀、活血止痛、解毒消肿之功效。传统用于跌打损伤、瘀血肿痛、血证、疮疡肿毒、皮肤感染性疾病等。现代药理研究证实，该药有止血、止痛、抗炎、抗病毒、改善微循环、愈伤等作用，临床用于治疗带状疱疹后遗神经痛，效果良好。

【验方16】（丁树栋，2013年12月27日）

（1）三七木瓜酒。三七15克，木瓜35克，白酒500毫升。三七、木瓜放入白酒中，加盖密封浸泡15日，每日少量饮用。有活血通络、行瘀止痛之功效。对带状疱疹后遗神经痛明显者有较好的疗效。

（2）全蝎末。全蝎适量，研末，用开水或稀粥冲服，每次服1.5～3.0克，每日早晚各1次。一般服药10日效果明显。适用于

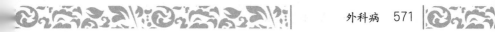

带状疱疹后遗神经痛。

（3）益气化瘀汤。黄芪 15 克，丹参 15 克，党参 12 克，白术 10 克，白芍 10 克，川楝子 10 克，延胡索 10 克，乳香 10 克，没药 10 克，当归 12 克，丝瓜络 10 克，炙甘草 6 克。水煎服，每日 1 剂。适用于带状疱疹后遗神经痛。

褥 疮

【验方01】（王大夫，2015 年 4 月 10 日）

褥疮多发于长期卧床的老年患者，由于身体局部皮肤组织受到持续性压迫，长时间缺血、缺氧、营养不良，同时外界因素刺激皮肤周边，容易导致皮肤溃疡，最后形成褥疮，可用以下验方治疗。

（1）马勃 15 克。研细粉，先以生理盐水清洗疮面，拭干后将马勃粉直接撒在疮面上，再覆盖消毒纱布，每日换药 3～4 次。

（2）先用生理盐水将疮面清洗干净，取一片鸡蛋壳内膜，用淡盐水浸泡 5 分钟以消毒杀菌，然后敷贴患处，每日换药 2～3 次。可保护疮面，祛瘀生新，清热解毒，预防感染。

（3）连翘、金银花、黄芩各 10 克。研细末后混匀，用生理盐水清洗褥疮后，将药末撒在患处，覆盖无菌纱布，用胶布固定，每日换药 1 次。

（4）红花 50 克。加水煎成浓缩液，清洗褥疮，将药液涂于纱布上敷贴患处，以胶布固定，隔日换药 1 次。红花有活血散瘀、通络止痛之功效。对跌打损伤、疮疡肿痛等疗效极好。

【验方02】（马宝山，2013 年 11 月 8 日）

当归、红花、酒大黄、紫草各 20 克，血竭、厚朴各 6 克，乳

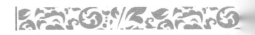

香、没药、金银花、连翘各 10 克，阿胶 30 克。将上药浸泡于香油中 36 小时，低温将药炸成金黄色捞出，待温，再往药油中加白蜡 30 克调匀，装瓶备用。先清洗、消毒褥疮，用纱布蘸药油敷于褥疮面，加盖敷料，胶布固定，隔日换药 1 次。有清热解毒、祛斑活血、消疮生肌之功效。经临床验证，治疗褥疮效果良好。

【验方 03】（同翠，2017 年 10 月 20 日）

（1）马勃 30 克。去外皮，剪成大小不等的薄片，高压灭菌后取适量置于疮面上，再用辅料覆盖，胶布固定，每日换药 1 次。适用于褥疮。

（2）干姜粉 10 克，生姜汁 40 毫升。高压灭菌消毒，加入蛋清 60 毫升、生理盐水 40 毫升搅拌均匀，浸泡纱布，将纱布取出敷于疮面，隔 2～4 小时换药 1 次，或连续湿敷亦可，10 日为 1 个疗程。适用于褥疮。

【验方 04】（张莉莉，2014 年 1 月 17 日）

如意金黄散又名金黄散，是中医外科治疗皮肤痈疖红、肿、热、痛及跌打损伤的传统老药，由姜黄、大黄、黄柏、苍术、厚朴、天南星、白芷、天花粉等制成。现代医学研究证实，如意金黄散可抑菌、抗炎、镇痛、解痉，有减轻局部疼痛和水肿、减少渗出物、防治继发性感染等作用。适用于褥疮。治疗时，先用安尔碘消毒液消毒褥疮周围皮肤，去除坏死组织，再用生理盐水清洗创面。用凉开水少许将如意金黄散调为稀糊状，用棉签均匀地涂于创面，表面覆盖消毒纱布。每日早晚各换药 1 次，7 日为 1 个疗程。治疗期间忌食辛辣食物，戒烟禁酒。

【验方 05】（陈抗美，2015 年 1 月 9 日）

青黛 15 克，煅龙骨、煅牡蛎、炉甘石、赤石脂各 20 克。上药共研粉末，患处仔细清创，再均匀撒上药粉，每日 1 次。适用于褥疮。严重者每日 2～3 次，一般 1 剂药用完之后即可见效。

【验方 06】（鲁菜光，2015 年 3 月 27 日）

草红花 500 克。加水 7000 毫升煎约 2 小时，煎至红花呈白色后滤取药液，滤液再用文火煎 3～4 小时，使其呈胶状。使用时涂于纱布上贴患处，覆以消毒纱布固定。隔日换药 1 次，直至痊愈。适用于褥疮。

【验方 07】（倪早菊，2013 年 6 月 7 日）

用过氧化氢溶液和生理盐水将褥疮洗净，去掉腐烂的肌肉。用医用灯照射伤口 10～20 分钟（照射时保持距离以免烫伤皮肤），以保持伤口干燥，预防感染。根据伤口大小，浸泡若干粒黄豆（豆渣亦可），研碎。研磨好的黄豆末或豆渣加少许白糖搅匀，敷在伤口上，并将伤口填满。用消毒纱布覆盖，胶布固定，早晚各 1 次。注意用具及材料需高温消毒后使用。

【验方 08】（蒋振民，2013 年 7 月 26 日）

（1）滑石粉 100 克，冰片、炉甘石各 5 克。共研细末混匀，装瓶备用。使用前先清洗患处，然后撒上药粉，再用消毒敷料包扎，每日 2 次，轻者可在 3～5 日后痊愈。适用于褥疮。

（2）肉桂、红花、牡丹皮各 10 克。将上药一起装入适宜的器皿内，加入 75% 酒精 200 毫升，密封浸泡半个月后滤取药液备用。用时可用棉球蘸取药液揉搽患处，每日 3～4 次。适用于褥疮。

（3）干姜 15 克。烘干研极细末，加入生姜汁约 40 毫升、鸡蛋清 60 毫升、生理盐水 400 毫升和匀。纱布敷料置于配好的药液中浸泡，取出敷于疮面，隔 2～4 小时换药，10 日为 1 个疗程。适用于褥疮。

【验方 09】（赵洪森，2013 年 2 月 8 日）

白芷、柴胡各 30 克，医用凡士林适量。将白芷、柴胡碾细粉，过筛，用医用凡士林调成糊状，用高压锅蒸 5 分钟即可出锅待用。先将疮面用双氧水清理好，将本药涂于患处，敷以消毒纱布，每日 1 次。适用于褥疮。

冻　疮

【验方 01】（严永和，2019 年 1 月 25 日）

冻疮是冬春季常见的皮肤病，由机体较长时间受寒冷和潮湿刺激，局部血管痉挛，组织缺氧，细胞损伤所致，好发于手指、手背、脚趾、足跟、面颊、耳郭、耳垂等肢体末端处。起初皮肤局部红肿，遇热有刺痒，重者可溃烂，易感染。中医运用内服外用法治疗冻疮，有较好的疗效。

（1）当归 10 克，白芍 10 克，桂枝 20 克，细辛 6 克，炙甘草 6 克，木通 6 克，大枣 12 克。水煎服，每日 1 剂。有温经散寒、养血通脉之功效。适用于各类冻疮。

（2）红花 30 克，王不留行 30 克，干辣椒 10 克，干姜 10 克，桂枝 10 克，细辛 10 克，樟脑 10 克，冰片 10 克。上药加 95% 酒精 500 毫升浸泡 3 日，滤取药液，装瓶备用。用时以药棉蘸药液外涂患处，每日 3～5 次。适用于冻疮未溃破。

（3）马勃 30 克。研细末，用麻油适量调匀，外敷患处，每日 1 次。适用于冻疮溃烂。

（4）肉桂 30 克，制乳香、没药各 10 克，冰片 2 克，樟脑 2 克。上药共研细末，加入适量凡士林调成膏备用。用时取适量药膏涂敷患处，并用纱布覆盖，胶布固定，2 日换药 1 次。适用于冻疮溃烂。

【验方 02】（梁斌，2013 年 11 月 8 日）

以下验方适用于冻疮。

（1）京万红软膏。先用温开水把患处洗净，再涂京万红软膏，每日 1 次。适用于冻疮溃烂。

（2）云南白药酊。以云南白药酊外涂患处，每日 3～4 次。一般用药 2～3 日红肿消退，瘙痒减轻，多数患者 1 周内显效。对早期红斑型冻疮疗效甚佳，对水疱型和坏死型效果亦好。皮肤破损不宜用，以免引起疼痛。

（3）当归四逆丸。当归四逆丸捣碎放入瓶内。生姜 50 克切薄片，加水 150 毫升，煎沸后弃渣。将生姜药汁加入当归四逆丸中，搅拌均匀后密封备用。先消毒患处皮肤，然后将药液涂于患处，每日 2～3 次。

（4）十滴水。用棉签蘸药液涂搽皮损处，每日 3～4 次。已形成溃疡或继发感染者，则用 2% 十滴水稀释液浸湿纱巾外敷，每次 20 分钟，每日 2～3 次。

【验方 03】（岭南，2017 年 2 月 3 日）

苏木 50 克，川芎 60 克，75% 酒精 150 毫升。共浸泡，密封 30 日，备用。取适量涂敷患处，每日不计次数，常用之，多在 2～3 日内见效。适用于冻疮。

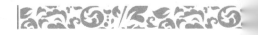

【验方 04】（马宝山，2017 年 12 月 15 日）

（1）当归 20 克，桂枝 15 克，白芍 20 克，细辛 5 克，炙甘草 5 克，木通 10 克，生姜 10 克。加水 500 毫升，文火煎煮 5 分钟，用蒸气熏冻疮，待温度降至适宜后浸泡患处 15～20 分钟，每日 2 次，每剂药可连用 4 次。适用于冻疮。

（2）鲜姜适量。切碎，挤出姜汁放在勺内加热成糊状，放凉后涂冻疮，每日 2 次，连涂 2～3 日见效。适用于冻疮，但冻疮溃疡者勿用。

【验方 05】（浦合，2015 年 1 月 23 日）

香蕉皮瓤面置火上烤约 2 分钟，趁热在手、脚冻疮处反复揉搓，既可防治冻疮、皲裂，又能滋润皮肤，起"护手霜"作用。香蕉皮含香蕉素、酚类、油脂类、有机酸和多种维生素，加热后，香蕉瓤面的油脂、有机酸容易析出，更能发挥治疗效果。

【验方 06】（胡佑志，2016 年 2 月 27 日）

（1）肉桂、花椒、皂角刺、半支莲、艾叶、黄柏各 30 克，细辛 20 克，吴茱萸 15 克，甘草 10 克。水煎，滤取药液，候温，浸泡患处 15～20 分钟，早晚各 1 次，7 日为 1 个疗程。适用于手足冻疮。

（2）桑寄生 30 克。水煎，滤取药液，待药温适宜时浸泡患处 10 分钟，每日 1 次。药液可重复加热使用 3 日，治疗顽固性冻伤、冻疮效果较好。

【验方 07】（南越，2016 年 9 月 30 日）

鸡血藤 15 克，桂枝 15 克，白芍 15 克，熟地黄 20 克，当归

20 克，细辛 5 克，枸杞子、炙甘草各 10 克。水煎服，每日 1 剂，15 日为 1 个疗程。药渣复煎，熏洗患处，每次 15～20 分钟。有补气血、通经脉、防冻疮之功效。可用于体质虚弱、每逢冬季即生冻疮、手足冰凉、腹部冷痛者。此方同时有一定的预防冻疮或减轻病痛的作用，宜秋末冬初之时服用。

【验方 08】（狄俊虹，2018 年 10 月 26 日）

以下验方适用于冻疮。

（1）桂枝、花椒、川乌、草乌、附片、干姜、鸡血藤、当归、红花、肉桂、麻黄、细辛各 30 克。水煎取液，倒入盆中，趁热熏蒸患处，待温后浸泡患处，面部及耳郭用毛巾蘸药液热敷，每次 30 分钟，每日 2 次，1 剂可使用 3 日。

（2）白及 15 克，樟脑 0.3 克，95％酒精 30 毫升，冰片 0.1 克。将樟脑放入酒精中溶解，将白及、冰片分别研细，混匀药粉与药液，再加温水 100 毫升调成糊状，涂患处，涂药前先按摩患处，每日 2 次。

（3）白及 10 克，橘皮 20 克。共研细末，以芝麻油调敷患处，每日 2 次。

（4）五灵脂 60 克，肉桂 10 克，樟脑 2 克。共研细末，用凡士林调匀，外涂患处，每日 2 次。

【验方 09】（刘伟，2015 年 10 月 30 日）

冻疮若不根治，每年冬季易复发。以下验方适用于冻疮。

（1）山楂适量。烧熟去核，捣烂，趁热摊在布上，外敷患处。

（2）干辣椒 1 个。放在热水中浸泡 5 分钟，去掉种子，趁热将辣椒皮敷于患处。

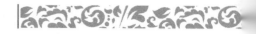

（3）经霜后的茄子秸、辣椒秸、烟秸各适量。共碾细面，水煎熏洗患处。

（4）红辣椒15克，白萝卜30克，老姜15克。水煎，洗患处。

（5）獾油适量。用热水烫洗冻伤处，擦干后外敷獾油。

【验方10】（张志远，2014年5月23日）

红尖辣椒10余个。加入酒精500克浸泡1周。先用热水清洗冻疮部，再用棉球蘸药液涂抹患处，每日4～5次，连抹5日。

【验方11】（韩玉乐，2013年11月22日）

红花10～15克，加水适量，煮沸10分钟，取液浴足；也可与艾草50克同煮，取液浴足。可防治冻疮。

疔 疮

【验方01】（张勤，2019年4月26日）

疔疮初起如粟米大，坚硬根深，随后局部潮红、发热，肿势渐增，疼痛剧烈，常伴全身发热、恶寒，待脓溃疔根出后才可痊愈。以下几则验方适用于疔疮初起尚未成脓者。

（1）木鳖子5枚（去壳），白松香140克（拣净），铜绿3克（研细），乳香、没药各7克，蓖麻子25克（去壳），巴豆仁5粒，杏仁3克（去皮）。上药共置于石臼内捣烂成膏，取出浸于凉水中，用时视疔疮大小取适量药膏搓成薄片外贴于疮面上，纱布覆盖，胶布固定。本方也适用于其他疮疡疔、臁疮等。

（2）野菊花、苍耳草、豨莶草、半枝莲、地丁草各10克，麻黄3克，七叶一枝花7克。上药加酒水各半，煎取药液300毫升，

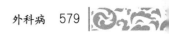

热服，盖被取汗。

【验方 02】（萧旭，2013 年 8 月 2 日）

前胡适量。捣烂，浸泡于 75％酒精中，密封 3 日（冬季 5 日），外敷患处，厚约半厘米，外以塑料薄膜包扎，胶布固定，每日换药 1 次。适用于指疗，脓多者每日换药 2 次。

【验方 03】（郭振东，2014 年 7 月 18 日）

红丝疗是由疖肿疗疮、皮肤破伤或情志抑郁引起热毒蕴郁，火毒炽盛，气血凝滞于皮肤，显见红丝呈向心性走窜的一种疾病。多见于四肢。可伴发热、头痛等。本病相当于西医的急性淋巴管炎。运用传统医药治疗，可获良好疗效。

（1）猪胆 1 个，冰片 1.5 克，炙蜈蚣 1 条（研末）。将后二味纳入猪胆内搅匀，再将患指套浸于猪胆内，每日 1～2 次。用于化脓性指头炎。

（2）芭蕉树干 1500 克，石菖蒲（连根叶）100 克。水煎取液，熏蒸患处，待药液温后蘸洗患处，每日 2 次，3～5 次为 1 个疗程。

（3）露蜂房 1 个，黄连、黄芩、黄柏各 5 克。露蜂房烧存性、研末，后三味研末，加入露蜂房末搅匀，密封备用，用时以茶油调敷患处，纱布包扎，2～3 日后出脓气结痂。

（4）鲜蒲公英 120 克，雄黄 6 克，冰片少许。蒲公英用冷开水洗净，捣成泥状，雄黄及冰片研极细末，与蒲公英泥混合均匀，即成蒲黄膏（此膏保存时间不宜超过 24 小时，最好随用随制）。使用时，将此膏摊于牛皮纸上，敷于患处，每日换药 1～2 次，3～5 日为 1 个疗程。

（5）雄黄 45 克，冰片 3 克，大黄 15 克。上药共研细末，用凡

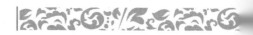

士林调膏，敷于患处，每日换药2次，3～5日为1个疗程。

【验方04】（郭亚维，2017年6月23日）

金银花50克，紫花地丁50克，生地黄20克，夏枯草15克，赤芍10克，黄连10克，知母9克，生甘草10克，桔梗6克。水煎服，每日1剂。有清热解毒、凉血活血之功效。适用于唇疔。

【验方05】（2018年6月8日）

当归12克，白芷12克，黄连10克，黄芩10克，黄柏10克，紫花地丁12克，蒲公英12克，石膏12克，防风10克，薄荷10克，猪蹄甲10克，皂角刺8克，甘草8克。水煎取液，待温，清洗患处，每日2～3次，每剂药可连用2日。有清热解毒、活血化瘀、除疡止痛之功效。适用于外科疮疡疔毒恶症。

【验方06】（马龙，2018年10月26日）

（1）丁香、黄柏各10克。共研细末，用牛胆汁调成糊状，外敷患处。适用于疔疮。

（2）丁香10克，朱砂、乳香、没药各6克。共研细末，用蜂蜜调成糊状，外敷患处。适用于疔疮。

（3）白菊花叶、丁香、红糖各适量。共捣为泥，外敷患处。适用于疔疮。

（4）姜粉适量。用猪胆汁调成糊状，外敷患处。适用于疔疮。

【验方07】（吴志昌，2013年9月13日）

一点红150克，犁头草150克，刺苋菜150克，半边莲150克，倒律草150克。水煎，分3～4次服，每日1剂。若用干品，用量减半。适用于疔疮。

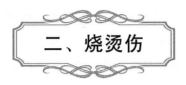

二、烧烫伤

【验方 01】（朱时祥，2013 年 1 月 25 日）

（1）茶叶渣烤至微焦，研细末，与茶油混合调成糊状，涂患处。有消肿止痛之功效。适用于烫伤。

（2）茶叶加水适量煮成浓汁，快速冷却。将烫伤处浸于茶汁中。可消肿止痛，防止感染。

（3）饮用过的茶叶渣存于瓷罐中，越陈越好，粉碎后和麻油涂敷患处。适用于烫伤、肿毒、虫咬等。

（4）大黄研细末，加入茶油调成膏，敷患处。有清热解毒之功效。适用于烫伤引起的红肿、溃疡等。

（5）丝瓜络适量，烧存性，研末，加入适量麻油调成膏，敷患处。有消肿止痛之功效。适用于烫伤、烧伤。

【验方 02】（于长学，2013 年 12 月 13 日）

地榆 20 克，黄柏 15 克，黄芩 15 克，樟脑 10 克，大黄 15 克，乳香 15 克，没药 15 克，冰片 10 克。上药共研细末，以香油调成糊状，涂抹患处，每日 1～2 次即可。适用于轻度烧烫伤，伤口溃烂者慎用。

【验方 03】（胡佑志，2014 年 1 月 17 日）

（1）鲜生姜 1 块。洗净，放在碗中捣烂如泥，取姜汁涂在烫伤起水疱的部位，待其自然干，不必包扎。1 小时后水疱萎软，

2～3日后创面便可结痂脱落而愈。

（2）黄芩200克。加入清水1500毫升，武火煎沸后以文火煎至700毫升，取2层洁净纱布过滤药液，再将药液用文火煎至500毫升，冷却后装瓶备用。适用于皮肤溃疡。治疗时以洁净纱布浸透药液外敷溃疡面，干后再淋药液，保持湿润。适用于烧烫伤。

【验方04】（吴明，2014年4月18日）

南瓜瓤（带籽晒干）放新瓦片上加热焙黄，用木棍研细，撒于烧烫伤处，痛渐止，3日可愈，不留疤痕。若烧烫伤起疱，可用无毒钢针把疱挑破放尽疱液、除去疱皮，把药敷于伤处，3日即痊愈，不留疤痕。若一时无干南瓜瓤，也可用鲜南瓜瓤直接敷于患处。

【验方05】（张大夫，2015年4月24日）

以下验方适用于烫伤。

（1）将烫伤处浸于冷水中，黄连素片研细末，加入少量冰片，调入干净的香油或豆油等涂伤处，每日1次，对Ⅰ度至Ⅱ度烫伤疗效极佳。

（2）黄柏末15克，鸡蛋黄2个。混合调匀，阴干后研末，先将香油涂在创面，再撒上药末。

（3）生大黄15克，香油适量，食盐少许。先用香油涂患处，食盐和生大黄研细，再用香油调膏外涂患处。

（4）生石灰和水按1∶4比例搅拌调匀后，取上层清液，缓慢加入等量香油，搅成糊状，再放适量冰片，涂于创面，每日1～2次。

（5）酸枣树皮100克。加水500毫升，煎1小时后取液涂创面。

（6）鲜地龙数条。洗净放在杯盘中，加入适量白糖拌匀，1 小时后变成胶状液体，用药液涂搽伤处，每日 6 次左右，直至痊愈，愈后患处不会留疤痕。

（7）豆腐 1 块，白糖 50 克。拌匀，敷于患处，豆腐干后及时更换，连换几次即可止痛。如伤口已溃烂，可加大黄 3 克与豆腐搅拌外敷，效果更好。

（8）鸡蛋 1 个，白酒 15 克。取蛋清与酒调匀，敷烫伤处，每日 3～4 次，有消炎止痛作用。

【验方 06】（张廷福，2015 年 5 月 22 日）

（1）紫草 130 克，生地榆 70 克，生大黄、当归、白芷、儿茶、生乳香、黄柏、冰片各 50 克，血竭 30 克。将儿茶、乳香、冰片、血竭、研细末，余药（紫草另泡后下）加 1000 毫升香油浸泡 7 日后，煎熬至枯黄色时离火去渣，加入药末搅匀，保存备用。用时将药油涂搽患处，涂之疼痛即止。用于浅Ⅰ度至深Ⅱ度烧烫伤，一般 8～20 日可愈。

（2）降香 2 份，郁金 3 份。将药研极细末，密闭备用。外伤出血者，消毒伤口后撒上药末，用黄连纱条或烫伤灵纱条盖贴，外用纱布包扎，2 日换药 1 次，一般 2～3 次可愈。适用于开放性伤口出血、疮毒、溃疡久不愈。疮毒未溃，用食醋调药末包敷；溃疡久不愈，药末中加少量鸡内金粉撒患处，纱布包扎。

【验方 07】（大志，2015 年 6 月 12 日）

枸杞子 10 克，烘干研细粉。再取芝麻油 30 克，加热至沸，离火，倒入枸杞子粉搅匀。用消毒药棉蘸药油涂患处，局部包扎，每隔 6 小时涂药 1 次，一般涂药 30 分钟后疼痛减轻，5 日即可痊愈。

适用于Ⅰ度至Ⅱ度烫伤。

【验方08】（刘谊人，2014年6月20日）

（1）如果小范围烧烫伤没有溃烂，可取些牙膏，用醋调和均匀，敷于红肿处，即可消肿去痛，还能防止感染。

（2）小范围轻度烧烫伤，可用风油精直接滴在伤部，每隔4小时1次。止痛效果明显，不易感染，愈后不留疤痕。

（3）烧烫伤后用洁净的肥皂蘸水起沫后直接涂在伤部，当即止痛，还能防止皮下组织发生水肿。2小时后洗净，皮肤完好无损，若还有痛感，可再涂肥皂。

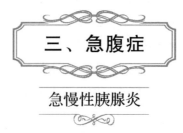

三、急腹症

急慢性胰腺炎

【验方01】（杨相国，2018年2月2日）

大黄、蒲公英、鸡内金（研粉冲服）各30克，枳实、夏枯草、浙贝母、当归、延胡索各15克，郁金、牡丹皮、赤芍、木香、芦根、黄芩、栀子、厚朴、莱菔子各10克。水煎3次，合并药液，分3次服，每日1剂。适用于急性胰腺炎。

【验方02】（蒋振民，2014年2月14日）

（1）川楝子、胡黄连、生大黄（后下）、白芍、栀子各10克，柴胡15克，木香6克，玄明粉6克（冲服）。水煎3次，合并药液，加入玄明粉，分3次饭后服，每日1剂。适用于急性胰腺炎。

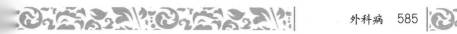

（2）茵陈 15 克，枳实、栀子、黄芩、白术、大黄（后下）各 10 克，木香、柴胡、延胡索、芒硝（冲服）各 6 克。水煎，分 2 次服，每日 1 剂。用于脾胃湿热型急性胰腺炎。

【验方 03】（张志远，2013 年 8 月 23 日）

柴胡、白芍各 15 克，黄芩、黄连、延胡索、木香、芒硝各 10 克，生大黄 10 克（后下），生甘草 6 克。上药（除芒硝外）加水 1000 毫升，煎煮约 10 分钟，滤取 450 毫升药液，趁热加入芒硝溶化，分 3 次空腹服，每日 1 剂。适用于胰腺炎。

【验方 04】（鲁莱光，2014 年 4 月 25 日）

红藤、败酱草各 30 克，生大黄（后下）、玄明粉（冲服）各 10 克，枳实 12 克，生山楂 15 克。前二味水煎取液，再用煎液煎枳实、生山楂，服前加入玄明粉。每日 1～2 剂，一般服药 1 剂后疼痛减轻，服药 2 剂后疼痛消除。适用于胰腺炎。

疝 气

疝气是指体腔内容物向外突出于腹壁、腹股沟或从腹腔下入阴囊等，多伴有局部胀痛的表现，甚至可引起肠梗阻而危及生命。因此，下列方药只适用于轻症疝气患者，无肠梗阻或无突出物梗死于局部的情况下，才能在医务人员的指导下使用。

【验方 01】（张志远，2013 年 10 月 18 日）

荔枝核、小茴香、川楝子、延胡索、柴胡、木香、甘草各 10 克。水煎，分早晚 2 次服，每日 1 剂，7 日为 1 个疗程。适用于

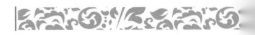

疝气疼痛。

【验方 02】（萧旭，2015 年 4 月 10 日）

中医认为，治疝必理气，理气则离不开疏肝。因疝气多是寒凝气滞，故治以辛温散寒疏肝。取小茴香 10 克、荔枝核 15 克、橘核 12 克，水煎，早晚温服，每日 1 剂。本方使寒凝得散，气滞得疏，肝络调和，疝痛自除。若服 1～2 剂无效，可适当加大药量，连服 2～3 周，一般都有良效。

【验方 03】（梁庆森，2014 年 8 月 1 日）

北柴胡 2 克，黄芩 1 克，葛根 2 克，防风 2 克，黄皮核 2 克，荔枝核 2 克，龙胆草 1.5 克，丁香 1.5 克，紫苏叶 0.3 克，甘草 1 克。水煎服，每日 1 剂（此方为 7 岁儿童的剂量）。适用于小儿疝气，忌食酸、腥、辣、燥热性食物。

【验方 04】（于长学，2017 年 3 月 17 日）

川楝子 10 克，大茴香 10 克，小茴香 6 克，木通 6 克，吴茱萸 2 克，荔枝核 10 克，青皮 3 克，肉桂 2 克，没药 2 克，乳香 2 克，甘草 3 克，金樱子 3 克。水煎服，每日 1 剂。适用于小儿疝气。

【验方 05】（萧旭，2015 年 7 月 10 日）

厚朴、透骨草、艾叶各 15 克，鲜槐树枝 23 厘米，带须葱白 7 根。加水 1500～2500 毫升煎沸，将药液倒入盆内，趁热先熏后洗患处，每次 30 分钟，每日 1 次。一般连用 2～5 次即可见效。适用于小儿疝气。

【验方 06】（木蝴蝶，2015 年 8 月 7 日）

荔枝核 12 克（打碎），炒枳壳 10 克，陈橘核 12 克，青皮 10 克，川楝子 10 克，小茴香 4.5 克。水煎，分 2 次服，每日 1 剂。适用于腹股沟疝气。气虚，加炙黄芪 15 克、炙升麻 6 克；热重，加炒山栀子 10 克、黄柏 10 克；寒重，加木香 10 克、吴茱萸 3 克；疼痛，加炒延胡索 12 克、乌药 10 克。

【验方 07】（张勤，2015 年 9 月 25 日）

小肠气痛又称疝气，体腔内容物向外突出，如突出于腹壁、腹股沟或从腹腔下入阴囊等，多伴有下腹气痛。

（1）北杏仁、小茴香各 37 克，葱白 18 克。葱白连根捣碎焙干，与北杏仁、小茴香共研细末，每次 12 克，空腹温酒送服，每日 2 次。

（2）小茴香、胡椒各等量。共研细末，加酒调糊为丸，如梧桐子大。每次 50 丸，空腹温酒送服，每日 1 次。

（3）橘核 80 克，海藻、昆布、海带、川楝子、桃仁各 30 克，厚朴、木通、枳实、延胡索、桂心、木香各 15 克。共研细末，加酒调糊为小丸，每次服 6～10 克，每日 1～2 次。

（4）大茴香、荔枝核（炒黑）各等量。共研细末，每次 4 克，温酒调服，每日 2 次。

【验方 08】（农培德，2014 年 9 月 26 日）

小肠疝气是临床常见疾病，多因肝气失于疏泄，小肠坠入阴囊，时大时小，时上时下，平卧时可缩入，站立时即下坠；或劳累久立、远行负重致气滞于下，阴囊肿胀，胀甚疼痛，少腹结滞不适，情绪易怒，心情不畅等。舌苔薄白，脉弦。辨证属中医肝郁气

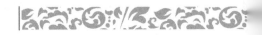

滞，治宜疏肝理气、补中益气为主。

党参 15 克，川楝子 15 克，金铃子 12 克，青皮 6 克，厚朴 10 克，乌药 10 克，肉桂 5 克，广木香 10 克（后下），延胡索 12 克，槟榔 15 克，小茴香 6 克，枳实 10 克，木通 10 克，香附 10 克。水煎，分 3 次温服，每日 1 剂。

【验方 09】（肖德荣，2014 年 7 月 25 日）

疝气是老年人常见病症，我国 60 岁以上人群的发病率约 6%，以老年男性居多，并且年龄越大，发病率越高。老年人疝气主要是由于腹壁肌肉逐渐萎缩、腹壁变薄，再加上经常咳嗽、打喷嚏、前列腺增生、便秘等问题，导致腹压增高，使腹内器官不正常突出腹壁，外表看起来像一个肿包（医学上称疝气袋），并且伴有压痛等。病情严重程度不同，包块大小也不同。

老年人最常见的疝气发生于下腹部与大腿之间的腹股沟区域，医学上称为腹股沟疝。另外，小腹及阴囊部也可发生疝气。中医认为，疝气的发生与足厥阴肝经密切相关。从发病原因来看，由于患者平素肝气郁结，再加上感受寒湿，寒湿之邪侵袭肝经，循经上扰而发病。从发病部位来看，老年人疝气发生的部位大多是足厥阴肝经循行之处。因此，中医治疗一般以疏肝解郁、温经散寒、祛湿散结为治则，有食疗、艾灸、内服汤药、外敷药物多种治疗验方。

（1）大敦穴（足大趾趾甲根边缘外侧 0.1 寸处）为足厥阴肝经的井穴。将艾条悬于大敦穴上 3～5 厘米处施灸，以感觉温热为宜，小心烫伤皮肤，每次灸 10 分钟，每日 2 次。通过艾灸足厥阴肝经的大敦穴，有温经散寒、疏理肝气、消肿止痛之功效，从而有效治疗疝气疼痛。

（2）小茴香、荔枝核各 20 克，干姜 15 克，肉桂 10 克，丁香

8 克。共研细末备用。将 2 块棉布剪成肚兜状，其中一块平铺，薄薄地铺一层棉花，然后将药末均匀撒在上面，接着再铺一层棉花，覆盖上另一层棉布，先缝边上，然后纵横缝纫，以免药末堆积，缝好后每日佩戴于小腹部。肚兜里的中药均是温热属性的，具有温经散寒、理气止痛之功效。通过佩戴肚兜，可以使药物有效成分通过腹壁进入经络，从而发挥药效。

（3）橘核 6 克（打碎），肉桂粉 1 克。开水冲泡，加盖闷10 分钟，温热饮用，每日 2 次。橘核性平、味苦，具有疏肝理气、散瘀止痛之功效。《本草纲目》记载，橘核治疝气及阴核肿痛。肉桂性温、散寒止痛。两药合用，对老年人疝气轻症有良效。

（4）荔枝核、大茴香各等量。研细末，平底锅内翻炒至微微变色，取出用黄酒调成糊状，敷于患处，外用纱布覆盖，脱敏胶布固定。晚上睡觉前敷上，次日早上去掉，连敷 7 次。此方称为荔香散，有疏肝理气、行气散结、散寒止痛之功效，主治疝气疼痛。

阑尾炎

【验方】（唐崇茂，2014 年 3 月 7 日）

牡丹皮 12 克，生大黄 10 克，冬瓜籽 32 克，桃仁 12 克，芒硝12 克。水煎服，每个月 4～6 剂，连服 3 个月。适用于慢性阑尾炎。痛较重，加蒲公英或三七粉；热重，加金银花、紫花地丁、连翘各12 克；出现肿块即阑尾脓肿，加皂角刺；后期体虚，酌加西洋参、党参 12～16 克以扶正。

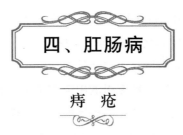

四、肛肠病

痔 疮

【验方01】（韦远斌，2013年8月16日）

痔是外科常见病、多发病，不同年龄与不同性别人群皆可发生，临床上分为内痔、外痔和混合痔。痔主要以排便时出血、脱出、肿痛为主症。中医认为，脏腑功能失调，风燥，湿热下迫，瘀阻魄门，瘀血浊气结滞不散，筋脉横解而成痔。可用以下方剂治疗。

（1）生番石榴叶、金铃子各等分。水煎熬成胶状，外涂患处，每日1次。适用于痔核肿痛、突出等。

（2）红蓖麻叶、白背叶各50克。水煎取液，熏洗肛门，每日1次。适用于痔核突出、疼痛。

（3）田螺3个（去壳），羊角拗、葱白各30克。捣烂，用薄布包裹后加热外敷肛门。适用于痔核突出、疼痛。

（4）丝瓜12克，地桃花6克，古羊藤10克。水煎，分2次饭后温服，每日1剂。适用于痔疮肿痛、出血。

（5）过塘蛇15克，田螺5个（去壳）。水煎，分2次饭后温服，每日1剂。适用于痔疮肿痛。

（6）卷柏12克，鸡矢藤10克。水煎，分2次饭后温服，每日1剂。适用于痔疮出血。

【验方02】（言荐，2016年6月25日）

痔疮是老年人常见病，任何年龄的人都可能患痔疮，但年龄越大患痔疮的概率越高。西医对痔疮一般采取内服药、外用药及手术

治疗等。中医治疗痔疮，则是针对引起该病的风、热、湿、燥等原因，进行清热凉血、利湿解毒、益气活血等治疗。无明显症状的单纯性痔疮，一般不需要特殊治疗，或只采用保守疗法，以减轻疼痛、预防痔核脱垂、消除痔核炎症为主。

马齿苋 10 克，枳壳 12 克。研细末，装入小布袋中，使用时将药袋放入盆中，加温水浸泡 5 分钟，坐浴 20 分钟。每日早晚各 1 次，7 日为 1 个疗程。适用于炎性混合痔、嵌顿痔、血栓痔。

【验方 03】（浦合，2016 年 8 月 5 日）

鲜金钱草 100 克（干品 50 克）。放入砂锅内，加水 1000 毫升，用武火煎沸后改用文火煎煮 5 分钟，去渣取液，待温度适宜时服用，每日 1 剂，一般连用 1～3 剂即可见效。煎服时，如配合煎汤熏洗肛门，内外合治，效果更佳。适用于痔疮发作。

中医认为，痔疮多与湿热下注、血热风燥、中气不足等因素有关，尤其与湿热下注关系密切。金钱草清热解毒、散瘀消肿、利湿退黄，是治疗胆结石及尿路结石等的常用药。若痔疮发作，用金钱草煎服，有较好的消炎止痛功效。

【验方 04】（王庭巧，2017 年 12 月 8 日）

（1）鸡冠花 30 克，黄柏 10 克，苍术 10 克。取第一煎药液口服；第二、第三煎药液先熏洗后坐浴，每日 2～3 次，每日 1 剂，连用 3～5 日。适用于痔疮。

（2）僵蚕粉 5 克，每日服 3 次。忍冬藤、大蓟、鱼腥草各 60 克，水煎取液，趁热熏洗患处，每次约 30 分钟，早晚各 1 次，洗后做提肛运动十余次。适用于痔疮。

（3）没食子 6 克，椿根白皮 20 克，益母草 6 克，神曲 30 克，

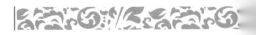

侧柏叶 30 克。上药共研细末，以麻油调敷患处，2 日换药 1 次。适用于痔疮。

【验方 05】（胡佑志，2016 年 7 月 30 日）

上了年纪的老年人，多数患有痔疮，经常大便带血丝，这是长时间热毒瘀滞所致。笔者采用内服外洗的方法治疗，效果显著。

（1）内服方。丝瓜络 30 克。加水 1000 毫升，放入锅中煮沸改文火煮 10 分钟。每次服 100 毫升，每日 4 次。

（2）外洗方。药渣再加水 1500 毫升，煮沸后停火，水温降至适宜时清洗肛门，每日 2 次。连用 1 个月可治愈。

【验方 06】（霍光兴，2019 年 10 月 25 日）

（1）蒲公英、黄柏、赤芍、牡丹皮各 30 克，桃仁 20 克，土茯苓 30 克，白芷 15 克。水煎取液，趁热先熏后洗患处 15～30 分钟，每日 2 次，每日 1 剂。适用于痔疮。

（2）乌梅、五倍子各 10 克，苦参 15 克，射干 10 克，煅牡蛎 30 克，火麻仁 10 克。水煎，分早晚 2 次服，每日 1 剂。适用于痔疮。

（3）硫黄、雄黄各 10 克，樟脑 3 克，麻油适量。将药研细末，用麻油调匀，外搽患处，每日 2 次。适用于痔疮。

【验方 07】（蒋振民，2019 年 10 月 18 日）

（1）金银花、蒲公英、白菊花、艾叶、芒硝各 30 克，花椒、五倍子各 20 克，苍术、防风、侧柏叶各 15 克，葱白 6 根。加水 1500 毫升，煎数沸取液，再加水 500 毫升，煎沸 10 分钟取液，将 2 次药液混合煎沸，倒入盆内，趁热先熏后洗患处。每次 20 分钟，

每日 2 次，每日 1 剂，6 日为 1 个疗程。适用于痔疮。

（2）干石榴 4 个，青木香 15 克，槐米 50 克，乌药、地骨皮、五倍子、皮硝各 30 克，川楝子 10 克，冰片 0.5 克。水煎取液，熏洗患处，每次 15～30 分钟，每日 2 次。适用于痔疮，一般熏洗 3～5 日可见效。

【验方 08】（古月，2019 年 6 月 28 日）

黄柏、苦参、槐花、地榆、荆芥各 45 克，茜草、苍术、煅石膏各 15 克，三七粉 10 克。水煎取液，趁热熏蒸患处，待药温适宜时坐浴 20 分钟，早晚各 1 次，每日 1 剂，连用 6 日。适用于痔疮。治疗期间禁食辛辣之品，保持大便通畅，以防止复发。

【验方 09】（郭旭光，2019 年 3 月 22 日）

鱼腥草 60 克，马齿苋 30 克，败酱草 30 克，明矾 10 克。上药加水 2000 毫升，煮沸后滤取药液，趁热先熏后洗患处，每次 20 分钟左右，每日 2 次。适用于血栓性外痔。一般连用 3～4 日后血肿即可消散。

【验方 10】（唐崇茂，2013 年 6 月 21 日）

榕树根须 120 克，苏木 24 克，天仙子粉 10 克，王不留行 32 克。水煎取液，熏洗患处。有活血、散结、消肿、止痛之功效。适用于外痔。

【验方 11】（胡佑志，2018 年 8 月 17 日）

（1）苦参 15 克，蛇床子 15 克，五倍子 10 克，黄柏 10 克。上药加水 2000～2500 毫升，武火煎沸，改文火煎约 30 分钟，煎取药液 400 毫升备用。待温，倒入小盆中，纱布浸湿，洗敷肛门局部。每次 15 分钟，每日 1 剂，外洗 2 次，5 日为 1 个疗程，一般 2～3 个疗程即可见效。适用于外痔。

（2）红花 30 克，川芎 20 克，三棱、金银花、蒲公英各 15 克，艾叶 10 克，黄柏、赤芍、当归尾各 20 克。上药加水 2000～2500 毫升，煎煮 30 分钟，用纱布滤取药液，趁热先熏局部，待温后坐浴，并轻轻按揉局部肿块。每次熏洗 20～30 分钟，每日 2 次，每日 1 剂。适用于血栓性外痔，一般 3 剂左右即可见效，大便后及睡前熏洗效果最好。

（3）防风、炒枳壳各 6 克，荆芥穗、侧柏叶各 8 克，炒地榆、白芍、秦皮、炒槐花各 10 克。水煎，分 3 次服，每日 1 剂，7 日为 1 个疗程。适用于内痔出血。便秘加大黄 5 克（后下）。

（4）苦参、蒲公英、金银花、黄芩、黄柏、大黄、栀子各 30 克，芒硝 50 克（另包），冰片 10 克（后下），当归、红花各 15 克，白芷 20 克。水煎 2 次，取药液 500 毫升，待温，熏洗患处，每次 20 分钟，每日早晚各 1 次，7 日为 1 个疗程。有清热解毒、燥湿、活血消肿、止痛之功效。适用于痔疮水肿。

【验方 12】（萧旭，2013 年 7 月 26 日）

每日大便后，用温水洗净患处，双料喉风散直接敷于患处，保留 1 小时左右，每日用药 1～2 次。适用于痔疮。一般 3 日后症状可缓解或消失。双料喉风散是专治喉科疾病的中成药，由牛黄、珍珠、冰片、黄连、山豆根、青黛、甘草等组成，具有清热解毒、消肿止痛之功效。临床用双料喉风散治疗痔疮和肛裂引起的肿痛、出血、奇痒等症有较好疗效。

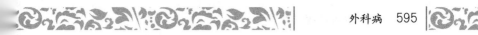

【验方 13】（鲁莱光，2015 年 12 月 11 日）

虎耳草 100 克，苦参 30 克，朴硝 20 克。加水 5000 毫升，煎煮至 3000 毫升左右，将药液倒入盆中，趁热先熏患处，待药液温度适宜时，用纱布蘸药液轻轻擦洗患处，每日 1 次。一般连用 3 日外痔肿痛即可消除。

【验方 14】（陈景胜，2017 年 1 月 27 日）

黄豆 400 克，蜂蜜适量。将黄豆炒至金黄色，研细末，每次使用时取黄豆末 40 克、蜂蜜 30 毫升，用温开水 500 毫升冲服，每日 2 次，连用 7 日。对痔疮有较好的疗效。

【验方 15】（郑玉平，2017 年 9 月 1 日）

槐花 15 克（炒炭），藕节炭 10 克，生大黄 7.5 克，甘草 12.5 克，蒲公英 30 克。水煎 3 次，煎取药液 450 毫升，分 3 次服，每日 1 剂。有清热解毒、凉血止血之功效。适用于各种痔疮下血、肛门肿痛、湿热瘙痒。

【验方 16】（郭亚维，2017 年 10 月 20 日）

地榆 10 克（炒黑），蒲黄 10 克，白薇 10 克，桑白皮 15 克。水煎 2 次，合并药液，分 2 次服，每日 1 剂。有清热凉血、祛瘀、止血之功效。适用于痔疮。

【验方 17】（张志远，2015 年 2 月 6 日）

（1）麝香 0.15 克，制马钱子 7.50 克，冰片、铜绿、白矾各 1.50 克。研极细末，装瓶备用。用时取少量药末撒于痔疮上即可，忌口服。

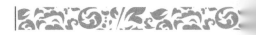

（2）红皮鸡蛋2个，煮熟后吃蛋白，蛋黄掰碎放干锅里烤至全部化成黑油，装瓶备用。痔疮犯时，每日可用棉签蘸蛋黄油涂抹肛门3次，连续涂抹至蛋黄油用完为止，一般用2个蛋黄的蛋黄油可愈。

【验方18】（大志，2018年5月18日）

炎性外痔是肛缘皮肤破损、感染等引起，症见肛门疼痛，大便时疼痛加剧、出血，部分患者全身不适、发热等。采用中药汤熏蒸坐浴，疗效确切。方用：虎杖、败酱草各15克，地肤子、苦参、蛇床子、白鲜皮各10克，黄柏6克，大黄3克。先用武火煎沸后改文火煎15分钟，煎取药液2000毫升，分早晚2次先熏蒸、后坐浴，每次20分钟，每日1剂，连用7日。有清热解毒、活血消肿、止痛之功效。可减轻炎症，缓解症状，缩短疗程。

【验方19】（韩玉乐，2018年6月29日）

以下验方适用于痔疮出血。

（1）五倍子、芒硝、桑寄生、莲房、荆芥各30克。水煎取液，倒入盆内，待水温降至40℃左右时，坐浴15分钟，每日2～3次。

（2）槐花20克。开水冲泡，代茶频饮，每日1剂。

（3）威灵仙30克。研细末，每次1克，温开水或淡醋送服，每日3次。

（4）无花果树叶50克。水煎取液，倒入盆内，待药液温度适宜时浸洗患处，每日2次，7日为1个疗程。

（5）苦参、白及各30克，大黄、黄连、黄柏、蒲公英、三七粉、槐花、明矾、五倍子各20克，血竭10克，冰片5克。水煎取液，倒入盆内，先熏蒸患处，待药液温度适宜时坐浴10～15分钟，每日 2 次。

（6）苦参、芒硝各 60 克，大黄 50 克，蒲公英、地丁各 30 克，赤芍 15 克，明矾、硼砂各 10 克。将诸药用纯棉白布包好，加水 10000 毫升煎 40 分钟，将药包取出，然后熏患处片刻，待药液温度适宜时坐浴 1 小时，每日 2 次。适用于痔疮出血。

【验方 20】（丹霞，2018 年 8 月 31 日）

（1）内痔便后出血。槐米、黄芩、地榆、紫苏叶、地骨皮、鱼腥草各 10 克。水煎取液，倒入盆内，待温，外洗患处，每次 20 分钟，每日早晚各 1 次，连用 1 周。

（2）外痔水肿。防风、白芷、蒲公英、忍冬藤、黄柏各 10 克。水煎取液，倒入盆内，待温，外洗患处，每日早晚各 1 次，每次 20 分钟，连用 5～7 日。

（3）外痔血肿。当归、红花、丹参、赤芍、连翘、大黄、苦参各 15 克，牛膝、黄芩、木通各 5 克。水煎取液，外洗患处，每次 20 分钟，每日早晚各 1 次，连用 1 周。

【验方 21】（张勤，2015 年 9 月 18 日）

以下验方适用于痔疮肿痛。

（1）鱼腥草、苦楝根皮、朴硝、马齿苋各 30 克，九里明 40 克。加水 4000 毫升，煎至 1600 毫升，趁热先熏后温洗患处 15 分钟，每日 1～2 次，连用 7 日。治疗期间忌酒和辣椒。

（2）鲫鱼 1 条，谷精草适量，冰片少许。将鱼剖开去内脏，填满谷精草，烧存性，研细末，加入冰片，调蜂蜜敷患处。

（3）猪腿骨 1 根，万年青适量。猪腿骨去两头，同万年青入砂锅水煮，趁热先熏后温洗患处，每日 3 次。

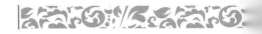

（4）荆芥适量。水煎，温洗患处，每日 1～2 次。

【验方 22】（陈可，2014 年 4 月 4 日）

马齿苋 10 克，侧柏叶 12 克，芒硝 30 克。将马齿苋、侧柏叶研细末，装入小布袋中，用时将药袋和芒硝放入盆中，加开水 2500 毫升，熏洗患处 20 分钟，早晚各 1 次。每剂可熏洗 2 次，第 2 次只需将药液加热即可，7 日为 1 个疗程。适用于混合痔。

肛裂、脱肛

【验方 01】（海云，2015 年 4 月 10 日）

将 500 毫升水煮沸，加入 50 克花椒再煮 20 分钟。随后将花椒水倒入盆中，先熏蒸后坐浴。每次 30 分钟，每日早晚各 1 次。适用于轻度肛裂，但不适合严重肛裂。如大便秘结，可配合使用缓泻剂。

中医认为，花椒味辛、性温，具有散寒、除湿止痛、杀虫解毒、止痒等功效。研究表明，花椒煎液有杀菌、松弛括约肌等功效，有助于肛裂愈合。另外，肛裂易复发，治愈后也要注意预防便秘，饮食当忌辛辣、酒等。

【验方 02】（张勤，2015 年 12 月 11 日）

麻黄、杏仁、生石膏、甘草、生大黄、黄连、黄芩、白芍、麦冬、玄参、生地黄各适量。水煎，分 3 次服，每日 1 剂。适用于肛裂。

【验方 03】（韩玉乐，2014 年 8 月 8 日）

黄柏 30 克，侧柏叶、没药各 15 克，苦楝皮 12 克。水煎取液

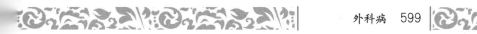

3000～4000 毫升，先以蒸气外熏局部，待药液温度适宜后坐浴 15 分钟，每日早晚各 1 次，连用 5 日。对肛裂疼痛明显伴局部出血者效果较好。

【验方 04】（鲁莱光，2013 年 6 月 7 日）

（1）肛裂内服方。槐米 10 克，菊花 10 克。清水洗去浮尘，加开水 500 毫升冲泡，佐以槐花蜜适量，代茶频饮，每日数次。

（2）肛裂外洗方。黄柏 30 克，苍术 20 克，侧柏叶 15 克，苦楝皮 12 克，制乳香、制没药各 15 克，苏木 20 克。加水 3000～4000 毫升煮沸，先以蒸气外熏肛门，待药液温度适宜时坐浴，每次 15 分钟，每日早晚各 1 次，每剂药可用 2 日。

【验方 05】（徐玉梅，2015 年 6 月 12 日）

枳壳 50 克，升麻 10 克，炙甘草 15 克，党参 20 克，生黄芪 30 克。水煎，分 2 次服，每日 1 剂，连服 5～7 日。适用于直肠脱垂。

【验方 06】（王庭巧，2015 年 4 月 24 日）

（1）脱肛患者往往疼痛难耐，倘若有直肠脱落下来，可用凡士林涂敷肛门处，将肛门和直肠缓缓推入。另取石榴皮 25 克、粗盐 1 茶匙，水煎取液，待凉，外洗肛门处，静卧 30 分钟，一般肛门可收敛。

（2）连壳曼陀罗子 2 个。研粗末，水煎片刻，加入朴硝少许，待温，外洗患处。适用于脱肛。

（3）金樱子 15 克，冰糖 60 克。煎取药液 200 毫升，顿服。适用于脱肛。

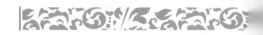
【验方 07】（王敬荣，2015 年 11 月 13 日）

龙骨 10～20 克，五倍子 10～20 克，枯矾 5～15 克，冰片 1～5 克。上药共研细末备用。用时，取适量外敷肛门，每日早晚各 1 次，3 日为 1 个疗程。适用于小儿脱肛。

【验方 08】（唐崇茂，2013 年 8 月）

煅炉甘石 24 克（研粉），珍珠层粉 8 克，重楼 16 克（研粉）。上药与适量药用凡士林和匀备用，用时取少许外搽患处。有收敛生肌、止痛之功效。适用于肛裂。

【验方 09】（蒋振民，2013 年 12 月 6 日）

（1）红花、川芎各 15 克，五倍子 10 克，杏仁 12 克，槐角 15 克，白芷 10 克，黄连 8 克，冰片 5 克。上药研末混匀，用凡士林调成糊状，敷患处，每日 2～3 次，直至痊愈。适用于肛裂。

（2）党参 15 克，炙黄芪 15 克，炒白术 12 克，炒枳壳 12 克，炙升麻 6 克，炙甘草 3 克。水煎服，每日 1 剂。适用于脱肛。出血，加生地榆 15 克；灼热胀痛，去党参，甘草生用，加金银花 15 克、槐花 12 克、川黄连 3 克。

【验方 10】（林叶，2013 年 3 月 1 日）

肛裂是肛肠科常见病，发病率甚高。笔者自制外用药膏，治疗各期肛裂效佳，现介绍如下。

当归、青壮年头发（洗净晾干）、紫草、白芷、乌梅、川楝子各 10 克，生地黄、龟板各 30 克，黄蜡、白蜡各 10 克。用芝麻油 250 毫升先炸龟板、头发约 20 分钟后，再放入当归、紫草、白芷、乌梅、川楝子、地黄煎枯去渣滓。用 120 目铜筛过滤，剩药油约

200 毫升时加入黄蜡和白蜡。以小火调匀，勿煎沸，贮瓶放冷备用。患者取侧卧位，放松肛门，充分暴露肛裂创面。用 1% 新洁尔灭液冲洗患处，再用消毒棉签将中药油蜡膏嵌入肛裂疮面，然后放一个消毒干棉球，盖上纱布，用胶布固定。大便时除去，便后用 3% 硼酸洗液冲洗肛门，每日换药 1 次。如果是 III 期肛裂，可先就医将裂痔、肥大的肛乳头或瘘道切除，术后创面也可用此药膏涂敷，止血效果明显。一般用药后 6～12 日即见效。

【验方 11】（任纪海，2014 年 2 月 21 日）

芒硝 30 克，甘草 10 克。水煎，待药液温度适宜时坐浴，每日早晚各 1 次。适用于小儿脱肛。

【验方 12】（陈标远，2014 年 11 月 7 日）

诃子 6 克，木香 3 克，白术 6 克，甘草 3 克，黄连 5 克，白芍 10 克。水煎，分 2 次分别于饭前 1 小时空腹服，每日 1 剂。适用于便血脱肛。

【验方 13】（张志远，2015 年 3 月 1 日）

（1）大葱（连须根）500 克。煎汤倒入盆内，趁热熏肛门处，待药温合适后，慢慢洗软脱出物，令小儿收腹吸气，即可缓缓纳入。适用于小儿脱肛。

（2）五倍子适量。研细末，铺在纸上卷成筒状，放在便盆内点燃取烟，使烟气熏肛门处，脱出物可自行收入。适用于小儿脱肛。

【验方 14】（李典云，2013 年 5 月 24 日）

萆薢、黄柏、金银花各 50 克，丹参 100 克，甘草 50 克，皂角刺、桔梗、白芷各 25 克，黄芪 100 克。每日 1 剂，水煎取液，分为 2 份，待凉后坐浴，每次 30 分钟。适用于肛瘘。坐浴前先用盐水或茶水冲洗肛瘘处。便秘，加火麻仁、大黄；痛甚，加玄胡、防风。

【验方 15】（蒋振民，2018 年 2 月 9 日）

云南白药 8 克，五倍子、煅龙骨、煅牡蛎各 12 克，枳实 3 克，黄柏粉 3 克，珍珠粉 3 克。上药共研细末，先用温水坐浴，再外涂石蜡油，然后撒上药粉，用"丁"字带压迫固定。适用于小儿脱肛，用药期间宜卧床休息，避免负重。

【验方 16】（郭亚维，2018 年 10 月 19 日）

生黄芪、炒槐花、地榆炭、樗白皮、白芍各 10 克，防风炭 4.5 克，炒枳壳 3 克，炙升麻 2.4 克。水煎取液，分 2 次温服，每日 1 剂。有益气升阳、收缩止血之功效。用于脱肛、痔疮出血。

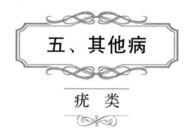

五、其他病

疣 类

【验方 01】（韦佳，2015 年 5 月 8 日）

扁平疣是由人乳头状瘤病毒感染引起的皮肤赘生物，一般质地柔软、顶部光滑、粟粒至绿豆大小，好发于面部、手背部等暴露部位，有时可自行消退，亦可复发。中医认为，本病多为风热血燥，肝气郁结，致使气血凝滞，肝失所养而发，治宜清热活血、消疣散结。现介绍几则药酊治疗方，供选用。

（1）补骨脂、僵蚕各 10 克。加入 75％酒精或上等白酒 100 毫升密封浸泡 1 周即成。使用时用消毒棉签蘸药液外搽患处，每日2～3次，连用 4 周。

（2）香附 40 克，乌贼 20 克，苍耳子 10 克。加入 75％酒精密封浸泡 15 日即可。使用时取药液外搽患处，每日 2～3 次，连用 4 周。

（3）鸦胆子 50 克，蛇床子、大黄、薏苡仁各 10 克。加入 75％酒精 250 毫升浸泡 1 周即成。使用时用棉签蘸药液外搽患处，每日 3～5 次，连用 7～10 日。

（4）苍耳子、木贼各 2 份，当归 1 份，共研细末。加入 75％酒精适量浸泡 1 周即成。用温水洗净患处，用棉签蘸药液外搽患处，每日 3～5 次，连用 2 个月。

【验方02】（王庭巧，2014 年 4 月 4 日）

灵磁石 50 克，紫贝齿 30 克，桑叶 15 克，川贝母 5 克，代赭石 40 克，白芍 10 克，金银花 15 克。水煎，分 2 次服，每日 1 剂，连服 3～5 剂。适用于扁平疣。

【验方03】（王豪，2018 年 4 月 27 日）

以下验方适用于扁平疣。

（1）鲜马齿苋 62 克，苦参、陈皮各 31 克，蛇床子 24 克，苍术、蜂房、白芷各 18 克，细辛 12 克。将上药浓煎，趁热用布或棉球蘸药水反复擦洗患处，以不擦破表皮为度，每日 2 次，1 剂药可反复加热使用几日。

（2）木贼、香附各 30 克。水煎取液，外洗患处，每日 2～

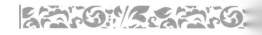

3 次，每日 1 剂。

（3）马齿苋、板蓝根各 30 克，玄参、乌梅、土茯苓各 15 克，牡蛎、紫草各 12 克，红花 6 克。水煎，分 2 次服，每日 1 剂。

（4）鲜白蒺藜蔓适量。捣烂如泥，置于患处，用手指在患处反复揩搽至有灼热和微痛感即可，每日 1 次或隔日 1 次（搽前洗净患处，搽后不要用水洗患处）。

（5）鲜鼠妇 2~3 只。将鼠妇放在疣顶部，用手挤压鼠妇，使其成浆糊状并完全涂抹在疣体上，令其自然干燥（勿洗），每日 1~2 次。

（6）马齿苋、蒲公英各 50 克，板蓝根、败酱草、大青叶各 30 克，金银花、紫草各 20 克，茜根 15 克。水煎取液，分早晚 2 次服，每日 1 剂，7 日为 1 个疗程。皮疹发于头面部，加升麻、白蒺藜各 10 克；发于手部，加独活、防风各 10 克；发于足部，加羌活、川牛膝各 10 克；痒甚，加全蝎 6 克；病程日久，反复难愈，加白花蛇 5 克、蜈蚣 2 条（研末冲服）。

（7）骨碎补 40 克，生半夏、干姜、红花各 30 克，吴茱萸 15 克，樟脑、薄荷脑、冰片各 10 克，75%酒精 1000 毫升。将前五味研为粗末，与樟脑、薄荷脑、冰片混匀，加入酒精浸泡 10 日，滤取药液备用。用时以药液涂搽疣体，每日 3~4 次。涂搽后疣体发红逐渐消退，若疣体较大未脱落时，可用镊子轻轻拔除。

（8）木鳖子、硇砂、骨碎补、炒天葵子、白矾、红花各等分。上药共研极细末，装瓶备用。用时将药粉与芝麻油少许调匀呈糊状，敷于首发的疣上，外用纱布和胶布固定。一般敷药 1 次疣体自行脱落，敷药后患处不可与水接触，忌食辛辣燥热之品。

（9）板蓝根、山豆根各 50 克，生地黄 20 克，蝉蜕、蛇蜕各 10 克。上药加水 250 毫升，煮沸 10~15 分钟，待药温 40 ℃左右时，浸泡疣体 30 分钟，早晚各 1 次，每日 1 剂。疣体疼痛明显，可加艾灸，每次 6～10 分钟。

（10）败酱草、夏枯草、金银花、生薏苡仁各 30 克，王不留行、紫草各 20 克，三棱、莪术各 15 克，川芎、赤芍各 12 克，升麻、蜂房各 10 克，生甘草 5 克。水煎服，每日 1 剂。药渣另加明矾 20 克水煎 20～30 分钟，取液，先熏后洗患处 15～20 分钟，每日 2～3 次。

（11）鸦胆子 100 克。连壳打碎，装入烧瓶中加蒸馏水 200 毫升，置酒精灯上煮沸 10～15 分钟，取煎液约 100 毫升，即成 100％鸦胆子煎液。以棉签蘸药液（上有浮油，用时摇匀）点涂软疣，每日 2 次。涂药后红晕加重，但无痛感，3～4 日后软疣萎缩，逐个脱落，不留疤痕，暂有色素沉着。

（12）生鸡内金 100 克。焙干后研细末，加入 75％酒精 200 毫升浸泡 10 日，用药液外涂患处，每日 3～4 次。

（13）斑蝥 20 克。加 75％酒精 100 毫升浸泡 2 周。先常规消毒疣体，用剪刀或锋利小刀将疣顶部表皮削去，以见血为度。将药液点于疣部，约 1 日后涂药的疣上有一小水疱，2～3 日后水疱可自行消失。

【验方 04】（李大夫，2017 年 3 月 2 日）

（1）外用方。柴胡注射液（2 毫升每支），用棉签蘸药液涂搽患处，每日 3 次，每次搽 10 遍。

（2）内服方。防风通圣丸，每次 1 袋（6 克/袋），每日 2～3 次，饭后用温开水或菜汤、饭汤送下皆可。

外用与内服相结合治疗扁平疣，一般 7～15 日可治愈。本方治疗各种部位的扁平疣 35 例，治愈率 100％，且愈后不易复发。

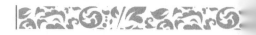
【验方05】（王廷兆，2017年3月10日）

（1）桑叶、菊花、黄芩、紫草各10克，板蓝根、薏苡仁、金银花各15克，代赭石15克，珍珠母25克，生甘草6克。水煎，分2次服，每日1剂，连服5～7日。适用于扁平疣。

（2）生香附10克，鸡蛋1个。生香附洗净、捣烂，与鸡蛋一起煎炒服食，通常2～4日服1次，5～8次为1个疗程。儿童减量，孕妇忌服，一般1～2个疗程即可见效。适用于扁平疣。

【验方06】（张勤，2017年9月29日）

（1）苦参、白鲜皮、地肤子、蛇床子各16克，明矾15克，板蓝根30克，补骨脂50克。水煎取液，外洗患处，每日3～5次，每剂药可洗1～3日。适用于扁平疣。

（2）野菊花、金银花、苦参、蛇床子各10克，明矾5克。水煎取液，外洗患处，每日2～3次。适用于扁平疣。

（3）木贼、生香附各50克，加水500毫升，煎至200毫升，取液洗患处，每日3次。适用于扁平疣。

【验方07】（丹霞，2018年9月28日）

（1）尖锐湿疣。取六神丸50粒，研成细粉，加食醋20毫升调匀，外搽患部。首次搽药可用消毒针头将疣体划破，之后根据疣体完整程度分次划破疣体，每日涂药4～5次，连续4～15日。

（2）扁平疣。取六神丸30粒，研末，加米醋少许，搅拌成糊状备用。睡前用毛巾热敷患处10分钟，使疣体表面软化，将药糊外敷于扁平疣上，尽量覆盖完全，次日早上除去，洗净患处，7日为1个疗程。

（3）跖疣。先用75%的酒精消毒皮损处和指甲，用指甲刀将

皮损剪小。取六神丸 1～5 粒（皮损小的 1 粒，皮损大的 3～5 粒），研末，将药粉撒在皮损处，再用麝香壮骨膏敷贴固定，每 4 日换药 1 次，4 日为 1 个疗程。

（4）寻常疣。先将患肢置于热水中浸泡至皮损变软，以75％酒精消毒皮损和指甲刀，再用指甲刀将疣体表面的角质层轻轻刮去，取 3～5 粒六神丸研末，外敷患处，用纱布固定，1 周后取下。数个疣一般不需要每个都用刀刮，选择其中疣体较大者或原发的母疣用刀刮后贴敷，母疣消失，其周围续发的子疣多能自行消失或脱落。

【验方 08】（吴明，2015 年 7 月 31 日）

苍耳子 10 克。加入 50 毫升 75％酒精或白酒中浸泡 7～10 日，去渣取液备用。同时取柴胡注射液 20 毫升，每日用棉球蘸取两种药液交替外搽患处各 3～4 次。适用于扁平疣。

【验方 09】（龚宝良，2014 年 5 月 30 日）

桃树皮、枇杷树皮各 20 克。将树皮外层去掉，留下内层，用刀切碎，浸泡在 200 毫升 75％酒精中，密封 1 周后取用。用温热水洗净患处，然后用医用棉球蘸药液涂抹患处，每日 2 次，7 日为 1 个疗程。有疏风散邪、清热解毒、消炎祛脂、润泽皮肤等作用。适用于扁平疣。涂抹药液后避免阳光暴晒，忌食辛辣刺激性食物，以利于康复。

【验方 10】（郑哲，2013 年 8 月 30 日）

以下验方适用于寻常疣、扁平疣。

（1）生薏苡仁 500 克。研细末，然后加入白砂糖 500 克拌和。每次服 1 匙，每日 2～3 次，服用 10～30 日可消退。

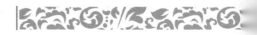

（2）优质米醋 100 毫升，鲜姜 50 克。将鲜姜切碎，浸泡在米醋中 10 日即可。用脱脂棉蘸醋少许，抹在寻常疣局部，每日擦洗 1～2 次，几日后疣体即见萎缩，逐渐缩小至消失。如能察知母瘊（第 1 个生长出来，个大，表面粗糙，顶部开花，呈絮珠状），用此醋搽之，至母瘊消失，其他瘊子也能自然消失。

（3）苦瓜口服配合嫩南瓜汁液外涂，可治疗扁平疣。

（4）丝瓜叶擦搓患处，可治疗寻常疣。

（5）木贼、香附各 30 克。放入 500 毫升食醋中文火熬至 80 毫升，滤取药液备用，每日用药液涂抹患处 2 次，每次 10 分钟，半月后疣体自然脱落。

【验方 11】（萧旭，2013 年 3 月 22 日）

传染性软疣又称鼠乳、水瘊子，多因气血失和、腠理不密、复感外邪、凝聚肌肤所致，治宜调和气血、解毒软坚。

（1）内服方。桑叶、菊花、牡丹皮、赤芍各 10 克，金银花、板蓝根、大青叶各 15 克，生薏苡仁、土茯苓各 30 克。水煎服，每日 1 剂。

（2）外洗方。板蓝根 30 克，紫草、香附各 15 克，桃仁 9 克。加水 1000 毫升，煎汤擦洗疣体。每日 3 次，每剂药可洗 2 日。一般用药 3～5 剂效果明显或痊愈。

【验方 12】（张志远，2013 年 7 月 26 日）

野菊花 30 克，蒲公英 30 克，木贼 20 克，香附 30 克，鸦胆子 6 克，桃仁 5 克，赤芍 15 克，板蓝根 30 克，地丁 30 克。水煎，用棉签蘸药液擦洗患处，擦至皮肤潮红为度，每日 2 次。适用于扁平疣。

【验方 13】（时祥，2013 年 9 月 6 日）

传染性软疣，中医称之为"鼠乳"，俗称"水瘊子"。多由外感风热之毒和内动肝火所致。本病好发于儿童和青少年，有轻度传染性。多见于躯干部位，以腹部为甚，其次是面部、臀部或阴囊。皮损为米粒至豌豆大小的半球形丘疹，表面光滑如涂蜡，形如珍珠，中心微凹如脐窝，可从中挤出奶酪样物质，触之柔软，多散在发生，亦可簇集分布，但不相融合。病情发展缓慢，可有轻度瘙痒。

（1）大黄、硫黄各等分。共研细末，外搽患处，每日 2～3 次。

（2）马齿苋 60 克，板蓝根 50 克。水煎外洗患处，每日 2 次。适用于皮疹较小而数目较多的患者。

（3）大青叶 60 克，薏苡仁 30 克。水煎外洗患处，每日 2 次。适用于皮疹较小而数目较多的患者。

（4）炉甘石洗剂外搽患处，每日 2～3 次。

【验方 14】（李仲英，2013 年 11 月 15 日）

麻黄 10 克，杏仁 10 克，薏苡仁 120 克，甘草 6 克，猫爪草 10 克。水煎，连服 3～5 剂。另取薄姜片或薄蒜片置于疣体上，用艾炷点燃灸至皮肤灼痛即可。适用于寻常疣。

【验方 15】（薛钢，2013 年 12 月 27 日）

（1）克疣方。白花蛇舌草 30 克，板蓝根 20 克，三棱 10 克，莪术 10 克，马齿苋 10 克，薏苡仁 10 克，黄芪 20 克，甘草 10 克。水煎，早晚各服 1 次，每日 1 剂，药渣再煎水外洗患处。30 日为 1 个疗程。

（2）乌附木贼汤。乌梅 30 克，香附 20 克，板蓝根 20 克，木贼 20 克，马齿苋 20 克，苦参 10 克，甘草 10 克。水煎 2 次，共煎

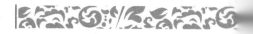

取药液 300 毫升左右，待温后浸泡或湿敷皮损处，每次 20～30 分钟，每日 2～3 次，连用 3～5 日。用于寻常疣、扁平疣，3～5 日效果明显。用药过程中，可见疣赘与正常皮肤逐渐分离，可能伴有灼痛，但不可停药，继续使用，直至疣赘全部脱落，多数患者无痛或有轻度疼痛，能忍受。

（3）芝麻花搽剂。新鲜芝麻花适量。用以揉搽患处，每日 3 次。适用于寻常疣。一般 7～10 日见效。若为干品芝麻花，可用水浸泡 30 分钟，煎沸，冷却后涂搽患处亦有效。

蜂、蛇、虫咬伤

【验方 01】（李典云，2013 年 8 月 30 日）

以下验方适用于蜈蚣咬伤。

（1）苦瓜根或苦瓜适量。捣烂，外敷患处，早晚各 1 次。蜈蚣毒液为酸性，用前先用 5％～10％小苏打水或肥皂水冲洗伤口，严重者，急送医院观察治疗。

（2）苦参、鲜马齿苋各 20～30 克。捣碎，外敷患处，每日敷 3 次。

（3）鸡冠花叶适量。捣碎，外敷患处，每日 2 次。

（4）季德胜蛇药片。每日 3 次，每次服 10 片，首次加倍。

（5）甘草、雄黄各 10 克。共研细末，加菜油少许调糊状，外涂患处。

（6）紫皮大蒜 1～3 粒。捣烂，敷患处，每日 3 次。

【验方 02】（李典云，2013 年 4 月 12 日）

黄柏、黄芩、苦参各 50 克，冰片 25 克。共研细末，入瓶密封存放，蜂蜇伤先设法拔除毒刺，药末加食醋调糊状，外敷患处，每日 1 次。有清热解毒、祛风止痒之功效。适用于蜜蜂蜇伤、毛囊炎。

【验方 03】（胡佑志，2014 年 10 月 24 日）

被蜜蜂蜇伤，先拔掉残留在皮肤上的毒刺，取鲜马齿苋适量，洗净后捣烂敷在蜜蜂蜇伤处，疼痛即可减轻，每日可换药 1~2 次。一般 1~2 日症状即可逐渐消失。

【验方 04】（严永和，2013 年 7 月 26 日）

以下验方适用于毒蛇咬伤。

（1）鲜半枝莲 120 克。取 60 克水煎取液，分 2 次服用。取另 60 克捣烂外敷伤口周围，不宜盖住伤口，便于毒液流出，连用 2 日。

（2）鲜垂盆草适量，雄黄 0.6 克。捣烂，敷伤口周围。另取鲜草 60 克，捣烂取汁 1 杯，加雄黄 0.6 克、白酒 1 汤匙，内服，每日 2 次。

（3）夏枯草 50 克，穿心莲 15 克，白芷、半枝莲各 30 克，当归 10 克，细辛 3 克。水煎服，每日 1 剂。

（4）毒蛇咬伤后，要立即用止血带或绳子缚扎伤口上端，用清水或 1∶500 高锰酸钾反复冲洗伤口，或再用火罐吸出伤口毒血，用季德胜蛇药研细末外敷患处，早晚各敷 1 次。处理完毕，立即送医院或疾控中心注射抗蛇毒血清、破伤风抗毒素。

外伤、骨折与溃疡

【验方 01】（胡佑志，2017 年 5 月 12 日）

（1）创伤性溃疡。黄连、黄芩、黄柏各 100 克，冰片 5 克。黄连、黄芩、黄柏研细粉，加冰片调匀，装入瓶中密闭保存备用。使用时，创面渗液较多，可取三黄粉适量撒入创面，并用消毒纱布固定，每日换药1次；创面无渗液，可将三黄粉适量用香油调成糊状，外涂创面，每日1次。一般连用3～7日溃疡即可治愈。

（2）伤口久治不愈。蒲公英30克，苦参、黄柏、白芷、木鳖子、连翘各12克，金银花、赤芍、牡丹皮、甘草各9克。水煎取液，趁热熏蒸患处，待温，用镊子夹一块无菌纱布蘸药液擦洗创面，将创面脓血、分泌物擦洗干净后，伤口覆盖大黄油纱布，外用纱布包扎，每日熏洗1次。一般熏洗10～15次，伤口可完全愈合。

（3）骨折后关节僵直。赤芍、川芎、当归尾、红花、宣木瓜、伸筋草、透骨草各15克。上药用食醋250毫升浸泡12小时，加水500毫升，文火煮沸15分钟，去渣取液，待温度适宜时熏洗患处20分钟，早晚各1次，7日为1个疗程。上肢僵硬，加牛膝15克；关节僵直，加三棱、莪术各15克。

【验方02】（大志，2019年4月12日）

丹参、桑寄生各12克，川芎、当归、熟地黄、牛膝、肉苁蓉、骨碎补、威灵仙各10克，血竭、白术、续断、鹿角胶、自然铜、土鳖虫各6克。水煎，分3次服，每日1剂，7日为1个疗程。适用于骨折延迟愈合。气虚乏力，加黄芪6克；头晕眼花较重，当归加至15克。

【验方03】（萧旭，2017年5月5日）

鲜鱼腥草100～150克，洗净，用米泔水浸数分钟，再捣烂如泥状，敷于血肿部位，用纱布包扎固定，每日换药1次即可。一般2～3日即可痊愈。适用于外伤后局部血肿、疼痛难忍，或伴微微发热者。

【验方 04】（古月，2017 年 1 月 6 日）

茯苓、山药各 15 克，熟地黄、山茱萸、牡丹皮、乌药各 12 克，泽泻、五味子各 6 克。水煎，分 3 次服，每日 1 剂，10 日为 1 个疗程，连用 2～3 个疗程。适用于骨折后遗症。症见骨折迟缓愈合或不愈合，局部酸痛，腰腿酸软，头晕眼花，舌淡、苔白，脉沉细。

【验方 05】（马龙，2017 年 8 月 25 日）

（1）骨折。自然铜 21 克，制马钱子 1 克。研末，用热酒分 2 次冲服。

（2）骨节脱离。生蟹捣烂，用热酒调服，渣涂患处半日，骨内咯咯作响即好。

（3）筋绝伤。蟹王足髓熬制后纳入创伤处，筋可续生。

（4）筋断。旋覆花根捣汁，滴患处，渣敷其上，半月后再去掉，筋即续生。

【验方 06】（南越，2014 年 6 月 27 日）

炙黄芪、党参、龟胶（烊化）各 20 克，肉苁蓉 15 克，枸杞子、当归、巴戟天、鹿角胶、山茱萸、仙茅、淫羊藿各 10 克。水煎服，每日 1 剂，15 日为 1 个疗程。有补精血、续断骨之功效。可用于中老年人体质虚弱、气血不足，不慎骨折经复位、固定等治疗后，久久不能增生骨痂，恢复较慢者。

【验方 07】（施善葆，2015 年 1 月 30 日）

以下验方适用于骨折。

（1）朱砂 10 克，血竭 10 克，没药 10 克，乳香 10 克，儿茶 10 克，轻粉 10 克，自然铜 10 克，绿豆粉 250 克。将绿豆粉炒黄，

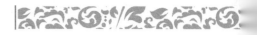

与余药一起研细，炒成褐色，冷后研细末，过100目筛备用。用时以温水调成糊状，外摊布上，敷于骨折部位，干后即成硬板状。有止痛、消肿、促进骨折愈合之功效。

（2）当归9克，川芎4.5克，白芍9克，生地黄9克，桃仁100克，制乳香4.5克，制没药4.5克，三七4.5克，防风6克，连翘9克，骨碎补9克，续断9克，茯神12克，炙甘草3克，枸杞子9克。水煎服，每日1剂。有活血舒筋、化瘀止痛、补肾壮骨之功效。

（3）红花、大黄、无名异、乳香、山栀子、白芷、黄柏、刘寄奴、泽兰、桃仁、没药、归尾各120克，樟木皮240克，土鳖虫6克。上药共研细末，煮至糊状，待温外敷患处，每日换药1次。有活血理气、散瘀定痛之功效。

（4）大凉伞、石菖蒲、细辛、大钻、小钻、辅地香、毛秀才、石兰藤、乌药、苎麻根、芭蕉根、上树蜈蚣各适量。上药共捣烂，复位后外敷患处，每日换药1次。另取原方去苎麻根、芭蕉根，加扶芳藤适量，乌药加量，泡酒内服兼外搽。服药期间忌服茶、酸、鸡蛋、虾米、牛肉。

（5）大驳骨、小驳骨、透骨消、盐肤木各适量。共捣烂，复位后外敷患处，每日换药1次。

【验方08】（陈家福，2015年8月14日）

（1）骨折外敷方。公鱼藤（铁草鞋）、金鱼藤（抱石莲）各9克，岩角（岩笋）50克，糯米饭100克，旱菖蒲（岩菖蒲）、酒药各3克。共捣烂，骨折复位后外敷，3日换药1次。

（2）骨折内服方。滚山虫3个（小的4个）。研细，拌入糯米饭服食或温开水送服，3日1次。

【验方 09】（王廷兆，2014 年 12 月 26 日）

以下验方适用于跌打损伤。

（1）石菖蒲鲜根适量。捣烂，加少量白酒拌匀，外敷患处。

（2）刘寄奴、延胡索、骨碎补各 30 克。水煎，分 2 次服，每日 1 剂，连服 7～10 日。

（3）三七粉 15 克，活螃蟹 1 只。共捣烂，冲热酒温服。

（4）了哥王根的第二层皮 3 克。水煎，分 2 次服，每日 1 剂。

【验方 10】（吴明，2014 年 10 月 24 日）

透骨草 15 克，苏木 30 克，大黄、土茯苓、乳香、没药各 10 克。水煎取液 2000 毫升，先熏患处，待水温适宜后再擦洗，每次 20 分钟，每日 1 次，5 日为 1 个疗程。方中苏木、乳香、没药活血化瘀，大黄、土茯苓消肿止痛，透骨草引药直达筋骨，诸药合用，共奏活血消肿止痛之功效。适用于筋骨痛。

【验方 11】（蒋振民，2013 年 4 月 5 日）

土茯苓、萆薢、薏苡仁、黄柏、白鲜皮、地肤子、丹参、赤芍、当归、白及各 30 克。水煎适量，浸泡患足，每次 30 分钟，每日 2 次，1 剂可用 2 日。浴足后用当归粉、白及粉各 10 克和凡士林 100 克充分调匀，消毒后涂于患处。适用于足跟溃疡。

【验方 12】（胡大夫，2016 年 2 月 6 日）

桃仁 15 克，赤芍、甘草各 9 克，大腹皮、制香附、柴胡、桑白皮、姜半夏、紫苏子、通草各 6 克，青皮、陈皮各 3 克。水煎，分 3 次服，每日 1 剂。适用于颅脑损伤后遗症。症见顽固性头痛，眩晕，尿失禁，语言不清或失语，并伴有恶心欲吐、心悸烦躁、失

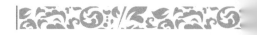

眠多梦、脉沉或沉涩。

静脉曲张

【验方 01】（伍振云，2014 年 10 月 24 日）

静脉曲张是由于血液瘀滞、静脉管壁薄弱等因素导致的静脉迂曲、扩张。身体多个部位的静脉均可发生曲张，静脉曲张最常发生的部位在下肢。值得强调的是，静脉曲张本身可能是其他病变的继发表现，如腔静脉闭塞等，应积极处理原发病。

红花、透骨草各 150 克。研粗粉，用等量陈醋和温水拌潮湿，装入布袋中，将药袋敷于患处固定好，用热水袋敷上，保持一定温度，每次 30 分钟，每日 1 次。红花味辛，性温和，能通经、活血、止痛、消肿；透骨草辛散温通，入肝经血分，能活血止痛。全方共奏辛温善走、活血利气之功效。

【验方 02】（蒋振民，2013 年 7 月 26 日）

当归、丹参、乳香、没药、茯苓、牛膝、杜仲、鸡血藤、川芎、桃仁、红花、黄芪、地龙、五灵脂、秦艽、羌活、延胡索、白芷各 50 克，桂枝、附子、肉桂各 30 克，甘草 20 克，蜈蚣 10 条，全蝎 20 克。上药研细粉，炼蜜为丸，每丸 10 克。每次 1 丸，每日 3 次。适用于下肢静脉曲张。

【验方 03】（张志远，2017 年 9 月 1 日）

蜈蚣 6 条。浸泡于 300 毫升 50 度白酒中，1 周后取用。以药棉浸蘸药液外搽静脉曲张处，每日 2 次。适用于下肢静脉曲张。一般使用 1 周后疼痛消失，随后曲张之静脉亦逐步恢复正常。如局部有破损勿用，切记蜈蚣有毒，不可内服。

【验方 04】（伍振云，2013 年 8 月 30 日）

（1）重度静脉曲张伴静脉炎内服方。忍冬藤 60 克，玄参 30 克，当归 30 克，川芎 12 克，赤芍 12 克，桃仁 2 克，红花 10 克，牛膝 15 克，汉防己 12 克，威灵仙 12 克，青风藤 18 克，甘草 12 克，水蛭 6 克，地龙 15 克。水煎服，每日 1 剂。肿胀明显，加土茯苓或生薏苡仁 30 克；红肿，加黄连 20 克；痛甚，加制乳香、没药各 9 克。

（2）重度静脉曲张伴静脉炎外洗方。透骨草 30 克，防风 12 克，艾叶 12 克，当归 12 克，乳香、没药各 10 克，苏木 20 克，大黄 10 克，伸筋草 30 克，红花 20 克。水煎外洗，每剂可用 2～3 日。

【验方 05】（玉凤花，2014 年 1 月 31 日）

黄芪或五爪龙 60 克，桃仁 12 克，红花、升麻、川芎、枳壳、柴胡各 10 克，川牛膝、赤芍各 15 克，桑寄生 30 克。上方加生葱根茎 6 根、生姜 6 片，煎后加米酒、米醋各 50 毫升，趁热熏洗患处并泡浴患足，每次 20～30 分钟，每日 2～3 次。适用于下肢静脉曲张。

若气郁久化热、热毒下注，症见下肢静脉曲张绷紧，局部红肿热痛，周围皮肤色红，痛势如火灼，口渴不欲饮，口臭，烦躁，舌嫩红体胖、苔黄腻，脉滑数，趺阳脉洪数，加皂角刺、青天葵、蒲公英、丹参；湿热流注，症见下肢静脉曲张如乱索，局部瘦困胀痛，周围皮肤色泽油亮，扪之热而不扬，伴身困乏力，头重如裹，午后加重，舌暗、体胖、苔浊腻，脉沉数，趺阳脉弦滑，加汉防己、草薢、海桐皮；气虚寒湿内阻，症见下肢静脉曲张如蚯蚓，按

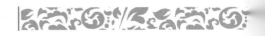

之柔软，痛势绵绵，肤色苍黄，局部湿冷，伴头晕、劳则加重，面色萎黄，舌淡胖、苔白腻，脉缓弱，趺阳脉濡缓，加艾叶、吴茱萸。

【验方06】（鲁莱光，2015年5月29日）

（1）茯苓、牛膝各10克，金银花、车前子各15克，紫花地丁20克。水煎，分2次服，每日1剂，10日为1个疗程，间隔5日再服下一个疗程，连用1～3个疗程。有清热解毒、利湿消肿之功效。适用于湿热下注型下肢静脉曲张。

（2）赤芍、川芎、桃仁、柴胡、枳壳各10克，当归、牛膝各15克，生地黄30克，红花、炙甘草各6克。水煎，分2次服，每日1剂，10日为1个疗程，间隔5日再服下一个疗程，连用1～3个疗程。有补气养血、温通经络之功效。适用于气血亏虚型下肢静脉曲张。

（3）桃仁、三棱、莪术各12克，赤芍、当归、延胡索各15克，鸡血藤、丹参各30克，川芎20克，红花10克，甘草6克。水煎，分2次服，每日1剂。10日为1个疗程，间隔5日再服下一个疗程，连用1～3个疗程。有行气活血、散瘀通络之功效。适用于气滞血瘀型下肢静脉曲张。

【验方07】（曹行，2014年2月21日）

下肢静脉曲张是指下肢静脉血液回流障碍所致的一种病症，属于周围血管疾病，发病率较高。杭白菊具有保护血管、清除自由基等作用，服用杭白菊有助于辅助治疗静脉曲张。但杭白菊长于清热，还有降压功效，寒性体质和患低血压的静脉曲张患者不适合服用。

【验方08】（郭旭光，2013 年 11 月 8 日）

桂枝 50 克，木瓜 100 克。水煎取液，每晚临睡前浴足 1 次，每次 30 分钟，药液凉后可再加热浸泡，1 剂可连用 2～3 日，7 日为 1 个疗程。适用于下肢静脉曲张，最好在立冬后就开始浴足。

下肢溃疡

【验方01】（张勤，2016 年 6 月 25 日）

以下验方适用于下肢溃疡。

（1）桉叶膏。桉树叶适量。洗净后加水煎煮 5 小时成膏，装瓶备用。使用时艾叶煎水洗患处，用消毒棉球揩干后将药膏外搽患处，外盖消毒纱布，3 日换药 1 次。一般治疗半月余见效。

（2）地龙蜜液。鲜地龙 100 条，蜂蜜 200 克。将地龙放清水中使其吐净泥土，取出放入盛有蜂蜜的器皿中放置 12 小时，去地龙，将所得浸液过滤，高压消毒备用。使用时将溃疡面常规消毒，再用消毒棉签蘸地龙蜜液均匀涂在疮面上，每日 5 次，直至疮面痊愈。

（3）金芒液。金银花、蒲公英、马齿苋各 30 克，芒硝 50 克。水煎 30 分钟，取药液 2000 毫升，药渣保留备用。使用时，先用药渣的热气熏蒸患处 15 分钟，待药液温度适宜时用消毒纱布浸药液湿敷 30 分钟。早晚各 1 次，每日 1 剂。

（4）乳没散。乳香、没药、黑木耳、白糖各 15 克，炒五味子 10 克。上药共研细末，用生理盐水洗净患处，去掉外表腐肉，以露出嫩芽为度，再将乳没粉敷上薄薄一层，每日 1 次，连用 10 日。

（5）阿胶。阿胶 5 克，烘软压平如硬币厚薄，敷贴于疮面，纱布固定，3 日换药 1 次，一般 7～10 日见效。

（6）缠缚。疮面有腐肉时，用红油膏外敷，再用绷带缠缚整个小腿，隔1~2日换药1次。疮面肉芽已长，改用白玉膏加生肌散；疮面周围伴有疮，改用青黛膏，均需缠缚。

【验方02】（郭旭光，2014年3月28日）

金银花30克，连翘、茯苓各12克，泽泻、炒苍术、炒黄柏、牛膝、木防己、秦艽、当归、赤芍各9克，生薏苡仁30克。水煎，分早晚2次服，每日1剂。30日为1个疗程。适用于下肢慢性溃疡。痒甚，加防风9克；脓尽而创面久不愈合，去泽泻，加生黄芪18克。

【验方03】（韩正光，2018年6月8日）

制乳香、制没药各10克，松香120克，生桃仁、蓖麻子各15克。上药共捣烂，摊于灭菌纱布上外敷患处，每日或隔日换药1次。适用于下肢溃疡。

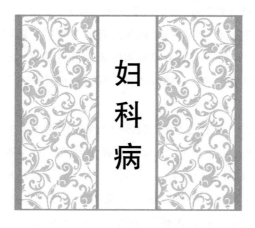

妇科病

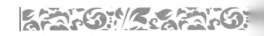

一、月经病

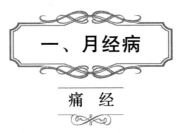

痛 经

【验方01】（曹淑芬，2019年8月2日）

中医称腰为肾之府，而经期腰酸背痛与肾的功能密切相关。中医认为，女性肾功能不通不荣多为体弱、肝肾不足、寒气郁积致气血不畅。故调理上应多从补益肝肾、促进气血循环着手。笔者自拟杜仲桑椹茶，效果明显。

杜仲10克，桑椹10克，党参10克，枸杞子6克。上药入砂锅中加水适量，以中火煮10分钟，滤取药液，分早晚2次服，每日1剂。方中杜仲能补肝肾、强筋骨，枸杞子具有治肝肾阴虚、腰酸和益精血等功效，党参可益气养血，桑椹可通血气。诸药合用，共奏补肝肾、强腰骨、缓解经期腰背酸痛之功效。高血压患者忌用。

【验方02】（张大夫，2013年2月1日）

（1）葵花红糖汤。向日葵花盘50克，红糖20克。加冷水煎煮30分钟即可。分3次服，每日1剂，7日为1个疗程。在经前10日开始服用，经来停服。适用于一般痛经。

（2）艾姜蛋汤。鸡蛋2个，艾叶15克，生姜15克。加水适量煎煮，蛋熟后再煮15分钟，饮汤吃蛋。10日为1个疗程。适用于寒凝气滞之痛经。

（3）桂楂红糖汤。桂枝5克，山楂肉20克，红糖30克。先将桂枝、山楂肉加水1000毫升，用文火煎至500毫升，再入红糖，

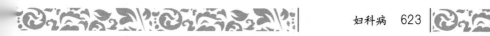

略煎 5 分钟即可。趁热饮服，30 日为 1 个疗程，连用 3 个疗程。适用于寒凝瘀滞之痛经。

（4）大血藤炖河蟹汤。大血藤 30 克，河蟹 2 只（约 250 克），米酒 50 毫升。先将大血藤、河蟹放入陶罐中，加水 1000 毫升，用文火炖熟，然后加入米酒再炖 10 分钟，趁热饮汤吃蟹。5 日 1 次，连用 2 个月。适用于气滞血瘀之痛经。

（5）马鞭草炖猪蹄汤。马鞭草 30 克，猪蹄 2 只，黄酒 30 毫升，花生油 30 克。猪蹄洗净，每只切成 4 段备用。炒锅放在旺火上，下花生油烧热，将马鞭草下锅煸炒，再加入适量黄酒炒一下，起锅装入陶罐内，加入凉水 1000 毫升，隔水用文火炖猪蹄至熟透，可少放盐，饮汤食猪蹄。分 2～3 日服完。5 日 1 次，连服 15 日。适用于气滞血瘀及寒湿凝滞之痛经。

（6）黑豆蛋酒汤。黑豆 60 克，鸡蛋 2 个，米酒 120 毫升（冲服）。共煮食，连用 20 日为 1 个疗程。适用于气血虚弱之痛经。

【验方 03】（元宝草，2013 年 7 月 5 日）

杜仲、大血藤各 15 克，红花、千层纸、三七各 10 克，海马 3 条。上药用 50 度白酒浸泡 30 日即可饮用。经前 3 日开始至经后 3 日饮用，每次 25～50 毫升，每日 3 次。适用于痛经、月经不调。

【验方 04】（吴明，2016 年 6 月 18 日）

（1）山楂 50 克，煎取浓汁，加入红糖 30 克拌匀。早晚空腹饮服，宜在经前 1 日服用，连服 3 日。适用于痛经。

（2）牡丹花 30～50 克，加适量红糖煎服，每日 2～3 次，对经行腹痛有较好的效果。牡丹花配芍药为"姐妹茶"，可疏肝以止腹痛；配金银花，可凉血止鼻出血。

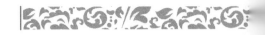

【验方 05】（南越，2016 年 2 月 27 日）

苏木 25 克，泽兰 15 克，七叶莲 15 克，益母草 15 克，艾叶 15 克，枫荷桂 15 克。水煎服，每日 1 剂，5 日为 1 个疗程。适用于痛经。

【验方 06】（王庭巧，2016 年 12 月 2 日）

泽兰 12 克，桃仁 10 克，红藤 3 克，生香附 12 克，延胡索 10 克。水煎，分 2 次服，每日 1 剂，连服 3～5 日。适用于痛经。

【验方 07】（徐玉梅，2016 年 8 月 26 日）

以下验方适用于痛经不孕。

（1）洗浴。经前 5～6 日开始，每日以热水浸浴约 1 小时；另取葱白 50 克、芫荽 60 克于经前煎汤顿服。

（2）贴脐。将白芷、玄参、当归、赤芍、肉桂、大黄、生地黄、麻油、黄丹制成膏剂，贴脐。

（3）药熨。生姜 120 克，花椒 60 克。共研细末，炒热，装入布袋熨烫痛处，每次 15～20 分钟，每日 1～2 次。

（4）外敷。白芷、川乌、草乌各 6 克。共研细末，用葱汁、蜂蜜调匀，外敷痛处。

（5）纳药。蛇床子、五倍子、艾叶各 15 克，公丁香、枯矾各 10 克，木香 0.3 克。研细，炼蜜为丸，再将药丸制成条状，纳入阴道深处，2 日 1 丸，连用 3 丸。

【验方 08】（徐玉梅，2016 年 7 月 30 日）

（1）生香附 15 克，延胡索 10 克，干姜 3 克。焙研细末，每次 3 克，每日 3 次，经前 3 日服用。适用于痛经。

（2）当归、川芎、赤芍、枳壳、五灵脂、乌药、川楝子、牡丹皮各 10 克，红花 6 克，延胡索 12 克，炙甘草 3 克，蒲公英 20 克。水煎服，经前 5 日开始服，连服 3～5 日为 1 个疗程。如未痊愈，下月月经前 5 日开始再服 1 个疗程。适用于痛经。

【验方 09】（杨相国，2015 年 11 月 27 日）

白芍、赤芍、香附、桃仁、丹参、红花、当归、延胡索、苏木、益母草、鸡血藤、艾叶、肉桂、小茴香、莪术、三棱、川芎、川椒各 15 克，附子、干姜、吴茱萸各 10 克。上药共研细末，放入用双层纱布做成的口袋里，将袋系好。每于月经前 1 周用药包熨敷肚脐及小腹，熨敷时需往熨袋上口喷高度酒 100 毫升，每次熨 1 小时，每日 2～3 次。适用于寒瘀痛经。

【验方 10】（蓝天，2013 年 3 月 1 日）

水蛭 100 克，三七 100 克。分别研细末，过细筛，混匀，装入胶囊。每次 1 克（体质虚弱者，可用沸水冲泡西洋参 3 克送服药末），体壮者，每次 2 克，每日 2 次，饭前服，从月经干净时开始服用，连服 20 日为 1 个疗程，待下次月经来潮并干净后，继续服 1 个疗程。有效时，宜连服 3～5 个疗程。适用于痛经。症见经前下腹剧烈疼痛难忍，甚至恶心呕吐，面色苍白等。

【验方 11】（张标远，2018 年 6 月 15 日）

香附 10 克，当归 12 克，牛膝 6 克，茯苓 10 克，青皮 6 克，山楂 6 克，厚朴 15 克，砂仁 5 克，乌药 5 克。水煎，分 2 次饭前 1 小时服，每日 1 剂。适用于经期腹痛。

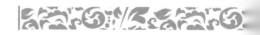

【验方 12】（肖德荣，2018 年 5 月 25 日）

（1）八物汤加减。炙甘草、木香各 1.5 克，青皮 2.1 克，人参、当归身、川芎、茯苓、生地黄、醋炒香附、白术、白芍、生姜各 3 克，大枣 2 枚。水煎，分早晚 2 次服，每日 1 剂。有健脾养血、行气解郁之功效。适用于气血虚弱，虚中有滞型痛经。

（2）当归艾叶汤。生艾叶 15 克，当归 30 克，红糖 60 克。水煎，分 3 次服，每日 1 剂，于每月经期服用。有温经散寒、行血止痛之功效。适用于痛经。症见经行腹痛，下腹觉凉，手足不温。

（3）泽兰汤。红花 2 克，牛膝 6 克，延胡索 8 克，当归、柏子仁、赤芍各 12 克，泽兰、香附、续断各 14 克。水煎，分 2 次服，每日 1 剂，甜酒为引。有疏肝解郁、活血调经之功效。适用于痛经。

（4）二香饮。广木香、当归、香附、川芎各 3 克，青皮、牡丹皮、枳壳、生地黄、莪术各 3.6 克，生姜 8 片。水煎，空腹服。有行气活血之功效。适用于气滞血瘀型痛经。

（5）丹参赤芍汤。吴茱萸 3 克，肉桂 5 克，丹参、香附、赤芍、乌药、山楂、延胡索、三棱、五灵脂、莪术各 10 克。水煎，分 2 次服，每日 1 剂。于经前服 7 剂，连服 3 个月经周期。适用于痛经。

【验方 13】（郭亚维，2018 年 8 月 10 日）

杜仲、菟丝子各适量。共研细末，装瓶备用。使用时每次取药末 5 克，夜晚睡前置浴盆中泡水浴足，每日 1 次，连用 2～3 个月。有补益肝肾之功效。适用于血虚痛经。

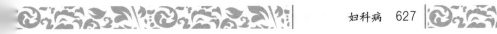

【验方 14】（韩玉乐，2018 年 9 月 14 日）

当归 10 克，白芍 18 克，茯苓、白术、泽泻各 12 克，川芎 10 克。上药共研细粉，装瓶备用。每次取 6 克，用温酒送服，每日 3 次。有活血祛瘀、行气止痛之功效。适用于痛经。

【验方 15】（郑玉平，2018 年 10 月 12 日）

艾叶 8 克，小茴香（淡盐炒）10 克，炮姜 10 克，丹参 20 克，香附 12 克，炙甘草 10 克。加水适量，浸泡 1 小时，煎煮 40 分钟，煎取药液 200 毫升；再加水煎煮 30 分钟，煎取药液 100 毫升，合并药液，分 2 次温服，每日 1 剂。有温经散寒、化瘀止痛之功效。适用于寒凝血瘀引起的痛经。症见经期少腹疼痛，手足发凉，大便稀溏，腹痛喜热喜按，形寒畏冷。

【验方 16】（李志良，2018 年 11 月 30 日）

（1）酒糟蛋。鸡蛋 6 枚，酒糟 30 克，川芎 5 克，香附 10 克，桃仁 10 克。将鸡蛋煮熟后剥壳，锅中加水，放入熟鸡蛋、酒糟、川芎、香附、桃仁料袋、盐 10 克、八角茴香适量，以文火煮 60 分钟即可。每日早晚各服鸡蛋 1 个，饮少量汤，连服 3 日。有理气化瘀止痛之功效。适用于气滞血瘀型痛经。方中酒糟散瘀止痛，川芎、香附行气开郁、活血止痛，桃仁破血行瘀，配以鸡蛋滋阴润燥。

（2）六味红枣粥。柴胡 10 克，马齿苋 25 克，赤芍 10 克，延胡索 10 克，大枣 10 枚，山楂条 10 克，大米 60 克，白糖 10 克。前四味加水武火煮沸，改文火煮 30 分钟，滤取药液，加入大米及大枣煮至粥熟即可，食用时加山楂条、白糖。有清热除湿、化瘀止痛之功效。适用于痛经。方中柴胡、赤芍清热凉血，马齿苋清热解

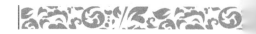

毒利湿，山楂化瘀，延胡索止痛，大枣和胃健脾。

（3）清汤枸杞肉。水发淡菜 10 克，枸杞子 15 克，生姜 10 克，桂皮 6 克，鲜猪肉 500 克。猪肉洗净切块，加水 2000 毫升，煮沸后去掉浮沫，再加入水发淡菜、枸杞子、生姜、桂皮，文火煮 90 分钟，熟后撇去浮油，加盐调味即可。有益肾养肝止痛之功效。适用于痛经。方中猪肉滋阴润燥，淡菜、枸杞子补肝肾、益精血，桂皮通血脉。本方除桂皮外，其余均可服用。

【验方 17】（常怡勇，2013 年 5 月 17 日）

（1）胡椒粉 3 克，用醋调为糊状，均分为 2 份。取胶布 2 块，将药糊置于胶布中，于经前 3 日贴敷双侧涌泉穴，贴敷前先按摩穴位 10 分钟。适用于痛经。

（2）经前 3 日，每晚双手重叠，掌心向下压于小腹正中逆时针旋转揉摩 10 分钟，同时从小腹至脐部反推 30～50 次。适用于痛经。

（3）艾叶 50 克，胡椒 10 克，陈皮 20 克。焙黄为末，加白酒少许，纱布包裹，睡前放于关元穴（脐下 3 寸处），上压热水袋。有暖肾、温经止痛之功效。适用于痛经。

（4）肉桂 10 克，吴茱萸 20 克，茴香 15 克，延胡索 15 克。上药共研细末，用黄酒适量调匀后适当加热敷于脐部，用胶布固定，冷后可再加热熨敷，以不烫伤皮肤为度。适用于寒湿凝滞型痛经。

（5）川芎、草乌、香附各 0.5 克，研末，绢包塞入两侧鼻腔 10～20 分钟，即可止痛。随后将药取出，一般用药 1～3 次即可。

（6）肉桂 10 克，吴茱萸 20 克，茴香、延胡索各 15 克。共研极细末，加黄酒适量，炒热，纳入纱布袋中，温度适宜时，置于脐部或小腹部不停熨敷。药凉后，可再炒热熨敷，用至痛经消失为止。

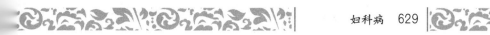

（7）食盐 250～500 克，葱白 250 克，生姜 200 克（切碎）。上药共烘热，装布袋中，温熨下腹部。适用于寒湿凝滞型痛经。

【验方 18】（辰星，2014 年 1 月 31 日）

小茴香 400 克，水煎取液，加入温水，浴足 30 分钟，每日 1 次。适用于痛经。

【验方 19】（常怡勇，2014 年 1 月 31 日）

以下验方适用于痛经。

（1）加味逍遥丸。每次 6 克，每日 2 次。有疏肝解郁、活血调经之功效。适用于痛经伴经前乳房胀痛、心烦易怒。

（2）延胡索止痛片。每次 4 片，每日 3 次。有理气止痛之功效。适用于经行小腹胀痛、胸胁胀满。

（3）妇女痛经丸。每次 30 粒，每日 3 次。有活血化瘀、通经止痛之功效。适用于经行小腹刺痛，经行不畅，血块多，血块排出后痛减。

（4）速效救心丸。取 5 粒研细末，置于伤湿止痛膏中央，外敷关元、气海穴，每日换药 1 次，一般用药 5～20 分钟疼痛可止。为预防痛经，也可于每次月经来潮前 3 日外敷关元、气海穴，每日换药 1 次，月经来潮后停用，连用 2～3 个月经周期即可。速效救心丸为治疗冠状动脉粥样硬化性心脏病和缓解心绞痛的药物，为中医急症必备中成药之一，由川芎、冰片等组成，有芳香温通、活血化瘀、通络止痛之功效。除治疗冠心病、心绞痛之外，对痛经也有明显治疗效果。痛经发作时，单使用本品亦有良效。

（5）麝香止痛膏。在疼痛部位及尾骶部各贴 1 片，每日换药 1 次，一般连贴 3 日可见效。经前腹痛、拒按者，经前开始贴；月经

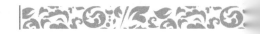

中后期隐隐作痛、喜按喜热者，行经时贴。

【验方20】（木易，2014年7月25日）

肉桂、炮姜、吴茱萸、茴香各15克，共捣细末，用陈醋或黄酒调成糊状，取适量敷于脐部，再覆盖清洁纱布，外用胶布固定。每日换药1次，连用5～7日。对经前或经期小腹冷痛均有良效。

【验方21】（胡佑志，2014年8月22日）

韭菜250克，红糖100克。韭菜洗净、捣烂取汁，红糖加水煮沸，与韭菜汁混匀，分1～2次服。每日1剂，连服2～3日。适用于痛经，服后俯卧片刻。

【验方22】（张勤，2014年9月19日）

（1）熟地黄、当归、白芍、川芎各15克，延胡索15克，沉香10克。水煎服，每日1剂，每月经前5日开始服用，连服2个月经周期。适用于经来胁痛。症见经来两胁下作痛，胁内有块，疼痛不已，月经呈淡黑色。

（2）炒乌药、川芎、白芷、陈皮、枳壳各10克，炒干姜、甘草各7克，炒僵蚕、麻黄各6克，生姜3片，大葱1根。水煎服，每日1剂，连服6剂。适用于经来骨痛。症见每逢月经来时周身骨节疼痛，此系寒邪入骨，本方祛寒邪，则骨痛自除。

（3）当归尾、川芎、牡丹皮、制香附、延胡索各15克，生地黄、红花、桃仁各10克。水煎服，每月经前7日开始服用，连服7剂。有活血祛瘀、止痛之功效。适用于瘀血停滞之经前腹痛。症见脐部绞痛异常。

（4）党参、白术、醋香附、茯苓、当归、川芎、白芍、生地黄各 15 克，炙甘草、木香各 8 克，青皮 10 克，生姜 2 克，大枣 5 枚。水煎服，每日 1 剂，连服 7 剂。有补虚通滞之功效。适用于体虚、经血内停之经后腹痛。症见月经过后腹痛难忍。

闭 经

【验方 01】（木蝴蝶，2013 年 1 月 11 日）

继发性闭经，月经停闭超过 3 个月，且为明显的精神因素所致。症见性情忧郁，心情烦躁，口干咽燥，大便干结，夜寐不宁，舌暗红、苔薄，脉细涩。治宜润燥宁心、活血调经。方用三紫调心汤：紫石英 15 克，紫丹参 15 克，紫参 15 克，琥珀末 5 克，淮小麦 30 克，合欢花 10 克，柏子仁 12 克，广郁金 12 克，生卷柏 12 克。先将紫石英加水煎沸 30 分钟，除琥珀末外，加入其余药共煎，合欢花后下。分早晚 2 次温服，琥珀末吞服，每日 1 剂。心火旺，加焦山栀 12 克、麦冬 10 克；心肾失济，加交泰丸 30 克（包煎）。

【验方 02】（郭亚维，2014 年 2 月 21 日）

熟地黄 30 克，山药、山茱萸、枸杞子、杜仲，当归各 15 克，牛膝、菟丝子、龟板、通草各 10 克，泽泻 15 克，益母草 15 克。水煎服，每日 1 剂，30 日为 1 个疗程。适用于女性单纯性肥胖伴闭经，兼见头晕耳鸣、腰膝酸软。服药有效后连服 3～6 个疗程。

【验方 03】（胡佑志，2016 年 3 月 26 日）

熟地黄、杜仲、菟丝子、枸杞子各 15 克，山茱萸、当归、肉苁蓉、牡丹皮各 10 克，紫河车 6 克（研粉吞服）。水煎，分 3 次

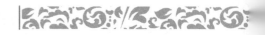

服，每日 1 剂。适用于人流后闭经。

【验方 04】（张勤，2016 年 2 月 27 日）

（1）肝肾精血亏损型闭经。紫河车 10 克，菟丝子 10 克，当归 20 克，何首乌 20 克，山药 30 克，制香附 10 克，益母草 15 克。水煎，分 2 次服，每日 1 剂。有补益肝肾、活血调经之功效。适用于月经初潮较迟，经血量偏少，色红或淡红，始则月经周期延后，继即闭经。多伴有头晕耳鸣、腰酸腿软、纳食减少等症状，舌质正常，脉细弱。妇科检查可见子宫较小。

（2）脾肾阳虚型闭经。鹿角霜 20 克，白术 20 克，黄芪 25 克，枳壳 15 克，当归 20 克，川芎 10 克，香附 10 克，半夏 15 克，昆布 15 克，益母草 15 克。水煎，分 2 次服，每日 1 剂。有温补脾肾、祛痰活血之功效。适用于经闭时间较久，形体肥胖或有浮肿，胸胁满闷，恶心，神疲倦怠，怕冷，头晕目眩，腰背酸，性欲淡漠，脉沉弱或濡迟，舌淡胖、苔薄白或白腻。妇科检查可见子宫小或后倾。

【验方 05】（韩玉乐，2017 年 8 月 4 日）

紫河车、山药、香附各 10 克，当归、白芍、山茱萸、菟丝子、枸杞子、女贞子、益母草、牛膝各 15 克，熟地黄 20 克。每日 1 剂，连服 14 日。适用于肝肾不足之继发性闭经。

【验方 06】（郑丽娜，2014 年 6 月 20 日）

（1）山楂饮。山楂 60 克，红糖 30 克。加水浓煎，加红糖分 2 次饮服，早、晚饭前空腹服。适用于闭经。

（2）当归炖羊肉。当归 30 克，生姜 15 克，羊肉 250 克。加水

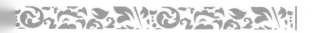

适量共炖食。适用于闭经。

（3）红糖姜枣饮。红糖 100 克，大枣 100 克，生姜 25 克。水煎代茶饮，连服至月经来潮为止。适用于闭经。

【验方 07】（任纪海，2014 年 8 月 29 日）

（1）薏苡仁根 30 克（鲜品 60 克）。水煎服，每日 1 剂，经前连服 3～5 剂。适用于气滞血瘀型闭经。

（2）生山楂肉 30 克，红糖适量。水煎服，每日 1 剂，连服 5～7 剂。适用于气滞血瘀型闭经。

（3）荔枝肉 10 克，桂花 30 克，红糖、黄酒各适量。前二味水煎取液，调入红糖、黄酒即可，每日 1 剂。适用于气滞血瘀型闭经。

（4）核桃仁 50 克，栗子 60 克，白糖适量。将栗子炒熟，去壳及皮，与核桃仁一同捣碎研末，加入白糖，用开水冲服，每日 1 剂。适用于肝肾阴亏型闭经。症见头晕目涩，腰膝酸软，心烦潮热，四肢麻木，带下量少，阴部干涩，夜寐多梦，甚则形体消瘦，面色萎黄，性欲淡漠等。

（5）山楂、炒扁豆各 15 克，薏苡仁 35 克，红糖 20 克。煮粥服食，每日 1～2 剂。适用于寒湿阻滞型闭经。

月经过多、崩漏、先期

【验方 01】（杨吉生，2013 年 4 月 19 日）

青春期功能性子宫出血，是指由内分泌失调引起的异常性子宫出血。临床表现为月经失去正常规律的周期，代之以无规律的出血量过多、持续时间过长的子宫出血。

生黄芪 30 克，山茱萸 12 克，潞党参 30 克，炒白芍 10 克，女贞子 20 克，墨旱莲 30 克，七叶一枝花 20 克，马齿苋 20 克，炙甘草 6 克，补骨脂 15 克。煎取药液 450 毫升，每次服 150 毫升，每日 1 剂。有益气育阴、止血固经之功效。血止后应巩固服用 10 日，3 个月经周期为 1 个观察疗程。平时可多食豆制品、黑芝麻粉、乌骨鸡。

【验方 02】（徐玉梅，2016 年 3 月 26 日）

当归炭 10 克，白芍炭 10 克，生地黄炭 10 克，牡丹皮炭 10 克，阿胶珠 10 克，陈皮炭 10 克，醋香附 10 克，艾绒炭 4.5 克，贯众炭 10.5 克，棕榈炭 10.5 克，藕节炭 6 克，蒲黄炭 10 克，川续断 15 克。水煎，分 2 次服，每日 1 剂，连服 3 日。适用于功能性子宫出血。

【验方 03】（陈文贵，2016 年 6 月 25 日）

（1）功能性子宫出血。党参 15 克，焦白术 6 克，当归身 6 克，阿胶 5 克（烊化），地榆炭 6 克，焦白芍 10 克，侧柏叶 5 克，黄芪 10 克，川续断 6 克，鱼腥草 2 克，地龙 12 克，棕榈炭 12 克。水煎 2 次，合并药液，分 2 次温服，重者 4 小时服 1 次。

（2）乳腺小叶增生。当归 12 克，瓜蒌 30 克，乳香 3 克，没药 3 克，甘草 3 克，橘核 15 克，荔枝核 15 克。水煎服，每日 1 剂，1 个月为 1 个疗程。效果不佳，加昆布、海藻各 15 克。经期暂停用药。

【验方 04】（胡佑志，2016 年 11 月 11 日）

（1）续断 30 克，女贞子、生地黄、仙鹤草、熟地黄各 20 克，墨旱莲 24 克，益母草、五味子、麦冬、地骨皮、白芍、太子参各 15 克，茜草、甘草、补骨脂、三七各 10 克。水煎，分早晚 2 次服，

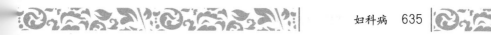

每日1剂，连服6剂。适用于月经过多。

（2）地骨皮10克，黄芩、香椿皮各10克。水煎2次，混合药液，分3次服，每日1剂，连服10剂。或上药共研细粉，每次服10克，温开水送服，每日1次，连服15日。适用于月经先期。

【验方05】（马宝山，2015年9月25日）

（1）山茱萸15克，川续断10克，生黄芪20克，当归6克，白芍12克，茯苓10克，荆芥炭10克，墨旱莲12克，仙鹤草18克，煅龙骨20克，煅牡蛎20克，甘草5克，三七粉4克（冲服）。水煎，分2次服，每日1剂。适用于更年期月经过多。

（2）血余炭10克（血余炭是健康人的头发制成的碳化物），藕节30克。炖水1碗服。适用于妇女月经紊乱、量多、色红，次数频繁，但身体尚健壮者。

【验方06】（睡莲，2014年1月31日）

新鲜茜草全草60克或干品30克。水煎取液1000～1500毫升，趁热浴足，并轻揉足底，每次15分钟，每日1剂。适用于崩漏。

【验方07】（唐中元，2013年7月19日）

炒白术15克，人参6克，白茯苓10克，炒杜仲10克，酒当归12克，蒸山茱萸15克，远志7克，炒五味子10克，熟地黄15克，阿胶15克（烊化），仙鹤草12克。水煎，分3次服，每日1剂，4剂可见效。适用于崩漏。

【验方08】（古月，2017年2月10日）

党参、地榆炭、艾叶炭、炒酸枣仁、海螵蛸各8克，焦白术、

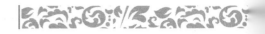

黄芪、白芍各15克，续断、当归各10克，炙甘草5克。水煎，分早中晚3次服，每日1剂，5剂为1个疗程。适用于崩漏，血止后，继服5剂，以巩固疗效。

【验方09】（星辰，2013年8月23日）

煅龙骨15~20克，煅牡蛎15~20克，茜草12克，煅海螵蛸12克。水煎，分2次温服。用于月经过多、过期不止或淋漓不止。症见经色淡红，腹不痛，脉细软无力，若腹痛有块、经色暗紫，说明有瘀血，不宜用本方。

【验方10】（张力，2016年1月9日）

月经期提前是妇科的常见病，周期提前7日以上甚至半月者称之为月经先期。临床可按中医分型施治，效果显著。

（1）实热型。面红唇赤，口渴喜冷饮，烦躁不安，便结尿黄，经色深红或紫红、质黏稠、量多。方用清经散加减：牡丹皮、白芍、青蒿各15克，熟地黄20克，甘草8克。经量过多或行经不止，加地榆、槐花各15克，侧柏炭、生地黄各12克；烦渴甚，加天花粉、玄参各15克，焦山栀10克。水煎服，每日1剂。

（2）虚热型。身体瘦弱，五心烦热，潮热颧红，头晕耳鸣，夜寐不安，经色鲜红、质稀或稠、量少。方用两地汤加减：生地黄、地骨皮、玄参各15克，麦冬、白芍各12克，阿胶10克，甘草6克。出血多或淋漓不止，加墨旱莲、地榆各15克；潮热盗汗，加龙骨12克、牡蛎10克；心烦不寐，加酸枣仁、炙远志各15克。水煎服，每日1剂。

（3）郁热型。经行不畅，小腹、乳房胀痛，胸闷胁胀，心烦易怒，口苦咽干，经色暗红或紫红、质黏稠或有瘀块、量或多或少。

方用逍遥散加减：白芍、白术各 12 克，茯苓、山栀子各 10 克，甘草 8 克，薄荷、牡丹皮、柴胡、当归各 15 克。腹痛、经血成块，加延胡索、香附各 15 克，益母草、丹参各 20 克；乳房胀痛，加郁金、玫瑰花各 15 克。水煎服，每日 1 剂。

（4）气虚型。面白，少气懒言，神疲体倦，纳少便溏，经色淡红、质清稀、量多。方用归脾汤加减：党参 20 克，白术、茯神、龙眼肉、酸枣仁、黄芪各 15 克，远志、当归各 12 克，木香 12 克，大枣 20 克，炙甘草、生姜各 6 克。小腹空坠，加升麻 10 克、柴胡 15 克；经量过多或淋漓不净，加荆芥炭、阿胶珠各 12 克，艾叶炭 20 克。水煎服，每日 1 剂。

（5）肾虚型。头晕耳鸣，腰腿酸软，夜间尿频，经色暗淡、质稀薄、量少。方用固阴汤加减：党参 20 克，熟地黄、淮山药、山茱萸、菟丝子各 15 克，远志、五味子各 10 克，炙甘草 8 克。阳虚明显，加巴戟天、制附片、淫羊藿、仙茅各 10 克；阴虚明显，加枸杞子、何首乌各 15 克。水煎服，每日 1 剂。

【验方 11】（郭鹭彤，2017 年 4 月 21 日）

生地黄 30 克，玄参 20 克，白芍 20 克，麦冬 20 克，地骨皮 15 克，阿胶 10 克（烊化）。水煎服，每日 1 剂。适用于虚热型月经先期。

【验方 12】（吴明，2015 年 11 月 20 日）

人参 10 克（或党参 15 克），当归 12 克，炒白术 10 克，茯苓 10 克，远志 10 克，龙眼肉 10 克，白芍 15 克，熟地黄 15 克，海螵蛸 15 克，牡蛎 30 克，甘草 6 克。水煎，分 2 次服，每日 1 剂。适用于气虚型月经先期。

二、杂病

【验方01】（倪世俊，2018年4月6日）

芒硝、苦参、蛇床子、黄柏、花椒各15克。煎取药液约1000毫升，倒入盆内，待温度适宜时坐浴浸洗外阴15～20分钟，每日1～2次，一般3～6次即愈。适用于外阴瘙痒。

【验方02】（春盟，2016年4月9日）

青黛15克，煅石膏120克，海螵蛸30克，冰片1.5克。将上药分别研细末，过筛混匀，加鱼肝油适量调成糊状，外涂患处，每日2次。有祛湿化浊、清热解毒之功效。适用于外阴瘙痒发炎，甚则溃疡。症见白带多、黄白相间，发热烦躁，腹胀腹痛，少腹有下坠感，舌苔黄腻，脉滑数。

【验方03】（古月，2018年10月5日）

（1）霉菌性阴道炎。白鲜皮、苦参各30克，黄柏、败酱草、蛇床子、马齿苋、地肤子各15克，百部、甘草各10克。水煎2次，每次20分钟，合并药液，待温度适宜时熏洗外阴，每日1次，每次20分钟，连用10日。有清热燥湿、杀虫止痒之功效。

（2）滴虫性阴道炎。蛇床子、苦参、龙胆草、黄柏各12克，枯矾6克。加水1500毫升，水煎取液，倒入盆内，先趁热熏蒸会阴部，待温度适宜后再坐浴。每日早晚各1次，2日1剂，10日为1个疗程，连用2个疗程。

（3）外阴白斑。

①外洗方。大黄15克，鱼腥草30克，赤芍15克，苏木、红

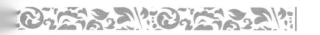

花、丹参、鸡血藤各 15 克。加水 2000～2500 毫升，煎煮 20 分钟，滤取药液，待温度适宜后外洗阴部。每日 1 次，30 日为 1 个疗程。

②外涂方。冰片、血竭各 6 克，研细粉，加入麝香 1 克，再加凡士林 30 克调成糊状，用时取适量药糊外涂患处。每日 1 次，30 日为 1 个疗程。

【验方 04】（昌月英，2013 年 6 月 7 日）

妇女阴道分泌物较正常增多，并出现色、质、味异常，或伴有全身其他症状，称为带下病或带下症。中医学认为，本病多因脾肾虚弱或湿热毒邪侵袭，致任脉不固、带脉失约而发病。

（1）白果 10 枚，冬瓜仁 30 克，车前子、薏苡仁各 20 克。水煎服。有健脾利湿、清热止带之功效。适用于脾虚湿热下注、白带增多等症。

（2）鲜马齿苋适量。捣烂取汁 100 毫升，加糖适量，分 2 次用开水冲服，每日 1 剂。适用于湿热下注之带下症。

（3）白鸡冠花 20 克，白果 10 克，白扁豆、白术各 15 克。水煎服，每日 1 剂。有健脾利湿止带之功效。适用于脾虚湿邪下注之白带增多症。

（4）棋盘花（蜀葵花）15 克，马齿苋 30 克，鲜品加倍。水煎服。适用于湿热下注之带下症。

（5）苦参 60 克，蛇床子、黄柏各 30 克，苍术、百部、荆芥各 20 克。水煎 30 分钟以上，滤取药液，外洗阴道及外阴周围。每日 2～3 次，连用 5～7 日。适用于湿热毒邪下注，带下量多、色黄，伴有阴痒等症。

（6）芡实、桑螵蛸各 30 克，白芷 20 克。共研细末，用醋调匀，敷贴神阙穴，再以纱布覆盖，胶布固定，每日换药 1 次，7 日

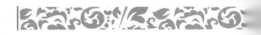

为 1 个疗程。适用于脾肾亏虚、湿邪下注等带下症。

（7）金樱子 15 克（布包），白果 10 枚，莲子 30 克，粳米或糯米 100 克。混合煮粥至熟烂，去金樱子，加黄糖或白糖适量调味，随量食之。有健脾补肾、固涩止带之功效。适用于脾肾两虚、白带增多等症。

（8）向日葵茎 50 克（晒干切碎）。水煎，加红糖适量，分数次 1 日服完。适用于湿热带下症。

（9）木槿花、棋盘花各 12 克，鸡冠花、扁豆花各 15 克，金银花 20 克。水煎，分 3 次服，每日 1 剂。有清热解毒、利湿止带之功效。适用于湿热毒邪下注，白带量多、色黄、质稠、臭秽等症。

（10）1 千克左右的鸡 1 只（以尚未下蛋的母鸡或尚未打鸣的公鸡为宜，尤以乌骨鸡最佳），党参、白果各 30 克，山药、黄芪各 50 克，莲子肉 20 克。加入老生姜、胡椒适量调味。先将鸡处理好后与各药一同用文火煮熟或蒸熟均可，随量食之。有补脾固肾止带之功效。适用于脾肾两虚、带下不止伴神倦乏力等。

【验方 05】（张瑞凤，2019 年 4 月 19 日）

熟地黄 10 克，淮山药 12 克，山茱萸、枸杞子、菟丝子、杜仲、续断、芡实、海螵蛸各 10 克，煅牡蛎 15 克。水煎，分 2 次服，每日 1 剂。有补肾固涩之功效。适用于肾虚带下清稀。症见白带量少清稀。伴有眩晕、腰酸、小便清长、小腹有冷感等，舌淡、苔白，脉细弱。

【验方 06】（郑玉平，2018 年 12 月 21 日）

（1）煅牡蛎 25 克，地榆炭 15 克，艾叶炭 10 克，棕榈炭 10 克，藕节炭 10 克，栀子炭 12 克，柴胡 10 克，白芍 10 克，苍术 15 克，

甘草 10 克，大枣 3 枚。水煎 3 次，每次煎取药液 100 毫升，合并药液，分 3 次服，每日 1 剂。有疏肝理脾、清热止带之功效。适用于女性心烦易怒、胸胁不快、白带夹血、少腹胀痛、肢倦乏力。

（2）蛇床子、苦参、威灵仙各 20 克，防风、荆芥、当归、百部、花椒各 10 克，黄柏、明矾（另包）各 15 克。加水 3000 毫升煎沸 10 分钟，关火后加入明矾，待明矾完全溶解后将药液倒入盆中，趁热用蒸气熏蒸患处，待温度适宜后坐浴 30 分钟，每日早晚各 1 次，一般用药 7 日即可见效。适用于妇女顽固性阴痒。

【验方 07】（唐甫申，2013 年 12 月 20 日）

（1）带下病内服方。

①脾虚白带。党参、白术、茯苓、苍术、炒荆芥、炒扁豆、陈皮各 10 克，淮山、芡实各 15 克，车前子 12 克。水煎服，每日 1 剂。适用于白带无腥臭气味，似鼻涕，连绵不断，手足冷，便溏尿多，苔白，脉缓弱。

②脾虚带下。白术 15 克，茯苓、车前子、鸡冠花各 10 克，水煎服。白鸡冠花 20 克（切碎），与鸡蛋和匀，入熟猪油 2 匙、水适量搅匀，蒸熟共服之，连服 3～5 剂，白带或淡黄色带均可用，效果显著，赤带将白鸡冠花换为红鸡冠花。

③白带量多。金樱子根、臭牡丹根、水桐树根、桑树根各 80 克，枳树根皮 50 克。先水煎，再取煎液加入猪大肠 300～500 克或鲜鸡蛋 7 枚文火炖熟。分次喝汤吃肠（蛋），每日 1 剂，连服 5～7 日，疗效显著。适用于带下日久不断，腰酸背痛，肌消腹胀，疲倦神乏。

④五色带。党参、白术、茯神各 16 克，陈皮 12 克，炙甘草 10 克，水煎服。白带，薏苡仁加倍，加芡实；赤带，加丹参、当

归；青带，加柴胡、山栀；黄带，加石斛、荷叶、陈仓米；黑带，加杜仲、续断；脉数有热，加黄柏、莲心；脉迟有寒，加黑姜、大枣。

⑤黄带。猪苓、泽泻、车前子、茵陈各 12 克，白术、白扁豆、莲子肉、薏苡仁、芡实各 15～20 克，赤芍、黄柏、知母、山栀子各 10 克。水煎服，每日 1 剂。适用于湿热下注，带下淡黄色或黄绿色、稠黏如涕、腥臭、面色淡黄，面微浮肿，小便黄赤，大便溏，苔黄腻，脉濡数。重者加熟大黄、苍术。

（2）带下病外洗方。

白花蛇舌草 50 克，苦参、黄柏、白鲜皮、地肤子、蛇床子、枯矾各 10～15 克。水煎去渣，加冰片 3 克，先熏后洗 20 分钟，每日 2 次，每剂可用 2 次，连用 3 剂。

【验方 08】（郭旭光，2013 年 6 月 28 日）

（1）百部 30 克，苦参 30 克，蛇床子 30 克，川椒 6 克，枯矾 6 克，白头翁 12 克，蒲公英 15 克。水煎，外洗患处，每日早晚各 1 次，每日 1 剂，7 为 1 个疗程。适用于阴虱病。

（2）百部 50 克，蛇床子 30 克，鹤虱 20 克。用 75% 酒精 500 毫升浸泡 1 周，去渣滤液备用。将阴毛剃净，清洗局部，用消毒棉签蘸药液涂于阴阜处，每日 3 次，7 为 1 个疗程。适用于阴虱病。已婚夫妇同治，贴身衣物、床单等煮沸，日光下暴晒，以杀灭虫卵。

【验方 09】（马宝山，2015 年 1 月 30 日）

（1）大蒜头 4 个，鲜小蓟 120 克。煎取药液 200 毫升，温洗患处，每日早晚各 1 次，连洗 5 日即可见效。适用于外阴白斑。

（2）苦参、地肤子、蛇床子、百部各 30 克，雄黄、蒲公英、防风、紫草茸各 20 克。水煎取液，趁热熏洗患处，每日 1 次。适用于外阴白斑。

（3）鹤虱草 30 克，蛇床子 30 克，苦参 30 克，生草乌 30 克。水煎取液，先熏后洗患部，每日 2 次，15 日为 1 个疗程。适用于外阴白斑引起的瘙痒。

【验方 10】（萧旭，2014 年 10 月 10 日）

（1）百部 100 克，加白酒 200 毫升浸泡 1 日，用药酒外涂患处，每日 2 次。适用于阴虱。每日用热水沐浴后用药酒外涂则效果更好，一般连用 3～5 日即可治愈。

（2）益母草、贯众各 20 克，茯苓 15 克，海螵蛸、生地黄、苦参、党参、白芍各 10 克。水煎，分 3 次服，每日 1 剂。另用益母草 100 克水煎 2 次，去渣取液，待温度适宜后坐浴。适用于宫颈炎，一般用药 6～15 日即可见效。

【验方 11】（杨吉生，2013 年 9 月 27 日）

（1）外阴肿。枳实 250 克，捣碎，炒热，装入布袋，敷外阴肿处。

（2）外阴肿痛。鲜马鞭草叶 500 克，捣烂取汁，用消毒棉签蘸药液涂外阴，每次涂 20 分钟，每日 2～3 次。

（3）外阴痒。鲜桃树叶 1 把，加水 1500 毫升煮汤，洗外阴，每日 2 次。或用鲜桃树叶洗净，捣烂涂抹外阴。

（4）外阴炎。鹤虱 30 克，苦参 20 克，蛇床子 20 克，威灵仙 20 克，当归尾 20 克，狼毒 20 克。诸药用纱布包好，放入砂锅内，加水煎至 1000 毫升，将药液倒入盆中，趁热熏洗患处，每次

20 分钟，每日早晚各 1 次，每日 1 剂。

（5）外阴溃疡。六神丸 100 粒，研粉，先消毒患处，再用药粉撒患处，每日早晚各 1 次。

（6）外阴白斑。地龙 5 条，放水中浸半日吐泥沙，再用芝麻油 50 毫升浸 15 日，用药油涂患处。

（7）外阴湿疹。苦参、白鲜皮、蛇床子、露蜂房各 30 克，大黄、白芷、紫草各 15 克，五倍子 12 克，花椒 10 克，冰片、芒硝各 6 克。除冰片、芒硝外，其余药加水煎取药液 1000 毫升，再加冰片、芒硝搅匀，坐浴 30 分钟，每日 2 次，10 日为 1 个疗程。

【验方 12】（景胜，2013 年 3 月 15 日）

（1）会阴瘙痒。鲜苦参 100 克，黄柏 20 克，蒲公英 10 克。煎取药液 1500 毫升，早晚各坐浴 15 分钟，连用 5 日。

（2）阴道炎。金银花、败酱草、牛膝各 10 克。煎取药液 1000 毫升，早晚各坐浴 20 分钟，连用 7 日。

（3）宫颈炎。苦参、败酱草各 20 克，仙人掌（鲜品去刺）50 克。煎取药液 1500 毫升，早晚各坐浴 20 分钟，7 日为 1 个疗程。

（4）盆腔炎。败酱草、蒲公英、金银花、鱼腥草各 15 克。煎取药液 1000 毫升，早晚各坐浴 30 分钟，7 日为 1 个疗程。

（5）输卵管炎并输卵管阻塞。路路通 50 克，败酱草、当归、红花、桃仁各 10 克。煎取药液 1000 毫升，早晚各坐浴 20 分钟。

【验方 13】（大志，2015 年 10 月 30 日）

炒扁豆 15 克，山药 20 克，车前子 12 克，白英 30 克，石见穿 20 克，白蔹、海螵蛸、苍术各 6 克，大枣 5 枚。水煎服，每日 1 剂，7 日为 1 个疗程。有健脾和中、祛风除湿、清热解毒、生肌

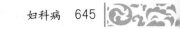

敛疮之功效。适用于白带清稀。

【验方 14】（韩玉乐，2018 年 11 月 30 日）

（1）苦参、生百部、蛇床子、地肤子、白鲜皮、紫槿皮各 30 克，龙胆草、黄柏、花椒、苍术、枯矾各 10 克。加水 2000～2500 毫升，煎煮 10～15 分钟，取药液先熏后洗，早晚各 1 次，每日 1 剂，10 日为 1 个疗程。也可将核桃大小的消毒棉球缚以长线、饱吸药液，于睡前坐浴后纳入阴道，次日清晨取出。可燥湿止痒、清热解毒。适用于老年性阴道炎。

（2）蛇床子 30 克，黄柏 12 克，苦参 12 克，雄黄 10 克，鹤虱 10 克。煎取药液 2000 毫升，分 2 次外洗，每日 1 剂。可清热燥湿、杀虫止痒。适用于老年性阴道炎、滴虫性阴道炎等。

（3）瘦猪肉 250 克，蒲公英 30 克，生薏苡仁 30 克。瘦猪肉、蒲公英、生薏苡仁洗净，一起放入锅内加清水适量，武火煮沸后，改文火煮 1～2 小时，调味食用。可清热解毒、祛湿止带。适用于湿热黄带。症见带下黄臭、质黏、烦渴欲饮、口苦咽干、下腹厉痛、小便短黄。

【验方 15】（马龙，2018 年 11 月 30 日）

（1）带下病。

①雪莲花 10 朵，三七 10 克，阿胶 30 克，黑母鸡 1 只。雪莲花、三七、黑母鸡共入瓦罐内微火炖至烂熟，分 3～4 次服，服前将阿胶加入药液中烊化。适用于妇女体虚带下，轻者 1～2 剂，重者 3～4 剂即愈。

②生白果 6～8 颗，去壳捣烂，冲入沸豆浆一小碗，食白果饮豆浆。适用于白带量多、质清稀。

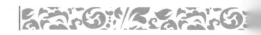

③椿根皮 30 克，黄柏炭 12 克。水煎服，每日 1 剂。适用于带下，色偏黄。

（2）子宫脱垂。

①老黄瓜蒂 6 个，对剖开，煎取浓汁。顿服，每日 1 次，5 日为 1 个疗程。适用于子宫脱垂。症见阴部有下坠感，气短神倦。

②升麻 4 克（研末），鸡蛋 1 个。将鸡蛋顶端钻一个黄豆大小的圆孔，把药末放入蛋内搅匀，用白纸蘸水盖住蛋孔，蒸熟鸡蛋后去壳内服。每日 1 次，10 日为 1 个疗程，间隔 2 日后再服第 2 个疗程。服药期间忌重体力劳动及房事。

【验方 16】（许士芳，2015 年 9 月 4 日）

（1）宫颈炎以清热解毒、消肿为主的内服方。

①鲜鱼腥草、鲜白花蛇舌草各 30 克。捣烂取汁，温开水冲泡，加入红糖和白糖服用。

②鱼腥草 30 克，柴胡 10 克，丹参、石菖蒲各 12 克，土连翘、银花藤、十大功劳各 15 克。水煎服，每日 1 剂，连服 10 剂。

③半枝莲、夏枯草、白花蛇舌草、矮地茶、连钱草各 15 克，木通 10 克。水煎服，每日 1 剂。适用宫颈炎、附件炎、宫颈糜烂。

④蒲公英 15 克，马鞭草、野菊花、银花藤、苦参、杜仲各 10 克，补骨脂 6 克。水煎服，每日 1 剂，6 日为 1 个疗程。

（2）宫颈炎局部外用方。

①金樱根、穿心莲、散血飞各 25 克，加水 1000 毫升，煮沸外洗或湿敷。

②黄柏 50 克，樟丹 15 克，冰片 5 克，白及、苦参各 25 克。上药研细粉，和匀，先洗糜烂处，再上药粉，3 日 1 次。

③五倍子、枯矾、金银花、甘草各等量。研极细粉，涂宫颈糜

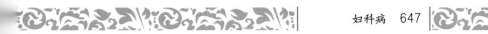

烂面，每日1次，5日为1个疗程。

④苦参、龙骨、龙胆草、黄柏各等分。研细，将药粉纳入阴道，每日1次，6日为1个疗程。

⑤黄连10克，加水浸泡48小时，煎取药液100毫升，过滤待凉，用棉栓浸润后放入阴道里。

⑥黄柏、枯矾、青黛各等分。研为细末，以消毒棉球蘸药末，用线系住，纳入宫颈糜烂面，晚上用药，次日清晨取出，如能用喷撒器喷撒患处尤佳。

⑦儿茶、海螵蛸、樟丹各等量。研细末混匀，用时以0.1%新洁尔灭消毒患处，然后将药粉均匀撒于创面，每日1～2次。

⑧黄柏300克，山苦瓜150克，研细末过筛，加冰片6克。每日清洁后将药粉撒于患处，每次6～10克。

⑨凤尾草、犁头草、千里光、矮地茶、鱼腥草、金银花各等量，加少量冰片，制成粉剂。每日冲洗后将药粉纳入宫颈处，每日1次，7日为1个疗程。

⑩龟板24克，黄丹15克，冰片1.5克，钟乳石24克，黄柏10克，黄芩15克。共研细末过筛，加麻油调成糊状，涂布于带线的纱布球上，将纱布球紧贴于用0.1%新洁尔灭清洁过的宫颈上，次日将棉球取出。隔日1次，5～7日为1个疗程。

【验方17】（胡佑志，2015年10月30日）

（1）炼蜜500克，明矾50克，冰片5克。混匀，再将8层4厘米厚的无菌纱布放在蜜膏中浸透，装入瓶中备用。先用6%明矾水1000～2000毫升反复冲洗阴道，再取一块药纱纳入阴道抵达宫颈，晚上纳入，次日清晨揭去，7日为1个疗程，连用1～3个疗程。适用于宫颈糜烂。

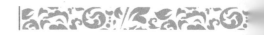

（2）山茱萸 10 克，鲜山药 50 克，薏苡仁 100 克。水煎，煎至薏苡仁熟烂即可，每日食用 1 次，连食 5～7 日。有补益肝肾、健脾燥湿之功效。适用于老年性阴道炎。症见白带质稀、量明显增多，外阴灼热，尿频、尿痛、尿失禁等。

【验方 18】（南越，2015 年 4 月 10 日）

苦参 20 克，半边莲 15 克，半枝莲 15 克，薜荔 15 克，白茅根 10 克，甘草 5 克。水煎服，每日 1 剂。适用于带下热毒较盛。症见带下不止、量多质稠、味臭秽，阴部瘙痒，发热口苦，尿黄便秘，舌红、苔黄或黄腻，脉滑数等。

【验方 19】（李典云，2013 年 8 月 9 日）

（1）金银花研细末，撑开阴唇，撒于宫颈口，每日 1 次，3～5 日为 1 个疗程，一般用 1～2 个疗程可愈。适用于盆腔炎。

（2）半枝莲适量，水煎成糊状，入消毒瓶内备用。使用时，先用洁尔阴洗净；宫颈糜烂分泌物，然后用带线的消毒棉球蘸半枝莲糊置于糜烂处，线条露于阴道外，24 小时后自行拔出。适用于宫颈糜烂，2～3 日为 1 个疗程，一般用 1～2 个疗程可愈。

（3）车前草 15 克，水煎服。适用于阴道炎、白带量多、赤白带下等症。滴虫性阴道炎，另加车前草、苦参、蛇床子各 100 克，用布包，水煎，趁热先熏蒸后坐浴，每次 20 分钟，每日 1 次，坚持使用 1 周。

（4）黄柏、黄连、黄芩各 50 克，莲子心 15 克，连翘 25 克，石菖蒲各 30 克，车前子 25 克。水煎取液，待温度适宜后坐浴，每次 30～40 分钟，早晚各 1 次，每日 1 剂。有清热利湿、解毒清浊之功效。适用于女性淋病、非淋菌性尿道炎、阴道炎、宫颈炎、尿路感染。坐浴前先冲洗阴道，药液忌重复使用，以防再感染。性伴侣同治。

【验方20】（戈杰，2013年1月4日）

苦参、败酱草、蒲公英各60克，莪术、制没药各20克，制乳香、三棱各12克，神曲、陈皮各20克，薏苡仁40克。水煎3次，每次1～1.5小时，混合药液，过滤，浓缩至500毫升，置于冰箱内备用。使用时，每次服35毫升，每日3次，饭前服，忌食鸡蛋。每剂药服4～5日，10日为1个疗程。适用于盆腔炎。

【验方21】（伍振云，2014年4月18日）

（1）白鲜皮、地肤子、蛇床子、忍冬藤各30克，冰片3克（另溶）。上药包布（冰片除外），加水2500～3000毫升，煎30分钟，滤取药液，倒进盆内，冰片研极细末溶入药液，趁热先熏蒸后坐浴，每次15分钟左右，7日为1个疗程。适用于阴道炎。

（2）苦参90克，蛇床子90克，龙胆草50克，黄柏50克，枯矾30克。加水5000毫升，煎取药液2000毫升，先用药液热气熏蒸3～4分钟，待温度适宜后洗浴20分钟左右，每晚1次，半个月为1个疗程。适用于阴痒。轻者用药1个疗程，重者用药2～3个疗程可痊愈。

【验方22】（胡献国，2014年5月2日）

中医认为，阴痒多为肝胆湿热或脾虚郁热、热邪下注所致，当治以清热利湿、健脾渗湿、祛风止痒。

（1）内服中成药。

①湿热下注型。阴部瘙痒，甚则疼痛，坐卧不安，带下量多，

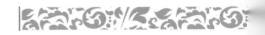

色黄如脓，或呈泡沫米泔样，其气腥臭，心烦少寐，口苦而腻，胸闷不适，纳谷不香，舌苔黄腻，脉弦数。治宜清热渗湿、祛风止痒。可选用萆薢分清丸，每次服10克，每日2次；或八正合剂，每次服10克，每日2次；或苦参片，每次服3片，每日2次。

②肝肾阴虚型。阴部干涩，灼热瘙痒，或带下量少色黄，甚则血样，五心烦热，头晕目眩，时有烘热汗出，口干不欲饮，耳鸣腰酸，舌红、苔少，脉细无力。治宜滋阴降火、调补肝肾。可选用知柏地黄丸，每次服10克，每日2次；或杞菊地黄丸，每次服10克，每日2次；或大补阴丸，每次服10克，每日2次。

（2）外用中成药。

①痰咳净片。临睡前洗净外阴，先取本品0.2克外搽局部瘙痒处，继用0.1克纳入阴道内，每日用药1次，7日为1个疗程，连用1～2个疗程。可清热利湿。

②六神丸。睡前洗净外阴，取本品15粒纳入阴道内，每晚1次（经期停用），6日为1个疗程，连用1～2个疗程。可清热利湿。

③双黄连。双黄连粉针剂600毫克，300毫克加100毫升生理盐水冲洗阴道，洗净后用干棉球擦干，将余下的300毫克粉末直接涂抹外阴及阴道壁，每日1次，10日为1个疗程，连用1～2个疗程。可清热利湿。

④紫草油。紫草油100毫升，白鲜皮20克，苦参15克。后两味研细末，加入紫草油，浸泡7日后过滤取汁备用。用药前先常规清洗局部，再取药液外搽患处，每日2～3次，连用5～10日。可清热解毒、祛风除湿。

⑤复方黄松洗液。取本品15毫升，加入温水中坐浴，每日1～2次，7日为1个疗程，连用1～2个疗程。可清热利湿、祛风止痒。

【验方 23】（常怡勇，2013 年 12 月 27 日）

（1）滴虫性阴道炎内服方。

①柴胡、栀子、白术各 150 克，芡实、薏苡仁、莲子、白薇各 200 克，黄芩 100 克。共研粉过筛，炼蜜为丸，每丸 4 克。每次服 1 丸，每日 3 次。

（2）滴虫性阴道炎外用方。

①蛇床子 60 克，川椒 10 克，白矾 6 克。加水 1000 毫升，煎至 600 毫升。用纱布蘸药液洗阴道，每日 2 次，白天 1 次，晚睡前 1 次，每日 1 剂。

②苦参 15 克，蛇床子 15 克，雄黄 10 克，硫黄 10 克，白矾 10 克，花椒 3 克。加水 1500 毫升，煎至 1000 毫升。先熏后洗，每晚睡前 1 次。

③桃树叶 200 克，加水 1200 毫升，煎至 800 毫升。冲洗阴道，每日 2 次。

外用方任选一方配合内服方同用。连续治疗 1 周后病症可基本消除，再用 3 日外用药以巩固疗效。

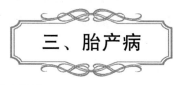

三、胎产病

以下验方适用于催乳。

【验方】（吕丽妮，2013 年 6 月 14 日）

（1）花生米 60 克，黄酒 25 毫升，红糖 25 克。将花生米煮熟后，加入黄酒、红糖略煮一下，吃花生米喝汤。

（2）活鲫鱼 1 条（约 500 克左右）。去鳞及肠杂，洗净，煮半熟加黄酒 25 毫升，清炖，喝汤，每日 1 次。

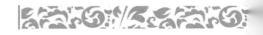

（3）鲜大虾 100 克，剪去须足，煮汤，加黄酒 25 毫升，吃虾喝汤，或将虾仁炒熟，黄酒拌食，每日 3 次。

（4）党参、黄芪各 30 克，通草 10 克，装入纱布袋内；猪蹄2 只，虾仁 50 克，与上药同炖，炖至肉烂时弃药袋，加食盐少许调味，吃肉喝汤。

（5）猪蹄 1 只，葱白 2 段，豆腐 100 克。加水适量，小火煮 30分钟后加入黄酒 50 毫升、食盐少许，煮熟后食之。

（6）莴苣子 15 克，甘草 6 克，粳米 100 克。将莴苣子捣碎，加甘草、200 毫升水同煮，待煮至水剩 100 毫升时，去渣取液，用此液与粳米共煮粥食。

（7）猪肾 500 克，干黄花菜 50 克，葱、姜、蒜、盐、糖、淀粉、味精各适量。将猪肾一剖为二，先入锅内加水适量煮熟，再将葱、姜、蒜放入锅内煸香，然后放入猪肾爆炒片刻，至猪肾变色熟透时，加黄花菜、盐、糖，再炒片刻，加淀粉勾芡，最后加味精即可食用。

（8）花生米 30 克，通草 8 克，王不留行 12 克，粳米 50 克，红糖适量。通草、王不留行加水适量煮沸，去渣取液，再将药液、花生米、粳米一同放入锅内，加水适量煮至粳米熟烂，再加入红糖即可食用。

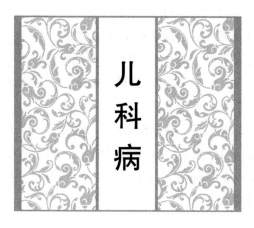

儿科病

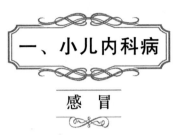

一、小儿内科病

感　冒

【验方】（李典云，2013 年 10 月 4 日）

（1）小儿风寒感冒。板蓝根 50 克，生麻黄 10 克，生姜 10 片。加水适量，水煎 2 次，每次 20 分钟，将药液与开水一同倒入木盆中，先熏蒸、后浴足，每次 30 分钟，每日 1～2 次，每日 1 剂。临床屡用屡效，安全，使用方便。

（2）小儿风热感冒。板蓝根 50 克，前胡 20 克，生石膏 20 克，淡豆豉 30 克，荆芥穗 15 克，菊花 10 克。水煎 2 次，混合药液，倒入木盆中，待温度适宜后浴足，每次 40 分钟，每日 1 剂。此方疗效显著，无副作用。

发　热

【验方 01】（霍光星，2015 年 1 月 23 日）

生栀子 15 克，生石膏 20 克，代赭石 20 克，雄黄 2 克，鸡蛋 1 个。前四味共研细末，再用鸡蛋清调成糊状，敷两足心涌泉穴。适用于儿童急惊风。敷药 2 小时后，即可热退惊止，诸证消除。

【验方 02】（王同翠，2018 年 6 月 29 日）

（1）雄黄 15 克，炒栀子、砂仁各 2 克，冰片 0.15 克，鸭蛋清适量，麝香少许。前四味共研细末，用鸭蛋清调匀，敷于肚脐眼四周如碗口大，脐眼纳入麝香少许，棉纸覆盖，绷带扎固，1 周后洗

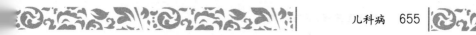

去。适用于小儿急惊风。

（2）生附子5克，吴茱萸10克，面粉30克。共研末，加水调成饼状，蒸热，先摩擦患儿脚心至发热微红为度，再将药饼敷贴脚心，男左女右，用布包好，小儿药量减半。适用于小儿急惊风和慢惊风。

（3）栀子20克，雄黄5克，冰片1克，麝香0.2克（另研），鸡蛋清适量。前三味研细，用鸡蛋清调成糊状；将麝香放在神阙、天柱、关元穴上，再敷上药糊，盖以纱布，胶布固定，24小时后用温水洗去，如不愈再敷。适用于小儿惊风。

（4）白芍、牛黄、黄连、羚羊角、薄荷各3克，青蒿6克，石菖蒲20克。共研细末，用凡士林或麻油调成膏状，外贴脐部，每日1次，连用5日。适用于小儿惊风。

（5）杏仁、桃仁、糯米、胡椒各7粒，栀子7枚。共捣烂，用鸡蛋清、面粉调成糊状，外敷脚心，过一夜，以次日脚心发黑为度。适用于急惊风。

（6）郁李仁、桃仁各14粒，栀子6克。共研碎，用蛋清调匀，敷于脐部，外用胶布固定，每日换药1次，3日为1个疗程。适用于小儿惊风。

【验方03】（郭亚维，2018年6月1日）

（1）附子10克（先煎），焦白术10克，茯苓10克，党参10克，法半夏10克，陈皮3克，砂仁3克，甘草2克，干姜5克，炒陈米6克。水煎服，每日1剂。有温肾健脾、祛痰止痉之功效。适用于小儿惊风之后期调养。

（2）黄连6克，竹叶6克，荷梗6克，西瓜翠衣20克，西洋参5克，麦冬6克，石斛6克，知母6克，粳米15克，甘草4克。

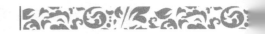

水煎服，每日1剂。有消暑益气之功效。适用于肺胃型小儿夏季热。

【验方04】（张志远，2013年4月12日）

燕窝泥适量，生山栀粉15克，板蓝根粉10克。加水调成糊状，摊涂于布上，外敷涌泉穴，用胶布固定。适用于非感染性发热。每日1次，一般24小时热退。

【验方05】（寒玉，2014年6月13日）

麦冬、生甘草各10克，土鸡蛋2个，白糖少许。先将麦冬和甘草放入砂锅（忌用铁锅）中加水500毫升，武火煮开后改文火煎煮至250毫升。滤取药液，凉后加入蛋清、白糖，搅拌均匀。分早晚2次服，每日1剂，一般连服3日可愈。适用于小儿夏季热。

【验方06】（杨吉生，2014年4月25日）

以下验方适用于小儿发热。

（1）鸡血10滴，生石膏5克。共捣成泥敷脐部，约1小时可退热。

（2）黄连、虎杖各30克。用白酒或75%酒精500毫升浸泡1周，滤取药液，装瓶密封。用时，取药棉团1个，用药液浸泡，以不流液为度，敷于脐上，约30分钟可退热。

（3）活地龙5条，洗净泥土，捣烂如泥，加蜂蜜适量（无蜂蜜可用白糖代替），摊于纱布上，盖住囟门，约1～3分钟惊止，约30分钟退热。

（4）小儿流感、腮腺炎发热及小儿夏季热，可用生绿豆50克，研细，加鸡蛋清适量调成稠糊状，做成药饼2个。先用一个敷于涌泉穴处，6小时后换用另一个敷上，轻者敷2次后热退，重者2～3日即愈。

【验方 07】（马宝山，2018 年 6 月 22 日）

生石膏 15 克，六一散 6 克，生扁豆 10 克，沙参 6 克，西瓜翠衣 20 克，鲜荷叶 1 张。水煎服。适用于小儿夏季热。

咳　嗽

【验方 01】（岭南，2014 年 6 月 27 日）

（1）党参、半夏、杏仁、茯苓、防风各 15 克，柴胡、紫苏子、大枣、黄芩各 12 克，枳壳、旋覆花、代赭石各 10 克，甘草 6 克。水煎服，每日 1 剂，3 日为 1 个疗程。适用于哮喘发作，夜间加重，不能平卧，喉中痰鸣，咳痰微黄，面目轻度浮肿，苔白腻，脉浮细数。

（2）麻黄 3 克，生石膏 20 克，杏仁、桑白皮、川贝母、黄芩、白芥子、板蓝根各 10 克，甘草 3 克。水煎服，每日 1 剂，3 日为 1 个疗程。适用于小儿肺炎发热，肺部听诊有湿性啰音，咳嗽，痰稠色黄等。

【验方 02】（郑玉平，2018 年 11 月 23 日）

芦根 5 克，荆芥 5 克，甘草 5 克，川贝母 5 克，桔梗 3 克，紫苏叶 5 克，炒杏仁 4 克，生石膏 7 克，生姜 2 片。水煎 2 次，煎取药液 120 毫升，分 3 次温服，每日 1 剂。有宣肺解表、清热止咳之功效。适用于 1～5 岁小儿支气管肺炎。症见发热，咳嗽，有痰或无痰，咽部赤红，舌红、苔白厚。

【验方 03】（广明医，2013 年 5 月 17 日）

鱼腥草 20 克，地龙 20 克，鸡肉 50 克，薄荷 3 克。加水炖汤，食肉饮汤，每日 1 剂，5 日为 1 个疗程。适用于小儿久咳，或伴气喘，痰多，面色潮红，精神疲惫，纳食少，口舌红，尿黄便秘等。

【验方 04】（郭亚维，2018 年 12 月 7 日）

麻黄 6 克，白芷 10 克，防风 10 克，羌活 10 克，藁本 10 克，细辛 6 克，川芎 6 克，升麻 6 克，花椒 3 克，苍术 10 克，葛根 10 克，甘草 3 克。水煎服，每日 1 剂。有辛温解表、通窍之功效。适用于小儿肺热咳嗽。症见鼻塞较重，鼻涕多而清稀，恶寒重发热轻，无汗或汗出不多，口不渴，舌淡红、苔薄白，脉浮或浮紧。

哮 喘

【验方 01】（杨吉生，2014 年 8 月 8 日）

吴茱萸 6 克，研细末，用凉开水调成稠糊状，敷于双脚心涌泉穴，每晚 1 次，次日清晨取下。6 日为 1 个疗程，一般连敷 1～2 个疗程即可见效。适用于小儿喉中痰鸣。

【验方 02】（福如海，2013 年 3 月 22 日）

僵蚕 200 克，炒紫苏子 200 克，炒地龙 200 克，五味子 100 克，淫羊藿 100 克。共研细末，炼蜜为丸，每丸 5 克。发作期，每次服 1 丸，每日 3 次；缓解期，每次服 1 丸或每日晚睡前服 2 丸，每日服 1～2 次，20 日为 1 个疗程。有化痰浊、润肺脏、补先天之功效。适用于小儿哮喘。症见遇寒即发，咳嗽气喘，痰黏难咯，反复发作，身体虚弱，面色苍白，肢体无力等。

消化不良、疳积

【验方 01】（马宝山，2014 年 6 月 20 日）

（1）莲子 50 克（去心），薏苡仁 20 克，鸡内金 10 克，扁豆 20 克。将上药炒熟后碾成粉末，用时取药粉 1 匙，鸡蛋 1 个，共调匀，蒸成蛋羹服食，连服 10 日。适用于小儿疳积。

（2）用棉签缓慢点按一侧地仓穴（口角外侧缘处）约 10 秒后放松，如此反复多次，再换对侧点按。适用于脾胃功能失调之食滞腹痛，可点按至腹痛消失为止。

【验方 02】（丹霞，2017 年 8 月 25 日）

以下验方适用于小儿食积。

（1）独脚金 15 克，神曲 15 克，麦芽 15 克，谷芽 15 克，山楂 10 克。水煎服，每日 1 剂。

（2）独脚金 15 克，谷芽 15 克，麦芽 15 克，白术 10 克，茯苓 10 克，莲子肉 10 克，白扁豆 10 克，陈皮 3 克。水煎服，每日 1 剂。适用于食欲不振。

（3）九牛造 3 克，红石耳 12 克，老龙皮 10 克，鱼腥草 10 克，枳实 10 克，茱苓草 6 克，木通 3 克，甘草 1.5 克。水煎服，每日 1 剂。

（4）铃铛子 10 克，鸡内金 10 克。共炒焦，研细末，每次取 3 克，开水送服，每日 2 次。

（5）野山楂根 12 克，野山楂果 12 克，车前草 10 克。水煎服，每日 1 剂。

（6）山荔枝果 30 克，山荔枝根 30 克。水煎服，每日 1 剂。适用于小儿食积腹胀。

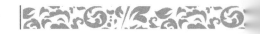

（7）石蝴蝶 18～21 克，野山楂根 30 克，仙鹤草 12～15 克。水煎取液，早晚饭前各服 1 次，每日 1 剂。

（8）扁竹根、臭草根、打碗子根、绛耳本子、刘寄奴各适量。研粉和酒服。适用于小儿食积、气积、血积。

（9）黄花苜蓿（野苜蓿）3 克。研末冲服，每日 2 次。适用于小儿消化不良、胸腹胀满。

【验方 03】（郭亚维，2018 年 3 月 2 日）

（1）党参 10 克，山药 10 克，莲子肉 10 克，山楂 6 克，白术 10 克，茯苓 10 克，薏苡仁 10 克，扁豆 6 克，泽泻 6 克，藿香 10 克，砂仁 3 克（后下），麦芽 10 克。水煎服，每日 1 剂。有补脾健胃之功效。适用于小儿脾胃虚弱疳积。

（2）党参 10 克，白术 6 克，茯苓 10 克，熟地黄 10 克，白芍 6 克，川芎 3 克，当归 6 克，槟榔 10 克，麦芽 10 克，山楂 6 克。水煎服，每日 1 剂。适用于小儿脾虚积滞疳积。

（3）神曲 12 克，千年健 12 克，焦白术 10 克，砂仁 6 克（后下），小茴香 6 克，丁香 1.5 克。水煎服，每日 1 剂。有健脾、消食、补气之功效。适用于小儿厌食症。

【验方 04】（吕圣朱，2013 年 5 月 3 日）

（1）脱脂奶。将牛奶煮沸，待冷却后除去脂肪膜，再煮沸余乳，冷却后去脂肪膜，如此反复 3 次即可饮用。适用于小儿呕吐、腹泻、痢疾等。

（2）炒奶糕。将奶糕炒至淡黄色后食用。炒后淀粉会变为炭化糊精，可吸收水分，有止泻和帮助消化的作用。

（3）焦米汤。将大米洗干净，晾至半干炒成焦黄色。100 毫升

水中加炒焦米 6 克，用文火煮 1 小时，过滤去渣，调入适量食盐煮沸后即可食用。焦米汤中淀粉会变成糊精，易于消化。适用于小儿严重腹泻及消化不良。

（4）胡萝卜汁。胡萝卜 500 克，洗净捣碎，加入少许水煮 10～15 分钟，用纱布滤取汁液。然后加水至 1000 毫升，再加 3%～5% 的蔗糖煮沸倒入瓶中，煮 5～10 分钟消毒后饮用。

（5）苹果泥汤。熟透苹果 500～700 克，洗净后捣成泥状，放入淡茶水中食用。苹果纤维较细，对肠道的刺激小，并富含碱性及果胶，有吸附、收敛作用。适用于 1 岁以上的腹泻患儿。

（6）淡茶水。红茶少许，用开水冲泡饮用，每日 4 次。因茶内含咖啡因、鞣酸等，具有兴奋、强心、利尿、收敛、杀菌、消炎等作用。对急性胃肠炎有疗效。

【验方 05】（海云，2014 年 1 月 17 日）

以下验方适用于纠正小儿营养不良。

（1）鸡内金、生谷芽、焦麦芽、焦山楂各 30 克，胡黄连 12 克，黄芪 25 克。共研细末，每晚服 6 克，红糖水送服。

（2）山药 20 克，鸡内金 12 克。炒至微黄，研细末，加入适量面粉、芝麻、红糖，烙成饼，每个含药粉 3 克，每次吃 1 个，每日 3 次。

（3）山药、麦芽、茯苓、莲子肉、槟榔各 15 克，山楂 20 克，鸡内金 30 克。共研细末，每次 5 克，加鸡蛋 1 个搅匀，蒸熟，再加适量白糖服食，每日服 2 次。

（4）山楂、神曲、蝉蜕、鸡蛋壳各 12 克，槟榔、谷芽各 15 克。共研细末，每次 1 克，每日 3 次，温开水送服。

（5）党参、白术、茯苓各 6 克，炒山药、炒扁豆、炒麦芽各

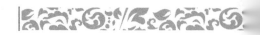

10 克，陈皮 3 克，炙甘草 5 克，大枣 10 枚。加水 500 毫升，煎至 150 毫升。早、中、晚饭后 2 小时服，各服 1 次。

（6）黄芪、党参、沙参、白术、麦芽各 10 克，生薏苡仁 30 克，砂仁、厚朴花、佛手各 5 克。加水适量浓煎，服时可加少许白糖。3 岁以内小儿每日服 15 毫升左右即可。

【验方 06】（徐玉梅，2013 年 1 月 25 日）

党参 5 克，砂仁 2 克，炒白术、神曲、茯苓各 3 克，陈皮 2 克。水煎，分 2 次服，每日 1 剂，连服 3～5 日。适用于小儿消化不良。

【验方 07】（蒋振民，2018 年 11 月 23 日）

栀子、丁香、胡椒、芒硝、杏仁各 30 克，面粉少许，鸡蛋 1 枚，白酒适量。前五味研细末，与面粉、蛋清、白酒共调成糊。使用时将药糊涂于纱布上（大小同足跟，厚约 0.5 厘米）敷贴于双足跟，包扎好，保留 24 小时，每周 1 次，2 周为 1 个疗程。适用于小儿疳积。

【验方 08】（古月，2018 年 11 月 16 日）

小茴香、木香、青皮各 10 克。共研细粉，装瓶备用。用时取药粉 10～15 克，加陈醋适量调成糊状，先用酒精消毒患儿脐部，再用药糊敷脐，胶布固定，每日 1 次，5 日为 1 个疗程。适用于小儿肠痉挛，一般使用 2 个疗程即可见效。

【验方 09】（怀孟，2014 年 3 月 14 日）

（1）积滞型小儿脘腹痛。脘腹胀痛拒按，厌食，口臭，口舌生

疮，便秘。方用：焦山楂、焦神曲、焦麦芽各 15 克，槟榔 5 克，生大黄 5 克，芒硝 10 克。研细末，每次 1～2 克，用白酒调敷脐部 24 小时，敷上后用热水袋热敷 15 分钟。

（2）虚寒型小儿脘腹痛。脘腹冷痛，喜温喜按，大便稀薄，四肢发冷。方用：藿香 6 克，吴茱萸 6 克，苍术 15 克，白胡椒 6 克。研细末，每次 1～2 克，用白酒调敷脐部 24 小时，敷上后用热水袋热敷 15 分钟。

【验方 10】（木蝴蝶，2015 年 2 月 27 日）

炒神曲、炒麦芽、焦山楂各 10 克，炒莱菔子 6 克，炒鸡内金 5 克。研细末，加淀粉 3 克，装瓶备用。每次取药末 5 克，用白开水调成糊状，睡前敷于患儿脐部，外以胶布固定，次日清晨取下。每日换药 1 次，5 日为 1 个疗程。如不愈，隔 1 周再敷 1 个疗程至痊愈为止。有消食和胃、散瘀化积、理气化痰、补中健脾之功效。适用于小儿厌食症。乳食停滞，加陈皮 6 克、酒大黄 5 克；湿邪困脾，加白扁豆、薏苡仁各 10 克；脾胃虚弱，加党参、山药、白术各 10 克；先天不足，加党参 10 克、干姜 6 克、炙甘草 6 克；恶心呕吐，加姜半夏、藿香、枳壳各 6 克；大便溏稀，加苍术 10 克、诃子 6 克。

【验方 11】（张勤，2018 年 8 月 10 日）

沙参 10 克，柴胡 5 克，黄芩 3 克，法半夏 5 克，炙甘草 3 克，香附 6 克，郁金 6 克，陈皮 6 克，麦芽 10 克，薄荷 3 克（后下），生姜 2 片。水煎服，每日 1 剂。适用于小儿厌食症。心烦较甚，加夜交藤、合欢皮各 6 克；舌苔厚腻，加藿香、紫苏梗各 6 克；脘腹胀气，加木香、青皮各 5 克。

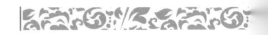

遗 尿

【验方01】（雾雨，2013年6月21日）

砂仁、益智仁、黄附片按3：3：1的比例打细粉，用时每次取20克，和米拌匀，装入猪膀胱里一起蒸熟食用，每日1剂。轻者1剂即可见效，重者一般3剂以上可见效。适用于小儿遗尿。

【验方02】（严永和，2017年2月17日）

（1）鸡蛋5～7枚，茶叶8克，食盐5克。将鸡蛋与茶叶共放锅中，加水煮约8分钟，将蛋壳击破，加盐再煮15分钟，取蛋去壳蘸酱油食用。可将煮好的鸡蛋存放冰箱，每日取1枚加热后食用。适用于小儿遗尿。

（2）将鸡蛋的大头处轻敲一个小孔，放进5粒白胡椒，然后蒸熟，5岁以下患儿每次吃1枚，5岁以上患儿每次吃2枚，每日晚上吃，连吃1周。适用于小儿遗尿。

【验方03】（张瑞凤，2017年7月17日）

补骨脂、金樱子、防风、藁本、石菖蒲、浮萍各10克，甘草5克。水煎，分3次服，每日1剂，7日为1个疗程。有温肾固摄、宣肺开窍之功效。适用于小儿遗尿。

【验方04】（潘东曙，2014年2月28日）

以下验方适用于小儿遗尿。

（1）麻黄、益智仁、补骨脂各等分，共研极细末，用陈醋调成糊状，敷脐，外用伤湿止痛膏固定。每晚换药1次，连用3～5日为1个疗程。

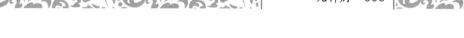

（2）4～5厘米长连须葱白3根，洗净，加入硫黄30克，共捣成泥状。睡前敷脐，外用绷带固定，次日清晨除去，连用3～5夜。

（3）丁香、肉桂、五倍子、补骨脂各30克。共研极细末，用白酒调成糊状，敷脐，外用胶布固定，每晚1次。

（4）白术、白芍、白矾、硫黄、甘草各等分，研末，每次取20克，用葱汁调成糊状，敷脐，3日换药1次。

（5）丁香3粒，研细末，加入米饭中捣匀，敷于脐区。

（6）五倍子、桑螵蛸、芡实、硫黄各等分，研末，醋调，睡前敷脐。

（7）生姜30克捣烂，炮附子6克，补骨脂12克。共研末，捣成泥状，敷脐，5日换药1次。

（8）黑胡椒适量，研末，醋调，每晚睡前敷脐，每日换药1次，7日为1个疗程。

（9）吴茱萸10克，研细末，加米醋调成稀糊状，敷脐，包扎固定，每日1次，连用5～7日。

（10）川续断、狗脊、女贞子各30克，党参、茯苓各20克，甘草6克。水煎取液，待温度适宜后浴足，每次10～15分钟，每晚1次，连续5～7日。

（11）白及、白芍各10克，白术12克，白矾3克，葱汁适量。上药共研细末，用葱汁调成药饼，外敷涌泉、关元穴，包扎固定，每晚睡前换药，连用10日。

（12）益智仁、桑螵蛸、石菖蒲各10克，麻黄碱25毫克，硝苯地平10毫克。共研细末，加姜汁调成糊状，摊于伤湿止痛膏上，外敷关元穴，再用热水袋温熨30分钟，晚敷晨取。并按揉涌泉穴。每日1次，14日为1个疗程，连续用1～2个疗程，效果显著。

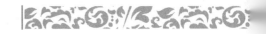

【验方 05】（张平，2018 年 6 月 1 日）

以下验方适用于小儿遗尿。

（1）五倍子、肉桂各等分。研细末，用葱汁调匀，敷脐，纱布固定。每 2 日换 1 次。

（2）五倍子、何首乌各 3 克。共研细末，醋调后敷脐，纱布覆盖。每晚换药 1 次，连用 3～5 日。

（3）牡蛎 6 克，陈艾叶 15 克，百部 10 克，花椒 6 克。共研细末，装入布袋内。也可用公丁香 10 粒、八角 3 个、桂圆核 3 个、益智仁 10 克，共研细末，装入布袋内，将药袋系于患儿腹部。5～7 日换 1 个药袋，直至痊愈。

（4）吴茱萸 10 克，研细末，米醋调为稀糊状，敷脐，包扎固定。每日换药 1 次，连用 5～7 日。

【验方 06】（马宝山，2018 年 12 月 28 日）

（1）桑螵蛸 15 克，覆盆子 15 克，莲须 10 克，益智仁 12 克，山药 30 克，韭菜子 6 克。水煎服，每日 1 剂。适用于小儿遗尿。上方为成人量，小儿用量酌减。

（2）补骨脂 30 克（盐水炒），益智仁 15 克，金毛狗脊 12 克，肉桂 6 克，甘草 6 克。水煎服或制成散剂冲服，每日 1 剂。适用于小儿遗尿。

【验方 07】（敬淑艳，2015 年 2 月 13 日）

益智仁、山药、山茱萸、五味子、麻黄根、炙甘草各 10 克（7 岁以下各 6 克）。水煎服，每日 1 剂，10 日为 1 个疗程。适用于夜尿症。

【验方08】（张志远，2015年4月10日）

当归、川芎各10克，续断、菟丝子、锁阳、煅龙骨、牡蛎各12克，甘草6克。水煎服，每日1剂。适用于小儿遗尿。

【验方09】（霍光星，2015年4月24日）

金樱子、菟丝子、五味子、补骨脂、桑螵蛸、覆盆子各10克，麻黄3克，石菖蒲10克。水煎，分2次服，每日1剂，连服7～10日。适用于小儿原发性遗尿。

【验方10】（谭家峰，2015年5月29日）

以下验方适用于小儿遗尿。

（1）莲子60克，芡实60克，鲜荷叶1张，糯米适量。煮粥食，连食5～7日。

（2）补骨脂12克，山药15克，益智仁10克，鸡内金10克。水煎服，每日1剂，连服7～10日。

（3）肉桂适量（研细末），雄鸡肝1付。共捣烂如泥，制成绿豆大小的药丸。每次1～2克，温水送服，每日早晚各1次，连服5～7日。

（4）生龙骨30克（先煎），桑螵蛸10克，益智仁15克，麻黄5克。水煎取液，用药液煮荷包蛋2个，早晚服食。

【验方11】（杨晓威，2014年4月11日）

小儿神经性尿频多发生于婴幼儿时期（1周岁以上），患儿表现为尿频、尿急，长者1～2小时排尿1次，短者5～6分钟排尿1次，严重者尿滴沥不断，入夜后症状即消失，部分患儿可有遗尿，无尿痛、发热等不适。化验尿常规正常，中段尿培养无细菌生

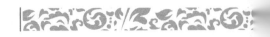

长或抗生素治疗无效时应考虑为本病。目前，临床上多认为该病的发生是由于小儿的神经系统尚未发育完善，排尿中枢控制功能较差，另外强烈的精神或神经刺激可导致自主神经功能失调，内分泌功能紊乱，从而影响正常的排尿功能。该病可用推拿疗法治疗。

（1）补肾经。拇指螺纹面着力，在小儿小指螺纹面旋推约300次。

（2）揉小天心。中指端着力，在小儿掌跟大小鱼际交接的凹陷处揉约100次。

（3）揉丹田。掌跟着力，在小儿腹部脐下2寸处揉约3分钟。

（4）揉三阴交。拇指螺纹面着力，在小儿内踝尖上3寸处揉约60次。

（5）捏脊。沿脊柱从长强穴至大椎穴所成直线，拇指与食指相对，向上捏起皮肤，双手交替捻动自下而上推行3～5次，三捏一提，即每捏三下将背脊皮肤提一下，捏后以拇指按揉脊柱两旁。

（6）揉肾俞。双手拇指螺纹面着力，在小儿背部第二腰椎棘突下旁开1.5寸处揉约100次。

推拿作为中医学的一种独立治疗方法，不仅能够调和气血阴阳，调理脏腑功能，从生理上增强患儿体质，改善症状，在推拿治疗的过程中，还可使患儿始终处于一种放松、舒适的状态，施术者通过肢体及言语的沟通，能有效解除患儿紧张焦虑和恐惧的情绪，转移排尿注意力，兼顾心理问题的治疗，对于小儿神经性尿频具有独特的疗效。

【验方12】（蒋振民，2014年12月5日）

桑螵蛸50克，益智仁、酸枣仁、乌药各10克，山药25克，续断、巴戟天各30克，锁阳15克，麻黄5克。水煎服，每日1剂，5日为1个疗程。适用于顽固性遗尿。症状控制后，可隔日服1剂，至症状消失为止。然后服用金匮肾气丸1个月，以巩固疗效。

【验方13】（鲁菜光，2013 年 11 月 15 日）

黑胡椒粉适量，每晚睡前填入脐窝，以填满为度，用伤湿止痛膏贴盖，周围用胶布封紧。24 小时换药 1 次，7 次为 1 个疗程，一般用药 1～3 个疗程可愈。适用于遗尿。

夜　啼

【验方01】（徐玉梅，2013 年 1 月 25 日）

牵牛子 8 粒，捣成细末，用温开水调成糊状，外敷脐部，以纱布覆盖，胶布固定。每日换药 1 次，连用 3～5 日。适用于小儿夜啼。

【验方02】（马龙，2017 年 6 月 23 日）

（1）蝉蜕 5 克，钩藤 6 克，柏子仁 6 克，夜交藤 3 克，茯神 5 克，黄连 3 克，甘草 5 克，酸枣仁 10 克。水煎，分 2 次服，每日 1 剂，连服 7 日。适用于小儿夜啼。

（2）木通 3 克，生地黄 5 克，石菖蒲、灯心草各 3 克。上药研末混匀，加蜂蜜调成饼状，敷贴双足涌泉穴，24 小时换药 1 次，连用 7 次。适用于小儿夜啼。

（3）朱砂 1 克，五倍子 2 克，琥珀 3 克，五味子 3 克。上药研末混匀，用黄酒调成小饼状，敷于脐部，胶布固定，每晚换药 1 次，连用 5 次。适用于小儿夜啼。

【验方03】（李珍新，2016 年 9 月 30 日）

（1）丁香、肉桂、吴茱萸各等量。共研细末，每晚临睡前将药末撒于普通胶布上，贴于脐部，连用 3～5 日。适用于小儿脾寒腹

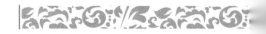

痛夜啼。

（2）陈茶叶适量，研细末，用酒调成糊状，每晚睡前敷于脐部，纱布覆盖，胶布固定。适用于小儿诸症夜啼。

（3）五倍子10克，研细末，以唾液或温开水调成饼状，每晚睡前敷于肚脐，布带束之，连用3日。适用于小儿诸症夜啼。

（4）吴茱萸10克，鸡蛋1个。先将吴茱萸研细末，再用鸡蛋清调成药饼2个，晚睡前敷双脚心，以胶布固定，次日清晨揭去。适用于小儿积热夜啼。

（5）朱砂3克，白及1块。先将白及块切平，再将朱砂粉放在粗瓷碗底上，滴清水数滴，用白及平面将朱砂磨成糊状备用。每晚睡前，用新羊毫笔蘸朱砂糊涂于患儿鸠尾穴（心窝处）及两脚心，待糊干后，喂足小儿乳食，使其安静入睡。适用于小儿诸症夜啼。

（6）栀子仁1粒（研末），面粉10克，白酒5毫升。混合和成面团，做成饼状，敷在患儿两手桡动脉搏动处，24小时后取下。适用于小儿热证夜啼。

（7）牛蒡子5克，珍珠粉、朱砂各1克。共研细末，每次取1克填脐，连用1周。适用于小儿热证夜啼。

多汗、盗汗

【验方01】（宁大夫，2013年7月12日）

松针、黄芪各15克，茯苓、白术、白扁豆、浮小麦各5克，猪苓、川木瓜、糯稻草根、煅牡蛎各3克。水煎服，每日1剂，10日为1个疗程。控制症状后，继服1~2个疗程。适用于小儿多汗。症见皮肤松弛，面色不华，纳食不香，尿多而清，大便偏稀，舌淡、苔白等。外感各种毒邪所致发热，不适用本方。

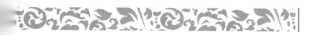

【验方 02】（吴春水，2016 年 7 月 9 日）

（1）表虚不固型小儿汗证。表虚不固，全身自汗或盗汗，以头部、肩背部明显，动则尤甚，面色少华，肢端欠温，容易感冒，舌淡、苔薄白，脉细弱。黄芪 10 克，太子参 10 克，白术 10 克，茯苓 10 克，浮小麦 30 克，牡蛎 30 克（先煎），龙骨 30 克（先煎），大枣 5 枚，防风 10 克，甘草 6 克。水煎服。

（2）营卫不和型小儿汗证。自汗为主，遍体汗出，微寒怕风，时有低热，精神疲倦，纳呆食少，舌淡红、苔薄白，脉缓。桂枝 6 克，芍药 10 克，大枣 5 枚，生姜 2 片，龙骨 30 克（先煎），牡蛎 30 克（先煎），碧桃干 10 克，黄芪 10 克，五味子 6 克，甘草 6 克。水煎服。

（3）气阴两虚型小儿汗证。盗汗为主，也可盗汗、自汗并见，体弱神萎，心烦少寐，手足心热，口干低热，舌淡、苔少或花剥，脉细软。黄芪 10 克，太子参 10 克，白术 10 克，茯苓 10 克，生地黄 10 克，牡蛎 30 克（先煎），五味子 6 克，麦冬 10 克，浮小麦 30 克，甘草 6 克。水煎服。

（4）脾胃积热型小儿汗证。自汗盗汗，面黄形瘦，纳呆口臭，腹胀腹痛，大便秘结，或大便臭秽，小便色黄或如米泔，时有低热，睡眠不宁，舌苔黄腻，脉滑稍数。藿香 10 克，佩兰 10 克，生石膏 30 克，山栀子 10 克，防风 10 克，白术 10 克，茯苓 10 克，牡蛎 10 克（先煎），连翘 10 克，甘草 6 克。水煎服。

【验方 03】（马宝山，2013 年 4 月 5 日）

生地黄、党参、麦冬、大枣各 10 克，地骨皮 8 克，五味子 6 克，煅牡蛎、煅龙骨各 15 克。水煎，分 2 次服。每日 1 剂。适用于小儿盗汗。剂量视患儿年龄大小酌减。

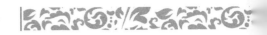

流　涎

【验方 01】（王大夫，2018 年 6 月 8 日）

中医认为"脾开窍于口"，小儿流涎过多，用健脾燥湿法可收效。

（1）细辛 10 克，凡士林少许。细辛研粉，用凡士林调成膏状，外敷脐部，用胶布固定，每日换药 1 次。

（2）五倍子 15 克，明矾 15 克。水煎取液，倒入盆中，待温度适宜后浴足，每次 30 分钟，每日 1 次，5 日为 1 个疗程。

【验方 02】（蒋振民，2019 年 8 月 2 日）

干姜 3 克，山药 5 克，升麻 5 克，党参 5 克。水煎，分 2 次服，每日 1 剂。适用于脾胃虚寒引起的小儿流涎，常伴有面白唇淡、精神倦怠等。

【验方 03】（胡佑志，2014 年 11 月 28 日）

明矾 15 克，研细末，先用开水溶化，再加温水，待温度适宜后倒入木盆内浴足，以淹没足背为宜，每次 15～20 分钟，每日 1 次，连用 2～3 日。适用于小儿流涎。

【验方 04】（张士达，2013 年 2 月 22 日）

以下验方适用于小儿口角流涎。

（1）生白术 10 克，捣碎，加水和糖适量，放锅上蒸。分 2 次服，每日 1 剂。治疗口角流涎，一般 3～5 剂即可见效。

（2）桑白皮 20 克（不足 1 岁者用 10 克），加水适量，中火煎煮取汁，分 2～3 次服，每日 1 剂，连服 3～7 日，疗效良好。

（3）肉桂10克，研细末，用醋调成糊饼状，摊在两块纱布上，每晚睡前贴敷双脚心涌泉穴，用胶布固定，次日清晨取下，连敷3～5次。适用于脾寒流涎，热邪壅滞者不宜用。

（4）天南星30克，研末，用醋调成糊状，夜间敷于双脚心涌泉穴，外用布条缠扎。每次12小时，一般敷2～4次。

寄生虫病

【验方01】（胡佑志，2014年4月4日）

南瓜子仁、槟榔各20克，白糖适量。南瓜子仁研粉，加白糖调匀，用槟榔煎汤送服，每日空腹服1次。或取葱白10根，绞汁，加芝麻油2匙，空腹服，每日2次，连服3日。适用于小儿蛔虫病。

【验方02】（王庭巧，2014年7月4日）

（1）生白果数个，捣烂成糊，敷肛门上。每晚1次，连用5～7日。适用于蛲虫病。

（2）黄精24克，加冰糖30克炖服，每日1剂，连服3日。适用于蛲虫病。

（3）雷丸3克，大黄10克，牵牛子10克。共研细末，混匀，晨起空腹时用凉开水送服。适用于蛲虫病。

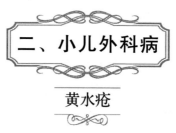

二、小儿外科病

黄水疮

【验方01】（胡佑志，2015年9月25日）

黄水疮亦称脓疱疮，秋季易发，多发于2～6岁儿童。好发于颜面、手足等身体暴露部位，病初起红斑，有水疱，发红，容易破溃，渗流黄水。

（1）蒲公英20克，金银花20克，黄柏30克，生大黄30克，百部20克，苦参30克。水煎取液，趁热洗患处，每日3～5次，连洗4～8日即可治愈。如有脓液溢出，先用温水洗净。

（2）苦杏仁适量，烧炭存性，研细粉，加芝麻油适量调成稀糊状，用棉签蘸药糊涂抹患处。每日2～3次，一般2～3日后可结痂痊愈。

【验方02】（张志远，2013年10月11日）

鸡蛋2～3枚，煮熟，取出蛋黄捣碎置于铁勺中，将铁勺放在火炉上慢火熬炼，并不断用筷子搅拌，至蛋黄溶化为油即可。晾凉后，用药棉蘸油涂抹黄水疮及红肿的患处，每日早晚各1次，半个月后即可治愈。

【验方03】（张勤，2014年6月27日）

以下验方适用于黄水疮。

（1）苍术5克，大黄5克，雄黄3克，鹤虱3克。共研细末，用草纸卷成条燃烧，靠近鼻孔熏治。

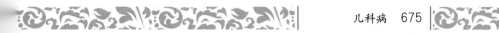

（2）松脂 15 克，冰片 3 克。研末，外敷患处，每日数次。

（3）当归、生地黄、滑石、木通、金银花、荆芥、防风、连翘各 15 克，川芎、黄柏、牛膝各 10 克，甘草 6 克。水煎，分数次服，每日 1 剂。忌食鱼及酸冷之品。

（4）黄芩 100 克，乳香、没药各 15 克。共研细末，外涂患处，每日数次。

痱子、汗腺炎

【验方 01】（程怀孟，2013 年 8 月 16 日）

苦参、白芷、红花、白鲜皮各 20 克，薄荷 20 克（后下）。上药用纱布包好，加水适量，水煎 10 分钟，再加入薄荷煎 2 分钟，滤取药液，待温度适宜后洗浴患处，并轻轻按摩。适用于痱子。洗浴完毕，要立即擦干，穿好衣物。

【验方 02】（大志，2015 年 8 月 21 日）

复方黄连素片 10 片，每片 0.1 克，溶于少量温开水中，小儿沐浴后直接用棉签蘸药液涂患处，忌用热水和肥皂水洗烫。婴幼儿可将上述药液倒入 2000 毫升温开水中混匀洗浴，每日早晚各 1 次，1 周为 1 个疗程。适用于痱子。

【验方 03】（吴明，2017 年 2 月 24 日）

龙胆草 10 克，柴胡 9 克，栀子 10 克，黄芩 10 克，车前子 10 克，木通 5 克，泽泻 10 克，蒲公英 30 克，紫花地丁 30 克，金银花 30 克，穿心莲 10 克，牡丹皮 10 克，赤芍 12 克，甘草 9 克。水煎 3 次，合并药液，分 3 次服，每日 1 剂。药渣水煎第 4 次，待药

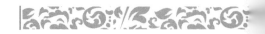

液温度适宜后沐浴。连用 10～14 日即可见效。适用于汗腺炎。

【验方04】（胡佑志，2017 年 7 月 28 日）

（1）黄连 5 克，生大黄 6 克，冰片 6 克。前两味研细末，再加入冰片混匀装入瓶内，加入 75％酒精 150 毫升密封。常摇动，3 日后即可使用。用棉签蘸药液涂搽患处，每日 5～7 次，用药 1～2 日即可治愈。适用于痱疮。

（2）韭菜 150 克，食盐 10 克。加水煎煮，滤取药液，待温度适宜时，用毛巾蘸取药液湿敷患处，每次 10～15 分钟，每日 2～3 次。有消炎杀菌、止痒敛疮之功效。适用于痱子。可迅速止痒，儿童局部防抓伤，以免感染。

（3）干夏枯草 250 克，加水适量，煎沸后再煎 15 分钟左右，滤取药液。每日涂搽患处多次。适用于痱子，如身上痱子较多，可兑入温水沐浴，平时保持皮肤清洁干燥，一般连用 2～3 日见效。

【验方05】（陈抗美，2017 年 8 月 25 日）

丝瓜叶 5～6 片，用清水洗净，挤出汁液反复涂抹患处，可使痒止痱消，效果良好。适用于痱子。

【验方06】（张勤，2018 年 6 月 1 日）

（1）花椒 10 克，加开水 200 毫升，文火煎 5～6 分钟，待药液稍凉不烫手时，用药棉蘸花椒水轻搽患处，12 小时后痱子的脓尖一般会收缩干瘪。为巩固疗效，可将花椒水加热重新擦洗患处，痱子即可全部消退。

（2）用黄瓜切面涂搽痱子，每日 2～3 次，10 日后痱子可消退。

（3）甘草 1 份研末，滑石粉 2 份，混合扑搽痱子。

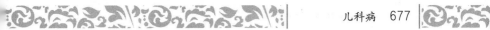

（4）生姜切片，涂搽痱子，几小时后痱子即可消退。

（5）马齿苋煎水擦洗痱子，早晚各1次，擦2遍后，痱子开始消退，擦3次以上，痱子逐渐消失。

【验方07】（刘心德，2014年7月4日）

苦参、生大黄各20克，冰片、雄黄、黄连各10克。将上药浸泡于300毫升75％酒精中2～3日即可，用消毒棉球蘸药液涂擦患处，每日3～4次。适用于痱子，擦脸面时应防止药液入眼，用后拧紧瓶盖。

小儿口疮

【验方01】（赵沛浩，2013年5月24日）

鹅口疮是婴幼儿常见的一种口腔感染疾病，临床以口内、舌上满布白屑，如鹅之口腔为特征。本病蔓延迅速，若白屑侵及咽喉气道，如雪堆叠可致吸乳不便和呼吸障碍，下侵于肺可致高热气喘等症状。小儿口疮、口腔糜烂可用以下方药治疗。

（1）金银花12克，茯苓5克，甘草5克。水煎约30分钟，滤取药液，待温凉后用消毒纱布浸药液搽拭患处，每日3～5次。

（2）五倍子15克，枯矾10克，白糖5克。五倍子炒黄，再加入白糖炒片刻，待糖炒化后倒出晾干，与枯矾共研细末备用。用时取适量香油调成稀糊状，敷于患处，每日3次，至痊愈为止。

（3）中成药冰硼散适量，加蜂蜜调涂患处。

（4）鲜地龙数条，洗净，加入适量白糖搅拌，约30分钟后成糊状，取消毒纱布浸药液搽拭患处，每日2次，效佳。

（5）马齿苋、薄荷叶、野菊花、蒲公英、茵陈各等分。水煎取

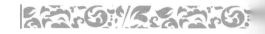

液，用消毒纱布蘸药液搽拭患处即可。

【验方 02】（2013 年 9 月 13 日）

婴幼儿因细菌或病毒感染而引起的口腔炎，又称小儿口疮。常见口腔自发性出血、牙龈充血红肿、口臭、流涎或有水疱样破裂糜烂，急性的还伴有发热及胃肠功能紊乱等全身症状。中医认为，小儿口疮多为肺胃火盛或心脾热盛、循经上炎，熏灼口舌而致。治当清热降火、敛疮解毒。

（1）大栗煮熟，每日适量食之。

（2）桑木汁涂患处，治小儿唇肿。

（3）柿饼霜涂患处，每日数次。

（4）绿豆粉、冰片、硼砂研细末，搽患处。

（5）冬青叶适量，捣烂挤汁，和水涂患处，也可加冰片用。

（6）向日葵秆芯，烧成炭，用香油调匀搽患处。

（7）黄连粉 3 克，加冷开水和匀，填于小儿脐部。每日换药 1 次，连用 3～5 日。

（8）乌梅 15 克，煅明矾 3 克。共研细末涂口腔。

（9）天胡荽、大蓟、鹅不食草、土牛膝各 3 克。水煎服。可酌加白糖服。

（10）小麦面 2 份炒灰，冰片 1 份，混合研细粉，装瓶备用。用时将药粉吹于患处，每日 2～3 次。

（11）荸荠去皮、切片，搽患处。适用于牙龈生白点，刺破有白色脂肪流出者。

（12）白扁豆、玉竹、麦冬、沙参、天花粉各 6～9 克，大青叶、人中白各 9～12 克，甘草 3～6 克。大便干燥，加大黄 3～6 克；热甚，加青蒿 9～12 克、野菜花 9～12 克；舌红苔少，加知

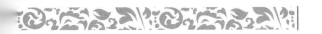

母、石斛各 9 克；营养不良，去大青叶，加太子参 9～12 克。

包皮水肿

【验方】（郭旭光，2013 年 8 月 9 日）

阴茎包皮水肿为小儿夏季常见皮肤病，尤以 6 个月至 5 岁的婴幼儿多见，往往在洗澡、排尿和换内裤时偶然被家长发现。发作时龟头包皮呈球状水肿，色泽淡红发亮，柔软有弹性，指压后无凹陷，无外伤痕迹，局部无发热、充血，全身多无异常改变。本病属于血管神经性水肿，其致病原因为过敏，诸如昆虫叮咬，寄生虫感染，食用动物蛋白性食物、化学香料或染色类食品，吸入花粉、抹搽化妆品、穿化纤内裤、接触尘螨、服用某种药物等，都有可能导致过敏。

预防小儿阴茎包皮水肿，关键在于找出致敏因素，以便在日常生活中尽量避免与其接触。否则，这种疾病会因再次接触致敏因素而发作。有的可频繁到每月 2～3 次，尤其是夏日出汗较多或小儿坐卧湿地，或用污脏的手触碰外生殖器等也可造成感染。

治疗首先要注意保持龟头部卫生，避免搔抓及局部擦伤，每日可用温水清洗。治疗期间忌食煎炸、香燥、海鲜和辛辣食物。口服药物治疗，虽可治愈，但因小儿服药困难，家长及患儿不易接受，故以中医外治法为好。

（1）栀子、青木香各 15 克，煎取浓液。先将外阴部洗净擦干，用消毒棉签蘸药液轻轻涂抹患处至阴茎根部，每次 5 分钟，每日 2～3 次，一般用药 1～2 日可愈。

（2）生栀子 50 克（打碎），黄柏、地肤子、苍术各 15 克，白酒 200 毫升。将前四味浸泡在白酒内，1 小时后即可使用。以医用棉签蘸药酒涂抹患处，每日 3～5 次，一般用药 1～3 日可愈。

（3）艾叶 10 克，清水洗去陈土，加水 200 毫升，煎 5～10 分钟，滤取药液置于广口瓶中，加盖，待其自然冷却后浸洗阴茎。每次 10～15 分钟，间隔 20～30 分钟再浸洗 1 次。一般用药 1 剂可愈。

（4）艾叶 15 克，黄芩、紫草各 12 克，露蜂房 9 克，甘草 6 克。加水 500 毫升煮沸，滤取药液 200 毫升。待温度适宜后浸洗患处。每次 15～20 分钟，每隔 30 分钟重复 1 次，每日 1 剂，一般用药 1～2 日见效。适用于阴茎包皮水肿、胀痛、排尿困难等症。

睾丸鞘膜积液

【验方 01】（狄俊虹，2013 年 4 月 5 日）

鞘膜积液中医称为水疝，辨证为脾虚湿聚、下注阴器。小儿睾丸鞘膜积液可用以下方剂治疗。

（1）桂枝、紫苏叶各 6 克，苍术、白术、猪苓、茯苓、泽泻各 10 克。每日 1 剂，水煎 3 次，第 1 次、第 2 次煎液混匀，分 2 次服；第 3 次煎液外洗阴囊。

（2）公丁香适量，焙干研细末，每次 2 克，用白酒调成糊状，外敷脐部，用胶布固定，每日换药 1 次。

【验方 02】（徐玉梅，2014 年 12 月 26 日）

（1）白芷 10 克，蝉蜕 30 克。水煎熏洗患处，每次约 30 分钟，每日 1～2 次。适用于睾丸鞘膜积液。

（2）小茴香 15～18 克，川楝子 15 克（炒香），橘核 12～15 克，猪苓 18 克，乌药 12 克，青皮、赤芍各 10 克，海藻 12 克（另包，用水洗去盐分），蜜枣 4 枚。煎取药液 400 毫升，分 2 次服，

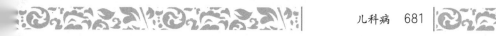

每日 1 剂，连服 3～5 日。适用于睾丸鞘膜积液。

（3）带核荔枝、小茴香各 15 克。荔枝焙干，小茴香略炒，共研细末。每次 9 克，临睡前用热黄酒调服，连服 5～7 日。适用于睾丸鞘膜积液。

【验方 03】（鲁莱光，2014 年 10 月 10 日）

生薏苡仁、萹蓄各 30 克。加水 500 毫升，煎取药液，分早晚 2 次服，每日 1 剂。一般服药 7 日即可见效。适用于睾丸鞘膜积液。

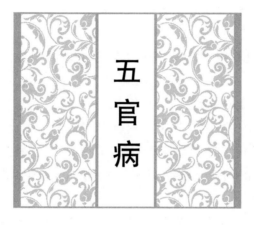

五官病

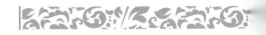

一、耳病

中耳炎

【验方 01】（于长学，2015 年 7 月 31 日）

金银花 25 克，败酱草 25 克，白芷 8 克，防风 10 克。水煎，分 2 次服，儿童用量酌减。适用于急性和慢性中耳炎。

【验方 02】（胡佑志，2019 年 8 月 9 日）

（1）樟脑、冰片各 10 克，白矾 15 克，食盐 5 克。共研细粉，装瓶备用。用时先用棉球将患耳脓液清除干净，再将适量药粉撒入耳内，并用半寸长大葱塞住耳孔约 20 分钟。每日 1 次，一般 2～3 次即可痊愈。适用于中耳炎。

（2）蜂蜜、生理盐水各 1 毫升，冰片粉少量。先将蜂蜜放入干净瓶内，加生理盐水调稀，再加入冰片粉混合均匀。先用 3％双氧水将患耳内脓液及分泌物洗净，再用消毒棉签擦干，滴入药水 2～3 滴。每日 2 次，7 日为 1 个疗程。适用于化脓性中耳炎。

【验方 03】（蒋振民，2019 年 7 月 19 日）

六神丸 90 粒，枯矾 6 克，冰片 3 克。共研细末，装瓶备用，先用 3％双氧水将耳内脓液及分泌物洗净，再用消毒棉签擦干，然后用纸筒将少许药末吹入耳内。每日 1 次，连用 5 次即可见效。适用于中耳炎。

【验方 04】（刘汪思，2015 年 11 月 27 日）

龙胆草 10 克，山栀子 10 克，柴胡 5 克，泽泻 10 克，车前子 10 克（布包），木通 5 克，生地黄 12 克，黄芩 5 克，菊花 10 克。水煎服，每日 1 剂。热重，加金银花 15 克；痛剧，加牡蛎 50 克、夏枯草 10 克。另取枯矾 10 克、冰片 2 克、五倍子 5 克，研细末，每次取少许吹入耳内。适用于急性化脓性中耳炎。

【验方 05】（郑玉平，2018 年 8 月 3 日）

儿茶、血竭、石膏各 3 克，龙骨、乳香各 2 克，赤石脂 5 克，冰片 2 克，麝香少许。将前六味共研极细末，再依次加入冰片、麝香混匀备用。先用双氧水清洗外耳道，然后将药粉吹入耳内，每日 1 次。适用于慢性中耳炎。

【验方 06】（南越，2013 年 1 月 18 日）

七叶一枝花、了哥王、穿心莲各 10 克，75％酒精 100 毫升。将前三味于酒精中浸泡 7 日，取滤液滴患耳。适用于慢性中耳炎。症见耳朵流脓、听力下降等。

耳聋耳鸣

【验方 01】（朱时祥，2013 年 2 月 8 日）

鲜面根藤根、响铃草各 200 克，炖猪耳朵服。适用于肾虚耳聋。

【验方 02】（鲁莱光，2016 年 7 月 23 日）

（1）菊花 6 克，石菖蒲 5 克，远志 2 克，生白芍 10 克。开水

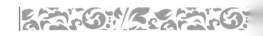
冲泡代茶饮，每日1剂。有平肝熄风、安神定志之功效。适用于老年性耳鸣。

（2）路路通30克，熟地黄30克，山茱萸30克，柴胡12克，香附12克，石菖蒲30克，蝉蜕12克，磁石30克。水煎，分早晚2次服，每日1剂。有滋阴补肾、疏肝通窍之功效。对中老年虚性耳聋有良效。

【验方 03】（吴明，2016年9月2日）

刺蒺藜、连翘、牛蒡子、生地黄、桔梗、菊花、甘草各15克，金银花30克。水煎，分早晚2次服，每日1剂，连服20～30日。适用于中毒性耳聋，配合针灸治疗可有明显效果。

【验方 04】（萧旭，2016年7月30日）

（1）葛根30克，升麻10克，白芍18克。水煎，分2次服，每日1剂，一般服药7～10剂即可见效。适用于突发性耳聋。

（2）柴胡、制香附各50克，川芎25克，天麻15克，防风10克，三七20克。共研细末，装瓶备用。每次8克，每日2次，开水送服，7日为1个疗程。适用于外伤性耳聋。

【验方 05】（寒玉，2016年1月9日）

（1）风热侵袭型耳鸣耳聋。耳胀耳鸣，听力下降，头痛恶寒，发热口干，舌淡红、苔薄黄，脉浮数。治宜疏风清热、散邪宣窍。方用银翘散加减：金银花、连翘、芦根各15克，桑白皮、荆芥、淡豆豉、牛蒡子、菊花、桔梗、石菖蒲、蔓荆子各10克，竹叶、升麻、薄荷、甘草各6克。水煎，分3次服，每日1剂。

（2）肝火上扰型耳鸣耳聋。耳如雷鸣，生气时加重，耳胀耳

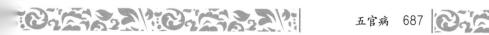

痛，头痛眩晕，目红面赤，口苦咽干，夜寐不安，便秘尿赤，舌红、苔黄，脉弦数。治宜清肝泄热、解郁通窍。方用龙胆泻肝汤加减：龙胆草、生大黄各6克，山栀子、黄芩、柴胡、木通、车前子、泽泻、石菖蒲各10克。水煎，分3次服，每日1剂。

（3）痰火郁结型耳鸣耳聋。耳如蝉鸣，听力下降，头晕沉重，胸闷脘痞，咳嗽痰多，舌红、苔黄腻，脉弦滑。治宜清火化痰、降浊开窍。方用黄连温胆汤加减：法半夏、陈皮、黄芩、枳实、杏仁各10克，全瓜蒌、茯苓各15克，黄连、胆南星、甘草各6克。水煎，分3次服，每日1剂。

（4）肾精亏损型耳鸣耳聋。耳如蝉鸣、夜间较甚，听力下降，头晕眼花，腰膝酸软，多梦遗精，舌红、苔少，脉细数。治宜补肾益精、潜阳肃窍。方用耳聋左慈丸加减：熟地黄、山药、磁石各20克，山茱萸、牡丹皮、泽泻、茯苓、五味子、石菖蒲各10克。水煎，分3次服，每日1剂。

（5）脾胃虚弱型耳鸣耳聋。耳鸣劳累后加重，耳内空虚或发凉，倦怠乏力，纳呆便溏，面色萎黄，舌淡、苔白，脉弱。治宜健脾益气、升阳通窍。方用益气聪明汤加减：党参、黄芪各20克，白术、葛根、蔓荆子、石菖蒲各10克，当归15克，陈皮、川芎、柴胡、升麻各6克。水煎，分3次服，每日1剂。

【验方06】（徐玉梅，2015年7月10日）

柴胡、山栀子各15克，木通10克。水煎，分2次服，每日1剂。适用于突发性耳聋。

【验方07】（李仲英，2018年1月12日）

葛根18克，川芎、丹参、女贞子、枸杞子、泽泻各10克。菊

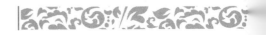

花12克，黄精、黄芪各15克。水煎服，每日1剂。适用于突发性耳聋。

【验方08】（大志，2018年10月26日）

（1）耳鸣。生地黄，淡竹叶、柏子仁、白茅根、刀豆、郁李仁、桑椹、菟丝子、覆盆子各10克，灯心草、通草各3克。水煎，分3次服，每日1剂。

（2）突发性耳聋。

①耳聋左慈丸。水泛丸每次6克，大蜜丸每次1丸，每日2次，温开水送服。有滋肾平肝之功效。适用于肝肾阴虚之耳聋、耳鸣、头晕目眩等症。

②耳聋丸。水蜜丸每次7克，大蜜丸每次1丸，每日2次，温开水送服。有清肝泻火、利湿通窍之功效。适用于肝胆湿热所致的头痛头晕、耳聋耳鸣，耳内流脓等症。

③明目地黄丸。水泛丸每次12克，每日3次，温开水送服，连服10～15日。有滋肾养肝、清热明目之功效。适用于突发性耳聋。

④蚓激酶肠溶胶囊。每次60毫克，每日3次，温开水送服，连服15～30日。

⑤黄精、熟地黄各15克，炙黄芪、丹参各12克，山茱萸、肉苁蓉、山药各10克，淫羊藿、川芎、泽泻、石菖蒲各8克。水煎，分3次服，每日1剂。

【验方09】（梁庆森，2014年12月26日）

（1）石菖蒲150～180克，水煎去渣，再用药液煎煮3个鸡蛋（去壳），加入适量米酒，食蛋喝汤。每日1剂，2剂可显效。适用

于耳聋。

（2）猪肾1对，去膜切薄片，加大米70克，葱白2条，韭菜7根（带根），人参6克，防风3克。猪肾去膜切薄片，与大米及余药共煮粥服食。可分1～2次服完，每日1剂，3～5日可见效。适用于老年人耳聋。治疗期间忌食酸、辣、生冷食品。

【验方10】（戈杰，2015年2月27日）

石菖蒲60克，猪肚1具，大葱500克，食盐适量。猪肚洗净，将石菖蒲、大葱、食盐纳入猪肚内，放入砂锅加清水适量，文火炖至猪肚熟，除去菖蒲，食猪肚喝汤，3日1剂。适用于耳鸣。

【验方11】（肖德荣，2015年3月13日）

以下验方适用于轻度耳鸣。

（1）屏气。定息静坐，咬紧牙关，两指捏鼻孔，睁大眼，使气串入耳窍，至感觉轰轰有声为止。每日数次，连做2～3日。

（2）按摩耳门。安坐，搓掌心50次，趁掌心热时紧按双侧耳门。如此6次，连做2～3日，治疗时要静心，方可奏效。或用大拇指按摩耳门，顺时针12下，再逆时针12下，每日数次。

（3）咬牙叩齿。耳鸣时咬牙。右边耳鸣，咬左边牙；左边耳鸣，咬右边牙；两边齐鸣，咬两边牙。

（4）按摩耳根。食指放在耳前，拇指放在耳后，沿耳根从下往上推摩，每次40～50下。推后感觉耳部发热，面部、头部也会有发热的感觉。

【验方12】（郑玉平，2018年6月29日）

以下验方适用于耳鸣。

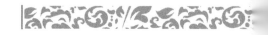

（1）路路通 15 克，珍珠母 30 克（包煎）。水煎，代茶频饮，每日 1 剂，5 日为 1 个疗程。

（2）九节菖蒲 20 克，生甘草 10 克，远志 12 克，茯苓 15 克。水煎，分 2 次服，每日 1 剂，10 日为 1 个疗程。

（3）葛根、蝉蜕适量，研粉，水泛为丸。每次 6 克，温开水送服，每日 3 次，30 日为 1 个疗程，2 个疗程即可见效。

（4）柴胡、香附各 30 克，川芎 15 克，龙齿 20 克。共研细末，加麝香 1 克混匀，水泛为丸。每次 3 克（老人、儿童酌减），饭后用温开水送服，每日 3 次。

（5）熟地黄 50 克，黄柏 10 克，石菖蒲 10 克，山茱萸 12 克。加水 500 毫升，煎取药液 250 毫升，分 3 次温服，每日 1 剂。适用于阴虚火旺所致的耳鸣、耳聋。

（6）女贞子 20 克，墨旱莲 15 克，桑椹 10 克。水煎，分 2 次服，每日 1 剂，15 日为 1 个疗程。适用于肝肾阴虚所致的耳鸣、耳聋。

（7）磁石 30 克，龙骨 20 克，牡蛎 25 克。水煎，分 2 次服，每日 1 剂，10 日为 1 个疗程，一般服 1～2 个疗程。

（8）鲜芦根 10 克，通草 10 克，木通 10 克。水煎，代茶饮，直至痊愈。

【验方 13】（王廷兆，2015 年 12 月 25 日）

（1）牛膝、山茱萸、白芍、泽泻、黄芪各 15 克，熟地黄、丹参各 20 克，川芎、五味子、石菖蒲、远志各 10 克，龙骨 30 克。水煎，分 2 次服，每日 1 剂，30 日为 1 个疗程。适用于神经性耳聋。

（2）生地黄 20 克，龙胆草 5 克，黄柏 5 克，何首乌 10 克，石菖蒲 10 克，牡丹皮 10 克，白芍 10 克，石决明 20 克。水煎，分 2 次服，每日 1 剂，连服 5～7 日。适用于耳鸣。

【验方 14】（郭旭光，2014 年 8 月 1 日）

黄芪 50 克，白术、党参各 20 克，陈皮、升麻、柴胡、当归、甘草各 10 克。文火煎取药液 300 毫升，每次温服 150 毫升，早晚各 1 次，每日 1 剂。适用于神经性耳鸣，3 周为 1 个疗程，连服 2 个疗程。若症状无改变，虽有减轻但不久后复发者为无效。

耳软骨膜炎

【验方】（郭亚维，2017 年 1 月 20 日）

茯苓 15 克，陈皮 6 克，炙甘草 6 克，制半夏 12 克，白芥子 12 克。水煎，分 2 次服，每日 1 剂。适用于耳软骨膜炎。

二、鼻病

过敏性鼻炎

【验方 01】（南越，2013 年 1 月 11 日）

鹅不食草 10 克，苍耳子 10 克，桂枝 15 克，生姜 15 克，大枣 15 克，黄花倒水莲 10 克。水煎服，每日 1 剂。适用于感受寒毒所致的过敏性鼻炎。症见鼻塞鼻堵，流清白涕，打喷嚏，遇风或遇寒鼻塞流涕等症状加重，伴头痛头晕，肢体酸痛，口淡，舌淡、苔白，脉浮等。

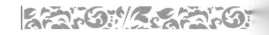

【验方 02】（韩冬，2016 年 12 月 9 日）

牡丹皮 15 克，冷水浸泡 1 小时，然后用中火煎 15 分钟，煎取药液 150 毫升。先用棉签蘸少量淡盐水清洗鼻腔，再用棉签蘸少量药液洗鼻腔，每日 1～2 次，余下的药液睡前一次服完。每日 1 剂，10 日为 1 个疗程。有清热凉血、活血行瘀、止痒、消肿之功效。适用于热性或阳亢型过敏性鼻炎。

【验方 03】（胡佑志，2018 年 6 月 1 日）

黄芪 20 克，白术、白僵蚕各 10 克，桂枝、白芍、蝉蜕、辛夷、防风、大枣各 6 克，甘草 5 克，生姜 3 片。水煎，分 3 次服，每日 1 剂。适用于过敏性鼻炎。

【验方 04】（浦合，2016 年 1 月 9 日）

紫草 15 克，加入 60 度白酒 250 毫升，密封浸泡 15 日即可。用紫草酒 2～3 滴滴鼻，每日 3～4 次，7 日为 1 个疗程，隔 2 日再治疗第 2 个疗程，可治疗 2～3 个疗程。紫草清热凉血、解毒，具有抗炎、解热、抗过敏、抗病毒、止血等功效。用于鼻炎，有助于抑制炎症、消肿止痛，并促使鼻腔黏膜愈合。少量白酒可活血化瘀，加速血液循环。本方有凉血活血、消炎通窍之功效，对各类原因所引起的鼻窍不通、鼻痒、打喷嚏等均有较好疗效。

【验方 05】（吴明，2016 年 5 月 7 日）

（1）紫苏、荆芥、防风、辛夷各 10 克，生姜 12 克，葱白 15 克，甘草 3 克。水煎，分 3 次服，每日 1 剂。适用于急性风寒型鼻炎。

（2）薄荷、荆芥、辛夷各 10 克，鱼腥草、金银花各 30 克，葱白 12 克，甘草 3 克。水煎，分 3 次服，每日 1 剂。适用于急性风热型鼻炎。

【验方 06】（常怡勇，2014 年 8 月 1 日）

（1）清肺脱敏汤（南京中医药大学干祖望教授经验方）。黄芩、桑白皮、枇杷叶、茜草、紫草、墨旱莲各 10 克，水煎，分 2 次服，每日 1 剂。适用于过敏性鼻炎或伴化脓性鼻窦炎（有黄浊涕），舌偏红胖、苔黄，脉洪小数。若辨证无误，用药无效，其证顽固，笔者用自拟截敏汤：乌梅、防风、柴胡、五味子各 12 克，甘草 8 克。浓煎 2 次，合并药液，分 2 次服，每日 1 剂，服时加蜂蜜 15 毫升。若患者求医，每服第一次药方时有良效，原方再进即无效，更换医生亦复如此。此乃《医学入门》所谓之"戏药"。应对的唯一办法，就是每诊均换处方，即使有效也应更换处方，屡换不止，则大多有效。

（2）补阳疗嚏汤（河南中医学院耳鼻咽喉科蔡福养教授经验方）。苍耳子 6～10 克，辛夷 10～15 克，白芷 10～20 克，细辛 3～6 克，党参 20～30 克，桂枝 10～15 克，白芍 12～20 克，黄芪 30～60 克，白术 20～30 克，藁本 10～15 克，鹿角霜 10～20 克，巴戟天 12～15 克，炙甘草 6～10 克，徐长卿 15～20 克，制附子 10～12 克，生姜 3 片，大枣 3 枚。脐下隐疼有重坠感或妇女带下，加韭子、芡实；头脑冷痛，加吴茱萸，重用细辛；耳鸣耳聋，加五味子、灵磁石；鼻塞持续而重，加地龙、丝瓜络；鼻涕量多，连连不止，加苍术、茯苓、干地龙；腰膝冷痛或脊背凉楚，加杜仲、鹿角胶、狗脊等。将上药浸泡 30 分钟，武火煮沸后改文火煎 10～15 分钟。每日 1 剂，分早晚 2 次温服。有温阳补气、疗嚏止痒之功效。适用于阳虚鼻鼽。

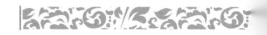

（3）温肺健脾汤（上海中医药大学耳鼻咽喉科刘福官教授经验方）。黄芪 30 克，党参、白术、狗脊各 15 克，防风、乌梅、泽泻、甘草、地龙、茜草各 10 克，苍耳子、辛夷、白芷、薄荷（后下）、附子、肉桂（后下）、蝉蜕各 6 克，细辛 2 克，白扁豆 20 克。水煎，分早晚 2 次服，每日 1 剂。适用于过敏性鼻炎，阳气亏虚，反复发作，病程长，舌淡，脉虚细。

（4）鼻敏汤（湖南中医药大学徐绍勤教授经验方）。黄芪 20 克，白术、防风、巴戟天、淫羊藿、诃子、白芍各 10 克，麻黄 5 克，附子、苦参各 6 克，细辛、甘草各 3 克。水煎服，每日 1 剂。适用于过敏性鼻炎，肺脾肾虚，早晚易发，或伴哮喘，舌淡、苔薄，脉沉缓弱。

（5）固表止嚏汤（云南中医学院耳鼻咽喉科郭兆刚教授经验方）。生黄芪 20 克，白术、防风各 15 克，柴胡、苍耳子、五味子、防己、黄芩、乌梅各 10 克，生甘草、炙麻黄绒各 6 克。水煎服，每日 1 剂。适用于过敏性鼻炎，肺气亏虚，兼夹郁热。

（6）温阳祛风汤（湖南中医药大学耳鼻咽喉科谭敬书教授经验方）。淫羊藿、锁阳、蛇床子、白蒺藜、白芷、乌梅各 10 克，枸杞子、桑椹、白芍各 12 克，细辛 3 克。水煎服，每日 1 剂。有温补肺肾、祛风散寒之功效。适用于过敏性鼻炎肺肾虚寒者。

（7）广州中医药大学耳鼻咽喉科王德鉴教授经验方。黄芪 25 克，白术、防风、苍耳子、白芷、辛夷、僵蚕、五味子各 10 克，菊花 15 克，甘草 6 克。水煎服，每日 1 剂。有补益肺气、固表通窍之功效。笔者曾用该方治疗一名 28 岁男性患者，该患者反复鼻塞、打喷嚏、流清涕 3 年，加重 1 个月。鼻痒以清晨或遇风时发作明显，口淡不渴，舌淡红、苔白，脉细。查见双下鼻甲肿大，黏膜苍白，少许清稀分泌物。证属肺卫虚弱、卫外不固。服药 6 剂，诸症减轻，仍鼻痒，舌淡红、苔白，脉细。上方去僵蚕，加桂枝10克、白芍15克，续服6剂而愈。

（8）北京中医药大学耳鼻咽喉科葛英华教授经验方。炙甘草、党参、生地黄、火麻仁、麦冬、阿胶（烊化冲服）各10克，桂枝3克，生姜2片，大枣3枚。水煎服，每日1剂。有益气养阴、调和营卫之功效。笔者曾用该方治疗一名25岁女性患者，该患者头痛鼻塞且痒，打喷嚏、流清涕1个月，嗅觉尚好，饮食如常，有时心慌心跳，大便略干，小便正常。下鼻甲轻度水肿，左侧鼻黏膜苍白，鼻底有清水样分泌物。舌正、苔薄白，脉细。证属心之气血不足，肺虚营卫不和。服药12剂告愈。

（9）天津南开医院中西医结合耳鼻咽喉科林文森教授经验方。黄芪30克，当归、赤芍、香附、泽泻、路路通各15克，乌梅、石韦、防风、甘草、柴胡、三棱、莪术、红花、辛夷各10克。水煎服，每日1剂。有益气活血通窍之功效。笔者曾用该方治疗一名24岁女性患者，该患者3年来每天晨起鼻内刺痒，打喷嚏，伴鼻塞，平时遇冷热亦发，易出汗，检查见下鼻甲大，表面尚光滑，轻度水肿，鼻黏膜呈灰蓝色，唇黏膜稍紫，面色晦暗，舌淡有齿痕，脉细。鼻分泌物涂片有嗜酸性粒细胞20%，影像学检查示左上颌窦黏膜增厚。证属肺虚血瘀。上方加减共服24剂而愈。

（10）著名现代中医耳鼻咽喉科专家徐鸿庆经验方。防风、桂枝各6克，五味子8克，生黄芪20克，细辛4克，白芍、丁香、白术、甘草各10克。水煎服，每日1剂。有温经散寒之功效。笔者曾用该方治疗一位17岁男性患者，该患者近4个月来发作性鼻痒，连续性喷嚏，流清涕，每天发作，晨起严重，易汗怕风，遇冷即发。有支气管炎病史。苔薄，脉细滑。鼻黏膜色淡略苍白，双下鼻甲轻度水肿，鼻腔有少量浆液涕，咽红，扁桃体轻微肿大，隐窝

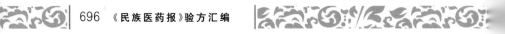

口清洁。证属肺气虚寒。服药 6 剂后症状大减，再进 5 剂告愈。

【验方 07】（徐玉梅，2018 年 1 月 26 日）

（1）黄芪 60 克，白术 20 克，大枣、炒白芍各 15 克，桂枝 10 克，炙甘草 3 克，生姜 3 片。水煎，分 2 次服，每日 1 剂，连服 3～5 日。适用于过敏性鼻炎。

（2）柴胡 10 克，香附、川芎、当归、赤芍、苍耳子、辛夷花、白术、白芷各 10 克，黄芪 18 克，生甘草 3 克。水煎，分 2 次服，每日 1 剂，连服 5～7 日。适用于过敏性鼻炎。

【验方 08】（韩玉乐，2018 年 7 月 27 日）

辛夷（包煎）、蝉蜕、黄芩各 10 克，苍耳子、鹅不食草各 6 克，细辛 3 克，乌梅、百合各 20 克。水煎，分早晚 2 次服，每日 1 剂，21 日为 1 个疗程。适用于肺有伏热型过敏性鼻炎。鼻塞流涕重，加白芷、薄荷；鼻、眼痒，加路路通、百部；兼有气虚，对冷空气过敏，加生黄芪、炒白术、防风；过敏性鼻炎严重，加灵芝、徐长卿、制何首乌；兼有过敏性哮喘，加炙麻黄、生石膏、杏仁、炙甘草；咳嗽，加杏仁、桔梗、百部；有荨麻疹，加茜草、墨旱莲、白鲜皮、地骨皮、紫草、冬瓜皮。

【验方 09】（萧旭，2018 年 8 月 17 日）

荆芥 10 克，防风 6 克，苍耳子 10 克，菊花 10 克，羌活 10 克，川芎 10 克，薄荷 5 克（后下），生姜 2 片，甘草 3 克。水煎，分 2 次服，每日 1 剂，一般服药 3 剂可愈。适用于过敏性鼻炎。

【验方 10】（张勤，2018 年 3 月 16 日）

（1）淫羊藿 20 克，细辛 10 克，黄芪 30 克，紫河车 10 克，防风 10 克，白术 10 克，五味子 5 克，山茱萸 10 克，荜茇 10 克，大枣 5 枚。水煎，分 3 次服，每日 1 剂。适用于过敏性鼻炎。

（2）薄荷 3 克（后下），防风、桔梗、辛夷各 5 克，黄芪、白术、牛蒡子、百合、南沙参、天花粉各 10 克，前胡 6 克，石菖蒲、甘草各 3 克。水煎服，每日 1 剂。适用于肺卫不固型过敏性鼻炎。

（3）党参 30 克，炒白术、猪苓、茯苓、熟附子各 10 克，黄芪 15 克，干姜 6 克，姜半夏 10 克，甘草 8 克。水煎服，每日 1 剂。适用于肺脾气虚型过敏性鼻炎。

（4）党参、黄芪、白术、当归、补骨脂各 10 克，山茱萸 15 克，薏苡仁 12 克，辛夷 6 克，炙甘草 4 克，苍耳子、辛夷、白芷、川芎、黄芩、薄荷各 10 克，贝母、淡豆豉、菊花、甘草各 10 克。水煎服，每日 1 剂。适用于过敏性鼻炎、急慢性鼻炎、鼻窦炎等。

【验方 11】（任昉，2017 年 11 月 17 日）

生黄芪 15 克，生白术、炒白芍各 10 克，防风、桂枝各 6 克，甘草 3 克，生姜 2 片，大枣 3 枚。水煎，分 2 次服，每日 1 剂。适用于过敏性鼻炎。症见反复鼻痒，鼻塞，流清涕，喷嚏频频，或伴有畏寒、头晕、乏力、大便稀溏等。若清涕过多，可加生麻黄 3 克、细辛 1 克。

慢性鼻炎

【验方 01】（李平，2017 年 12 月 29 日）

慢性鼻炎是常见病，表现为平时交替性、间歇性鼻塞，每于感

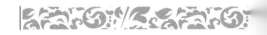

冒受风寒后加重，黏液涕较多。此病如不能较快治愈，日久会使氧气吸入受阻，血氧饱和度下降，可出现记忆力减退、智力下降、头痛头昏，或嗅觉减退、耳闷等症状，从而不同程度地影响患者的正常学习、工作和生活。方用：川芎、白芷、荆芥、防风、薄荷（后下）、羌活、辛夷、苍耳子各 10 克，甘草 6 克。水煎，分早晚 2 次服，每日 1 剂。有较好的祛风散寒湿、通鼻窍、止头痛之功效。适用于慢性鼻炎。服至症状全部消失为止。

【验方 02】（施善葆，2017 年 6 月 23 日）

（1）五花饮。辛夷花、金银花、菊花、玫瑰花各 10 克，绿梅花 6 克。开水冲泡或水煎，代茶饮，每日 1 剂。有清热消炎、开窍通鼻之功效。适用于慢性鼻炎。

（2）滋阴润鼻茶。菊花 10 克，绿梅花 6 克，生地黄 15 克，桑叶 10 克，天冬 15 克。水煎，代茶饮，每日 1 剂，7 日为 1 个疗程，一般 2 个疗程即可见效。有滋阴润鼻、清热生津之功效。适用于肾阴虚、肝火旺型萎缩性鼻炎。

（3）脱敏茶。防风、乌梅、徐长卿各 10 克，白芷、蝉蜕各 6 克，苍耳子 12 克。水煎，代茶饮，每日 1 剂，15 日为 1 个疗程。有调节机体内分泌功能及抗过敏之功效。适用于过敏性鼻炎。

（4）辛夷花茶。辛夷花 3 克。先将上药放于杯中，开水冲泡，加盖闷 5～10 分钟，代茶饮，每日 1～2 剂。有宣肺通鼻之功效。适用于过敏性鼻炎。风寒，加藿香 10 克；风热，加菊花 20 克。

（5）慢性鼻炎茶。白芷 20 克，苍耳子 10 克，葛根 15 克，麦冬 20 克，藁本 10 克，黄芩 15 克，薄荷 10 克。水煎，代茶饮，每日 1 剂，3 周为 1 个疗程。有宣肺开窍之功效。适用于慢性单纯性鼻炎。

【验方 03】（吴明，2019 年 5 月 10 日）

柴胡、薄荷、菊花、蔓荆子、防风、荆芥穗、黄芩、桔梗、川芎、白芷、枳壳各 10 克，牛角 100 克，细辛 5 克，龙胆草 5 克，辛夷 15 克。共研细末，炼蜜为丸，每丸 3.5 克。每次服 1～2 丸，每日 2～3 次。适用于慢性鼻炎。

【验方 04】（李大夫，2019 年 10 月 8 日）

（1）生石膏 30 克，苍耳子、辛夷、白芷、藁本、藿香、淡竹叶、川芎、桔梗、黄芩、连翘各 10 克，甘草 6 克。水煎服，每日 1 剂。适用于慢性鼻炎。

（2）薄荷 10 克，硼砂 6 克，檀香 3 克，冰片 1.5 克。共研细末，每次取少许吹入患侧鼻腔，每日 3 次。适用于慢性鼻炎。

【验方 05】（时祥，2013 年 3 月 22 日）

（1）沙参、生石膏各 30 克，桑叶、火麻仁各 15 克，石斛、麦冬、阿胶（烊化冲服）各 12 克，黄芩、杏仁各 10 克。水煎服，每日 1 剂。适用于慢性萎缩性鼻炎。

（2）黄连 3 克，麻油 30 毫升。将黄连粉碎浸泡于麻油中 7 日，取药油滴鼻，每日 3 次。适用于慢性萎缩性鼻炎。

【验方 06】（郭旭光，2018 年 9 月 21 日）

败酱草、一枝黄花、苍耳子、薏苡仁各 15 克，黄芪、白术、辛夷、白芷、石菖蒲、黄芩、金银花各 10 克。水煎，分 3 次空腹服，每日 1 剂。适用于慢性化脓性鼻炎。

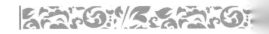

鼻出血

【验方01】（张林，2017 年 3 月 31 日）

鼻子流出鲜红色血液称为"鼻出血"。多为血内有热所致，也有妇女倒经，或击伤、碰伤等原因引起。治疗时除外伤宜以止血为主外，一般有肺热、胃热、肝火三证者可用中医辨证论治。

（1）桑叶 10 克，金银花 10 克，连翘 10 克，白茅根 12 克，水煎服。或藕节 10 克，苇根 10 克，仙鹤草 12 克，水煎服；同时用卫生纸蘸冷水敷患者额上，有一定的止血作用。适用于肺热型鼻出血。症见鼻腔干燥，干咳，痰少或无痰，鼻中灼热，口中咸辣，或有发热、汗出、口渴、面部油腻等，舌红，脉数。

（2）生地黄 12 克，牛膝 6 克，生石膏 12 克，知母 6 克，麦冬 6 克，水煎服；同时取大蒜头适量，捣烂制成饼，贴脚心涌泉穴。左鼻出血，贴右脚心；右鼻出血，贴左脚心；两鼻出血，贴两边脚心。适用于胃热型鼻出血。症见口渴多饮，口臭或便秘，舌红、苔黄腻，脉洪数。

（3）龙胆草 3 克，栀子、黄芩、生地黄各 6 克，水煎服。或生地黄 10 克，当归 6 克，赤芍 10 克，水煎服。同时取血余炭适量，研末，吹入鼻内。适用于肝火盛型鼻出血，伴见头痛，头晕，口干，性情急躁，眼发红或起血丝、眼屎。妇女倒经时，可兼有少腹痛、两胁胀痛。

【验方02】（杨相国，2013 年 12 月 20 日）

藕节 12 个，生石膏 30 克（先煎 1 小时），生地黄、麦冬、牡丹皮、白茅根、蒲公英、石斛、玉竹、白芍各 15 克，蒲黄（包煎）、三七各 10 克。水煎 3 次，合并药液，分 3 次服，每日 1 剂。

同时，将4克白及粉撒于纱布上填塞出血侧鼻腔。适用于排除恶性肿瘤的一般胃热型鼻出血。

【验方 03】（郭亚维，2017 年 2 月 10 日）

丝瓜皮、生黄芪各 12 克，白芍、荷叶、侧柏炭、炒栀子各 8 克。水煎，分 2 次服，每日 1 剂，共服 5 日。适用于鼻出血。发热，加柴胡、白薇；尿赤，加白茅根、竹叶；便秘，加大黄、决明子。

【验方 04】（严永和，2017 年 2 月 24 日）

（1）羚羊角 3 克，钩藤 15 克，稽豆衣 10 克，滁菊花 10 克，霜桑叶 15 克，白蒺藜 12 克，夜交藤 15 克，生地黄 20 克，生槐米 15 克，茜草 12 克，蚕豆花 20 克，白芍 10 克，合欢皮 15 克。水煎，分 2 次服，每日 1 剂。适用于阳亢型鼻出血。

（2）生地黄 15 克，牡丹皮 12 克，麦冬 12 克，白芍 10 克，贝母 15 克，玄参 10 克，甘草 10 克，南沙参 10 克。水煎，分 2 次服，每日 1 剂。适用于肺燥型鼻出血。

（3）黄连、炮姜炭各 10 克，制附片、荆芥炭各 15 克，沉香 3 克。水煎，分 2 次服，每日 1 剂。适用于反复发作的顽固性鼻出血。

【验方 05】（常怡勇，2018 年 4 月 6 日）

生地黄 15 克，菊花 10 克，乌梅 2 枚，红糖或白糖 40 克。前三味用 500 毫升沸水浸泡 15 分钟，煮沸，过滤后加糖，代茶频饮，每日 1 剂。适用于鼻出血。

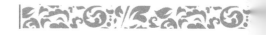

【验方06】（吴明，2015年8月28日）

韭菜100克，在陈年香醋内浸泡2小时，每当鼻将出血时，吃韭菜喝醋，连用2～3次可见效。适用于顽固性鼻出血。

【验方07】（徐成文，2014年4月25日）

（1）生地黄粥。鲜生地黄50克，粳米60克，白糖15克。鲜生地黄洗净切细，水煎30分钟，取汁，加粳米煮成粥，放入白糖即可作早餐食。有滋阴益胃、凉血止血之功效。适用于肺胃肝热所致之鼻出血。症见口渴、面赤、舌红等。

（2）银耳藕粥。银耳10克，鲜藕30克，粳米60克，冰糖15克。将银耳、鲜藕洗净、切碎，加入粳米，加水适量，武火煮沸，改文火熬成粥，加冰糖搅匀即可作早餐食。有清热养阴、凉血止血之功效。适用于肺胃肝热所致之鼻出血。症见口渴、心烦、咽燥、舌红少津等。

（3）参枣粥。人参3克，大枣15枚，粳米60克，冰糖15克。人参切薄片，粳米、大枣洗净，冰糖打碎，共入锅中，加水适量，武火煮沸，改文火熬成粥作早餐食。有补气摄血、健脾益胃之功效。适用于气不摄血型鼻出血。症见神疲乏力、头晕目眩、心悸气短、面色苍白、舌淡、脉弱。

（4）芪枣粥。黄芪20克，大枣50克，粳米60克，冰糖适量。黄芪洗净，水煎50分钟取汁，加入粳米、大枣熬成粥，再加冰糖即可，早晚服食。有补气摄血之功效。适用于气不摄血型鼻出血，气短懒言、自汗等。

【验方08】（杨晓威，2014年5月17日）

鼻出血可分虚实两大类，属实者有肺热、胃火、肝火，属虚者有肝肾阴虚、阴虚肺燥、脾不统血。实证者为火热迫血妄行所致衄，虚证者为阴虚血热或气虚不摄血所致。三七粉、云南白药、七厘散等成药皆可选用。以下介绍几个治疗鼻出血的单验方。

（1）扎指止血。用线紧扎中指中节，左鼻出血扎右手，右鼻出血扎左手，两鼻出血则两手同扎，屡经验证，收效奇佳。如发现所扎中指末端颜色变青紫，应及时放松以防手指坏死。

（2）桑白皮止血。桑白皮20克，肺开窍于鼻，水煎服。肺热则气逆，气逆则血随之而上溢出鼻腔。桑白皮善泻肺气，气有余便是火，气行则血行，气降则血降，气降则火消，出血自止。

（3）芦荟滴鼻。芦荟2克，研细末，每次取1克，加温开水10毫升搅匀，仰面滴鼻2滴，每日3～5次。鼻黏膜糜烂出血，每日1～2次。

（4）独圣散。白及，研极细粉，每次服5克，小儿酌减，加鲜旱莲汁20毫升，沸水冲服，每日2～3次。可凉血止血、生肌敛疡。

（5）导引止血。导引法止鼻出血，取引血下行之意。大蒜捣烂，外敷脚心涌泉穴，治疗小儿经常鼻出血，疗效确切；或吴茱萸捣成末，炒热，醋调敷双脚心；或用大量生姜泥敷脚心。若无以上药物，可令患者用温水浴足，也有一定效果。

【验方09】（程怀孟，2013年7月12日）

用羊蹄根治疗反复性鼻出血疗效较好。干羊蹄根30克，泡水代茶频服，每日1剂。出血不止者，除填塞止血外，取干品30克，水煎顿服，然后再按上述方法泡水代茶饮。有凉血止血之功效。适用于鼻出血、咯血、便血、崩漏等。

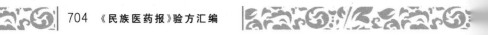

【验方10】(陈伟雄，2013年2月8日)

中医认为鼻出血与肺、胃、肝、肾有关，与肺尤为密切。通常除有鼻出血外，还有口干咳嗽或鼻燥、口渴欲饮、口臭或头痛眩晕、心烦易怒、耳鸣、腰膝酸软等症。

（1）桑叶10克，菊花6克，白茅根15克，白糖适量。水煎服，每日1剂，连服数日。适用于肺热型鼻出血。

（2）莲藕50克，白糖120克，血余炭少许。莲藕洗净切片，与白糖、血余炭（布包）煎水服，食藕喝汤，每日1剂，连服3～4日。有清泄肺热、止血安络之功效。

（3）白萝卜洗净，切碎绞汁，每次50毫升，白糖调味后温开水冲服。每日3次，连服数日。适用于胃热型鼻出血。

（4）红鸡冠花1朵，侧柏叶15克，白糖适量。水煎服，每日1剂，连服4～5日。适用于鼻出血伴头痛、晕眩。

（5）雪梨2个，藕节15克，猪瘦肉100克。加水煮熟，食肉喝汤，每日1剂，连服4～5日。适用于肾阴不足、反复发作之鼻出血。

（6）菊花、墨旱莲各15克，藕粉30克，白糖适量。前两味水煎去渣，趁热冲藕粉，加白糖调服，每日1剂，连服3～4日。适用于肝火上扰之鼻出血伴眩晕心烦。

（7）墨旱莲60克，猪肝250克，调料适量。煎汤饮服，每日1剂，连服数日。有滋阴补肾、清热止血之功效。适用于肾阴虚之鼻出血。

鼻息肉

【验方】(鲁莱光，2013年4月5日)

苍耳子、石膏各30克，川芎、防风、白芷、细辛各20克，荆

芥、辛夷、羌活、紫苏叶、牙皂各 10 克。共研细末，每次取 10 克冲服，每日 3 次，3 周为 1 个疗程。适用于鼻息肉。

鼻窦炎

【验方 01】（秋云，2016 年 6 月 18 日）

鼻窦炎属中医"鼻渊"的范畴，多因外邪侵犯，化热流置肺窍所致，通常表现为鼻塞、流涕、打喷嚏、咳嗽、鼻痒、鼻干、鼻出血，治当清肺泄热、通行鼻窍。可用以下方法治疗。

（1）烟熏。辛夷、白芷各 10 克，薄荷、杭菊花各 5 克。择净，捣成碎绒，制成卷烟抽吸，每日数次。

（2）熏蒸。白芷、防风、薄荷、升麻、紫苏梗、蔓荆子、辛夷、苍耳子、荷叶各等量。择净，研细末，装瓶备用，每次取 10 克，置于沸水中拌匀，趁热熏蒸双侧鼻腔。每次 10～30 分钟，每日 2 次，连熏 2 个月。

（3）外洗。苍耳子 10 克，择净，加清水 200 毫升煮沸。先熏蒸双侧鼻腔，待药液温度下降时，以消毒棉签蘸药液擦洗鼻腔。每日 2 次，1 剂药可用 2 日，连用 1～2 个月。

（4）纳鼻。炒山栀子 15 克，冰片 5 克。择净，研细末，用时取少许，用纱布包裹，或用冷开水泡湿消毒棉球后蘸药末纳入患侧鼻腔，并留一线头在外，以便取出棉球。每次 20～30 分钟，每日 2 次，连用 2 个月。

（5）热熨。辛夷、白芷、薄荷、细辛、杭菊花、苍耳子各适量。水煎取液，以纱布蘸药液热敷印堂、阳白、迎香等穴位，或直接热敷面部。每次 10～30 分钟，每日 2 次，1 剂药可用 2 日，连用 10～15 剂。

（6）敷足。将适量大蒜捣烂如泥，取花生大小药团敷双足涌泉穴，外用伤湿止痛膏固定，待足心有刺激感时除去。每日1次，连用3～5日，可引热下行。此外，还可以取大黄适量，研末，醋调为糊，外敷双足心，可清热解毒、凉血散结。

【验方02】（郭亚维，2018年2月9日）

白芷6克，薄荷6克，辛夷10克，苍耳10克，黄芩10克，菊花10克，连翘10克。水煎服，每日1剂。有芳香清窍、祛风散热之功效。适用于肺经热盛之急性鼻窦炎。

【验方03】（伍振云，2016年1月2日）

大黄10克，研细末，加米醋适量调为稀糊状，分成两份，外敷双脚心涌泉穴，以纱布包扎固定。每日临睡前敷，次日清晨除去，连敷7日。适用于慢性鼻窦炎。

中医认为，肺开窍于鼻，若风热邪毒袭肺，或风寒侵袭、郁而化热，风热壅遏肺经，邪毒灼伤鼻窦肌膜便可导致鼻窦炎。中药大黄具有攻积滞、清湿热、泻火解毒、凉血祛瘀之功效。涌泉穴位于脚底前部凹陷处，为全身腧穴的最下部，是肾经的重要穴位，将大黄敷在脚心的涌泉穴是中医的上病下治法，能引热下行，祛除肺热。

【验方04】（卫怡然，2016年4月16日）

苍耳子、辛夷、菊花、白芷、川芎各10克，薄荷6克，金银花、连翘、鱼腥草各20克。水煎（后四味均后下），分2次服，每日1剂，6日为1个疗程，连服2～3个疗程。适用于副鼻窦炎。脓多时，加蒲公英15克；急性期，加桑叶10克、黄芩15克、生石

膏 15 克；慢性期，加生栀子 10 克。

【验方 05】（胡佑志，2016 年 12 月 9 日）

慢性鼻窦炎属中医"鼻渊"范畴，临床上以头痛脑胀、鼻塞流浊涕为主要表现，常伴有发烧及周身不适，或因感冒反复发作不愈。其病因为风热之邪上扰于头，日久毒热拥塞所致，治宜散风清热解毒。

（1）内服方。野菊花、金银花各 15 克，桔梗、川芎、赤芍、牡丹皮、黄芩、辛夷、苍耳子各 10 克，连翘 12 克，黄连、薄荷各 6 克（后下）。水煎，分早晚 2 次服，每日 1 剂。一般服药 10～15 日可获良效。

（2）外用方。黄芪、白芷、苍耳子各 6 克，炒白术、防风、辛夷各 3 克，石菖蒲、细辛、冰片各 1 克。共研细末，每次取药散 0.2 克吹鼻腔内，每日 2～3 次，直至痊愈。

【验方 06】（霍光星，2014 年 9 月 12 日）

（1）生石膏 50 克，细辛 3 克，小蓟 10 克，白芷 10 克。水煎，分 3 次温服，每日 1 剂，10 日为 1 个疗程。适用于鼻窦炎。

（2）蒲公英、鸭跖草各 15 克，藿香 10 克，陈皮 6 克。水煎服，每日 1 剂，10 日为 1 个疗程。适用于副鼻窦炎。

【验方 07】（蒋振民，2015 年 9 月 25 日）

（1）蒲公英 25 克，紫花地丁 15 克，甘草 4 克，桔梗 7 克，川芎、薄荷、蝉蜕、浮萍、黄芪、白芷各 10 克。先用温水浸泡 30 分钟，水煎 2 次，煎取药液 300 毫升左右。分 3 次饭后温服，每日 1 剂，连服 5～10 日可显效。适用于急性鼻窦炎。

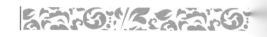

（2）蒲公英 30 克，辛夷 10 克，马齿苋 15 克，薄荷 12 克。水煎服，每日 1 剂，7 日为 1 个疗程。适用于副鼻窦炎，一般急性副鼻窦炎 1～2 个疗程、慢性副鼻窦炎 3～4 个疗程即可显效。

【验方 08】（张志远，2014 年 9 月 26 日）

金银花、夏枯草、桔梗各 15 克，藿香 15～20 克，白芷、菊花、赤芍、川芎、苍耳子、炒防风、辛夷各 10 克，生薏苡仁、蒲公英各 30 克，升麻 12～15 克，生甘草 6～10 克。水煎服，每日 1 剂。适用于鼻窦炎。

【验方 09】（姜蕾，2013 年 5 月 31 日）

（1）苍耳子、辛夷、玄参各 10 克，白芷、酒黄芩各 5 克，细辛、甘草、薄荷各 3 克。上药共入罐中，加水，武火煎，煎时患者坐于煎药处，面对药罐，使药气随呼吸进入鼻腔。煎成后取药液澄清，温服。每日 3 次。适用于鼻窦炎。

（2）牛黄、麝香各 0.5 克，菊花心、雄黄各 1.5 克，鹅不食草 15 克，冰片少许。将菊花、鹅不食草研极细面，然后用乳钵将众药研细调匀，装瓶密封备用。用时蘸药少许搐鼻，每日 3～4 次。适用于鼻窦炎。

嗅觉异常

【验方】（任纪海，2014 年 6 月 27 日）

（1）蜜炙桑白皮 10 克，水煎代茶饮，每日 1 剂。适用于嗅觉不灵。

（2）细辛 10 克，白芷 2 克。用纱布包裹，可不定时置鼻孔处

嗅之，用后放入塑料袋内，防止气味散发。每剂可用数日，气味散失后才换新药。适用于嗅觉不灵。

酒渣鼻

【验方 01】（郭大夫，2016 年 1 月 2 日）

百部、苦参、蛇床子、土槿皮、黄柏、乌梅、野菊花、土茯苓各 15 克。水煎取液，放冷后湿敷患处，每次 15～20 分钟，早晚各 1 次，每日 1 剂。适用于酒渣鼻。

【验方 02】（张大夫，2016 年 4 月 30 日）

（1）酒渣鼻内服方。

①肺胃积热型（红斑期）。枇杷叶 10 克，石膏 10 克，黄芩 10 克，甘草 5 克，山栀子 10 克，桑叶 10 克，桑白皮 10 克，菊花 12 克，黄连 5 克，生地黄 15 克，桔梗 6 克。水煎，分早中晚 3 次服，每日 1 剂，2 个月为 1 个疗程。

②热毒炽盛型（丘疹期）。紫花地丁 30 克，玄参 10 克，生地黄 10 克，金银花 15 克，知母 10 克，蒲公英 15 克，栀子 10 克，野菊花 15 克，连翘 12 克，大黄 3 克，甘草 5 克。水煎，分早中晚 3 次服，每日 1 剂，2 个月为 1 个疗程。

（2）酒渣鼻外敷方。

百部 30 克，浸泡于 100 毫升 20％～70％酒精中 1～2 周。用时取棉签蘸药液搽鼻，15 日为 1 个疗程，用至鼻部及面部皮肤恢复正常色为止。

鼻腔干燥

【验方】（张廉方，2016年2月20日）

桑菊饮加味。桑叶12克，菊花10克，桔梗10克，连翘12克，杏仁10克，甘草5克，薄荷5克（后下），芦根15克，牡丹皮8克，白茅根10克，栀子炭8克。水煎2次，合并药液，分早中晚3次饭后服。有清热疏肺、凉血止血、除烦热之功效。适用于肺热型鼻腔干燥。症见鼻腔干燥，出血、色红、量不多，咳嗽，痰少，口干，舌红，脉数。

三、咽喉病

咽炎、声音嘶哑

【验方01】（农培德，2014年4月25日）

慢性咽炎是指患者咽部黏膜、淋巴组织或黏液腺的慢性炎症，以咽部干燥、隐痛、异物感、干咳为主要症状。中医学认为此病多因肾阴虚，肾水不足，虚火上炎，灼耗肺津，熏燎咽喉所致，属中医"虚火喉痹"范畴。治以养阴清肺、生津润燥为主。方用：黄连、乌梅、生地黄、天冬、麦冬、牛蒡子、枳壳、玄参、茵陈、荆芥、枇杷叶、桔梗、沙参、玄明粉（冲服）、石斛各10克，黄芩、山栀子、连翘、金银花各12克，大黄、山豆根、甘草各6克，薄荷5克（后下），防风10克。水煎，分3次温服，每日1剂。有养阴清肺、生津润燥之功效。平日应忌食辛辣、燥热、酸腥之品及发物，忌烟酒。

【验方 02】（郭鹭彤，2018 年 2 月 16 日）

玄参 15 克，麦冬 10 克，天花粉 10 克，牛蒡子 10 克，桔梗 10 克，山豆根 10 克，赤芍 10 克。水煎，分 2 次服，每日 1 剂。有养阴清热、润肺利咽之功效。适用于声音嘶哑。

【验方 03】（岭南，2019 年 6 月 14 日）

（1）沙参 30 克，麦冬 20 克，枸杞子 20 克，当归 20 克，丹参 20 克，郁金 20 克，桔梗 10 克，瓜蒌皮 20 克，茯苓 15 克，川贝 3 克（冲服），半夏 10 克，甘草 5 克，藕节 30 克。水煎取液，慢慢含服，每日 1 剂，10 日为 1 个疗程。有滋阴液、润咽喉、理肺气之功效。适用于慢性咽炎，对女性患者效果更佳。症见咽中不适，如有物阻，咯之不出，咽之不下，饮食正常，咽干口燥，心烦易怒，睡眠不安，大便偏干，舌苔少，脉细数，情绪低落等，咽喉检查排除肿瘤。

（2）鲜白花蛇舌草 60 克，鲜枇杷叶（刷净叶背绒毛）60 克，鲜榕树须（榕树气根）30 克。水煎服，每日 1~2 剂。有清热毒、祛风毒、通气道之功效。适用于咽炎初期，即急性期。症见起病急，咽部干燥，灼热疼痛，吞咽时咽痛更明显，可伴发热头痛、食欲不振、四肢酸痛、咳嗽等，舌红、苔黄、脉数。

【验方 04】（施善葆，2017 年 11 月 24 日）

（1）茶叶、紫苏叶各 3 克，食盐 6 克。先用砂锅炒茶叶至焦，再加食盐炒至红色，加入紫苏叶和适量水煎汤。分 2 次饮服，每日 1 剂。适用于感冒引起的声音嘶哑。

（2）咸橄榄 5 个，乌梅 2 个，淡竹叶、绿茶各 5 克，白糖 10 克。水煎，分 2 次服，每日 1 剂。适用于久咳及劳累过度引起的声

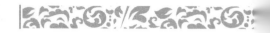

音嘶哑。

（3）蝉蜕 5 克，绿茶 10 克。沸水冲泡代茶饮，随饮随泡，每日 1 剂。有疏风清热、利咽开音之功效。适用于风热喉痹、急慢性咽炎声音嘶哑。

（4）丝瓜 200 克，茶叶 5 克。茶叶用沸水冲泡，取汁。丝瓜洗净，切片，加食盐煮熟，倒入茶汁，搅拌服食。适用于咽炎、喉炎、扁桃体炎。

（5）细茶叶、薄荷、黄柏各 10 克，煅硼砂 6 克，冰片 0.1 克。先将前 4 味药研极细末，加冰片和匀，吹喉。适用于各种咽部疾病。

（6）金银花、桔梗各 15 克，杭菊花、麦冬各 10 克，板蓝根 20 克，茶叶 6 克，冰糖适量。除冰糖外，上药共研细末，每次取 25 克，用沸水冲泡 10 分钟，加入冰糖溶化，分 3 次饮服，每日 1 剂。适用于慢性咽炎和咽喉红肿疼痛、声音嘶哑、咳嗽痰多。

【验方 05】（陈抗美，2015 年 8 月 28 日）

金银花 10 克，绿茶 20 克。沸水冲泡 30 分钟后滤取浓汁，待温后再加入 50 毫升蜂蜜搅拌均匀。每隔 30 分钟饮 1/5，洗漱咽喉处 1 分钟左右后徐徐咽下。适用于急性咽炎。

【验方 06】（马亚平，2013 年 4 月 26 日）

麦冬 30 克，山豆根 12 克，北沙参 20 克，玄参 15 克，石斛 15 克，桔梗 10 克，杏仁 10 克，陈皮 10 克，半夏 10 克，五味子 12 克，丹参 20 克，红花 10 克，白芍 12 克，川贝母 10 克，甘草 6 克。水煎 2 次，合并药液，分早晚 2 次服，每日 1 剂。适用于咽炎。

【验方 07】（亚平，2013 年 9 月 27 日）

（1）胖大海 2 枚，金银花 1.5 克，玄参 3 克，生甘草 2 克。水煎代茶饮，每日 1 剂。适用于急性咽炎。

（2）玄参、麦冬、金银花、山楂各 10 克，胖大海 2～4 枚，鲜萝卜叶 30 克，桔梗、甘草各 6 克。水煎，代茶随饮。适用于急性咽炎。

【验方 08】（南越，2017 年 3 月 17 日）

岗梅根 30 克，玄参 30 克，路边青 15 克，麦冬 10 克，桔梗 5 克。水煎取液，慢慢含服。有清热毒、滋阴、利咽喉之功效。适用于慢性咽炎。症见咽部干痒不适，有异物感，咯之不出，吞之不下，易干呕，常有刺激性咳嗽，舌红、苔少或无苔，脉细数。

【验方 09】（吴明，2018 年 3 月 9 日）

金银花 15 克，连翘 15 克，菊花 15 克，桑叶 15 克，桔梗 15 克，黄芩 12 克，蒲公英 30 克，牛蒡子 12 克，射干 12 克，马勃 5 克，木蝴蝶 12 克，金果榄 12 克，青果 15 克，沙参 15 克，麦冬 12 克，甘草 6 克。水煎，分早晚 2 次服，每日 1 剂，连服 3～7 日。适用于咽炎。

【验方 10】（潘东曙，2018 年 3 月 30 日）

（1）麦冬、天花粉、金银花、青果、桔梗、玄参、甘草各 10 克。水煎取液，分早晚 2 次服，每日 1 剂，3 日即可显效。适用于慢性咽炎。

（2）板蓝根 20 克，山豆根、玄参各 15 克，麦冬 12 克，桔梗、胖大海各 10 克，甘草 6 克。水煎 2 次，合并药液，加蜂蜜 30 毫

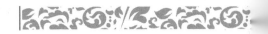

升，代茶慢慢含漱，徐徐咽下，每日 1 剂，1 周为 1 个疗程。适用于慢性咽炎。

（3）泡好的绿茶一杯，加入蜂蜜 50 克调匀。用其漱喉并咽下，连用 2～4 日即可见效。适用于慢性咽炎。

【验方 11】（张瑞凤，2018 年 9 月 7 日）

连翘 5 克，栀子 5 克，黄芩 5 克，薄荷 5 克，牛蒡子 5 克，防风 5 克，荆芥 5 克，玄明粉 6 克（冲服），金银花 5 克，玄参 10 克，大黄 6 克，甘草 5 克，桔梗 5 克，黄连 5 克。水煎，分早中晚 3 次服，每日 1 剂。有清热解毒、利膈消肿之功效。适用于胃腑热盛急性咽炎。

【验方 12】（蒋振民，2018 年 11 月 16 日）

射干、香附、紫苏梗、郁金、佛手、合欢花、桔梗、法半夏各 10 克，木蝴蝶、厚朴花、甘草各 5 克。水煎 2 次，煎取药液 250 毫升，分早晚 2 次服，每日 1 剂。适用于慢性咽炎。

【验方 13】（任纪海，2015 年 5 月 29 日）

（1）无花果 30 克，橄榄 2 枚，冰糖适量。水煎代茶饮，每日 1 剂，连饮 3～5 日。有疏风清热、利喉开音之功效。适用于风热型急性喉炎。症见喉内不适，干痒而咳，声出不利，声音嘶哑；或喉内灼热疼痛伴有发热、恶寒、头痛、肢体倦怠、骨节疼痛等。

（2）金银花、连翘各 10 克，胖大海 6 枚，冰糖适量。沸水冲泡代茶饮，每日 1 剂。有清热解毒、消肿散结、利喉之功效。适用于风热型急性喉炎。

（3）生姜 50 克，白萝卜 100 克。洗净捣烂，绞取汁液，频频含漱，然后咽下，每日 1 剂。有疏风散寒、宣肺开音之功效。适用于风寒型急性喉炎。症见猝然声音不畅，甚则嘶哑，或兼咽喉微痛，吞咽不利，喉痒，咳嗽不爽，鼻塞流涕，恶寒，发热，头痛，无汗等。

【验方 14】（薛钢，2015 年 5 月 8 日）

慢性咽炎是指慢性感染所引起的弥漫性咽部病变，多发于成年人，以咽部不适、发干、异物感或轻度疼痛、干咳、恶心、咽部充血呈暗红色、咽后壁可见淋巴滤泡等为主要临床表现。

方用：竹叶 8 克，山楂 10 克。水煎，分多次服，每日 1 剂。竹叶、山楂可润喉生津、止咳化痰清热，对慢性咽炎和咳嗽有一定的缓解作用。咽炎患者应低盐饮食，饭后漱口有利于炎症的缓解。

【验方 15】（星辰，2015 年 11 月 20 日）

地苦胆 6 克，排钱草 6 克，牛膝风 15 克，地桃花 15 克，银花藤 15 克，麦冬 15 克。水煎服，每日 1 剂。适用于急慢性咽喉炎。

【验方 16】（大志，2017 年 6 月 2 日）

（1）金银花 15 克，连翘 10 克，桔梗 6 克，薄荷 6 克，大青叶 12 克，桑叶 10 克，芦根 15 克，射干 10 克，生甘草 6 克。水煎，分 3 次服，每日 1 剂，7 日为 1 个疗程。有疏风清热、消肿利咽之功效。适用于风热邪毒所致的急性咽喉炎。症见咽喉痛较重，流黄鼻涕，伴有便秘等。

（2）荆芥 10 克，防风 10 克，柴胡 6 克，羌活 6 克，独活 6 克，前胡 6 克，桔梗 6 克，枳壳 6 克，茯苓 6 克，川芎 3 克，炙甘草 3 克。水煎，分 3 次服，每日 1 剂，7 日为 1 个疗程。有疏风散寒、

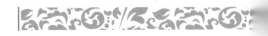

解表利咽之功效。适用于外感风寒所致的急性咽喉炎，症见咽喉痛不甚严重，常伴有头痛、鼻塞、流清涕、打喷嚏、咳嗽等。

（3）桃仁、红花、甘草、桔梗、柴胡、枳壳各 7 克，生地黄、当归、玄参各 10 克，蝉蜕 5 克，赤芍 8 克，怀牛膝 15 克。水煎，分 3 次服，每日 1 剂，连服 6 日。适用于喑哑。

【验方 17】（胡佑志、正光，2016 年 3 月 12 日）

（1）银花薄荷茶。金银花 10 克，薄荷 6 克，蒲公英 10 克，胖大海、甘草各 6 克。沸水冲泡 10 分钟，代茶频饮，每日 1 剂。有清热解毒、消炎止痛之功效。对咽喉炎引起的声音嘶哑、干咳无痰、红肿热痛、口渴喜冷饮、大便秘结等有很好的疗效。

（2）二根银翘茶。金银花、连翘、板蓝根、芦根、甘草各 10 克，木蝴蝶 6 克。水煎代茶饮，每日 1 剂。有清热解毒、清咽利咽之功效。对咽喉红肿疼痛、扁桃体发炎、口干口渴等有效。

（3）罗汉果雪梨茶。罗汉果 1 个，洗净，雪梨 1 个，去皮、核后切成碎块，一起放入锅中，加水适量，煎煮 30 分钟，代茶频饮，每日 1 剂。对肺热引起的咽喉炎、咽喉肿痛、失音、咽部异物感有效。罗汉果性凉，体质虚寒者慎用。

（4）桔梗甘草茶。桔梗 12 克，生甘草 6 克。洗净切碎后放入保温杯中，冲入沸水，加盖泡 15 分钟，代茶饮，可冲泡 2 次，每日 1 剂。适用于急性咽喉肿痛、痰多。阴虚火旺、胃溃疡者不宜用。

【验方 18】（谊人，2016 年 3 月 5 日）

胖大海 5 枚，生地黄 12 克，冰糖 30 克，茶叶适量。沸水冲泡，加盖焖 15 分钟左右，不拘次数，代茶频饮，每日 2～3 剂。有

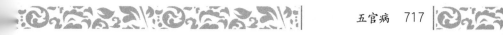

清肺利咽、滋阴生津之功效。适用于肺阴亏虚型慢性咽喉炎。症见声音嘶哑，多语则喉中燥痒或干咳，喉部暗红，声带肥厚，甚则声门闭合不全，声带有小结，舌红、苔少等。肺阴不足、虚火夹实之慢性喉炎而兼大便燥结者，用之最宜。

【验方 19】（秋云，2014 年 8 月 15 日）

（1）蒸蜜汁梨饮。梨洗净，从梨蒂下方 2 厘米左右切下一个小盖，把梨核用小勺挖出，倒入 1/2 的蜂蜜，然后放在锅屉上蒸 20 分钟左右即可，连梨带蜜一起吃掉。可治疗咳嗽和喉咙干痛，也可预防咽喉痛，还具有祛火功效。

（2）舌根运动法。咽喉炎致咽喉肿痛、嗓子燥痒、吞咽有异物感，可采用舌根运动法，闭口，舌尖抵牙齿，正转 18 次，反转 18 次，然后将口中津液分 3 次咽下，坚持早晚各做 1 次，能收到良好的疗效。

（3）捏耳垂。双手提起两耳的耳垂，然后放下，有节奏地连续提放 100 次，之后喝适量白开水。每日 3 次。适用于喉咙疼痛。

【验方 20】（翟边，2014 年 4 月 25 日）

柿子叶含有大量维生素 C、胡萝卜素及黄酮苷等，其中黄酮苷有很好的抗菌解毒作用。柿子叶 3 片，开水冲泡，可酌情加少许蜂蜜，少量频饮，茶水进口后慢慢咽下。有润喉利咽、滋阴清热、利湿解毒之功效。对咽喉炎有良效。

【验方 21】（韩玉乐，2014 年 12 月 19 日）

中医认为慢性咽炎多由热邪化火、耗伤肺阴、虚火上炎所致。方用：胖大海 5 克，蝉蜕 3 克，石斛 6 克。加水 1200 毫升，文火

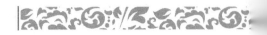

煎至 800 毫升,取汁放凉,代茶频饮,每日 1 剂,连饮 7 日为 1 个疗程。适用于慢性咽炎。胖大海味甘、性寒,能清热润肺、利咽解毒;蝉蜕味甘、性寒,能散风除热、宣肺利咽;石斛味甘、性微寒,能滋阴清热、除烦生津。

【验方 22】(马宝山,2013 年 1 月 4 日)

(1) 硼砂、赤石脂各 20 克,荸荠粉 10 克,朱砂、儿茶、血竭各 3 克,麝香 1.5 克,冰片、薄荷霜各 1 克。先将前五味共研细末,再加入后四味共研极细末,装瓶密封备用。用时取药粉适量吹撒患处,每日 3~5 次,5~7 日即愈。适用于急性咽炎。

(2) 玄参、大青叶、黄芩各 15 克,薄荷 3 克(后下)。水煎含漱。或橄榄 7~8 个,加入米粒大小的明矾 3~4 粒,冰硼散 0.2克。含漱。适用于慢性咽炎。

(3) 黄连、黄柏、玄明粉(风化)各 3 克,冰片 1.2 克,麝香 0.3 克,明矾、甘草各 1.5 克,鹿角霜 15 克,硼砂 7.5 克。先将前三味共研细末,再加入后六味药共研极细末,装瓶密封备用。用时取药粉适量吹入患处,每日 2~3 次,7 日为 1 个疗程。适用于咽炎口腔溃疡。

【验方 23】(朱时祥,2013 年 6 月 28 日)

(1) 板蓝根 15 克,金银花、生地黄各 12 克,桔梗、青橄榄各 10 克,薄荷 6 克(后下),生甘草 3 克。水煎服,每日 1 剂。适用于咽喉红肿、疼痛、发热、怕风。

(2) 山豆根 30 克,生石膏 20 克,金银花、瓜蒌、玄参各 15 克,牛蒡子、锦灯笼各 10 克,生甘草 3 克。水煎服,每日 1 剂。适用于咽喉红肿热痛、咽干口渴。

（3）生地黄 30 克，麦冬、玄参各 15 克，罗汉果 1 个。水煎服，每日 1 剂。适用于咽痛日久，午后干痛明显。

（4）菊花、芦根各 12 克，石斛、玄参、麦冬各 10 克，牛蒡子、生甘草、蝉蜕、射干各 6 克，冰糖 60 克（冲服）。水煎服，每日 1 剂。适用于各种咽喉疼痛。

【验方 24】（王廷兆，2013 年 2 月 8 日）

射干、金银花、麦冬、玉竹、山豆根各 15 克，忍冬藤 30 克，红糖适量（冲服）。水煎，分 2 次服，每日 1 剂，连服 15～20 日。适用于慢性咽喉炎。

【验方 25】（牟发章，2013 年 4 月 5 日）

鱼腥草 30 克，桑叶 10 克，金银花 12 克，连翘 10 克，桃仁 10 克，冬瓜子 12 克，薄荷 3 克（后下）。水煎服，每日 1 剂。适用于声带充血。声嘶明显，加蝉衣 4.5 克、木蝴蝶 4.5 克；舌红少津，加北沙参 12 克、麦冬 10 克；咽喉疼痛，加藏青果 6 克、板蓝根 12 克。

【验方 26】（农培德，2014 年 8 月 1 日）

声带小结多发生于声带前、中三分之一交界处，常两侧对称，呈小结样隆起。多见于青壮年，儿童亦可见。患病后，声音失于圆润，逐渐变为嘶哑。治宜清热解毒、润喉利咽、软坚散结、祛瘀活血。方用：玉竹 10 克，海藻 15 克，太子参 12 克，丹参 10 克，昆布 12 克，当归须 10 克，牡蛎 15 克，桔梗 12 克，赤芍 12 克，红花 10 克，金银花 12 克，枇杷叶 10 克，大贝母 10 克，血余炭 10 克，陈皮 6 克，鸡血藤 15 克，生地黄 10 克，诃子 6 克，甘草 6 克。

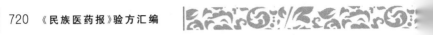

水煎，分3次温服，每日1剂，儿童酌减。

【验方27】（张志远，2014年11月28日）

食醋250克，鸡蛋1~2个。将醋盛在瓷器内，放火上煮鸡蛋，鸡蛋煮熟后去掉蛋壳再煮15分钟即可，然后醋和鸡蛋一块服下，一般1~2次即愈。适用于急性声带炎引起的音哑。

扁桃体炎

【验方01】（娟子，2014年4月4日）

板蓝根45克，山豆根、桔梗各10克，生甘草6克。水煎2次，混合药液，分早晚2次服，每日1剂，连服3~5日。对咽痛、咽痒、扁桃体充血等有明显疗效。服药期间，禁烟酒及辛辣食物。

【验方02】（胡佑志，2018年9月14日）

（1）鲜土牛膝30克（干品减半），水煎2次，每次煎40分钟，混合药液，分3次服。服药12小时后发热不退者，再服1~2日，服药2~3日扁桃体肿大渐消。适用于急性扁桃体炎。

（2）土茯苓20克，研细粉，用适量米醋调成糊状，外敷患儿双足涌泉穴，用绷带包扎固定。睡前敷药，次日清晨取下，一般1~3次即可见效。适用于扁桃体炎。方中土茯苓清热，归肝经，与米醋合用，可促进药物吸收，外敷涌泉穴可引热下行，达到治疗目的。

【验方03】（海云，2015年9月4日）

夏枯草15克，生鸡蛋1个，加水两碗煮成一碗，吃蛋喝汤。

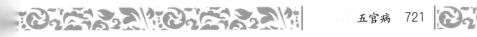

应在扁桃体炎不发作时服用，发作时不宜服用。对预防儿童扁桃体炎的复发疗效确切。另外，急慢性咽喉炎、扁桃体炎，均可每日用淡盐水深漱口，有助于防治儿童扁桃体炎。

【验方 04】（郭亚维，2018 年 3 月 23 日）

金银花 30 克，野菊花 30 克，蒲公英 30 克，紫花地丁 15 克，天葵子 15 克，白芷 15 克，天花粉 15 克，当归 10 克，赤芍 10 克，川贝母 10 克，炙乳香 10 克，炙没药 10 克，炙鳖甲 10 克，皂角刺 10 克。水煎，分 2 次服，每日 1 剂，连服 6 日。适用于慢性扁桃体炎。

【验方 05】（鲁莱光，2017 年 2 月 10 日）

玉竹 10 克，葱白 6 克，桔梗 4.5 克，白薇 3 克，淡豆豉 12 克，薄荷 4.5 克，炙甘草 1.5 克，大枣 2 枚。水煎服，每日 1 剂。有疏散风热、滋阴解表、清利咽喉之功效。适用于扁桃体肿痛。

【验方 06】（任昉，2016 年 12 月 9 日）

急性扁桃体炎多表现为心烦、口渴、咽干、头痛发热、汗出、咳嗽、畏寒。中医认为，阴虚体质者外感风热，会引发急性扁桃体炎。方用玉竹葱白汤：玉竹 10 克，葱白 6 克，桔梗 4.5 克，白薇 3 克，淡豆豉 12 克，薄荷 5 克，炙甘草 2 克，大枣 2 枚。水煎服。

玉竹性寒、味甘，是滋阴润燥主药，滋而不腻，宜于阴虚而有表热证者；薄荷辛凉，是温病宜汗解的要药，用以疏散风热、清利咽喉；葱白、淡豆豉可解表散邪；白薇清热而不伤阴，宜于阴虚有热者；桔梗宣肺止咳；大枣滋润养血；炙甘草调和药性。后两味均为佐药。诸药配伍，汗不伤阴、滋不碍邪，可有效滋阴解表、清利咽喉，缓解扁桃体肿痛。

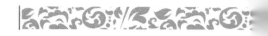

【验方07】（宁大夫，2016 年 6 月 11 日）

黄连、黄柏、黄芩各 15 克，鱼腥草 25 克，紫花地丁 20 克，桔梗 5 克。水煎服，每日 1 剂。适用于化脓性扁桃体炎。另取吴茱萸适量，研细末，醋调成糊，敷双脚心涌泉穴，每晚敷药，次日清晨除去。内服药可清热解毒、利咽止痛；外用药可引火下行。内外合用，对化脓性扁桃体炎收效更捷。

【验方08】（西早，2016 年 5 月 7 日）

清咽利膈汤。连翘 15 克，栀子、防风、荆芥、金银花各 12 克，黄芩、薄荷、牛蒡子各 10 克，黄连、甘草、玄参、大黄、桔梗各 6 克。水煎服，每日 1 剂，5 日为 1 个疗程。适用于扁桃体炎。风热外袭，防风、荆芥、薄荷、牛蒡子增量，大黄减量；肺胃热盛，黄芩、黄连、牛蒡子增量，荆芥、防风减量，加赤芍、牡丹皮。急性扁桃体炎痊愈后预防复发，用养阴清肺汤：生地黄 12 克，麦冬、玄参各 10 克，生甘草 3 克，川贝母、薄荷、炒白芍各 6 克。

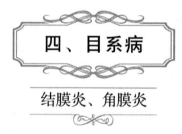

四、目系病

结膜炎、角膜炎

【验方01】（严永和，2018 年 6 月 29 日）

眼睑炎俗称"烂眼边"。临床表现为眼睑皮肤表面睫毛毛囊处充血、糜烂、渗液、脓点、结痂，并伴有眼干、刺痛流泪、瘙痒等症状。可用以下方剂治疗。

（1）白菊花 20 克，白矾 3 克。水煎，先熏后洗患处，每日

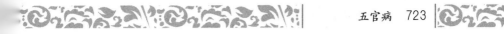

3次。

（2）熟鸡蛋黄1个，放勺内置于火上，慢火煎炒，并频频搅动，熬油，待凉后涂搽患处。

（3）桑叶、菊花各10克，龙胆草5克。水煎适量，熏洗患处，每日3次。

（4）黄连适量，人乳少许。黄连研碎装入瓶内，加入人乳（以浸过黄连为宜），取液涂搽患处，每日3次。

（5）鲜石榴叶、鲜竹叶、鲜木贼草各60克。加水浓煎，用热气熏蒸患眼，每日2～3次。

（6）皮硝10克，明矾2克，甘草15克。水煎，熏洗患处，每日3次。

（7）桑叶30克，食醋60毫升。桑叶切细，放入食醋内浸泡5日，滤取汁液，用洁净棉棒蘸药液涂患处，每日3次。

（8）蚕沙15克，米醋30毫升。将蚕沙放新瓦片上焙焦，研细末，用醋调成糊状，夜间临睡前涂搽患处。

【验方02】（蒋振民，2019年4月12日）

（1）川黄连12克，川黄柏10克，苦参20克，生大黄10克，花椒3克。水煎，滤取药液，待温度适宜时用消毒棉签蘸取药液清洗睑缘患处，每日早、中、晚各洗1次。每剂药用2日，一般用药3～6日可愈。适用于眼睑缘炎。注意保持眼部清洁卫生，禁止用手揉搓患处，忌烟、酒、辛辣、腥味及其他发物。

（2）板蓝根、大青叶、金银花各15克，羌活、黄连、黄芩、山栀子、野菊花、决明子各10克，荆芥、防风、生甘草各6克。水煎，分3次服，每日1剂，服4～6剂可显效。适用于病毒性角膜炎。

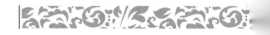

【验方03】(张志远，2015年5月15日)

大黄、赤芍各90克，荆芥、白芷、黄芩各6克，龙胆草3克，细辛1.5克。水煎服，每日1剂。适用于虹膜睫状体炎。

【验方04】(林利华，2013年2月15日)

（1）肝经风热型角膜炎。病起初期，患眼红痛、流泪、畏光，角膜浅层呈点状、片状或树枝状浸润，或溃疡、结膜充血，或仅见口干，舌稍红，脉弦。多见于树枝状角膜炎、浅层角膜炎早期。治以疏风清热为主，佐以凉血解毒。方用清肝汤：夏枯草、大青叶各15克，黄芩、连翘、防风、蔓荆子、柴胡、茺蔚子各10克，车前子、赤芍各12克。局部症状严重，兼口苦口干、小便黄，为肝胆热盛、热毒上攻，上方夏枯草易龙胆草，酌加山栀子、水牛角、金银花；眼痛甚，加羌活、田七；眼睑浮肿、流泪甚，为风邪偏盛，加荆芥、白芷；混合性充血，加桃仁、红花；大便不畅，加大黄、玄明粉；小儿患者兼见烦躁、咬牙并频频眨眼，酌加使君子、雷丸、胡黄连等以清肝杀虫。

（2）阴虚火旺型角膜炎。症见患眼涩痛，轻度畏光，视物模糊，兼有口干咽干、大便结，舌红、苔少，脉细数。治以滋阴降火。若为浅层角膜炎，则用八珍汤或知柏地黄丸加减；若见于深层角膜炎、病毒性角膜炎中后期，则为余邪未清，阴液亏损，用《审视瑶函》地黄散加减：水牛角30克，大黄8克，生地黄20克，熟地黄、玄参各15克，当归、羌活、白蒺藜、木贼、木通各10克，黄连、甘草各6克。若怕光、流泪重，为风热较盛，宜去玄参、熟地黄，加防风、白芷；角膜浸润水肿严重，加车前子、薏苡仁；角膜新生血管多或混合性充血，加重活血药；吸收期去水牛角、黄连、大黄，加重退翳之品。

（3）湿热困阻型角膜炎。患眼红痛、畏光流泪，有黏性分泌物，缠绵难愈或反复发作，角膜病灶多位于实质层，且以浸润、水肿为主，或轻度溃疡。多见于病毒性角膜炎反复发作者。症见胸闷、纳呆、头重痛、口渴不欲饮，大便不畅，舌苔黄腻，脉滑。治宜清热利湿，佐以祛风。方用除湿汤加减：连翘、黄芩、木通各 10 克，滑石 15 克，车前子 12 克，枳壳 10 克，黄连、荆芥、防风各 8 克，土茯苓 20 克，夏枯草、大青叶各 15 克，柴胡 10 克。

（4）正虚邪实型角膜炎。患者素体虚弱，面色不华，舌淡，脉细弱，但眼部红痛，畏光流泪，视物不清。此乃正气不足，正不胜邪，或因眼病而过服寒凉之药，致邪气内伏，不能外泄。治宜扶正祛邪。局部症状严重者，可先用羌活胜风汤以祛风止痛，再投以托里消毒饮加减：党参 12 克，黄芪、金银花、大青叶、茯苓各 15 克，当归、白芷、连翘、赤芍各 10 克，川芎 8 克。若角膜溃疡久不修复，加白及、白薇；角膜水肿严重，加薏苡仁、车前子；见浅层角膜炎，去金银花、大青叶，加细辛、葛根。

【验方 05】（郭亚维，2018 年 7 月 20 日）

（1）金银花 15 克，当归 6 克，白芍 6 克，车前子 6 克，天花粉 6 克，青黛 3 克，槟榔 5 克，神曲 10 克，夜明砂 10 克，谷精草 10 克。水煎，分早晚 2 次服，每日 1 剂。有清热解毒、化湿消肿、明目之功效。适用于角膜软化症。

（2）生地黄 15 克，赤芍、密蒙花、赤石脂、黄芩、夏枯草各 10 克，白芷、焦白术、川芎各 6 克，石决明 25 克（先煎），细辛 3 克，甘草 5 克。水煎，分 2 次服，每日 1 剂。有祛风清热、滋阴活血、退翳明目之功效。适用于角膜炎、角膜溃烂。

（3）羌活 6 克，防风、桔梗、荆芥、白芷、柴胡、前胡、黄

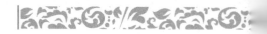

芩、板蓝根、菊花、蝉蜕各 10 克，甘草 3 克。水煎服，每日 1 剂。有祛风清热之功效。适用于浅层点状角膜炎。

【验方 06】（姜蕾，2013 年 5 月 10 日）

朴硝 20 克，放入已消毒的陶瓷碗内，加 200 毫升白开水沏开（浓度为 10%），药液凉后用消毒棉签蘸药液洗患眼，每日 3 次。或用金银花、板蓝根、蒲公英各 20 克，连翘、荆芥、防风、黄芩、柴胡各 10 克，薄荷、桔梗、甘草各 6 克。水煎，分 2 次服，每日 1 剂。适用于急性结膜炎。

【验方 07】（李平，2017 年 5 月 26 日）

蔓荆子、白蒺藜、谷精草、桑叶、菊花、赤芍、密蒙花、蝉蜕、木贼、牡丹皮、甘草各 10 克，决明子 15 克，薄荷 10 克（后下）。水煎，分 2 次温服，每日 1 剂。同时用干净的氯霉素滴眼液的空瓶吸取煎液的过滤液（用双层消毒纱布过滤）滴眼，每次 2～9 滴，每日 7～8 次。适用于流行性出血性结膜炎。症见双眼白睛红肿疼痛，畏光流泪，眵多黏结，伴头痛，鼻塞流涕，口干，舌红、苔薄白，脉浮数。

【验方 08】（李士谕，2014 年 1 月 31 日）

苍术、桑叶、木瓜、牛膝各 15 克，防己 12 克，甘菊、黄柏、甘草各 9 克。加水 2000 毫升，武火煎沸后再用文火煎 20 分钟，滤取药液，待温度适宜时浴足 20 分钟，中午、晚上各 1 次，每日 1 剂，7 日为 1 个疗程。适用于慢性结膜炎。

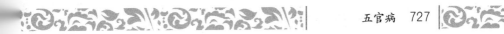

【验方 09】（任纪海，2014 年 6 月 27 日）

（1）杭菊花 15 克，红花 30 克，乌梅 4 个，冰糖少许。上药加开水冲泡密封 30 分钟即可饮用，每次饮约 60 毫升。每日早晚各 1 次。适用于突发不明原因的眼球结膜下出血，多为斑片状凝固血。

（2）鲜苦瓜 250 克（干品 125 克），木贼草 15 克。放入瓦锅，加清水文火煎至 2 碗，滤取药液。分早晚 2 次服，每日 1 剂，3 日为 1 个疗程。可缓解或治愈急性传染性结膜炎，俗称红眼病。

白内障

【验方 01】（唐崇茂，2018 年 8 月 31 日）

常见眼病中，白内障是致盲主因之一，其中以老年性白内障最常见。中医称为"圆翳内障""白翳黄心内障"等，中医认为多因年老体弱、肝肾两亏、精血不足，或脾失健运、精不上荣所致。部分如肝经郁热及湿浊上蒸也可致病。

（1）菟丝子 10 克，杭白芍、枸杞子、菊花、石决明、怀山药、山茱萸各 6 克，全当归、密蒙花各 5 克，川芎 3 克，柴胡 2 克，木贼草 10 克，甘草 5 克。水煎，分 3 次送服杞菊地黄丸 10 克。适用于老年白内障。服药期间禁忌辛辣鱼腥。

（2）琥珀末 12 克，神曲 120 克，石菖蒲 15 克，磁石 62 克，朱砂 30 克（水飞）。共研细末，炼蜜为丸。每日早中晚各服 10 克。适用于白内障。

（3）党参、茯苓、炒山药、熟地黄各 15 克，菊花、黄精、制何首乌各 12 克，川芎 10 克，红花 10 克，沙苑子、白芍、枸杞子、当归、女贞子、桃仁各 12 克，车前子（包煎）、神曲、夏枯草各 10 克，陈皮 6 克。水煎服，每日 1 剂。适用于老年性白内障初发期。

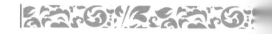

（4）炉甘石 10 克（水飞），珍珠 6 克，白朱砂 1.6 克，琥珀 3 克，珊瑚末 3 克，熊胆 3 克，白丁香（麻雀尿）3 克，冰片 1.5 克。外敷眼部。有退翳明目之功效。适用于早期白内障及白翳。

（5）螺蛳壳粉 32 克，炉甘石粉 20 克，珍珠粉 20 克，枸杞子 20 克，熟地黄 30 克，菟丝子 20 克，楮实子 20 克，怀牛膝 30 克，当归 20 克，五味子 20 克，花椒 3 克。除前三味药粉外，其余水煎取液，滤取上清液，加入药粉，晒干研细，外敷眼部。有退障明目之功效。适用于各种原因引起的早期白内障。

【验方 02】（时祥，2013 年 2 月 15 日）

车前子、地黄、麦冬各等分，共研细末，炼蜜为丸，如梧桐子大。每次开水送服 20 丸，每日 2 次，一般 1～2 个月可获满意疗效。适用于老年白内障。

【验方 03】（胡佑志，2015 年 3 月 6 日）

枸杞子 200 克，熟地黄 150 克，白菊花 100 克，炒山药 25 克。共研细粉，每次服 5 克，每日 3 次，连服 2 周。或黑芝麻 100 克，霜桑叶 100 克，青葙子 25 克。共研细粉，每次服 5 克，每日 2 次，连服 2 周。适用于白内障。

【验方 04】（郭亚维，2019 年 10 月 11 日）

（1）黄芪、党参各 15 克，葛根、蔓荆子各 9 克，白芍、黄柏各 6 克，升麻 3 克，甘草 3 克。水煎服，每日 1 剂。适用于白内障初起、视物模糊，证属中气不足、清阳不升者，也可用于虚弱体质之玻璃体混浊、眼肌疲劳等症。

（2）菟丝子 10 克，石斛 10 克，石决明 10 克，炒杭菊花 10

克，当归 10 克，谷精草 10 克，炒茺蔚子 10 克，沙苑子 10 克，陈皮 10 克，炒谷芽 5 克。水煎 2 次，合并药液，分 3 次服，每日 1 剂。另每日加服石斛夜光丸 1 丸。有补肾养肝、明目之功效。适用于老年肾气不足型白内障。

【验方 05】（郭旭光，2019 年 4 月 26 日）

沙苑子 15 克，石菖蒲、夜明砂各 12 克，决明子 15 克。水煎，分早晚 2 次服，每日 1 剂，连服 10～30 日。适用于早期老年性白内障。

【验方 06】（张勤，2016 年 1 月 30 日）

（1）石决明 20 克，枸杞子 15 克。水煎，分 3 次服，每日 1 剂。适用于早期白内障。

（2）女贞子 15 克，墨旱莲 15 克。水煎，分 3 次服，每日 1 剂。适用于早期白内障。

（3）石斛夜光丸，每次 6 克，每日 2 次。适用于肝肾两亏、阴虚火旺型白内障。

（4）磁朱丸，每次 3 克，每日 3 次。适用于心肾不交型白内障。

（5）障眼明片，每次 3～5 片，每日 3 次。适用于脾气虚弱型白内障。

【验方 07】（杨相国，2016 年 1 月 16 日）

木贼、桑叶、枸杞子各 30 克，熟地黄、决明子、石决明、茯苓、当归、青葙子各 15 克，柴胡、白芍、夏枯草、菊花、牡丹皮各 10 克。水煎 3 次，合并药液，分 3 次服，每日 1 剂。适用于老年性白内障。

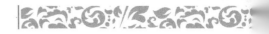

【验方 08】（古月，2015 年 6 月 5 日）

甘草 3 克，生地黄、夏枯草、决明子、石决明、白芍各 15 克，香附、车前子、枸杞子、茺蔚子、当归、土白术各 10 克，青葙子 12 克，柴胡 6 克。水煎 2 次，合并药液，分早晚 2 次服，每日 1 剂，7 日为 1 个疗程，连服 2~3 个疗程。适用于老年性白内障。

【验方 09】（大志，2018 年 1 月 5 日）

（1）黄柏 15 克，枸杞子、菊花、生地黄、薄荷各 10 克，密蒙花 20 克。水煎取液，趁热熏蒸眼部。每日 1 次，每次 15 分钟，每日 1 次，连用 1 个月为 1 个疗程。有清热生津、滋养肝肾之功效。适用于白内障术后并发干眼症。

（2）熟地黄、黄精各 15 克，桑椹、茯苓、山药、菟丝子、当归、枳实各 10 克，牡丹皮、泽泻、枸杞子、白菊花各 7 克，山茱萸 5 克。水煎，分 3 次服用，每日 1 剂。适用于早期白内障证属肝肾两亏者。症见患眼视物昏蒙，眼前黑花似飞蚊，眼内干涩，头晕耳鸣，腰膝酸软，舌苔红白，脉细。

【验方 10】（马龙，2018 年 3 月 2 日）

沙参 20 克，枸杞子 30 克，菊花 15 克，生地黄 10 克，牡丹皮 20 克，甘草 6 克，麦冬 15 克，五味子 15 克，山茱萸 15 克，茯苓 10 克，泽泻 10 克。水煎服，每 2 日 1 剂。适用于干眼症。

【验方 11】（郭鹭彤，2018 年 9 月 7 日）

石决明 20 克，磁石 20 克，夏枯草 10 克，石斛 12 克，谷精草 10 克，密蒙花 10 克，生地黄 15 克，白芍 10 克，枸杞子 12 克，女贞子 12 克，白蒺藜 10 克，菊花 10 克，柴胡 10 克，炙甘草 6 克。

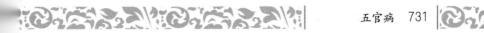

水煎，分3次服，每日1剂。有滋阴补肾、平肝潜阳之功效。适用于中期老年性白内障。

【验方12】（梁庆森，2013年11月8日）

石决明、蝉蜕、谷精草各等分，共研细末。每次取9～12克，与蒸熟的猪胆汁1.5～2.0毫升混匀，开水冲服。每日早晚各服1次，空腹或半饥半饱时服下（对于服胆汁呕吐者，可以饭后服）。适用于目翳内障，一般服10日后见效。治疗期间和治愈后120日内，忌食辛、酸、辣、油炸、酒等食品，禁吸烟和房事。

【验方13】（韩玉乐，2014年9月26日）

党参、僵蚕各15克，茯苓20克，白术、白豆蔻、杏仁、白芷、蝉蜕、荆芥各12克，陈皮10克，甘草6克，薏苡仁30克。水煎服，每日1剂。有益气健脾、除湿退翳之功效。适用于脾虚挟湿型老年白内障。症见银障渐生，视物昏暗，面色萎黄，体胖倦怠，食少便溏，脉象虚弱，舌苔薄腻等。

【验方14】（黄爱和，2013年12月27日）

白内障多为肝肾两虚引起的眼病，笔者用下面三种方法进行预防。

（1）药物外洗。青皮15克，芒硝15克。加水250～300毫升先煮青皮20分钟，后加入芒硝再煮10分钟，滤取药液，待凉，外洗眼部。每日早中晚各1次，每次1分钟，眼睛转动3分钟，每剂药可用2日。体弱者宜温洗。

（2）按摩眼睛。每日早晨起床前几分钟，用两手食指分别从两眼内眼角向外眼角横揉100次，用力要适度，再用两食指尖重按双

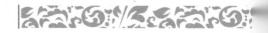

侧太阳穴 36 次，然后起床，晚上睡前重复该法 1 次，坚持 3～4 个月可显效或痊愈。

（3）生食枸杞子。枸杞子可疗肝肾虚症，生食效果优于煲汤，每日早上或睡前生吃枸杞子 20 粒左右，对防治白内障有作用，对口干症亦有疗效。

青光眼

【验方01】（严永和，2013 年 1 月 25 日）

（1）牡蛎粥。牡蛎 15 克，陈皮 6 克，粳米 60 克。牡蛎先煎取汁，加入粳米和陈皮熬粥，药汁不够可以加水。此粥每日服 1 次，连服 7 日。对青光眼日久阴虚者有治疗作用。

（2）茅根决明粥。白茅根 5 克，决明子 10 克。用纱布包裹，与粳米 50 克一同熬粥食用。每日 1 次，连服 7 日。有降眼压、明目之功效。对青光眼有一定治疗作用。

（3）蜜决薄荷粥。决明子 5 克，薄荷叶 5 克，与粳米 60 克一同熬粥，待熟时加入蜂蜜 15 毫升，搅匀后温热服食，每日服 1 次。有明目、降眼压之功效。适用于青光眼。

【验方02】（萧旭，2015 年 1 月 2 日）

（1）生地黄 15 克，青葙子 10 克，陈皮 6 克。水煎，去渣取液，加入粳米 60 克熬粥。每日 1 剂，连服 7 日。适用于青光眼。

（2）决明子、夏枯草各 20 克，车前子、葶苈子、茺蔚子各 15 克，桔梗、野菊花、芦根、黄芩、香附、防风各 10 克，生甘草 6 克。水煎，分 2～3 次服，每日 1 剂。一般服药 10～20 剂可获效。适用于青光眼。

【验方 03】（吴明，2019 年 6 月 21 日）

决明子 15 克，槟榔 12 克，泽泻 10 克，王不留行 12 克，生牡蛎 15 克（先煎），女贞子 30 克，桑叶 12 克，黑芝麻 30 克，葛根 12 克，丹参 12 克，当归 12 克，淡竹叶 10 克。水煎，分 3 次温服，每日 1 剂。适用于青光眼。

【验方 04】（郭亚维，2019 年 4 月 12 日）

（1）龙胆草 15 克，栀子 15 克，黄芩 15 克，车前子 15 克，泽泻 15 克，菊花 15 克，石决明 15 克，决明子 15 克，柴胡 10 克，全蝎 10 克，生地黄 20 克，木贼 20 克。水煎，分 3 次服，每日 1 剂。适用于青光眼。

（2）茯苓 15 克，桂枝 10 克，猪苓 10 克，泽泻 10 克，法半夏 10 克，白术 12 克，甘草 4 克。水煎，分 2 次服，每日 1 剂。有健脾渗湿、祛痰之功效。适用于慢性单纯性青光眼。

【验方 05】（郑玉平，2019 年 1 月 11 日）

决明子、木贼、夏枯草、白菊花、谷精草各 10 克，枸杞子、茯苓（研末）各 30 克，大米 100 克。前五味水煎取液，再用药液与枸杞子、茯苓末、大米共熬粥食用。每日 1 剂，连服 2～4 周。适用于青光眼。

【验方 06】（于长学，2018 年 11 月 9 日）

以下验方适用于原发性青光眼。

（1）菊花 10 克，羌活 12 克。水煎服，每日 2 次。

（2）菊花根 10 克，牡丹皮 12 克。水煎服，每日 3 次。

（3）白菊花 30 克，水牛角 60 克。水煎服，每日 3 次。

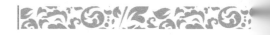

（4）菊花 15 克，夏枯草 15 克，黄芩 10 克。水煎服，每日 2 次。

（5）丁香、芦荟、黑丑各 50 克，磁石 100 克。共研细末，混匀，装入胶囊，每粒 4 克。依病情轻重，每日早晚饭后 1 小时吞服 5 粒。

（6）菊花、桑叶各 15 克，绿茶 10 克，甘草 5 克。加水 350 毫升，煮沸 5 分钟，分 3 次饭后服，每日 1 剂。适用于慢性青光眼。

（7）槟榔 15 克，水煎服。服药后以轻泻为度，如不泻可酌情增加药量。适用于眼压升高。槟榔一般用 30 克才致泻，但同时会有腹痛、呕吐、恶心等副作用发生，用时应注意。

（8）大头菜子 1000 克，用烧酒浸泡一夜，取出隔水蒸 20 分钟。晒干，研细末，炼蜜为丸，如黄豆大。每次服 6 克，用粥和米汤送服，每日 2 次。

（9）丝瓜 1 个，鸡冠花 30 克，玄参 15 克。水煎服。每日 2 次。

麦粒肿

【验方 01】（常磊，2013 年 12 月 6 日）

麦粒肿是睑腺组织的一种急性化脓性炎症，俗称"偷针眼"，多由葡萄球菌感染所致。患者以青少年多见，体质虚弱，有近视、远视及不良卫生习惯者最易发病。患处禁止不适当的挤压，以免炎症向眶内或颅内扩散导致严重后果，甚至危及生命。忌食辛辣刺激性食物，如大蒜、花椒、辣椒等。少食油腻厚味的菜肴，多食新鲜蔬菜、水果。

（1）新癀片，每次 1 片，每日 2 次，儿童酌减，饭后服。一般 2 日内可控制炎症，3 日即可痊愈。胃十二指肠溃疡及上消化道出血者禁用。

（2）金银花 30 克，蒲公英 30 克。水煎 20 分钟，分 2 次服，每日 1 剂。

（3）丝瓜藤 30 克，鲜荸荠 30 克，茶叶 6 克。水煎服，每日 2～3 次。

（4）取患眼不同侧的耳垂，如左眼患麦粒肿则取右耳垂。先用 75％的酒精消毒，然后捏紧耳垂，持消毒过的三棱针或注射用针头点刺，挤出少许血即可。

【验方 02】（鲁菜光，2017 年 1 月 6 日）

当归、桃仁、夏枯草、远志各 5 克，川芎、牡丹皮、菊花各 10 克。煎取药液 100 毫升，熏洗患处或做成眼膜敷双眼。每日 2 次，连用 5 日，颇有良效。适用于麦粒肿。

【验方 03】（张志远，2015 年 3 月 13 日）

连翘 15 克，黄连、山栀子各 10 克，菊花 12 克。水煎服，每日 1 剂。适用于麦粒肿。眼睑肿甚，加防风 10 克；白睛红赤，加夏枯草 15 克。

夜　盲

【验方】（徐志梅，2013 年 4 月 12 日）

枸杞子 10 克，白菊花 6 克。水煎，分 2 次服，每日 1 剂，连服 1 个月。适用于夜盲症。

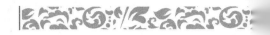

视神经萎缩

【验方 01】（大志，2016 年 2 月 27 日）

黄芪 30 克，白术、当归、柴胡各 12 克，党参 15 克，陈皮、升麻各 8 克。水煎，分 3 次服，每日 1 剂。适用于视神经萎缩。

【验方 02】（萧旭，2013 年 12 月 27 日）

银柴胡、当归、杭白芍、白术、云茯苓、泽泻、五味子、枸杞子、女贞子、菟丝子各 20 克，升麻、甘草各 3 克。水煎，分早晚 2 次服，每日 1 剂，15 日为 1 个疗程。适用于视神经萎缩。

老花眼

【验方 01】（谊人，2016 年 4 月 30 日）

（1）干桑叶 10 克，鸡蛋 2 枚。一同入锅，加水煮至鸡蛋熟，吃鸡蛋，早晚各 1 个。有清肝明目之功效。尤其适合老年眼花，也可预防老花眼。

（2）桂圆 5 颗，鸡蛋 2 枚。加水同煮食用，每日 1 次。有补气养血、补肝益肾、养心安神之功效。非常适合平素气血不足的老人食用，也可用于失眠、头痛头晕、贫血的辅助治疗。

【验方 02】（早菊，2013 年 8 月 23 日）

枸杞叶 100 克，猪肝 200 克，调味品适量。猪肝洗净切片，放入煮沸的汤中，再加入料酒、葱茶、姜末等调料，煨煮 30 分钟，待猪肝煮熟后加入洗净的枸杞叶，再煮 10 分钟左右即成。可每天佐餐食用。适用于肝肾不足引起的老花眼。

视力保养

【验方 01】（马宝山，2014 年 2 月 28 日）

（1）党参 30 克，麦冬、香附各 15 克，五味子、当归、枸杞子、木瓜、蔓荆子、菊花、决明子、甘草各 10 克，蝉蜕 6 克。水煎取液，睁眼，先用药液蒸气熏眼，然后服用。每日 2 次，连用 15 日。适用于缓解眼疲劳。

（2）黑豆 100 克，加水适量，先用武火煮沸，改用文火煮至黑豆烂熟，加入枸杞子 3～5 克、大枣 5～10 枚，再加料酒、姜汁、食盐各适量调味，饮汤。适用于眼疲劳。

【验方 02】（刘谊，2018 年 1 月 19 日）

长期看电脑的人，易出现眼睛疲劳的症状，如眼胀、视力模糊等。用药茶熏蒸眼睛可有效缓解眼疲劳。桑叶、怀菊花、决明子、枸杞子各适量，放入杯中，倒入开水沏 2～3 分钟，用热气熏蒸双眼，持续 10～15 分钟。熏蒸时要注意眼睛与杯子的距离，以免烫伤。之后用拇指或食指指腹轻柔按摩眼周 1～3 分钟。

【验方 03】（齐小伟，2018 年 4 月 20 日）

决明子 30 克，玄参 20 克，麦冬 20 克，生地黄 15 克。水煎 20 分钟，煎取药液 50 毫升，待水温降至 40 ℃时，用小毛巾蘸药液外敷眼部。每次 15 分钟，每日 2 次。适用于眼睛干涩。

【验方 04】（韩玉乐，2016 年 9 月 9 日）

百合、山药各 15 克，枸杞子、天冬、麦冬、南沙参、地骨皮、生地黄、当归各 10 克，石斛、桑叶、菊花各 5 克。水煎服，每日 1 剂。适用于干眼症。

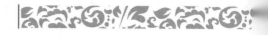

【验方05】（萧旭，2014年8月15日）

决明子、枸杞子、女贞子、菟丝子各5克。沸水冲泡10分钟，代茶饮，每日清晨饮1杯。此四味中药有滋补肝肾、清肝明目、润肠通便之功效。常饮可延缓视力衰退。

【验方06】（王廷兆，2015年8月14日）

合欢花6克，菊花、黄芩、决明子各10克。水煎，分2次服，每日1剂，连服7～10日。适用于视力下降。

流　泪

【验方01】（严永和，2013年4月26日）

以下验方适用于迎风流泪。

（1）蕤仁20克，防风、荆芥、当归身、车前子、菊花、牡丹皮、决明子、白芍、桑叶各15克，甘草10克。水煎服，每日1剂。

（2）山楂30克，五味子6克。水煎，分2次服，每日1剂。

（3）熟地黄、山药、牡丹皮、山茱萸、枸杞子、茯苓各15克，泽泻、菊花、木贼、刺蒺藜、大枣各12克，石决明、生牡蛎各20克，炙甘草6克。水煎服，每日1剂。

（4）当归、党参、熟地黄各15克，白芍、白术、茯苓各12克，防风、白芷各10克，细辛3克，川芎、甘草各6克。水煎服，每日1剂。

（5）熟地黄、白芍、当归各15克，白蒺藜、防风、荆芥、羌活各12克，川芎8克。水煎服，每日1剂。

【验方02】（郭旭光，2014年11月21日）

（1）枸杞子25克，山药25克，薏苡仁20克，女贞子15克，熟地黄 15 克，菊花 15 克，夏枯草 15 克，益母草 10 克，五味子 10 克，白蒺藜 10 克，木通 10 克，干姜 10 克，细辛 3 克。水煎服，每日 1 剂。一般服药 10 余剂可获明显效果。适用于流泪症。

（2）熟地黄 15 克，当归 12 克，车前子 15 克，菟丝子 15 克，女贞子 15 克，枸杞子 15 克，菊花 10 克，北细辛 3 克，川芎 6 克。水煎，分早晚 2 次服，每日 1 剂。有补益肝肾、祛风止泪之功效。一般服药 10～15 日可获明显疗效。适用于冷泪流泪症。

【验方 03】（萧旭，2019 年 4 月 12 日）

枸杞子、女贞子、菟丝子、刺蒺藜、巴戟天、肉苁蓉各 15 克，川芎、白芷、菊花各 10 克。水煎，分 3 次空腹服，每日 1 剂。适用于流泪症。

【验方 04】（胡佑志，2014 年 9 月 19 日）

熟地黄、龟板各 15 克，山茱萸 10 克，淮山药、枸杞子、菟丝子各 12 克，葛根 20 克，石斛、炙甘草各 8 克。水煎，分 3 次服，每日 1 剂，5 日为 1 个疗程，连用 1～2 个疗程，流泪即止。适用于多泪症。

五、口腔病

牙痛、牙龈肿痛

【验方 01】（倪早菊，2013 年 11 月 22 日）

牙痛是临床常见的症状，一般由牙齿或牙周局部的疾患所引起。中医从整体观念出发，认为牙痛多与脏腑功能失调或外邪侵淫

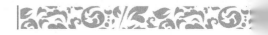

有关，将牙痛分为风热侵袭、胃热上蒸、虚火上炎 3 种。其中，又以虚火牙痛最为常见。

虚火牙痛是虚火上炎引起牙齿疼痛的一类病证，主要表现为牙齿浮动、隐痛或微痛，牙龈微红微肿，久则牙龈萎缩、牙齿浮动、咬物无力，之后疼痛加重，可兼见腰酸痛、头晕眼花、口干不欲饮。与风热侵袭、胃热上蒸引起的牙痛区别在于，局部红肿热痛不明显，受冷热刺激时疼痛加剧，夜间痛甚。以下验方均可用于虚火牙痛。

（1）青壳鸭蛋 2 个，生地黄 15 克。同入砂锅中，加水 1000 毫升，煮至蛋熟后去壳，再煮 15 分钟，分 2 次吃蛋喝汤。适用于牙痛隐隐发作及牙痛伴手足心发热。

（2）黑豆 100 克，炒熟，加白酒 300 毫升煮开，装瓶备用。用时取药液适量含漱，每日 2 次，有较好的止痛效果。

（3）百合、莲子各 10 克，泡软，与大米 50 克一起煮粥，放凉食用，每日 1 次。

（4）荸荠、生莲藕、鲜茅根各 50 克，水煎取液，频频饮用，连饮 1 周。可祛虚火、止牙痛。

【验方 02】（郭旭光，2017 年 7 月 17 日）

（1）虎杖 25 克，生甘草 5 克，75％酒精 500 毫升。将虎杖、生甘草浸泡于酒精内，半个月后去渣备用。牙痛时先用温水漱口，再用消毒棉签蘸药液涂于患牙处，每日 3 次。一般用药 10 分钟内即可止痛。适用于牙痛。

（2）牡丹皮 10 克，生地黄 25 克，当归 10 克，黄连 6 克，牛膝 12 克，生甘草 6 克。水煎，分早晚 2 次服，每日 1 剂。适用于虚火上炎引起的牙龈肿痛伴头痛眩晕、耳鸣等症。一般服药 3～

5 剂可消除炎症。

（3）生石膏 4.5 克，细辛、川芎各 3 克，川椒、茶叶各 5 克。共研细末，加入 75％酒精 300 毫升浸泡 1 周，放入锅中隔清水煮沸 30 分钟，冷却取汁成酊备用。使用时取棉球多个浸入酊液中，取出放入牙痛部位，咬紧牙齿，一般 5～10 分钟即可止痛。有消炎止痛、祛风散寒、通窍活血之功效。适用于各类牙痛，效果极佳。

【验方 03】（马宝山，2019 年 2 月 22 日）

牙髓炎常由牙齿龋坏引起，患牙遇冷或遇热疼痛。中药地骨皮具有一定的解热、抗微生物作用，可治牙髓炎。地骨皮 30 克，加水 500 毫升，久煎浓缩至 50 毫升，以医用棉球蘸药液填入痛牙之窝洞内，可消炎止痛，坚持使用可见效。

【验方 04】（大志，2016 年 7 月 23 日）

（1）花椒酒可以缓解牙痛，对神经性牙痛、过敏性牙痛、蛀牙痛都适用。取花椒 10 粒，白酒 50 毫升，将花椒浸在酒内。10 分钟后，含一口花椒酒，几分钟即见效。每日 2 次，每次 10 分钟，3～4 日即可痊愈。

（2）花椒 10 克，白酒 50 毫升。混合后煮一下或泡 1 日，滤取药液，用棉花蘸药液涂患处。

（3）花椒 5～10 克，醋 100 毫升，混合后煮一下或泡 1 日，口含止痛。

（4）花椒、生姜煮水，口含止痛。

（5）丁香末 5 克，白酒 100 毫升。将丁香末倒入白酒中，即成丁香药酒，装瓶备用。牙痛时，用脱脂棉蘸药酒塞进龋齿洞，或者搽牙齿的患部。牙龈间热退后，疼痛会自然消失。也可将 3 克丁香

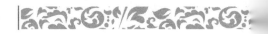

末加入 200 毫升水中用来漱口，可消除口腔异味，亦可预防龋齿及牙龈炎。

花椒、丁香具有温中散寒、止痛的作用，对牙龈肿痛有一定效果。这些食材均取自生活中，无特别禁忌。但需注意的是，这些治牙痛的偏方只能暂时缓解症状，治标不治本。

【验方 05】（蒋振民，2019 年 4 月 5 日）

（1）代赭石 30 克（研粉），生地黄 30 克，川牛膝 20 克，制乳香 10 克，制没药 10 克，甘草 10 克。水煎，分早晚 2 次服，每日 1 剂。适用于牙痛。牙龈肿胀甚，加金银花 30 克；疼痛剧烈，加细辛 3 克；大便干燥，加大黄 10 克（后下）。

（2）生石膏、生地黄各 30 克，白芷、牡丹皮、荆芥各 10 克，防风 12 克，怀牛膝 20 克，细辛 5 克，甘草 6 克。水煎服，每日 1 剂，连服 7 剂即可见效。适用于龋齿牙痛。

【验方 06】（胡佑志，2019 年 2 月 8 日）

（1）玄参、生地黄各 100 克，黄连 6 克，蜂房、延胡索各 30 克。上药先用冷水浸泡 30 分钟，煎沸后改文火再煎 30 分钟，去渣取液，待药液冷后，取适量含漱 3～5 分钟，每日数次，连续含漱 3～5 日。对牙龈肿痛、口腔溃疡等症有效。

（2）苹果 1 个，连皮切成 6～8 瓣，放入冷水内煮，待水开后再稍煮片刻，取出苹果，连皮吃下。每次 1 个，每日 1 次，连吃 7～10 日。可缓解牙龈炎，还有通便的功效。

【验方 07】（梁庆森，2017 年 8 月 25 日）

（1）生地黄 20 克，黄柏 10 克，怀牛膝 15 克，骨碎补 30 克，

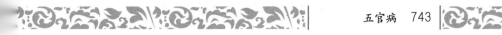

白茅根 15 克，苍耳子 12 克，车前草 12 克，甘草 5 克，墨旱莲 15 克，女贞子 15 克，白芷 15 克。水煎服，每日 1 剂。一般服 2～3 剂而愈。有清阳明火胃火、滋肾阴、固齿之功效。适用于牙痛。一般服 2～3 剂而愈。

（2）生石膏 30～50 克，山栀子 20 克。水煎，加适量白糖服用，每日 1 剂。一般 2 剂可愈，若效果不明显，可再加车前子 20～30 克煎服。适用于热性牙痛，寒性肾虚牙痛不宜用。

【验方 08】（郭占花，2017 年 9 月 1 日）

生地黄 20 克，山药 15 克，骨碎补 15 克，丹参 30 克，山茱萸 6 克，茯苓 10 克，泽泻 10 克，牡丹皮 12 克，金银花 12 克。水煎，早晚饭后各服 1 次，每日 1 剂。有养肾、清肾、固齿、滋阴降火之功效。适用于牙痛。

【验方 09】（张勤，2016 年 10 月 28 日）

（1）玄参 12 克，玉竹 15 克，大黄 10 克。水煎，分 2 次服，每日 1 剂。或用开水冲泡，代茶频饮。适用于齿龈红肿、口臭、口渴、大便秘结之实火牙痛，肾虚牙痛者不宜用。大便秘结、年老体弱者，用制大黄，可适当加量；体壮者，用生大黄（后下），适当加量；牙龈红、肿、痛或兼有咽喉肿痛，玄参加倍，并可酌加生石膏、黄芩、板蓝根；无牙龈红肿、便秘但口渴，玉竹加倍，并可酌加夏枯草、生地黄。

（2）艾叶 10～15 克，米醋 100～200 毫升。上药混合煎沸，滤取药液，装瓶备用。每日含漱 10～20 次。除牙齿有明显松动及严重齿龈红肿化脓者外，各种牙痛均可用。

（3）川乌、草乌、白芷、细辛、冰片各等分。共研细末，装瓶

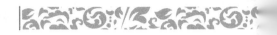

备用。用时取药末少许置于双鼻孔，深吸气数次，痛即可止。此方止痛作用较强，但不宜常用，一次吸入量以痛止为宜，并应根据牙痛病因进行治疗。适用于牙痛。

【验方 10】（林中，2016 年 6 月 25 日）

生石膏 100 克（先煎），知母、麦冬各 10 克，生地黄、徐长卿各 20 克，怀牛膝 30 克，白芷 15 克，细辛 5 克。水煎冷服，每日 1 剂。有清阳明之功效。一般服 1 剂后牙痛大减，服完 3 剂牙痛即清。适用于胃热牙痛。

【验方 11】（雨卫，2016 年 2 月 13 日）

（1）花椒 2 粒或半瓣大蒜咬在牙洞处，有迅速缓解牙痛之功效。

（2）牙痛时，以 75％酒精棉球涂局部，再用一个酒精棉球压于牙痛部位。对龋齿及牙髓炎引起的牙痛效果颇佳，轻者 1 次止痛，重者可重复 2～4 次。

（3）食醋 50 毫升，加开水 50 毫升混匀。含漱，每日 2 次，连用 2 周，可治疗牙周炎引起的牙痛。

（4）高度白酒 50 毫升，置碗中点燃，倒入 2 个鸡蛋的蛋清，以火自灭为度，牙痛时 1 次服下。对炎症性风火牙痛疗效较好。

（5）生姜切片咬在患牙上，或掐按合谷穴，止牙痛效果较好。

【验方 12】（马龙，2017 年 10 月 20 日）

（1）知母、黄柏（盐炒）、升麻、薄荷各 10 克。水煎，分早晚 2 次服，每日 1 剂。有滋阴泻火、发散风热之功效。适用于肾虚牙痛。

（2）荆芥 15 克，黄芩 6 克，防风、升麻、连翘、生地黄、栀

子、大黄、甘草各 10 克，竹叶少许。水煎服，每日 1 剂。有清泄
内热之功效。适用于胃火、风火牙痛。

（3）生地黄、熟地黄各 30 克，白芷、菊花各 10 克，当归 20
克，川芎 12 克，升麻 3 克，细辛 3 克，甘草 6 克。水煎，分早晚
2 次服，每日 1 剂。适用于久治不愈的风火、龋齿、肾虚等牙痛。

【验方 13】（刘国应，2013 年 12 月 20 日）

鲜车前草（全草）50 克，冰糖 10 克。车前草洗净切碎，加
水适量，文火煎 2 次，取液。加入冰糖，分 3 次服，每日 1 剂，
7 日为 1 个疗程。对反复发作，久治不易断根的顽固性牙痛有良效。

【验方 14】（朱大夫，2013 年 6 月 28 日）

中医认为牙痛有虚实之分，实痛多由胃火、肝火引起；虚痛多
由肾虚引起。由胃火引起者常伴有口臭、便秘等症状；由肾虚引起
者常伴有神疲、自觉牙齿浮动等症状。

（1）生石膏 30 克，升麻 3 克。隔水炖，早晚空腹饮服。适用
于胃火牙痛。

（2）玄参、生地黄、生石膏各 15 克，黄芩 10 克，升麻 3 克。
水煎，分早晚 2 次服，每日 1 剂。适用于炎症引起的牙痛。

（3）南沙参 15 克，黄柏 10 克，食盐 5 克。水煎服，每日 1 剂，
分早中晚 3 次服。适用于肾虚牙痛。

（4）白芷、羌活、荆芥、防风各 6 克，桂枝、生姜各 3 克。共
研细末，每次服 10 克，每日 2 次。适用于风寒牙痛。

（5）黄芩、黄连、生地黄、当归各 15 克，生石膏、牡丹皮各
10 克，细辛 2 克。水煎 3 次，合并药液，分 3 次服。适用于各种牙
痛。

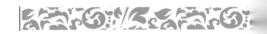

【验方 15】（南越，2013 年 7 月 19 日）

两面针 5 克，海桐皮 20 克。水煎取浓液，慢慢含服，每日 1 剂。适用于各种原因引起的牙痛，症见牙痛剧烈，牙龈红肿，舌红、苔黄、脉数等。若伴便秘、尿黄，酌加大黄、芦荟、生石膏、青黛等。局部检查有龋齿或牙周炎者，应配合口腔科做局部处理。

【验方 16】（吴志昌，2018 年 3 月 30 日）

（1）两面针根皮 25 克，野薄荷适量。加入 95％酒精 100 毫升浸泡 5～7 日，取药液涂患处。

（2）犁头草适量，搓碎，纳入牙洞内。适用于龋齿痛。

（3）龙眼木二层皮 30 克，煎水含漱。适用于龋齿痛。

（4）两面针、苍耳子各等量。研末置牙痛处。

（5）天星木叶 30 克，双飞蝴蝶 6 克，土柴胡 30 克。研末冲开水含漱。

（6）陈茶麸 60 克，了哥王 30 克，三月泡 30 克。煎水含漱，禁吞服。

（7）两面针 15 克，天星木根 45 克。煎水含服。

（8）金锁匙少许，切片含之。适用于风火牙痛。

（9）鹅不食草适量，嚼烂含之。适用于风火牙痛。

（10）山豆根适量，细辛 3 克。水煎服或含服。适用于风火牙痛。

（11）米碎木根、椿芽木根、油茶木根各 30 克。煎水含漱，数次即止。适用于牙痛。

（12）生地黄 12 克，牡丹皮 10 克，青皮 6 克，甘草 3 克，荆芥 6 克，防风 6 克，石膏 30 克。水煎，分 2 次服。适用于一切牙痛。

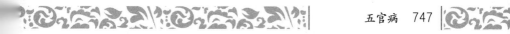

【验方 17】（丁树栋，2018 年 8 月 31 日）

（1）姜黄 15 克，白芷、地骨皮各 10 克，荆芥 3 克。水煎服，每日 1 剂。牙龈红肿者，加生石膏 10 克、防风 6 克。

（2）荆芥、防风、川牛膝、泽泻、大黄、蜂房各 10 克，熟地黄 30 克，甘草 3 克。水煎温服，每日 1 剂。

（3）丁香、吴茱萸、寮刁竹各 10 克，冰片、细辛各 6 克，两面针 15 克。加 75％酒精适量浸泡 2 周后即可使用。用时以药棉浸取药液塞龋齿，疗效满意。

（4）苍耳子仁 60 克（焙黄、研末），生竹叶 500 克（去梗），生姜 120 克，食盐 180 克。先将生竹叶加清水以铁锅煮浓汁，再将生姜捣汁入锅煮沸，去渣，加入食盐，熬干，与苍耳子仁共研细末，装瓶备用。凡牙痛，取药粉少许搽于患处，每日 3 次。

（5）六神丸 1～2 粒，碾碎置于患牙牙龈上 5～10 分钟，每日 1 次，一般不超过 3 次牙痛可缓解。

（6）白酒 100 毫升放入杯中，再加食盐 10 克，待食盐溶化后煮沸，含上一口在疼痛患处（不要咽下去），一般可立即止痛。

（7）黄连 3 克，黄芩 10 克，黄柏 10 克，紫花地丁 15 克，蒲公英 15 克，青黛 15 克。水煎 2 次，合并药液，分 2 次服，每日 1 剂，连服 3～7 日。适用于脾胃湿热所致的牙痛。症见牙龈肿痛、出血、口渴、口臭、舌红、苔黄腻，脉滑数等。

（8）川芎 15 克，当归 10 克，赤芍 15 克，防风 10 克，细辛 10 克，葶苈子 10 克。水煎 2 次，合并药液，分 2 次服，每日 1 剂，连服 3～7 日。适用于络脉不通所致的牙本质过敏、牙釉质破损牙痛。

（9）花椒 10 克，麻油 100 毫升。麻油放锅中烧热，加入花椒炸焦，滤取药油。用时将药油滴入龋齿中，可速止龋齿痛。

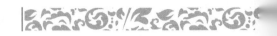

（10）鲜毛茛叶 2～4 克，洗净，捣成泥状，充填龋齿或外敷印堂穴，痛即止。或用鲜毛茛全草 1000 克，洗净捣烂，用纱布盛之绞取汁液，加入 95％酒精 15 毫升备用。牙痛时用棉签蘸药液搽抹患牙。

（11）开水小半杯，加入食盐 1 匙搅拌溶化，待冷却后频频漱口，可解牙疼。盐水既能清除残留于口腔内的食物残渣，又能消炎杀菌解毒，从而起到止牙痛的作用。

（12）露蜂房 5 克，白矾 3 克。水煎，待温度适宜后含漱，每日 4 次，每日 1 剂。

（13）用湿冷毛巾或冰袋、冰块外敷牙痛部位的面颊部，每次 15 分钟，每日 3～4 次，可起到缓解牙痛的作用。

（14）用指尖按压合谷穴，可减轻或消除牙痛。左侧牙痛按压右合谷，右侧牙痛按压左合谷。

（15）鲜姜 1 片，艾绒 2～3 壮。鲜姜片切成 5 角硬币大小，置于合谷穴或牙痛穴（掌面第 3、4 掌骨间距掌指纹 1 寸处），艾炷放姜片上，连灸 2～3 壮。左侧牙痛灸右侧穴，右侧牙痛灸左侧穴。若痛仍不止，则同时灸颊车、下关、丝竹空等穴位，上颌牙痛还可配合灸四白穴，下颌牙痛配合灸承浆穴。

（16）生地黄 30 克，生石膏 30 克（先煎），牡丹皮 10 克，青皮 12 克，荆芥 10 克，防风 10 克。生石膏先煎 30 分钟，再加入余药，水煎 2 次，每次 30 分钟，合并药液，分 2 次服，每日 1 剂，服 1～7 日。适用于胃火上炎所致的龋齿痛或牙龈肿痛。症见牙龈肿胀、出血，舌红、苔黄，脉数等。

【验方 18】（吴明，2015 年 3 月 6 日）

花椒 10 克，开水泡 5 分钟，倒掉开水，加入 50 毫升白酒，待

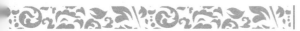

冷后含漱。不仅能治牙痛，而且对口臭也有效。

【验方 19】（严永和，2015 年 10 月 9 日）

（1）绿豆荔枝汤。绿豆一把，去壳干荔枝 7 粒。加水煎煮，吃绿豆、荔枝，喝汤。牙痛即可缓解。

（2）仙人掌贴。新鲜肥大的仙人掌一片，洗净，去除表面针刺，再剖成同样厚的 2 片，将带浆的一面贴在牙痛处的脸上，一段时间以后，牙痛症状即可缓解。

（3）西瓜翠衣。西瓜皮若干，削去表层翠衣，去除内瓤，洗净后日晒夜露，待其完全干燥后研细末，放入瓶中。用时取 10 克西瓜翠衣细末与适量冰片混匀抹拭患处，每日 5～6 次，牙痛即可缓解。

【验方 20】（张廉方，2014 年 10 月 31 日）

（1）荜茇 10 克，细辛 10 克，高良姜 10 克，冰片 1 克，白酒100 毫升。诸药装瓶，加入白酒浸泡 7 日后使用。取药棉蘸药液塞于患处，合齿咬 5～10 分钟后吐出，每日 2～3 次。有消炎、固齿、止痛、防蛀之功效。适用于风火牙痛、牙龈红肿、虫蛀牙痛、神经性牙痛等。

（2）羌活 10 克，姜黄 10 克，路路通 10 克，防风 10 克，川芎10 克，赤芍 12 克，薏苡仁 30 克，陈皮 5 克，炙甘草 5 克。水煎2 次，合并药液，分早中晚 3 次饭后服，每日 1 剂。有祛风除湿、行气通络之功效。适用于神经性牙痛。

中医认为，上庭四齿属心，下庭四齿属肾，左上盘牙属胆，左下盘牙属肝，右上盘牙属大肠，右下盘牙属肺。左下盘牙属肝，而肝主筋，筋主血脉，血脉通则不痛。其病机多属风寒湿热之邪痹阻

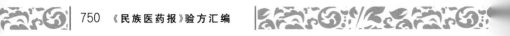
或痰瘀阻滞经脉，以致不通则痛，治疗当以通络入手，风则疏之、寒则散之、温则化之、热则清之、气滞则行之、痰瘀则消之或化之，则经气舒通，诸症自平。

【验方21】（于长学，2014年12月26日）

（1）熟地黄30克，鹿角胶、白芥子、炮姜各10克，肉桂4.5克，麻黄、甘草各3克。水煎服，每日1剂。适用于虚火牙痛。

（2）熟地黄12克，炒山药、枸杞子各6克，茯苓、牛膝（盐水炒）、山茱萸各4.5克，肉桂1.2克，泽泻4.5克。水煎服，每日1剂。适用于虚火牙痛。

【验方22】（程怀孟，2013年2月8日）

（1）胃火上炎型牙痛。牙痛多以上牙为主，牵引头痛，面觉灼热，牙龈红肿，舌红、苔黄，脉数。治宜清泄胃热。方用清胃散加减：生地黄15克，当归15克，黄连10克，牡丹皮12克，升麻15克，枳实12克，芦根20克，生石膏30克，山栀子10克。水煎服，每日1剂。

（2）阴虚火旺型牙痛。牙痛时作时止，牙龈色紫而肿，痛可摇动，口燥咽干，头晕耳鸣，舌红、苔薄黄，脉细数。治宜滋阴降火。方用六味地黄丸加减：生地黄、熟地黄各15克，牡丹皮15克，山药12克，泽泻12克，茯苓15克，黄柏15克，骨碎补12克，牛膝12克。水煎服，每日1剂。

（3）寒入少阴型牙痛。牙痛，齿龈不红不肿，恶寒，四肢逆冷，舌淡、苔白，脉沉迟。治宜温经散寒。方用麻黄附子细辛汤加减：麻黄10克，附子3克，细辛3克，羌活10克，防风10克，川芎10克。水煎服，每日1剂。

【验方 23】（吴春水，2017 年 4 月 7 日）

生地黄 15 克，当归 10 克，牡丹皮 10 克，黄连 3 克，升麻 3 克。水煎，分早晚 2 次温服，每日 1 剂，5～7 日为 1 个疗程。适用于牙龈肿痛。

【验方 24】（韩正光，2017 年 11 月 24 日）

苍耳子 6 克，焙黄去壳，研细末，与 1 个鸡蛋和匀，不放油盐，炒熟食之，每日 1 次，连服 3 日。适用于顽固性牙痛。

【验方 25】（古月，2014 年 7 月 25 日）

核桃树根 100 克（干品 50 克），加水适量，浓煎取液，待温度适宜后，含漱 15 分钟，每日 3 次。轻者 1 日可愈，重者 3 日可愈。适用于牙龈肿痛。

【验方 26】（丽娜，2014 年 8 月 29 日）

（1）龋齿牙疼内服方。生石膏、生地黄各 30 克，白芷、牡丹皮、荆芥各 10 克，防风 12 克，怀牛膝 20 克，细辛 5 克，甘草 6 克。水煎服，每日 1 剂，连服 7 日。

（2）龋齿牙疼外用方。制何首乌、制草乌、白芷、冰片、樟脑、蜂房各等分。研末混匀，用凡士林调成膏状，外搽痛牙，龋齿者可取药膏少许放入龋齿洞内，上下轻度咬合，一般 2～3 分钟即可止痛。

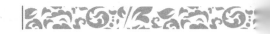

牙周炎

【验方01】（严永和，2017年4月28日）

以下验方适用于牙周炎。

（1）醋50毫升，加冷开水50毫升调匀。频频含漱，每日2次，连续含漱7～14日。

（2）百合2～3片，加水适量煮熟或蒸熟，将其放置在牙痛处。

（3）青萝卜适量，捣取汁液含在嘴里，可缓解牙痛。

（4）白蒺藜20克，水煎取液含漱，每日数次。

（5）鲜菊花叶适量，洗净捣烂，绞取汁液服下，连服2～3次。

（6）西瓜霜6克，冰片0.6克。共研细末，涂患处。

（7）天花粉、蒲公英各12克。水煎取液，含漱，每日2～3次。

（8）黄连、淡竹叶各6克，生地黄、黄芩、连翘各12克，牡丹皮、升麻、大黄、当归各10克，天花粉、麦冬各15克，生石膏30克（先煎）。水煎服，每日1剂，连服3～6日。

【验方02】（梁芸，2017年10月6日）

纯麻油50克，每次含约10克，3分钟后咽下，咽不下可吐掉，间隔约1小时后再含，反复含5～6次。牙周炎可治愈，口臭也可消除。

【验方03】（郭亚维，2015年9月11日）

大黄10克，黄芩10克，丹参12克，连翘10克，紫花地丁6克，石膏12克。水煎，分2次服，每日1剂。适用于牙周炎。

【验方04】（王大夫，2015年9月25日）

（1）地骨皮30克，加水500毫升，煎至50毫升，过滤后以消毒棉花蘸药液填入已清洁的牙洞内，可立刻止痛，并可连续止痛数日。用药期间忌烟、酒、辛辣食品。地骨皮的主要成分是甜菜碱、鞣酸等，现代药理研究表明它的主要药理作用为解热，特别是清解潮热，对牙髓炎有良好疗效。

（2）麦冬、生地黄各24克，玄参30克。水煎，分2次服，每日1剂。有养阴生津、增液润燥之功效。适用于慢性牙周炎。

【验方05】（郑丽娜，2015年12月4日）

生地黄20克，玄参、黄芩各15克，紫花地丁30克，生石膏25克（先煎），生大黄8克（后下）。水煎，分2次服，每日1剂。适用于牙周炎。咽痛，加射干8克；口干，加天花粉10克；牙龈肿胀、化脓，加连翘15克；尿黄，加车前草15克。

【验方06】（鲁莱光，2013年10月11日）

黄连、竹叶各6克，生地黄、连翘各12克，牡丹皮、升麻、当归、大黄各10克，生石膏30克，天花粉15克。水煎服，每日1剂，一般服药3～5剂即可见效。适用于急性牙周炎。

【验方07】（蒋振民，2018年12月14日）

（1）绿茶1克，细辛4克，炙甘草10克。细辛、炙甘草加水400毫升先煎，煎沸5分钟后关火，放入绿茶闷5分钟，滤取药液，分3次饭后服。适用于牙周炎。

（2）白马骨15克，蒲公英15克，犁头草15克，威灵仙10克。水煎2次，混合药液，分2次饭后服。轻则1～2剂、重者3～

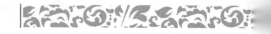

5 剂可愈。适用于牙周炎。

口腔溃疡

【验方01】（刘谊人，2014 年 4 月 25 日）

口腔溃疡中医称之为"口疮"，若反复发作又称为"复发性口疮"，发作时有明显的烧灼痛，严重时影响进食。

（1）吴茱萸粉 12 克，用醋或茶水调成糊状。睡前敷足心涌泉穴，外用纱布固定，次日清晨取下，每晚 1 次，连敷 3 日。

（2）明矾 100 克，加水适量化开，浴足。

（3）石榴片烧成煅炭后研粉，加青黛共研细末，外涂患处。

（4）蒲公英、淡竹叶、灯心草各适量。水煎服，每日 3 次。

（5）按摩合谷穴。中医针灸有"面口合谷收"的理论。合谷穴是手阳明大肠经上的重要穴位，大肠经从手走头，因此头面上的症状如头痛、口干、咽喉不适及五官疾病都可通过按摩合谷穴得到改善和调整，对预防和治疗口腔溃疡都有不错的效果。

【验方02】（张志远，2013 年 3 月 15 日）

食用大黄瓜 1 个，在中部开一个 1～5 厘米的方形口，用小勺取出大部分瓜瓤，再用明矾粗末填满封口，悬吊阴干。不久后瓜皮上出现白霜，可分次或干透时取霜备用，加少许冰片效果更好。用时取黄瓜霜少许撒于患处，每日 2 次。适用于口疮。

【验方03】（陈抗美，2017 年 2 月 24 日）

新鲜圆白菜 1000 克，温水洗净切碎，用家用榨汁机榨取菜汁，装瓶密封，置于阴凉处。用时取菜汁 20 毫升含于溃疡处，5 分钟后

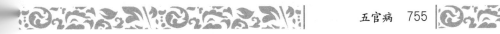

吐掉漱口，每日多次，直至治愈为止。适用于溃疡症。

【验方 04】（王豪，2017 年 2 月 3 日）

（1）细辛末 2.5 克，面粉适量。用温开水调成黏稠饼状，直径为 3～4 厘米，厚度为 0.5 厘米，敷脐，外覆塑料薄膜，用胶布固定，每日早晚各换药 1 次，3 日为 1 个疗程。有散浮热、降浊气之功效。适用于小儿口舌生疮。症见舌、口腔黏膜溃疡，疼痛，流涎，拒食等。小儿口疮多由心脾积热所致，细辛味辛、性温，其气清而不浊，能散浮热、降浊气、宣泄郁滞、发郁火。用药须注意皮肤有无过敏反应，勿口服。

（2）六味地黄汤加味。山茱萸 12 克，山药 10 克，熟地黄 24 克，茯苓 10 克，泽泻 10 克，牡丹皮 10 克，黄柏 10 克，知母 10 克，黄连 10 克，黄芪 15 克，柴胡 6 克，肉桂 3 克，甘草 6 克。水煎服，每日 1 剂。可滋阴降火。适用于阴虚火旺型口腔溃疡。症见口腔黏膜淡红，心烦易怒，舌红、苔少，脉细数等。

【验方 05】（陈景胜，2016 年 1 月 30 日）

（1）大蒜 1 瓣，剥掉外皮，可看到一层晶莹透亮的薄膜包裹在蒜肉上，将其揭下，敷在溃疡处。大蒜味辛、性热，有杀菌驱虫、消肿解毒之功效。适用于口腔溃疡。

（2）维生素 C 片适量，研粉，撒于创面。适用于口腔溃疡，可促进黏膜生长。

（3）番茄、梨、柚子适量，混合榨汁饮用。适用于口腔溃疡。番茄里的番茄红素可提高免疫力，梨可滋阴润燥，柚子可理气清肝，混合榨汁饮用，祛火功效倍增。

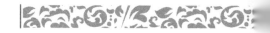

【验方 06】（抗美荐，2016 年 7 月 2 日）

（1）梨、马蹄、莲藕、鲜芦根各 100 克，麦冬 50 克。洗净后榨汁，分多次饮用。对热邪引起的口腔溃疡有很好的预防作用。

（2）黄连 10 克，黄芩、黄柏各 5 克。研细末，然后将药末敷在溃疡处，每日多次，敷药后 30 分钟内勿饮水。适用于口腔溃疡。

（3）蒙脱石散用温开水调成糊状，均匀涂抹溃疡处，每日 3 次。涂抹后 30 分钟内勿饮水。适用于口腔溃疡。

【验方 07】（任昉，2016 年 6 月 18 日）

（1）莲子 15 克、粳米 50 克一同熬粥食用，连食 5 日。莲子味甘、涩，性平，有补脾止泻、养心安神之功效。可防治脾虚湿困引发的口腔溃疡伴有腹胀、腹泻等。失眠多梦，可加百合 10 克。

（2）麦冬 15 克，水煎服。麦冬味甘、微苦，性微寒，有养阴生津、润肺清心之功效。可防治胃火炽盛所致的口腔溃疡和牙龈肿痛、便秘等。便秘严重，可加生地黄、玄参、山栀子各 5 克。

（3）玄参 10 克，泡茶饮。玄参味甘、咸、苦，性微寒，有滋阴降火、清热凉血、解毒散结之功效。可防治燥热烦渴、口腔溃疡、咽喉肿痛、津伤便秘等。

【验方 08】（蒋振民，2019 年 6 月 21 日）

（1）生地黄 30 克，木通 10 克，玄参 20 克，芦根 50 克，生甘草 5 克。水煎 30 分钟，去渣取液，先取 1 小杯药液漱口，余液浴足 30 分钟，每晚 1 次，每日 1 剂，10 日为 1 个疗程。适用于复发性口腔溃疡。

（2）旋覆花、九节菖蒲、炒枳实、远志、瓜蒌皮、莱菔子、姜半夏、姜竹茹、车前子各 10 克，生姜 3 克，丝瓜络、茯苓、代赭石各 15 克，甘草 6 克。水煎，分 3 次服，每日 1 剂，一般 7 剂可愈。适用于复发性口腔溃疡。

（3）麦冬、五味子、天冬、石斛、天花粉、白及、黄芪各 15 克，太子参、玉竹各 30 克，玄参 20 克，乌梅 12 克，甘草 3 克。浸泡 15 分钟，武火煎沸，改文火煎 30 分钟，共煎 3 次，煎取药液 300 毫升，早中晚饭后各服 1 次，每日 1 剂，8 日为 1 个疗程。适用于复发性口腔溃疡。

【验方 09】（萧旭，2018 年 5 月 4 日）

（1）去皮尖桃仁 40～50 枚，盐酸小檗碱片 7～10 片。共研细末，加入熬化的猪油 20 毫升、香油 10 毫升，拌匀成糊状，装瓶备用。每日涂患处 2 次，一般 3～5 日即愈。适用于口疮。

（2）排骨和孔多、皮白的老藕适量。老藕先切段用淡盐水浸泡 10 分钟，待排骨煮至半成熟时，再将老藕倒进汤锅，武火煮沸后改文火煨，煨至排骨、老藕酥烂，加适量盐和味精调味。每日服 1 次，连服 1 周，对口腔溃疡疗效显著。

【验方 10】（吴明，2018 年 10 月 26 日）

（1）熟地黄 15 克，砂仁 4 克，山药 20 克，山茱萸 20 克，牡丹皮 15 克，茯苓 20 克，泽泻 15 克，知母 15 克，黄柏 12 克，玉竹 40 克，升麻 12 克，川芎 15 克，当归 15 克，石斛 15 克。水煎，分 2 次服，每日 1 剂，连服 5～7 剂可见效。适用于顽固性口腔溃疡。

（2）蚤休 5 克，连翘 10 克，大青叶 10 克，知母 6 克，黄连 3 克，竹叶 6 克，天花粉 6 克，桔梗 3 克，玄参 10 克，藿香 3 克，神风 10 克。水煎服，每日 1 剂，连服 5 剂。适用于小儿急性口腔炎。

（3）柴胡 15 克，枳壳 10 克，白芍 20 克，葛根 15 克，紫苏叶

10 克，白术 15 克，木香 10 克，藿香 10 克，乌药 10 克，小茴香 10 克，蒲公英 10 克，甘草 5 克，大枣 5 克。水煎，饭后温服，每日 1～2 次，2 日 1 剂，连服 3～5 剂。适用于肝郁犯胃型口腔溃疡。

（4）细辛 6 克，生大黄、青木香各 10 克，冰片 3 克。上药共研细末，加 100 毫升白酒浸泡 7 日后即可使用。先用淡盐水含漱，再用棉签蘸药酒涂于口腔溃疡面，并稍施加压力。每日 2～4 次，一般 3～6 日可痊愈。适用于复发性口腔溃疡。

【验方 11】（郭旭光，2015 年 4 月 24 日）

（1）黄连 10 克，赤芍 15 克，苍术 12 克，枳壳 12 克，青皮 10 克，土贝母 15 克，茯苓 15 克，莱菔子 20 克，甘草 6 克。水煎，分 2 次服，每日 1 剂，7 日为 1 个疗程。适用于顽固性口腔溃疡。

（2）太子参、炙甘草各 15 克，黄芩、半夏各 10 克，干姜、黄连各 6 克，制附子 2 克，肉桂 3 克（后下），大枣 5 枚。水煎，分 2 次服，每日 1 剂，5 日为 1 个疗程，一般服药 2～5 个疗程可见效。适用于顽固性口腔溃疡。

【验方 12】（徐玉梅，2015 年 11 月 27 日）

以下验方适用于口腔溃疡。

（1）用热姜水漱口，每日 2～3 次，一般 6～9 次溃疡面即可收敛。

（2）生地黄 10 克，木通 6 克，竹叶 6 克，灯心草 3 克，甘草梢 5 克。水煎，分 2 次服，每日 1 剂。

（3）珍珠粉、鸡内金、枸杞子、熟地黄、茯苓、续断各 15 克，紫河车 10 克，阿胶、牡丹皮、牛膝、杜仲各 12 克。水煎，分 2 次服，每日 1 剂，连服 1 周以上。

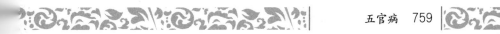

（4）新鲜白萝卜、木瓜（去皮）各1个，洗净后捣烂榨汁。含漱或饮用，每日3次，连用3～5日。

（5）生半夏、海螵蛸各等分，研细末。每次取少许撒患处，每日2～3次，连用3日。

【验方13】（胡佑志，2015年9月18日）

黄柏30克，金银花20克，薄荷、甘草各10克，冰片5克。前四味加水500毫升，浸泡1小时，用武火煎沸，滤取药液，加入冰片。每次取适量药液漱口3分钟，每日2～3次，每剂使用3～4日。适用于复发性口疮。忌烟、酒及葱、蒜等辛辣刺激食物。

【验方14】（大志，2017年4月28日）

枇杷叶8克，甘草3克，麦芽、谷芽、芦根、白茅根、淡竹叶、茵陈各12克，竹茹、通草各6克。水煎，分3次服，每日1剂，可在口中含片刻再缓缓咽下。适用于化疗后口腔溃疡。

【验方15】（蒋敏，2017年10月6日）

将口腔洗漱干净，用消毒棉签蘸蜂蜜涂于溃疡面上。涂后暂不饮食，约15分钟后，将蜂蜜连口水一起咽下，再继续涂。1日可重复涂数遍。适用于口腔溃疡。

【验方16】（伍振云，2014年8月29日）

生地黄20克，天冬、麦冬、沙参各10克，石斛、玄参各12克，茵陈15克，马勃（包煎）、升麻、甘草各6克。水煎，分2次服，每日1剂。另用地骨皮15克、五倍子6克煎取药液500毫升，漱口，每日3次，每日1剂。适用于阴虚型复发性口腔溃疡。

【验方 17】（早菊，2013 年 9 月 20 日）

（1）生地莲心汤。生地黄 10 克，莲子心、甘草各 6 克。水煎服，每日 1 剂，连服数日。适用于秋季口腔溃疡。

（2）生地青梅饮。生地黄 15 克，石斛 10 克，甘草 2 克，青梅 30 克。水煎 20 分钟，分 2～3 次服，每日 1 剂，连服数日。适用于秋季口腔溃疡。

【验方 18】（2013 年 3 月 15 日）

以下验方适用于口腔溃疡。

（1）莲子心 3 克，水煎温服，每日 2～3 次。

（2）胡萝卜 1 个，生吃，每日 1～2 次。

（3）霜后茄子，晾干研末，抹患处，每日 3 次。

（4）生柿子 1 个，切片涂抹患处，每日 2 次。

（5）梧桐子，烧炭存性，研末，茶油调涂患处。

（6）槐米 10 克，五倍子 5 个。共研细末，搽患处，每日 2 次。

（7）枸杞子 20 克，生地黄 15 克，苍术 10 克。水煎服，每日 2 次。

（8）大枣 10 枚，黑木耳 30 克，麦麸 50 克。共研细末，每次服 3～6 克，每日 2～3 次。

（9）白菜根 60 克，蒜苗 15 克，大枣 10 个。水煎服，每日 1～2 次。

（10）冬瓜 100 克，豆腐 100 克，枇杷叶 10 克。水煎，吃菜喝汤，每日 1～2 次。

（11）枸杞子 15 克，杏仁、生枣仁各 10 克。水煎服，每日 2 次。

（12）桑叶、枸杞根各 20 克，莲子 20 克。水煎服，每日 2～3 次。

【验方 19】（陈伟雄，2013 年 3 月 22 日）

黄柏 10 克，砂仁 15 克，甘草 10 克，黄连 6 克，细辛 6 克，白蒺藜 12 克，大豆卷 10 克，枳壳 10 克，射干 10 克，徐长卿 15 克，金雀根 15 克。有补土伏火、健脾化湿清热之功效。适用于口腔溃疡脾胃虚弱、脾虚生湿、湿从热化、郁而化火，症见口腔黏膜红、黄、凹、痛外，可兼咽痛，口干，心烦，腹胀，舌红、苔黄等。此类患者多因反复外感寒凉，或久服寒凉食物、饮料、生猛海鲜等，导致脾胃虚弱；或情志不舒，肝木乘脾，脾虚湿阻，湿从热化，郁而化火。以脾虚为主，以湿火为标。

此方即封髓丹加清热化湿之品组合而成。清代医家郑钦安认为，封髓丹纳气归肾，亦即上、中、下并补之方。其中，黄柏味苦入心，禀寒水之气入肾，色黄入脾，脾者调和水火之枢也；砂仁辛温，能纳气归肾；甘草调和上下，又能伏火。黄柏之苦，合甘草之甘，苦甘能化阴；砂仁之辛合甘草之甘，辛甘能化阳。阴阳合化，则水火既济。临床上，凡属阴寒内盛、逼阳于外、需引火归元之证，均可用封髓丹加减治疗，口腔溃疡亦在此例。另外，黄连配细辛，一寒一热，一直折，一发越，合奏消炎止痛之效，细辛在寒凉中寓以温热，即有火郁发之之功；大豆卷利湿清热又能健脾；射干降火利咽；枳壳和胃理气；白蒺藜平肝并解郁毒；徐长卿配金雀根，是治疗口腔溃疡的要药，有祛风止痛之功效。

白塞氏综合征

【验方】（郭亚维，2018 年 2 月 16 日）

生地黄 15 克，熟地黄 15 克，白芍 12 克，天冬 10 克，麦冬 10 克，黄芩 12 克，牡丹皮 12 克，玄参 12 克，山药 12 克，地骨皮 12

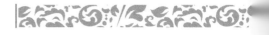

克，女贞子 12 克，生甘草 12 克。水煎，分 2 次温服，每日 1 剂。适用于白塞综合征所致的口腔溃疡。白塞综合征可能与遗传及环境因素有关，临床表现为反复发生的口腔溃疡、生殖器溃疡和葡萄膜炎三联征。

唇 炎

【验方 01】（程怀孟，2014 年 3 月 28 日）

慢性唇炎类似中医的唇风，表现为唇部糜烂发痒、灼热疼痛、肿胀、液体渗出、结痂等。方用：白鲜皮 15 克，蛇床子 10 克，木槿皮 10 克，地肤子 30 克，苦参 30 克。水煎，滤取药液，将患唇浸泡于药液中，每次 15 分钟，每日 4 次。

【验方 02】（胡佑志，2018 年 3 月 16 日）

黄芩、当归、生地黄、牡丹皮各 10 克，黄连、僵蚕各 6 克，炒苍术、佩兰各 7 克，泽泻、升麻、甘草各 5 克。水煎，分 3 次服，每日 1 剂。适用于唇炎。

【验方 03】（任昉，2014 年 1 月 10 日）

莲藕 200 克，梨 100 克，荸荠 50 克。三者先去皮，梨去核，荸荠切碎，一同打成浆汁，加凉开水 200～400 毫升即成。空腹饮用，每日 2 次。有养阴生津、润燥止渴之功效。对冬季干燥嘴唇干裂、口中乏津、喉中痒痛、心中烦热、大便干结等疗效显著。

【验方 04】（严永和，2014 年 1 月 17 日）

（1）鸡蛋 1 个，绿豆 30 克。绿豆洗净后冷水浸泡 10 分钟，煮

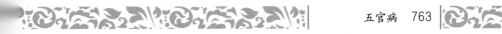

沸 5 分钟，再将绿豆汤冲入打好的新鲜鸡蛋液中，趁热空腹喝下，早晚各 1 次。适用于嘴角糜烂。每次都换新绿豆，用过的绿豆可作他用。

（2）乌梅炭 10 克，枯矾 10 克，儿茶 10 克，硼砂 3 克，珍珠 1 克，冰片 3 克。将乌梅放铁锅里用烈火煅，使乌梅肉变成黑褐色即可，不可过火。除冰片外，各药研极细粉（越细越好，不可有药渣）后混合，再加入冰片混匀即成，装瓶密封备用。用药前先用淡盐开水漱口，再将少许药粉敷撒于患处，闭口 2～3 分钟后，把分泌出的唾液吐出。每日用药 3～4 次。适用于嘴角糜烂。

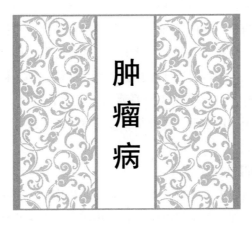

肿瘤病

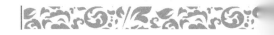

肝癌、胰腺癌

【验方01】（岭南，2019 年 11 月 8 日）

桂党参 50 克，槟榔 20 克，知母 20 克，乌梅 30 克，生牡蛎 50 克（先煎），赤芍 30 克。水煎，分 3 次服，每日 1 剂，15 日为 1 个疗程。有解毒补正、通调龙路、软坚散结之功效。适用于肝病日久不愈、瘀血内聚、耗伤气血。症见腹部触及肿块，身体虚弱，低热口渴，尿黄，便秘，舌苔少，脉细等。血虚较甚、面色苍白、头晕眼花、心悸无力，可适当增加补血药物，如何首乌、桃金娘、桂圆等；日久不愈，引起腹水或全身水肿，酌加除湿毒、通水道的药物，如车前子、白茅根、扛板归、金钱草、葫芦茶等。

【验方02】（2016 年 4 月 30 日）

如意金黄散由天花粉、姜黄、陈皮、生南星、黄柏、白芷、甘草、大黄、厚朴、苍术等组成，有清热解毒、消肿止痛之功效。适用于疮痈初起、红肿热痛、坚硬无头，妇人乳痛，小儿丹毒，烧烫伤等，对肝癌痛亦有较好疗效。

肝癌后期常出现肝区疼痛，患者可有口干、尿黄症状，舌边尖红绛，脉滑数或细数，部分患者寒冬亦常感热不可遏，局部皮肤明显灼热，频频饮冷，此乃肝气郁结、气郁化火所致，属阳证、热证，可用如意金黄散加水调成糊状，摊于油纸上约 5 毫米厚，直径略大于肿块，敷于肿块上，隔日辅助治疗 1 次。

【验方03】（谭家峰，2016 年 7 月 30 日）

丹参、石见穿、夏枯草各 30 克，香附、党参、重楼、马鞭草、虎杖各 15 克，鹅不食草 10 克。水煎，分 2 次服，每日 1 剂，连服

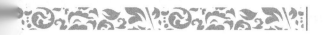

2～3 个月。适用于改善肝癌症状。有腹水，加车前子 60 克；发热，加金银花 10 克、黄芩 15 克；疼痛，加延胡索 15 克、威灵仙 30 克。

【验方 04】（岭南，2014 年 1 月 10 日）

白芍 150 克，甘草 50 克，车前子、茵陈各 30 克，小茴香 5 克。水煎代茶频服，每日 1 剂，5 日为 1 个疗程。有柔肝止痛之功效。可用于肝癌剧烈疼痛难止。症见身体消瘦，面色潮红，青筋暴露，肢体拘急，舌红、苔少或无，脉细数等。

【验方 05】（王庭巧，2015 年 3 月 13 日）

陈葫芦瓢 50 克，醋炒白术 40 克，醋炒丹参 25 克，蜈蚣 2 条，炒车前子 30 克（包煎），炒大黄 10 克（后下），川牛膝 15 克。浓煎，分 2 次服，每日 1 剂，10～15 日为 1 个疗程。适用于肝癌腹水。

【验方 06】（萧旭，2015 年 10 月 30 日）

（1）山楂香蕉饮。山楂 20 克，香蕉 20 克，大枣 50 克，红糖 15 克。共置锅中，加水 1000 毫升，煎至 200 毫升，分 2 次服完。有理气消食、利肝化痰之功效。对胰腺癌患者食欲减退，并有腹痛及呕吐时尤为适用，但有消化道溃疡病者不宜服用。

（2）大蒜田七炖鳝鱼。大蒜 20 克拍碎，田七 15 克打碎，鳝鱼 300 克切段。先用少量油煸炒鳝鱼段及大蒜，然后加田七及清水适量，小火炖 1～2 小时，加食盐等调味，可分 2 次当菜肴食用。有补气健脾、祛瘀止痛之功效。适用于晚期胰腺癌腹胀、腹痛、食欲减退。

（3）薏苡米根煮甲鱼。薏苡仁根 60 克，甲鱼 60～90 克。共煮作菜肴食用。有健脾除湿、抑制癌细胞生长、滋阴散结、清热凉血之功效。对胰腺癌黄疸者有益。

食管癌、胃癌

【验方01】（潘勇，2013 年 10 月 25 日）

以下验方适用于食管癌。

（1）急性子 10 克，蜣螂 6 克，丹参 15 克。水煎，早中晚饭后各饮 1 小碗，每日 1 剂，1～2 个月为 1 个疗程。

（2）露蜂房 6～10 克（研末），用白花蛇舌草、半枝莲、天葵子各 20 克水煎送服，每日 2～3 次，20 日为 1 个疗程。

（3）薏苡仁、菱角、诃子各 20 克。水煎服，每日 1 剂，1～2 个月为 1 个疗程。

（4）地龙、川芎、红花、党参各 9 克，炙葛根 30 克。水煎，分早晚 2 次服，每日 1 剂。

（5）蟾蜍 1 只，除去内脏，加清水 700～1000 毫升煎煮 1 小时。分早晚 2 次服，10 日为 1 个疗程。服药 1 个疗程后间隔 3～5 日再服下一个疗程，可连服 3～5 个疗程。

【验方02】（蒋振民，2017 年 2 月 24 日）

旋覆花（包煎）、姜半夏、威灵仙、莪术、苦参、山慈菇、天花粉、制厚朴、炙甘草各 10 克，玉竹、北沙参、藤梨根、夏枯球各 15 克，黄芪 30 克，党参 20 克，北豆根 9 克，黄药子、制南星各 6 克，三七粉 3 克（冲服）。水煎服，每日 1 剂。适用于食管癌。

【验方03】（南越，2016 年 6 月 25 日）

红参 10 克（另煎），炒白术 10 克，炒白芍 20 克，茯苓 15 克，炒薏苡仁 15 克，半夏 10 克，陈皮 5 克，莱菔子 15 克，丹参 20 克，红花 10 克，白花蛇舌草 15 克，黄芪 15 克，生姜 2 片。水煎，分 3 次温服，每日 1 剂，15 日为 1 个疗程。有胃出血时，宜凉服。有健脾益气、化痰行瘀之功效。适用于胃癌术后胃脘疼痛，纳食不香，呕吐痰涎，面色晦滞，形体消瘦，舌苔白腻，脉细无力等。本方可帮助患者提高生存能力，改善化疗的毒副作用。

宫颈癌

【验方01】（王廷兆，2013 年 10 月 25 日）

水红花子 60 克，麝香 15 克，阿魏 15 克，急性子 15 克，甘遂 9 克，大黄 5 克，巴豆 10 粒，白酒 500 毫升。各药捣碎混合，纳入猪膀胱内，外敷痛处，痛止停药。适用于宫颈癌痛。

【验方02】（曹淑芬，2016 年 10 月 28 日）

（1）仙灵地黄饮。淫羊藿 12 克，熟地黄 12 克，葫芦巴 9 克，覆盆子 12 克，菟丝子 12 克，狗脊 9 克，黄精 15 克，夏枯草 15 克，鹿角胶 9 克（烊化），白酒适量。上药泡水洗净后放入棉布袋中，置玻璃容器内，倒入白酒，白酒必须盖过药材，封口浸泡一个月左右即可。可在餐前或睡前饮用，每次 5 毫升。有温肾、益精、散结之功效。适用于预防卵巢肿瘤。

（2）香附糯米粥。香附 12 克，苍术 9 克，陈皮 9 克，法半夏 9 克，夏枯草 15 克，贝母 12 克，枳壳 9 克，茯苓 12 克，糯米 100 克，红糖适量。上药泡水洗净后放入锅中，煎取药液 400 毫升，糯

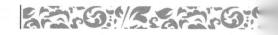

米淘洗干净加入水适量，文火慢煮成粥，待粥熟后加入药液，拌匀煮沸约1分钟，加入红糖即可食用。有化痰除湿、活血行滞之功效。适用于预防卵巢肿瘤。

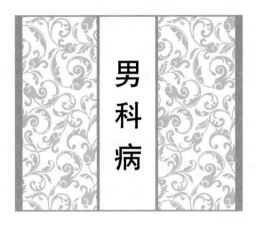

男科病

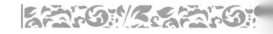

阳 痿

【验方01】（倪早菊，2014 年 11 月 21 日）

阳痿可分为精神性阳痿和器质性阳痿两大类，精神性因素是造成阳痿最常见、最主要的因素。夫妻和睦、互相配合、劳逸结合、适当运动等是治疗阳痿的主要手段。

（1）枸杞叶羊肾汤。枸杞鲜叶 250 克，羊肾 1 对，葱白 15 根，生姜 3 片，食醋适量。羊肾剖开，去筋膜洗净切片，再与其他四味一起煮汤食用。每日 1 剂，佐餐食用，可常食。有补肾气、益精髓之功效。适用于腰酸阳痿。

（2）大虾烹韭菜。鲜虾 250 克，鲜嫩韭菜 100 克，醋适量，油、黄酒、酱油、生姜丝各少许。虾洗净取仁，韭菜洗净切段；先用热油锅烹调味品，稍烹即可，将韭菜煸炒至嫩熟为度，烩入虾仁即成。每日 1 剂，经常食用，可补虚助阳。适用于阳痿、不育症和不孕症的辅助治疗。

（3）鸡睾丸方。选择鸡冠红大、毛色艳丽、翅大身高的公鸡，宰杀后取出睾丸浸入酒中 3 小时左右，再取出烤黄备用。可蘸酒、醋和蒜泥食用，隔 1 晚服 1 次，每次 1 对。适用于阳痿、早泄等症。

（4）蜈蚣丝瓜子方。蜈蚣 1 条，丝瓜子 30 粒，甘草 15 克，醋适量。将蜈蚣焙干，丝瓜子炒香，合甘草共研细末。早晚各服 1 次，淡醋汤送服，7 日为 1 个疗程。适用于阳痿不举。

（5）红参熟地方。红参 10 克，熟地黄 30 克，黄芪 25 克，白术 15 克，巴戟天 15 克，山茱萸 10 克，柏子仁 10 克，五味子 5 克，远志 5 克，肉桂 5 克，枸杞子 15 克，乌药 15 克。水煎，分早晚 2 次服，每日 1 剂，7 日为 1 个疗程。适用于老年人阳痿。

（6）二妙散加味方。炒苍术 10 克，炒黄柏 5 克，肉桂 2 克

（后下），半夏 5 克，石菖蒲 10 克，金樱子 12 克，芡实 12 克，煅牡蛎 25 克（先煎），莲须 10 克，蛇床子 10 克，细辛 2 克。水煎服，每日 1 剂，15 日为 1 个疗程。适用于湿热型阳痿。症见身酸体困，腰膝酸软，头目胀痛，两目干涩，形体丰腴，舌红、苔薄黄而腻，脉细而滑。

（7）阳起石合剂。阳起石 30 克，巴戟天、葫芦巴、山茱萸各 10 克，淫羊藿、何首乌各 15 克，仙茅 6 克，肉苁蓉 12 克，菟丝子、枸杞子、五味子各 10 克，羊睾丸 1 对。水煎服，每日 1 剂，15 日为 1 个疗程。适用于阳痿。

【验方 02】（任昉，2015 年 8 月 7 日）

荔枝肉干 10 个，五味子 10 克，金樱子 15 克。水煎服，每日 1 剂。常服可防治疾病，强身健体。中医认为，荔枝肉味甘、性温，有补血益气、增精生髓、生津和胃、丰肌润肤等功效。可治疗肾虚阳痿、津液不足、脾虚泻泄、失眠健忘等症。

【验方 03】（张勤，2019 年 2 月 1 日）

（1）雄鸡 1 只，蜈蚣 3 条，肉桂 4.5 克，西洋参 6 克，川芎 10 克，仙茅根 15 克。先将蜈蚣、肉桂研末备用；西洋参、川芎、仙茅根三药合煎，取汁 300 毫升，加入雄鸡炖烂熟，兑入蜈蚣末、肉桂末拌匀后服食，2～3 日 1 剂，以睡前服为佳。适用于阳痿。腰膝酸软，加杜仲、牛膝；头目眩晕，加山茱萸、枸杞子；夜寐不宁，加酸枣仁、茯神；小便热赤，加知母、黄柏；四肢不温，加附子、干姜；梦遗失精，加芡实、莲须。

（2）熟地黄 18 克、山药 15 克，山茱萸 12 克，牡丹皮 6 克，云茯苓 12 克，泽泻 12 克，黄柏 10 克，知母 10 克，苍术 10 克，

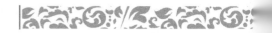

萆薢 12 克，防己 10 克，木瓜 12 克，牛膝 10 克。水煎服，每日 1 剂，4 日为 1 个疗程。适用于阳痿。

【验方 04】（潘东原，2013 年 9 月 20 日）

（1）约 10 厘米大葱白 1 根，大虾 2 个。将大虾裹入葱白内，火旁炙干，研细末。临睡前白开水冲服。虾甘温无毒，可补阳、壮阳道；葱味辛、性平，无毒，可通阳发散活血。二者结合治阳痿不举，疗效安全。

（2）干仙茅 100 克，洗后切成薄片，放入瓶内，用优质白酒 500 毫升密封浸泡半个月即可。饭前饮用 15～30 毫升，每日 2 次。仙茅味辛、性温，入肝肾经，属温肾壮阳药，故此酒最适合精气虚寒、阳痿膝弱、腰痛不育者饮用。

（3）淫羊藿、仙茅、狗肾粉、枸杞子、党参、龟板、阳起石、蒺藜果各等分。各药晒干，研细粉，混匀，消毒，每袋 10 克，严密封口，放置阴凉干燥处。每隔 3 日服药 1 次，每次 10 克，用少量酒吞服，共服 3 次，必须空腹时服用。适用于阳痿。

（4）天雄 30 克，菟丝子 30 克。共研细末，用鸡蛋清制为丸，如梧桐子大，晒干。每次 10 丸，空腹用黄酒送服，至愈为度。天雄、菟丝子二药配合，疗效显著。适用于阳痿。

（5）肉苁蓉 15 克，熟地黄 12 克，菟丝子 10 克，山茱萸 10 克，远志 10 克，山药 15 克，沙苑子 6 克，五味子 6 克，韭菜子 6 克。水煎，分早晚 2 次温服，每日 1 剂，连服 15 日为 1 个疗程。适用于阳痿。

【验方 05】（潘东曙，2016 年 11 月 11 日）

蜈蚣 2 克（研末），毛冬青 30 克，葱叶 50 克（1 日量）。蜈蚣末早晚各 1 克，后二味煎汤分 2 次冲服蜈蚣末，药汤须温服，2 周为 1 个疗程。适用于阳痿。服药期间忌生气、忧郁、受寒及生冷饮食。

【验方 06】（张勤，2016 年 9 月 30 日）

许多药物也能配合茶叶当茶饮，如韭菜籽、胡桃、杜仲、菟丝子、莲子、桑椹等，这些药物多属辛热之品，具有滋阴、强壮兴阳的作用，对治疗肾阳不足的性功能障碍和提高性兴奋有一定的辅助作用。

（1）菟丝子茶。菟丝子 12 克，绿茶 3 克，冰糖适量。菟丝子捣碎，加入冰糖，与绿茶一同用沸水冲泡饮用。有补阴益阳、固精缩尿、起痿止遗之功效。适用于男子不育、房事不兴和肝肾阳虚的消渴证，久服此茶还有明目轻身、延年的作用。

（2）韭菜籽茶。韭菜籽 12 克，绿茶 3 克，冰糖适量。将韭菜籽、绿茶、冰糖一起放入茶杯内，沸水冲泡饮用。有养心、益肾、固精之功效。适用于房事不振、遗精早泄、心胸烦闷等。

（3）益智仁茶。益智仁 15 克，绿茶 3 克。将益智仁打碎与绿茶一同放入茶杯内，沸水冲泡饮用。有温肾止遗之功效。适用于下焦肾元不足所致的遗精早泄、阳痿不举、性欲低下、心烦失眠等。

（4）虾米茶。虾米 10 克，绿茶 3 克。放入杯中，沸水冲泡 15 分钟即可饮用。有温肾壮阳之功效。适用于阳痿滑精、肾虚腰痛等。

（5）胡桃蜜茶。胡桃仁 10 克，绿茶 15 克。共研细末，加蜂蜜适量，用沸水冲泡即可饮用。有温肾纳气、充旺元阳、止遗精、兴阳事之功效。适用于男子房事不兴、滑精早泄及长期哮喘等。

（6）杜仲茶。杜仲叶 12 克，绿茶 3 克。杜仲叶切细，与茶叶

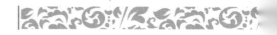
一同用沸水冲泡 10 分钟即可饮用。有补肝肾、强筋骨、兴阳事之
功效。适用于肝肾阳虚引起的腰膝酸痛、阳痿早泄、尿频尿急等。
长期饮用有抗衰防老、延年益寿之功效。

【验方 07】（胡大夫，2016 年 9 月 16 日）

太子参 20 克，麦冬、茯苓、黄柏、龟板胶各 10 克，知母、山
药、牡丹皮、山茱萸、泽泻各 8 克，枸杞子 5 克，甘草 4 克，五味
子 3 克。水煎，分 3 次服，每日 1 剂。适用于阳痿。

【验方 08】（萧旭，2016 年 6 月 11 日）

甲鱼头 15 个，淫羊藿 200 克，肉苁蓉、覆盆子、车前子、五
味子、菟丝子各 100 克。上药烘干，研细末，装瓶备用。每次取 10
克，淡盐水送服，早晚各 1 次，30 日为 1 个疗程。适用于中老年阳
痿。

【验方 09】（梁庆森，2016 年 7 月 16 日）

熟地黄 50 克，山茱萸、菟丝子、鹿鞭、山药、红参各 25 克，
茯苓、泽泻、牡丹皮、肉桂、附子、淫羊藿、仙茅、枸杞子、知
母、黄柏、肉苁蓉、巴戟天各 20 克，狗肾 2 个。泡酒（冬季 30
日，夏季 20～25 日）饮服。每次服 50 毫升，每日早晚各 1 次。适
用于补肾壮阳。忌食酸、辣、生冷果蔬等，戒烟、限酒。

【验方 10】（韩正光，2016 年 5 月 21 日）

菟丝子、肉苁蓉、熟地黄、柏子仁、肉桂、辽五味、远志、川
牛膝、蛇床子、青盐各 30 克。以上诸药各用白酒浸泡 1 夜，取出
晾干后共研细粉，炼蜜为丸，如梧桐子大。每次服 30 丸，早起空

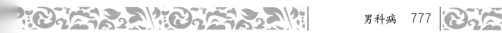

腹温酒送服。有壮阳补肾、兴奋性神经之功效。

【验方 11】（李圣兵，2013 年 4 月 5 日）

淫羊藿 15 克，巴戟天 12 克，阳起石 15 克，韭菜籽 10 克，补骨脂 10 克，枸杞子 15 克，肉苁蓉 10 克，菟丝子 10 克，女贞子 15 克，鹿角胶 10 克，龟板胶 10 克。每日 1 剂，分 3 次服，3 周为 1 个疗程。适用于阳痿。治疗期间忌房事。

【验方 12】（李典云，2013 年 4 月 26 日）

仙茅、金樱子、韭菜籽各 30 克。水煎取液，倒入木盆中，先熏蒸会阴部，待温度降至 38～45 ℃ 时浴双足，每次 40 分钟左右，早晚各 1 次，10 日为 1 个疗程。适用于性功能减退，女性性冷淡，男性阳痿、早泄。精神性阳痿用药 3～5 次可奏效。

【验方 13】（胡佑志，2018 年 6 月 22 日）

（1）蜈蚣半条，益智仁、黄柏、大茴香各 6 克，柴胡、当归、三棱、莪术、青皮、牡丹皮各 10 克，熟地黄 15 克。水煎，分 3 次服，每日 1 剂。适用于勃起功能障碍。

（2）枸杞子 20 克，熟地黄、山茱萸、山药、菟丝子、牛膝、白芍、白术各 12 克，鹿角胶（烊化）、龟板胶（烊化）、当归、陈皮、白蒺藜各 8 克，柴胡、炙甘草各 5 克。水煎，分 3 次服，每日 1 剂，连服 15 剂。适用于阳痿伴性欲低下。

【验方 14】（南岭，2014 年 1 月 31 日）

巴戟天、淫羊藿、金樱子、葫芦巴各 20 克，阳起石 25 克，柴胡 15 克。阳起石先煎 30 分钟，去渣，加入余药煎 30 分钟，取汁

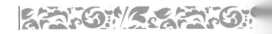

加入温水，浴足 30 分钟，每日 2 次。适用于虚症阳痿，对命门火衰疗效显著。

【验方 15】（蓝天、郑玉平，2015 年 6 月 19 日）

黑蚂蚁、紫河车、露蜂房各 100 克。分别粉碎、过筛，混匀后装入医用胶囊内。每次 6 粒，淡盐水送服，每日 3 次，30 日为 1 个疗程。有补肾精、壮气血、通阳道之功效。适用于肾虚引起的阳痿、夜尿频多之症。对老年人肾虚型前列腺肥大引起的小便无力、尿频、尿急等也有一定疗效。

早 泄

【验方 01】（元宝，2013 年 5 月 24 日）

黄连 15 克，淫羊藿 10 克，石斛 10 克，杏仁 5 克，生白术 30 克，山药 25 克，芡实 25 克，桂枝 5 克，生龙骨 100 克，生牡蛎 100 克，决明子 30 克，山楂 25 克，薄荷 15 克，桔梗 15 克，甘草 10 克，山茱萸 30 克。水煎服，每日 1 剂，5 日为 1 个疗程。适用于早泄。

【验方 02】（首汉伟，2014 年 2 月 28 日）

以下验方适用于早泄。

（1）五倍子 20 克。加水 1000 毫升，文火煎 30 分钟，趁热熏蒸阴茎数分钟，待水温适宜时浸泡阴茎 6～10 分钟。每晚 1 次，20 日为 1 个疗程。

（2）蛇床子 10 克，细辛 10 克，石榴皮 10 克。加水 1000 毫升，文火煎 30 分钟，行房前浸洗阴茎 5～10 分钟。

（3）细辛、丁香各 20 克。用 95％医用酒精 150 毫升浸泡 15 日，用药液涂搽龟头部位，3 分钟后即可行房。

（4）肚脐洗净，纳入麝香 0.2 克，用医用胶布封闭，7 日后去掉，效佳。用药 3 日后肚脐会很痒，怕痒、有皮肤过敏史或荨麻疹病史的男士勿使用本法。

（5）艾灸肚脐，或以电吹风热风吹肚脐，以不烫伤为度。每次 15～20 分钟，每日 2 次，7 日为 1 个疗程。对早泄和阳痿均有较好疗效。

【验方 03】（萧旭，2016 年 1 月 2 日）

知母 10 克，黄柏 10 克，五味子 6 克，金樱子 10 克，枸杞子 10 克。先用冷水浸泡 2 小时，水煎 2 次，混合药液，分早晚 2 次服。或将上药研细末，炼蜜为丸，每丸 10 克，每次服 1 丸，每日 2 次，1 个月为 1 个疗程，一般服药 1～2 个疗程即获明显疗效。适用于早泄。

【验方 04】（马宝山，2019 年 3 月 22 日）

知母 10 克，黄柏 10 克，熟地黄 10 克，五味子 6 克，酸枣仁 10 克，天冬 10 克，人参 6 克。水煎，分 2 次服，每日 1 剂，5～7 日为 1 个疗程。适用于早泄。

【验方 05】（李云，2019 年 8 月 16 日）

露蜂房、杭白芷各 10 克，择净，共研细末，用米醋调为稀糊状，填入肚脐，用纱布固定，隔日换药 1 次，连用 5 次。适用于早泄。单用露蜂房治疗阳痿、遗尿及肾虚效果也不错，与杭白芷搭配使用，收敛止泄效果更明显。

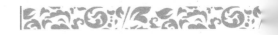

【验方06】（梁庆森，2016年1月9日）

桂枝10克，白芍10克，生姜2片，大枣4枚，天麻10克，木瓜18克，威灵仙7克，鸡血藤30克，葛根20克。水煎服，每日1剂。适用于早泄。一般连服5剂即可见效。治疗期间忌食酸性和生冷食品。气虚，加黄芪、党参各15克；血虚，加当归10克、黄芪20~25克；脾虚纳差，加白术13克、鸡内金10克；肾亏，加菟丝子、川续断各15克。

【验方07】（郭旭光，2016年2月6日）

（1）早泄内服方。萹蓄15克，瞿麦12克，木通15克，车前子20克（包煎），滑石30克，山栀子12克，莲子心12克，金樱子20克，煅牡蛎30克，甘草6克。水煎服，每日1剂。

（2）早泄外用方。五倍子50克、细辛5克。打碎，煎取药液200毫升，待药液温度为50℃时，将龟头置入药液中浸泡按摩至药凉为止。每晚1次，2周为1个疗程，一般1~3个疗程即可显效。

【验方08】（张勤，2016年7月30日）

决明子12克、莲须、熟地黄各15克，鱼鳔胶（另冲服）、炒黄柏、知母、天冬、砂仁各10克，生龙骨、生牡蛎各30克（先煎20分钟），炙甘草、黄连、肉桂各6克，酸枣仁10克，黄芪15克。水煎服，每日1剂；每晚热水坐浴15分钟。适用于心脾两虚、阴虚火旺型早泄。症见倦怠乏力、心烦不寐、自汗心悸、纳呆食少等，舌尖红、苔少薄白，脉细。

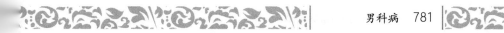

【验方09】（杨晓威，2014年3月28日）

五蛇汤。五倍子15克，蛇床子10克。置砂锅中，加水800～1000毫升，煎取药液约200毫升，倒入小茶杯里，趁热先熏蒸龟头数分钟，待水温降至适宜时，将龟头浸入药液中5～10分钟。每日早晚各1次，7～15日为1个疗程。有收涩固精、温肾壮阳之功效。能降低龟头敏感性，坚持使用可提高射精阈值，阻滞末梢神经纤维的传导，达到治疗早泄的目的。治疗期间禁房事。

性冷淡

【验方01】（王廷兆，2015年2月13日）

（1）蚂蚁30克，鹿角霜、菟丝子、熟地黄各20克，党参15克，当归身、仙茅、白术各10克，艾叶5克，蛇床子3克，小茴香、花椒各2克。水煎，分早晚2次服，每日1剂。忌食生冷油腻之物。适用于性冷淡。

（2）淫羊藿20克，仙茅、菟丝子、鹿角霜各15克。水煎，分2次服，每日1剂，15～30日为1个疗程。或用药液涂抹阴茎，每晚1次。有补肾壮阳、激发性欲之功效。适用于性冷淡。

【验方02】（张勤，2015年11月27日）

（1）九香虫50克，车前子、陈皮、白术各20克，杜仲40克。九香虫炒至半熟，车前子微炒热，杜仲微炙，五味药共研细末，炼蜜为丸，如梧桐子大。每次服5克，睡前用淡盐水或白酒送服。可补肾益气。适用于性欲低下、阳痿不起。

（2）熟地黄、山药、山茱萸、枸杞子、鹿角胶、菟丝子、杜仲、当归、肉桂、巴戟天、肉苁蓉、黄狗肾各适量。水煎服，每日1剂。

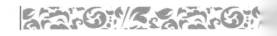

有温阳益肾、填精补血之功效。适用于性欲减退、遗精、阳痿。

（3）韭菜子、女贞子、菟丝子、枸杞子、五味子、覆盆子、巴戟天、淫羊藿、蛇床子、鹿角霜各适量。水煎服，每日1剂。可温肾壮阳。适用于性欲低下、厌倦房事。

【验方03】（李典云，2013年11月29日）

锁阳30克，韭菜子50克，路路通25克，菟丝子25克。煎取药液，入木盆，先熏蒸会阴，再浴足30分钟，每日1次，一般3～5次奏效（老年人每日加服西洋参3～6克，效果显著）。适用于阳痿、性机能减退等，对精神性阳痿、性欲减退效果最佳。

【验方04】（木棉花，2014年5月30日）

党参20克，熟地黄20克，枸杞子20克，沙苑子15克，淫羊藿15克，公丁香15克，远志10克，广沉香6克，荔枝肉10枚，白酒1000毫升。将上药研碎，置于细纱布袋内封口，放入瓦坛中，加入白酒密封浸泡3日，稍打开盖口，置于文火上，隔水煮30分钟，离火冷却后加盖密封，3周后可服用。每次空腹服10～20毫升，每日2次。有补肾壮阳、益肝养精、健脾和胃、延年益寿之功效。适用于脾肾阳虚而见腰膝无力、遗精早泄、气虚少力、面色少华、头昏眼花、食欲不振及便溏泄泻等症。阴虚火旺者慎用，服药酒期间禁服含郁金的中药方剂。

前列腺炎或前列腺肥大、增生、肿瘤

【验方01】（杨相国，2016年7月2日）

慢性前列腺炎是成年男性的常见疾病，属中医"淋病""精浊"

的范畴。病程较长，缠绵难愈，给许多中老年人带来痛苦。此病采用中医辨治，可获良效。

（1）湿热内蕴型。症见尿频、尿急、尿痛，尿道灼热，尿黄混浊，大便秘结，尿末或大便后尿道有乳白色分泌物溢出，小腹及会阴部可有坠胀疼痛感或疼痛连及睾丸，口苦且黏，或伴血精、射精痛，四肢困倦，舌苔黄腻，脉弦数或滑数。治宜清热利湿、通淋解毒。方用：茵陈 30 克，龙胆草、茯苓、车前草、萹蓄、瞿麦、红藤、白花蛇舌草各 15 克，黄柏、苦参、连翘各 10 克。水煎 3 次，合并药液，分 3 次服，每日 1 剂。

（2）气滞血瘀型。病程较长，症见小腹、会阴、睾丸、精索、尿道、阴茎、腰部等处胀痛或刺痛，每次持续时间不等，生气时出现或加重。小便淋漓涩痛，尿末滴白，睾丸发凉，舌质偏暗或有瘀点瘀斑，舌下静脉迂曲、颜色变深，脉弦涩。治宜活血化瘀、理气通络。方用：川牛膝、红藤、当归、丹参、赤芍、桂枝各 15 克，桃仁、红花、王不留行、莪术、川芎、延胡索、水蛭、香附、三棱、泽兰、五灵脂、柴胡、枳壳各 10 克，三七粉 3 克（分次吞服）。水煎 3 次，合并药液，分 3 次服，每日 1 剂。

（3）肾阴虚型。症见小便淋漓不尽，尿末滴白，尿频，尿涩，尿道灼热，腰膝酸软，耳鸣，口干咽燥，健忘寐差，心胸烦热，手足心热，会阴隐痛，早泄遗精，舌红、苔少，脉细数。治宜滋阴补肾、降火利湿。方用：山茱萸、山药各 30 克，熟地黄、茯苓、丹参、墨旱莲、女贞子、益母草、萆薢、白术、石斛、麦冬各 15 克，生玉竹、玄参、西洋参（研粉分次吞服）、知母、黄柏各 10 克。水煎 3 次，合并药液，分 3 次服，每日 1 剂。

（4）肾阳虚型。症见尿意不尽，尿频，尿清长，尿末滴白，小腹、会阴隐痛不适，阴茎、阴囊有冷感，腰膝酸软，形寒肢冷，神

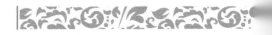

疲乏力或伴阳痿、性欲低下，头昏头晕，舌淡、苔白，脉沉细。治宜温补肾阳。熟地黄、山茱萸、枸杞子各30克，菟丝子、杜仲、葫芦巴、淫羊藿、肉苁蓉、小茴香、九香虫、仙茅、向日葵盘、胡桃壳各15克。水煎3次，合并药液，分3次服，每日1剂。

（5）脾虚气陷型。症见尿后余沥，尿清长或频数，尿意不尽，尿无力或尿后滴白，劳累后加重，小腹坠胀，阴囊常潮湿，可伴疲乏无力，大便溏泄，食少纳呆，易出汗，或脱肛，面色无华，舌淡胖有齿痕、苔薄白，脉细弱。治宜健脾益气、升阳化湿。方用：黄芪、党参、山药、薏苡仁各30克，白术、防风、升麻、桔梗、陈皮、当归、柴胡、羌活、枳壳各15克，石菖蒲、白果、桂枝各10克。水煎3次，合并药液，分3次服，每日1剂。

（6）寒凝肝脉型。症见小腹、会阴部或腰骶部冷痛、坠胀，痛牵睾丸，遇冷则症状加重，遇温热则症状减轻，常伴巅顶痛、干呕、吐清涎、形寒肢冷、性欲减退等，腰膝酸软，舌苔白滑，脉沉弦或迟。治宜温肝散寒。方用：橘核、山楂、小茴香、延胡索、川楝子、乌药、葫芦巴、枸杞子、山茱萸、当归各15克，肉桂、红花、桃仁各10克，吴茱萸5克。水煎3次，合并药液，分3次服，每日1剂。

（7）肝郁湿热型。症见小腹、会阴或腰骶部疼痛不适，伴有尿频或尿等待，或心烦易怒，喜叹息，胸胁不舒，情志抑郁，口苦，食欲差，或寒热往来，舌苔白或黄腻，脉弦。治宜疏肝理气、清利湿热。方用：龙胆草、当归、茯苓、白术、车前草、虎杖、泽兰、白芍、柴胡、乌药、薏苡仁、败酱草、生地黄、牡丹皮、红藤、合欢皮、青皮各15克，浙贝母12克。水煎3次，合并药液，分3次服，每日1剂。

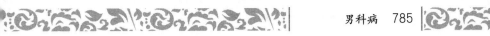

【验方 02】（梁庆森，2013 年 12 月 20 日）

鲜桃树叶 50 克，淡竹叶 30 克，白茅根 50～70 克（鲜品加倍）。水煎服，每日 1 剂，10 日为 1 个疗程。适用于前列腺炎。

【验方 03】（蒋振民，2017 年 6 月 9 日）

（1）车前子 15 克（包煎），龙胆草 15 克，木通 10 克，萹蓄 12 克，滑石 18 克（包煎），瞿麦 15 克，竹叶心 5 克，生地黄 15 克，甘草 5 克。水煎 2 次，合并药液，分 3 次温服，每日 1 剂，连服 7 剂。适用于急性前列腺炎。

（2）黄柏、太子参、乌梅、白芍、金樱子、覆盆子、川续断各 10 克，芡实、益智仁、枸杞子、牡蛎、槲寄生、甘草各 15 克，知母 6 克，菟丝子、茯苓、地龙、红花各 12 克。水煎，分早晚 2 次服，每日 1 剂，7 日为 1 个疗程。适用于慢性前列腺炎。

（3）枸橘、川楝子、赤芍、白芍、青皮、陈皮、泽泻、虎杖、三棱、丹参、王不留行、延胡索、生甘草各 10 克。水煎，分 2 次服，每日 1 剂，连服 1 个月。适用于前列腺痛。

【验方 04】（丹霞，2019 年 12 月 20 日）

楤木 30 克，过塘藕 10 克，野菊花 30 克，石仙桃 15 克，金樱子 15 克，甘草 5 克。水煎 2 次，合并药液，分早晚 2 次服，每日 1 剂。适用于慢性前列腺炎。

【验方 05】（潘东曙，2019 年 6 月 28 日）

以下验方适用于慢性前列腺炎。

（1）地龙、车前子各 15 克，虎杖 30 克，木通、黄芪、女贞子、乌药、王不留行、金樱子各 10 克，丹参 20 克，生甘草 6 克。

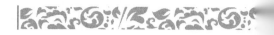

水煎 2 次，浓缩药液至 200 毫升，待药液温度降至 40 ℃ 时即可灌肠。注入药液后，患者可做提肛运动 30 次，卧床休息 1 小时。每日 1 次，10 次为 1 个疗程。

（2）蒲公英 40 克，天花粉 20 克，黄柏 30 克。煎浓汁灌肠。

（3）黄连、黄柏、黄芪、党参各 25 克，黄芩、丹参、赤芍、川芎各 15 克，炙甘草 6 克。煎浓汁灌肠，每晚 1 次，15 次为 1 个疗程。

（4）地锦草、蒲公英、紫花地丁各 30 克，白茅根、石韦各 20 克，皂角刺各 12 克。煎取药液 150 毫升，保留灌肠。

（5）柴胡、橘核、荔枝核、三棱、通草各 10 克，没药、野菊花、白花蛇舌草、王不留行、黄连各 30 克，威灵仙 20 克。水煎取液，保留灌肠。

（6）龙胆草 6 克，黄柏、草薢、白术、茯苓、薏苡仁、车前子、牡丹皮、泽泻各 10 克，石菖蒲 4 克，厚朴花 6 克。煎浓汁灌肠。

（7）炙黄芪 30 克，党参 15 克，白术、升麻、当归、茯苓、薏苡仁、芡实各 10 克，陈皮 6 克，煅龙骨、牡蛎各 20 克。煎浓汁灌肠。

（8）菟丝子、潼沙苑、益智仁、川续断各 15 克，茯苓、车前子、远志、生地黄、熟地黄各 10 克，山药 20 克。煎浓汁灌肠。

【验方 06】（古月，2016 年 1 月 30 日）

（1）龙胆草、黄柏、紫花地丁、王不留行、陈皮各 10 克，苦参、牛膝各 15 克，地龙、连翘各 12 克，土茯苓 30 克，败酱草 20 克。水煎取液，坐浴。每次 30 分钟，每日 1 次，10 日为 1 个疗程。适用于慢性前列腺炎。

（2）升麻6克，金樱子10克，芡实10克，黄芪30克，党参15克，茯苓15克，陈皮10克，当归10克，柴胡、白术各10克。水煎，分3次服，每日1剂。适用于前列腺炎。

【验方07】（王大夫，2016年4月30日）

生薏苡仁、冬瓜仁、去皮南瓜仁、麻子仁、土茯苓、马鞭草各30克，杏仁、桃仁、白蔻仁、郁李仁、益智仁、萆薢、石菖蒲各10克，木通6克。水煎服，每日1剂，14日为1个疗程。一般1～2个疗程可显效。适用于慢性前列腺炎。阴虚火旺，加芡实、金樱子、女贞子；气滞血瘀，加制乳香、制没药；肾阳虚，加桑寄生、川续断；尿频、尿急，加萹蓄、瞿麦；尿道不适，加竹叶、石韦；尿道涩痛，加虎杖、琥珀；直肠指检前列腺体表凹凸不平、压痛甚，加三棱、莪术；前列腺液检查示卵磷脂小体减少，加菟丝子、熟地黄、黄柏；前列腺液白细胞增多明显（或成堆），加红藤、败酱草、蒲公英、白花蛇舌草；性功能减退，加淫羊藿、菟丝子。

【验方08】（林利华，2016年3月5日）

（1）马齿苋粥。马齿苋100克，粳米60克。马齿苋切碎，与粳米同煮成粥，空腹食用。有清热解毒之功效。适用于热毒炽盛型前列腺炎。

（2）益母草汁粥。益母草汁10毫升，生地黄汁20毫升，莲藕汁40毫升，生姜汁20毫升，蜂蜜10毫升，粳米100克。先用粳米煮粥，粥熟时加入上述药汁，食用前再加入蜂蜜。有养血滋阴之功效。适用于阴虚血热型慢性前列腺炎所致的尿血、手足心热、心烦失眠等。

（3）美味双耳汤。黑木耳、白木耳各50克，麻油、盐适量。

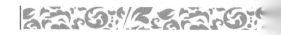

木耳水发洗净，入开水烫熟，配以调料佐餐食用。有滋阴养胃、活血润肠之功效。适用于阴液不足型前列腺增生。

【验方09】（韩玉乐，2017年3月10日）

败酱草50克，薏苡仁、蒲公英各30克，金银花25克，熟地黄、鹿角霜、金樱子、赤芍各20克，制附子、竹叶、瞿麦、山茱萸、山药、川楝子、橘核、茴香、葫芦巴、芡实、桃仁、丹参、甘草各15克。水煎，分3次服，每日1剂。有清热解毒、排脓消肿、理气活血、温肾散寒之功效。适用于前列腺炎。

【验方10】（吴明，2017年4月14日）

（1）萆薢、石韦、黄柏、栀子、泽泻各10克，茯苓、车前子各15克，木通、竹叶各6克，滑石12克，甘草3克。水煎，分2次服，每日1剂，连用5～7剂。适用于瘀血型前列腺炎。

（2）熟地黄24克，山药12克，山茱萸12克，茯苓10克，牡丹皮10克，泽泻15克，桂枝3克，附子3克，大黄6克，桃仁12克，芒硝3克，炙甘草6克。水煎2次，合并药液，分早中晚3次服，每日1剂。适用于肾虚瘀热型前列腺增生。

（3）败酱草、没药各30～50克，加大青盐300克，制成药包敷于腹部，或根据疼痛位置热敷。有活血通络、清热解毒之功效。可有效缓解慢性前列腺炎。

【验方11】（张勤，2016年7月30日）

（1）黄芪45克，党参20克，大黄、桃仁、附子各10克，王不留行、白茅根各30克，川牛膝15克，沉香（后下）、琥珀（研细末冲服）、肉桂各3克。水煎服，每日1剂。有益气化瘀、温阳

化气之功效。适用于老年人前列腺肥大所致癃闭。老年人前列腺肥大发生癃闭，多因肾阳衰惫或中气不足，气虚血运无力，气血凝滞，尿道阻塞所致。气虚为本，血瘀为标。故方中重用黄芪、党参以益气，附子温阳，促进气血运行；配大黄、桃仁活血化瘀；王不留行、琥珀活血开闭，白茅根消瘀利水；川牛膝、沉香引药下行达病所。患者久病气血虚，膀胱气化无权，故方中又以肉桂、附子温阳化气，气化得行，小便自通。

（2）生黄芪 30 克，当归、滑石各 10 克，升麻、柴胡各 8 克，甘草、石菖蒲各 5 克，竹叶 2 克。水煎，分 3 次服，每日 1 剂。适用于老年性前列腺肥大。对缓解前列腺肥大所致的症状效果满意。

（3）黄柏、野菊花、鱼腥草、紫草、白花蛇舌草各 10 克，丹参、赤芍各 10 克。煎取药液 1500 毫升，再加适量温水坐浴。每日 1 次，每剂药可用 2 日。适用于前列腺炎。

（4）野菊花、苦参、马齿苋、败酱草各 10 克，延胡索、当归各 10 克。煎取药液 1200～1500 毫升，每晚坐浴 30 分钟，每剂药可用 2 日。适用于前列腺炎。

（5）龙胆草、山栀子、黄芩、萆薢、黄柏、生地黄、土茯苓、车前草各 10 克。水煎取液，坐浴。每日 2 次，每剂药可用 2 日。适用于前列腺炎。

（6）红花 10 克，金银花、蒲公英、车前草、萆薢各 10 克。水煎取液，先熏洗后坐浴，每次 30 分钟，每剂药可用 2 日。适用于前列腺炎。

【验方 12】（郭旭光，2014 年 1 月 17 日）

（1）生牡蛎、生甘草各 30 克，沸水冲泡，代茶饮，不拘次数。可散结消瘀、缓急利尿。对前列腺肥大所致的尿潴留收效颇佳；对

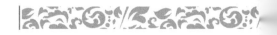

中晚期患者只能帮助排尿，不能根治。

（2）山茱萸 10 克，五味子 10 克，山药 20 克，黄柏 10 克，白头翁 20 克，茯苓 15 克，泽泻 6 克，白芷 10 克，车前子 25 克（包煎），白果 6 克（捣碎）。水煎服，每日 1 剂。有清热利湿、补肾摄尿之功效。适用于前列腺术后尿滴沥不尽，症状消除后再服 3～5 剂，以巩固疗效。

【验方 13】（王豪，2018 年 1 月 26 日）

（1）清精汤。金银花 20～50 克，连翘 15～30 克，蒲公英 20～50 克，败酱草 15～30 克，黄柏 10～15 克，虎杖 10～15 克，土茯苓 20～50 克，萹蓄 15～30 克，车前子 10～15 克。水煎，分 3 次服，每日 1 剂，30 日为 1 个疗程。有清热解毒、利湿化浊之功效。适用于慢性前列腺炎。对本病所致的不育症有较好疗效。

（2）清利理化汤。川楝子、川牛膝、刘寄奴、桃仁、甘草、黄柏各 10 克，薏苡仁、白芍各 20 克，败酱草 30 克，制附子 3 克，小茴香 5 克，瞿麦 15 克，延胡索 15 克。水煎服，每日 1 剂，30 日为 1 个疗程。有清热利湿、理气化瘀之功效。对湿热夹瘀型细菌性、非细菌性慢性前列腺炎均有较好疗效。

（3）疏肝化瘀汤。柴胡 7 克，白芍 12 克，甘草 5 克，枳实、牡丹皮、丹参、泽兰、桃仁各 10 克，生薏苡仁 18 克，冬瓜仁 12克。水煎服，每日 1 剂，连服 2 周。有疏肝祛瘀、清热化湿之功效。适用于气滞血瘀型慢性前列腺炎，疗效确切。

（4）复方地虎汤。地龙 20 克，虎杖 20 克，莱菔子 20 克，木通 15 克，车前子 15 克，甘草 10 克，黄芪 30 克。水煎服，每日1 剂。有活血除湿、补气之功效。适用于气虚血瘀夹湿型慢性前列腺炎。

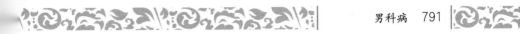

（5）前列腺汤。丹参 15 克，泽兰、赤芍、桃仁、红花、乳香、没药、青皮各 10 克，王不留行子 15 克，川楝子 12 克，小茴香 6 克，白芷 10 克，败酱草 30 克，蒲公英 30 克。水煎 2 次，合并药液，分早晚 2 次饭后服，每日 1 剂。有清热解毒、活血化瘀之功效。适用于气滞血瘀型慢性前列腺炎。

（6）益蒲车苓汤。益母草 30 克，蒲公英、土茯苓、车前子（包煎）、瞿麦、玉米须各 20 克，甘草梢 5 克，赤芍、皂角刺、乌药各 10 克。水煎 2 次，合并药液，分 2 次饭后温服，每日 1 剂。有清热利湿、解毒活血之功效。适用于湿热与血瘀并重的慢性前列腺炎。

（7）败酱草合剂。败酱草、马齿苋、马鞭草各 30 克，生黄芪、萆薢、炒延胡索各 15 克，牡丹皮 10 克，枳壳 10 克，蜂房 6 克。水煎 2 次，合并药液，分 2 次饭后服用，每日 1 剂。有清热解毒、理气化痰之功效。适用于湿热型慢性前列腺炎。

（8）前列腺膏。雄黄、冰片、五倍子、小茴香、三七、贝母各 10 克，蜈蚣 5 克，乳香 10 克，大黄 50 克，全蝎 30 克，天花粉 50 克，野菊花 100 克。上药研极细末，加白醋适量，先用武火煮沸约 15 分钟，再用文火蒸 10 分钟成稠膏（挑起稍成粗丝即成），密封 5 分钟，冷却后装瓶备用。用时先用温水清洗会阴部，在月经带上垫两层卫生纸，取适量药膏摊涂于中央，系好月经带置药于会阴中部即可，每晚 1 次。此方以清热利湿、解毒散结为主，为慢性前列腺炎的外用专方。

（9）活血化瘀利湿汤。桃仁 12 克，红花 6 克，牡丹皮 15 克，丹参 20 克，赤芍、萆薢、瞿麦、泽泻各 15 克，败酱草 25 克，凤尾草 30 克。水煎服，每日 1 剂。有活血化瘀、清热利湿之功效。适用于血瘀湿热型慢性前列腺炎，疗效较好。

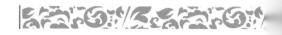

(10) 化瘀散结汤。猫爪草 15 克，连翘 15 克，败酱草 15 克，蒲公英 15 克，瞿麦 15 克，浙贝母 12 克，红花 10 克，皂角刺 10 克，当归尾 10 克，没药 6 克，乳香 6 克。水煎服，每日 1 剂。有活血化瘀、解毒散结之功效。适用于慢性前列腺炎湿热、瘀血阻滞甚。

(11) 前列腺方。丹参 10 克，泽兰 10 克，赤芍 10 克，败酱草 30 克，枸杞子 10 克。水煎服，每日 1 剂。有活血化瘀、解毒散结之功效。适用于慢性前列腺炎湿热、瘀血阻滞甚。

运用诸方时，可随症加减：会阴部、肛门疼痛明显，加赤芍；大便秘结，加大黄；口干，加天花粉；遗精，加鸡内金、水蛭；阳痿，加蜈蚣、白蒺藜；血精，加生蒲黄、茜草；前列腺液中有脓细胞，加白花蛇舌草；失眠多梦、易出汗，加生龙骨、生牡蛎、地骨皮；前列腺有结节，加水蛭、莪术。

【验方 14】（胡佑志，2018 年 8 月 31 日）

(1) 白芷、萆薢各 30 克，甘草 6 克。煎取药液，待温度适宜时坐浴，每次 20 分钟，同时按摩小腹至外阴，以有温热感为度，每日 1 次。适用于急慢性前列腺炎。

(2) 冰片 1 克，白胡椒 8 粒。分别研细粉，洗净脐部，用酒精消毒，先把冰片放入脐孔，再用白胡椒粉填满，外盖塑料薄膜，用胶布固定。7～10 日换药 1 次，10 次为 1 个疗程，每个疗程间隔 7 日。适用于慢性前列腺炎。

(3) 萆薢、桃仁、红花、乌药各 10 克，车前子 12 克，金钱草、败酱草各 15 克，刘寄奴 30 克，白花蛇舌草 40 克。上药共研细粉，混匀，做成药带绑缚于小腹，可长期使用。适用于前列腺炎。

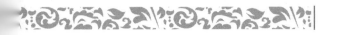

（4）石菖蒲 15 克，土茯苓 12 克，草薢、车前草、萹蓄、瞿麦、石韦、败酱草各 10 克，苍术 8 克，甘草梢、通草、黄柏各 5 克。水煎，分 3 次服，每日 1 剂。适用于慢性淋病性前列腺炎。

【验方 15】（郭鹭彤，2018 年 10 月 26 日）

（1）分心木 30 克，鳖甲 20 克（先煎），熟地黄 20 克，肉桂 3 克，黄柏 10 克，知母 10 克，芒硝 10 克，桃仁 10 克，红花 10 克，赤芍 15 克，川牛膝 10 克，皂角刺 10 克，王不留行 10 克，车前子 10 克，竹叶 6 克，甘草 10 克。水煎，分 2 次服，每日 1 剂，15 日为 1 个疗程。适用于前列腺增生。

（2）党参 15 克，黄芪 15 克，生地黄 15 克，车前子 15 克，黄连 10 克，蒲黄 10 克，黄柏 10 克，黄精 10 克，怀牛膝 12 克。水煎，分 2 次服，每日 1 剂，20 日为 1 个疗程。适用于慢性细菌性前列腺炎。

（3）生地黄 30 克，萹蓄 15 克，黄柏 10 克，土茯苓 15 克，金银花 15 克，龙胆草 12 克，车前草 5 克，鱼腥草 12 克，甘草梢 10 克，败酱草 30 克，天花粉 10 克，石韦 15 克，大黄 15 克（后下）。水煎，分 2 次服，每日 1 剂，15 日为 1 个疗程。适用于急性前列腺炎。

【验方 16】（韩玉乐，2015 年 10 月 23 日）

（1）补骨脂 100 克，加米酒 800 毫升浸泡 7 日。每日早晚各饮 30 毫升，并用伤湿止痛膏贴敷关元穴，3～5 日为 1 个疗程。适用于尿频。

（2）白矾 5 克，生盐 2 克。共研末，混匀，填肚脐内，用胶布固定，一般 60 分钟后即可排尿。适用于前列腺肥大引起的尿潴留。

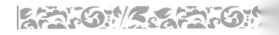

（3）蜂蜜 10 毫升，加温水 800 毫升冲服，每日 1 次。有助于保护前列腺，长期服用效果显著。糖尿病患者不宜用。蜂蜜中含有多种氨基酸、酶、维生素及微量元素，这些成分可对抗睾丸酮分泌，缩小肥大的前列腺，改善和促进前列腺的新陈代谢，从而保护前列腺。另外，前列腺疾病的病因之一是习惯性便秘，蜂蜜有润滑肠道的作用，可预防大便秘结，减少对前列腺的不良刺激，从而防治前列腺炎。

【验方 17】（潘东原，2015 年 1 月 30 日）

以下验方适用于前列腺增生。

（1）生黄芪、虎杖各 30 克，菟丝子、地龙、茯苓各 15 克，泽泻、桃仁、川楝子各 10 克。制成水泛丸，每次服 6 克，每日 3 次。

（2）甘遂 30 克，红花、皂角刺各 15 克。将上药研末备用，每次取 10 克，用适量面粉、食醋调成糊状，敷于耻骨联合上，用纱布敷盖，胶布固定，每日换药 1 次。适用于早期前列腺肥大排尿不畅。

（3）橘核、广木香各 10 克，荔枝核 12 克，川楝子、地肤子、海藻、槟榔各 15 克，吴茱萸、沉香各 5 克（后下）。水煎，分 3 次服，每日 1 剂，连服 10 剂。

（4）金钱草、车前草、白茅根各 30 克，川楝子、郁金、地肤子、海藻各 15 克，小茴香、广木香各 10 克。水煎服，每日 1 剂，连服 20 剂。

（5）生黄芪 75 克，车前子 30 克，甘草 20 克，怀牛膝 25 克，升麻 5 克，淫羊藿 15 克。水煎，分 3 次服，每日 1 剂。大便秘结，加肉苁蓉 15 克；尿黄涩痛，加滑石 25 克、金银花 25 克。

（6）益智仁、淫羊藿、覆盆子、炒酸枣仁、升麻各 10 克，核桃仁、熟地黄各 30 克，山茱萸、党参、桑螵蛸各 20 克，金樱子 15 克，大枣 10 枚。水煎，分 2 次服，每日 1 剂。

（7）山茱萸、枸杞子各 15 克，生山药、炙黄芪、生牡蛎各 30 克，全当归 12 克，柴胡 8 克，知母、乌药各 10 克，炙甘草 15 克。水煎，分 3 次服，每日 1 剂。

（8）黄芪、党参、白术各 20 克，川芎、赤芍、泽兰、茯苓、猪苓、泽泻各 15 克，益智仁、乌药、肉桂、川牛膝各 10 克，甘草 5 克，琥珀（研末冲服）3 克。水煎服，每日 1 剂，1 个月为 1 个疗程。

（9）王不留行、车前子、虎杖、当归、蒲公英、丹参、红花各 15 克，萆薢、桃仁、土鳖虫、石韦、沉香各 10 克，白花蛇舌草 30 克。水煎，分 3 次服，每日 1 剂，30 日为 1 个疗程。

【验方 18】（倪早菊，2015 年 1 月 30 日）

（1）木通 15 克，石韦 15 克，泽泻 15 克，萹蓄 15 克，滑石 15 克，山栀子 15 克，大黄 7 克，瞿麦 15 克，茯苓 15 克，甘草 5 克，鲜车前草 15 克，鲜蒲公英 30 克（干品 15 克）。水煎，分早晚 2 次服，每日 1 剂。适用于前列腺炎。一般服 5～10 剂有明显效果。

（2）桃仁 10 克，红花 10 克，当归 15 克，小茴香 6 克，川楝子 10 克，乌药 10 克，赤芍 12 克，泽兰 15 克，大黄 6 克，茯苓 16 克。水煎，分早晚 2 次服，每日 1 剂。适用于前列腺炎。

（3）桔梗 10 克，薄荷 6 克，紫苏梗 15 克，山慈菇 15 克，牡蛎 24 克，夏枯草 10 克，熟地黄 18 克，山茱萸 24 克，山药 24 克，川牛膝 15 克，小蓟 15 克，白茅根 15 克，泽泻 10 克，车前子 15 克。水煎 2 次，煎取药液 400 毫升，分 2 次饭后温服。第 3 次水煎 2000 毫升，待温后热敷小腹并浴足。每日 1 剂，7 日为 1 个疗程。

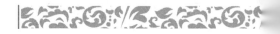

适用于老年人前列腺增生。

【验方 19】（马宝山，2015 年 3 月 13 日）

肉桂 30 克，升麻 15 克，麝香 0.3 克。前二味碾成细末，与麝香拌匀，制成药兜佩戴于小腹上，每晚用热水袋外覆药兜 15～30 分钟，每 5 日换药 1 次。适用于前列腺肥大。

【验方 20】（蓝天，2015 年 4 月 24 日）

（1）鹰不扑 20 克，大黄 10 克（后下），黄芪 20 克，当归 10 克，肉苁蓉 15 克，桃仁 10 克，牛膝 15 克，甘草 6 克。水煎服，每日 1 剂。适用于前列腺增生。

（2）车前子、熟地黄、泽泻各 25 克，菟丝子、丹参、莪术各 15 克，萆薢 25 克，蒲公英、牛膝各 30 克。水煎服，每日 1 剂。适用于慢性前列腺炎。湿热，加黄柏、龙胆草、大黄、木通；肾气虚，加枸杞子、覆盆子、山茱萸、乌药、川续断、淫羊藿；气滞血瘀，加橘核、荔枝核、王不留行、桃仁、红花。

【验方 21】（大志，2015 年 7 月 10 日）

琥珀、黄柏、胡椒、刘寄奴、半夏各 15 克。水煎取液，倒入盆中，趁热熏蒸肚脐部，待水温适宜时浴足，水温变凉可添加热水。每次 15～20 分钟，每晚睡前 1 次，20 日为 1 个疗程。适用于慢性前列腺炎。

【验方 22】（星辰，2015 年 7 月 24 日）

石打穿 15 克，桃仁 12 克，川牛膝 12 克，肉桂心 3 克（后下），车前子 30 克（包煎），制大黄 10 克，王不留行 15 克。水煎，

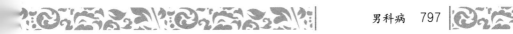

分2次服，每日1剂。适用于急性前列腺炎。前列腺较硬，加三棱12克、莪术15克；尿检有脓球，加败酱草10克、白芷6克；体弱气虚，去制大黄，加炙黄芪15克。

【验方23】（任昉，2015年11月27日）

苹果2个，南瓜籽25克。一同榨汁饮用，每日1次。经常饮用，可有效养护前列腺。前列腺炎患者的前列腺多缺锌，必须补充锌，以维持前列腺的正常组织结构和生理功能，以杀灭泌尿生殖细菌，使前列腺免受感染。苹果和南瓜子富含锌元素，可补锌。

【验方24】（春盟，2014年10月31日）

（1）山栀子、云茯苓、当归、白芍、黄柏、黄芩、甘草、生地黄、木通各12克，泽泻10克，车前子、滑石、牛膝、金银花各20克。水煎，分2次服，每日1剂。有清热祛湿、消炎止痛、利尿通淋、养阴健脾之功效。适用于下焦湿热型前列腺炎。阳虚恶寒显著，加少量附子、肉桂；泛呕，加干姜；兼气虚，加黄芪、党参；兼肾虚，加菟丝子、淫羊藿。

（2）地龙12克，虎杖15克，莱菔子20克，甘草3克，木通8克，车前子20克，黄芪20克，牛膝12克，黄柏15克。水煎服，每日1剂，5日为1个疗程。适用于前列腺炎。

【验方25】（徐玉梅，2014年12月12日）

（1）知母、黄柏、牛膝各20克，丹参30克，大黄15克，益母草50克，川芎20克。水煎服，每日1剂，15日为1个疗程。适用于前列腺肥大。

（2）葫芦壳50克，冬瓜皮50克，西瓜皮30克，大枣10克。

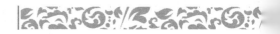

水煎，分2次服，每日1剂，连服10～15剂。适用于前列腺肥大。

【验方26】（唐崇茂，2013年3月1日）

黄芪32克，荔枝核12克，橘核12克，王不留行12克，滑石20克，广木通12克，茯苓15克，甘草6克，两头尖12克，玉米须32克。水煎服，每日1剂。适用于前列腺肥大。尿频、尿急、尿涩痛，加半枝莲16克、车前草16克；血淋，加白茅根32克、鬼针草32克、淡豆豉10克。

【验方27】（施善葆，2013年4月26日）

以下验方适用于前列腺肿瘤。

（1）白花蛇舌草50克，半枝莲50克，半边莲50克，白茅根50克。水煎服，每日1剂。

（2）昆布30克，海藻30克，三棱10克，莪术10克，当归15克，丹参30克，郁金10克，猪苓30克。水煎服，每日1剂。

（3）夏枯草30～60克，龙葵草30克，王不留行30克，薏苡仁60克，败酱草30克，金钱草30克。水煎服，每日1剂。

（4）夏枯草30克，海藻30克，皂角刺10克，莪术15克，山慈菇10克，牛膝10克，乌药10克，王不留行10克，木通6克，琥珀末1.5克（冲服）。水煎服，每日1剂。

（5）土鳖虫10克，白花蛇舌草10克，徐长卿10克，当归10克，蜂房6克，炙甘草6克，蜈蚣3克，党参12克，黄芪12克，鸡血藤15克，熟地黄15克，乳香10克，没药10克。水煎服，每日1剂。适用于前列腺癌骨转移。

（6）当归尾15克，赤芍15克，泽泻15克，桃仁10克，败酱草10克，红花10克，丹参10克，瞿麦10克，茯苓10克，马鞭

草 10 克。水煎服，每日 1 剂。

（7）川楝子 15 克，白花蛇舌草 30 克，半枝莲 30 克，萆薢 30 克，薏苡仁 30 克。水煎服，每日 1 剂。

【验方 28】（木蝴蝶，2013 年 9 月 27 日）

（1）生水蛭 40 克。烘干研细末，装瓶备用。每次取 1 克，温开水送服，每日 2 次。20 日为 1 个疗程，每个疗程间隔 7 日，一般需服 4～6 个疗程。适用于前列腺增生。

（2）浙贝母、苦参、党参各 25 克。水煎，分 2 次服，每日 1 剂，7 日为 1 个疗程。适用于前列腺增生。一般服药 1～2 个疗程即获明显疗效。

（3）车前草 50 克。加水适量，文火煎沸，代茶饮。每日 3～7 次，20 日为 1 个疗程。适用于前列腺增生。一般服药 2～4 个疗程，可基本消除尿频、尿急、尿痛等症状。

【验方 29】（潘勇，2013 年 10 月 25 日）

（1）五苓散。每次 10 克，每日 3 次，温开水送服，10 日为 1 个疗程，一直服至症状消失为止。有化气利水、健脾祛湿之功效。对细菌性前列腺炎的致病菌大肠杆菌、葡萄球菌、链球菌、变形杆菌等有一定的抑制作用。

（2）乌鸡白凤丸。每次 10 克，每日 2 次，温水送服。乌鸡白凤丸本属妇科调经良药，常用于补气养血、调经止带。药理研究表明，乌鸡白凤丸对前列腺肥大和前列腺炎有一定的预防和消炎作用，能抑制注射蛋清等所致的过敏性水肿，增强小鼠网状内皮系统的吞噬活性，从而对细菌感染具有非特异性保护作用。慢性前列腺病与肾气不足、气滞血瘀等有关，因此该药的治疗效果优于前列康。

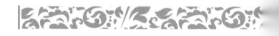
（3）金匮肾气丸。金匮肾气丸为治疗肾阳不足的有效药物，治疗前列腺疾病，可与缩泉丸配合使用。

睾丸炎、附睾炎

【验方 01】（郭振东，2013 年 2 月 15 日）

睾丸炎多数为流行性腮腺炎诱发，少数为细菌感染引起。主要表现为单侧或双侧睾丸肿大、疼痛，阴囊皮肤明显红肿，可伴发热等。附睾炎多由邻近器官感染蔓延所致，表现为阴囊部位突然性疼痛，附睾肿胀、触痛明显，可伴有发热、附睾硬结等。

（1）贯众 60 克。去毛洗净，煎取药液 500 毫升。每日早晚各服 250 毫升，或多次代茶饮，连用 3～5 剂。适用于急性睾丸炎。

（2）生大黄、大枣（去核）、鲜生姜（去皮）各 60 克。共捣如泥，敷贴阴囊，布包固定，每日换药 1 次。适用于睾丸炎。

（3）紫金锭 2 份，参三七 1 份。共研细末，用醋调敷患处，纱布覆盖，胶布固定，每日换药 1 次。适用于急性睾丸炎。

（4）鱼腥草 60 克。水煎取液，趁热淋洗阴囊部。每日 1～2 次。适用于急性睾丸炎、附睾炎。

（5）青黛、芒硝各 30 克。研细拌匀，加入适量面粉，开水调敷于肿大的阴囊上。适用于睾丸炎。

（6）鲜酢浆草 100 克，油松节 15 克。加水 1500 毫升，煎至 600 毫升。分 3 次服，每日 1 剂，5 日为 1 个疗程。适用于急性附睾炎。

【验方 02】（吴明，2019 年 8 月 2 日）

大黄、黄柏、白芷各 30 克，苍术、厚朴、陈皮、胆南星、蒲

公英各 20 克，甘草 12 克，天花粉 50 克，大青叶 45 克，冰片 25 克，白酒适量。除冰片、白酒外，余药研粉润湿，置锅内蒸 30 分钟，取出撒少许白酒，取棉布一块，表面撒 2～3 克冰片，包裹药粉，先置阴囊及会阴部熏蒸，待温度适宜时直接敷贴于阴囊及会阴部，直到凉为止。每日 3～4 次，每剂药用 3 日，一般连用 7～10 日即可见效。适用于慢性睾丸痛。

【验方 03】（大志，2018 年 10 月 12 日）

苦参、白芷各 6 克，玄参 20 克，大黄 12 克，炒当归 10 克，浙贝母 10 克，虎杖 30 克，夏枯草、金银花各 15 克。水煎取液，用纱布蘸取药液洗患处 20 分钟，早晚各洗 1 次，每日 1 剂，连洗 5 日。适用于慢性附睾炎。

【验方 04】（梁庆森，2016 年 4 月 9 日）

橘核、海藻、川楝子各 15 克，桃仁、木通各 10 克，广木香 20 克。水煎服，每日 1 剂，一般服 2～3 剂可愈。适用于睾丸痛。此症多因湿热下注所致，服药期间忌食辛辣、油煎酥香食品，禁烟酒。

【验方 05】（郭亚维，2017 年 11 月 10 日）

黄芩 10 克，栀子仁 10 克，龙胆草 10 克，泽泻 10 克，木通 10 克，当归 10 克，川芎 6 克，生地黄 24 克，天花粉 15 克，柴胡 10 克，白芍 15 克。水煎服，每日 1 剂。有清热解毒、利湿消肿之功效。适用于囊痈初期。

【验方 06】（萧旭，2017 年 1 月 13 日）

（1）白花蛇舌草 20 克，黄柏 15 克，玄参 15 克，生地黄 15

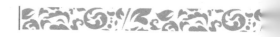

克，连翘 15 克，红花 10 克，三棱 12 克，牛膝 12 克，荔枝核 15 克，白芍 15 克，甘草 5 克。水煎服，每日 1 剂。适用于睾丸炎。

（2）肉桂 6 克，煅龙骨、五倍子、枯矾各 15 克。共捣碎，加水 700 毫升，煎煮 30 分钟，滤取药液，待药液冷却至与皮肤温度相近时，把阴囊全部浸入药液内约 30 分钟。每日 2 次，每剂药可用 2 日，连用 8 剂。适用于睾丸鞘膜积液。

【验方 07】（胡献国，2017 年 2 月 24 日）

（1）龙胆泻肝粥。龙胆草、炙甘草、木通各 5 克，柴胡、黄芩、栀子、泽泻、车前子、当归、生地黄各 10 克，大米 100 克，白糖适量。有解毒消痈之功效。适用于湿热蕴结所致的急性睾丸炎。症见睾丸肿痛、小便短黄、大便秘结等。

（2）四黄菊苓粥。黄芩、黄连、黄柏、蒲黄、野菊花各 10 克，土茯苓 30 克，大米 100 克，白糖少许。有清热利湿、解毒消痈之功效。适用于湿热蕴结所致的急性睾丸炎。症见睾丸初期一侧或两侧睾丸肿胀疼痛、质地较硬、拒按，恶寒发热，小便短赤，舌质红、苔薄黄或黄腻，脉滑数等。

（3）银翘黄花粥。金银花、连翘、大黄、紫花地丁、蒲公英、栀子、白芷、黄芩、赤芍、浙贝母各 10 克，大米 100 克，白糖少许。有清热泻火、解毒消痈之功效。适用于湿热蕴结所致的急性睾丸炎。症见睾丸红肿疼痛或发热、小便短赤等。

（4）三黄橘苓粥。黄连、黄芩、黄柏、橘核各 10 克，土茯苓 30 克，大米 100 克，白糖少许。有清热泻火、解毒消痈之功效。适用于湿热蕴结所致的急性睾丸炎。症见睾丸肿硬剧痛，或有跳痛，阴囊红肿灼热，脓成则按之中软，有波动感，壮热恶寒，舌红、苔黄腻，脉洪数等。

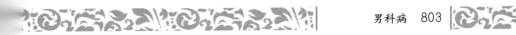

（5）茴核四金粥。小茴香、八角茴香、橘核、荔枝核、金不换、金樱根、鸡内金、金钱草各 10 克，大米 100 克，白糖适量。有活血化瘀、消痰散结之功效。适用于痰瘀互结所致的急性睾丸炎，症见睾丸坠胀、疼痛等。

（6）二核桃红千莲粥。橘核、荔枝核、桃仁、红花、千里光、穿心莲各 10 克，大米 50 克。有活血化瘀、消痰散结之功效。适用于痰瘀互结所致的急性睾丸炎。症见睾丸肿胀疼痛，或大或小，按之较硬且痛，与阴囊皮肤粘连，自觉隐痛或胀痛，或有阴囊下坠感，舌苔薄或滑，舌边有瘀点，脉弦涩或弦滑等。

（7）金贝王莱粥。金不换、浙贝母、王不留行、莱菔子各 10克，大米 50 克，白糖适量。有活血化瘀、消痰散结之功效。适用于痰瘀互结所致的急性睾丸炎。症见睾丸坠胀、疼痛等。

以上七方用法：将诸药择净，加清水适量浸泡 5～10 分钟，水煎取汁，加大米煮粥，待粥熟时调入白糖，再煮沸片刻即可服食。每日 1 剂。药渣可捣烂外敷患处，用敷料包扎，胶布固定，每日换药 1 次。

【验方 08】（韩玉乐，2014 年 6 月 27 日）

（1）鱼腥草 60 克。水煎取液，趁热淋洗阴囊，每日 1～2 次。适用于急性睾丸炎。

（2）鲜马齿苋 100 克。水煎取液，一半内服，一半外洗患处。适用于急性附睾炎。

（3）紫苏叶适量。水煎取液，熏洗睾丸。适用于睾丸红肿疼痛。

（4）丹参 30 克，蛇床子、苏木各 15 克，甘草 10 克。水煎液，将药液置于盆中熏洗坐浴。每次 30 分钟，每日 2 次。适用于慢性

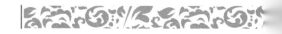

睾丸炎。

(5)马齿苋、威灵仙各 60 克。水煎取液，熏洗患处。适用于睾丸炎、附睾炎。

(6)苍术、桃仁、冬瓜子、甘草、牡丹皮各 10 克，白芍、大黄各 6 克，薏苡仁 10 克。水煎服，每日 1 剂。药渣用布包好，温敷睾丸肿痛处。适用于附睾炎。

(7)橘核、海藻、昆布、川楝子、桃仁各 15 克，厚朴、木通、枳实、延胡索、木香、肉桂各 10 克。研粗粉，水煎服，每日 1 剂，一般服药 6 剂可获效。适用于附睾炎。

【验方 09】（胡大夫，2015 年 10 月 30 日）

荔枝核、橘核、栀子、金银花、连翘各 10 克，苦参、蒲公英各 30 克，紫花地丁 15 克，野菊花 30 克，延胡索、甘草各 10 克。水煎，分 2 次服，每日 1 剂，连服 2 周。适用于睾丸肿痛。

【验方 10】（马宝山，2014 年 5 月 17 日）

金银花 10 克，连翘 6 克，板蓝根 10 克，玄参 12 克，蒲公英 10 克，青黛 3 克。水煎，连服 3～5 剂。另外用如意金黄散加食醋适量调匀，外敷阴囊，每日 1～2 次，以减轻疼痛和帮助消肿。适用于腮腺炎引发的睾丸炎。

【验方 11】（王廷兆，2014 年 12 月 26 日）

(1)胡椒 7 粒。研末，加面粉少许调成糊状，摊于布上，敷贴会阴部，用胶布固定，一般 1～2 次即愈。适用于睾丸炎。

(2)桂枝 10 克，茯苓 10 克，桃仁 10 克，牡丹皮 10 克，赤芍 10 克，连翘 10 克，败酱草 15 克，生薏苡仁 30 克，皂角刺 10 克，路路通 10 克，丹参 20 克，黄芪 15 克，牛膝 15 克，荔枝核 10 克，橘核 10 克。水煎，分 2 次服，每日 1 剂，连服 10～15 日。适用于睾丸炎。

【验方 12】（郭光，2015 年 8 月 21 日）

丹参、赤芍各 30 克，夏枯草 15 克，花椒、桂枝各 10 克。水煎取液，熏洗阴囊。每次 30 分钟，每日 1 次。适用于慢性睾丸炎。

【验方 13】（严永和，2015 年 11 月 27 日）

（1）川楝子、橘核、荔枝核各 15 克，小茴香、青木香、乳香、怀牛膝、陈皮、吴茱萸、桂枝、生甘草各 6 克。水煎 3 次，前 2 次煎液混匀，分 3 次温服，每日 1 剂，连服 2 周为 1 个疗程。用纱布或毛巾蘸第 3 次煎液温敷患处，每日 1～2 次。适用于慢性睾丸炎。

（2）柴胡、苍术、法半夏、荔枝核、橘核各 15 克，川楝子、青皮、车前子、红花、桃仁、枳壳各 10 克，小茴香 6 克，乌药 12 克，白药子 60 克，甘草 20 克。水煎服，每日 1 剂。适用于慢性睾丸炎。

【验方 14】（张勤，2016 年 4 月 16 日）

（1）利湿消疝汤。盐橘核 10 克，盐荔枝核 10 克，青皮 6 克，炒王不留行子 10 克，车前子 10 克，黄芩 10 克，炒栀子 10 克，川芎 6 克，路路通 10 克，茯苓 10 克，泽泻 10 克，泽兰 10 克，甘草 6 克，川牛膝 10 克，炒鸡内金 10 克。水煎服，每日 1 剂，7 日为 1 个疗程。适用于睾丸鞘膜积液。服药期间忌食辛辣刺激性食物。

（2）附子大黄汤。附片、大黄各 10 克，延胡索、荔枝核、橘核、川楝子各 15 克，小茴香 10 克，桂枝 5 克，广木香、黄柏、红花各 15 克，甘草 10 克。水煎，分 2 次服，每日 1 剂。适用于睾丸鞘膜积液。急性期局部肿大、疼痛、体温升高，去桂枝、附片，加金银花、大青叶、牡丹皮各 15 克；坠痛，加黄芪、升麻各 15 克；硬块难消，加三棱、莪术各 15 克。

男性不育症及精液异常

【验方 01】（同翠，2017 年 3 月 31 日）

精子缺乏指精液内精子缺乏、稀少或精子畸形，多由不同原因引起睾丸组织萎缩，生精细胞退行性病变所致，是男性不育症的常见原因。属中医"不育"的范畴，可用以下方剂辨治。治疗期间忌房事，忌食生冷及刺激性食物，禁烟酒。

（1）王不留行 10 克。研末，加黄酒调湿敷脐，外用纱布和胶布盖贴，每日换药 1 次，20 日为 1 个疗程，一般用药 5~7 个疗程。适用于精子缺乏症。

（2）熟地黄、补骨脂、蛇床子、枸杞子、菟丝子、淫羊藿、肉苁蓉、牛膝、五味子、莲须、金樱子、煅牡蛎、鹿角胶、龟板胶各 15 克，大青盐 10 克。凉开水 1000 毫升泡药 30 分钟，文火煎取药液 300 毫升，将 2 个洁净纱布口罩浸泡于药液中使之湿透（以不滴水为宜），待温度适宜时，分别敷于腹部中极、关元及背部命门、肾俞等穴位，再将理疗仪电极板置于两口罩上调节电流刺激强度（以患者不感针刺样疼痛为度）。每次 20 分钟，每日 1 次。适用于精子缺乏症。

（3）附子、炮肉桂、白芷各 10 克，淫羊藿、透骨草、大青盐各 10 克，牡丹皮 5 克，赤芍 6 克。诸药研细末，每次取 10 克，用温开水调成糊状，敷于神阙穴，外用胶布固定，每日 1 次。适用于精子缺乏症。

（4）附子、胡椒、五灵脂、戎盐、丁香、夜明砂、两头尖、麝香各等分。共研细粉，消毒神阙穴皮肤，取药粉适量，以中药渗透剂调匀，填满肚脐，覆盖艾绒，用纱布固定，再用频谱仪照射 30 分钟，汗即可出。每日 1 次，25 次为 1 个疗程。适用于男性免疫性不育。

【验方 02】（吴明，2017 年 5 月 5 日）

熟地黄 10 克，枸杞子 10 克，山茱萸 10 克，菟丝子 10 克，益智仁 10 克，王不留行 10 克，丹参 10 克，红花 10 克，怀牛膝 15 克，制杜仲 10 克，巴戟天 10 克，淫羊藿 15 克，泽泻 10 克，川芎 6 克，土茯苓 15 克，枳壳 15 克。水煎服，每日 1 剂，连服 6 个月。适用于无精症。

【验方 03】（胡佑志，2016 年 6 月 25 日）

（1）麦芽 20 克，车前子（包煎）、山楂、乌梅各 12 克，苍术、黄柏、浙贝母、白芥子、茯苓各 10 克，甘草 5 克。水煎，分 3 次服，每日 1 剂。适用于精液不液化。

（2）黄芪 20 克，炙甘草 5 克，党参 15 克，白术、仙鹤草炭、山茱萸、当归各 10 克，陈皮 6 克，升麻、柴胡各 3 克。水煎 2 次，煎取药液 400 毫升，早晚饭前温服，每日 1 剂。本方黄芪益气固摄，使血不外溢；当归补血活血；党参、白术、炙甘草健脾、补中益气；陈皮理气健脾，补而不滞；升麻、柴胡升举下陷之阳气；山茱萸补益肝肾、收敛固精；仙鹤草炭止血。诸药合用，共奏健脾益肾、收敛止血之功效。适用于脾肾两虚型血精症。

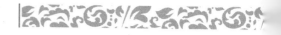

【验方04】（大志，2016年8月12日）

（1）龙胆草、车前草各10克，黄芩、栀子、木通、泽泻、生地黄、柴胡各6克，当归、甘草各3克，薏苡仁20克，川贝母5克，鲜竹沥10毫升。水煎3次，煎取药液500毫升。分3次服，每日1剂，10日为1个疗程，一般服用1～3个疗程可见效。适用于精液不液化。服药期间忌烟酒、辛辣食物。

（2）当归、川芎、蒲黄各10克，赤芍、延胡索、没药、五灵脂各6克，小茴香、肉桂各3克，干姜1片。水煎，分3次服，每日1剂。适用于弱精不育症。

【验方05】（鲁莱光，2016年2月6日）

熟地黄15克，当归20克，巴戟天15克，蛇床子15克，淫羊藿15克，枸杞子15克，仙茅10克，肉桂10克，制附子6克，山茱萸15克，菟丝子15克，鹿角胶10克（烊化冲服）。水煎，分2次服，每日1剂，30日为1个疗程。一般服药1～2个疗程可见效。适用于弱精症。

【验方06】（郭亚维，2018年8月24日）

巴戟天12克，肉苁蓉12克，附子10克，鹿茸10克，桂枝10克，续断12克，杜仲12克，菟丝子15克，干地黄15克，山茱萸15克，五味子6克，桑螵蛸15克。水煎，分3次服，每日1剂。有温补肾阳之功效。适用于肾阳不足之精子动力异常。

【验方07】（郑玉平，2018年9月28日）

（1）益肾强精方。淫羊藿15克，肉苁蓉10克，制何首乌15克，枸杞子12克，制黄精15克，当归10克，熟地黄20克，续断

10 克，狗脊 10 克，山茱萸 12 克，锁阳 10 克，大枣 20 克。适用于肾阳虚型男性不育症。

（2）益肾生精方。熟地黄 25 克，山药 15 克，枸杞子 10 克，山茱萸 10 克，怀牛膝 10 克，菟丝子 15 克，龟板 12 克（先煎），鳖甲 12 克（先煎），牡丹皮 10 克，天冬、麦冬各 10 克，大枣 20 克。适用于肾阳亏型男性不育症。

（3）养血益精方。党参 15 克，黄芪 10 克，白术 10 克，白芍 10 克，当归 10 克，熟地黄 15 克，茯苓 10 克，川芎 10 克，肉桂 5 克（后下），制何首乌 15 克，黄精 15 克，大枣 20 克。适用于气血两虚型男性不育症。

以上各方，水煎服，每日 1 剂，一般连服 6 日，停 1 日，连续服用 4～5 周，复查精液，精子质量将有一定程度的改善和提高。若精子异常属郁、瘀、痰、湿热等实证类型者，不适用上方。

【验方 08】（任纪海，2015 年 4 月 24 日）

（1）知母、黄柏、赤芍、白芍、牡丹皮、车前子（包煎）各 10 克，生地黄、熟地黄各 12 克，丹参、金银花各 30 克，淫羊藿 15 克，生甘草 6 克。水煎，分 2 次服，每日 1 剂。适用于精液不化所致的男性不育症。

（2）蜈蚣 18 克，当归、白芍、甘草各 60 克。上药分别粉碎，过 90～120 目筛，混匀备用。每次取 10 克，空腹用白酒送服，每日早晚各 1 次，15 日为 1 个疗程。适用于阳痿、早泄所致的不育症。

（3）炒茴香、川芎各 6 克，延胡索、没药、蒲黄、炒五灵脂、牛膝各 10 克，当归、赤芍各 12 克，琥珀末 3 克（冲服）。水煎，分 2 次服，每日 1 剂。适用于性交时常感小腹、阴囊部胀涩抽痛，

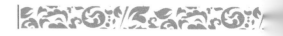
以及不能射精所致的不育症。

（4）煅龙骨、煅牡蛎各 15 克，五味子、桑螵蛸各 6 克，茯苓、煅白石脂、芡实、菟丝子、韭菜子、金樱子各 10 克。水煎，分 2 次服，每日 1 剂。适用于肾气不固，早泄、遗精所致的不育症。

（5）知母、黄柏、赤芍、白芍各 10 克，生地黄、蒲公英、丹参、续断各 15 克，金银花 30 克，当归 12 克，甘草 6 克。水煎，分 2 次服，每日 1 剂。适用于慢性前列腺炎、精囊炎所致的死精子过多之不育症。

（6）生薏苡仁 30 克，生地黄、女贞子、茯苓各 10 克，麦冬 15 克，滑石 20 克，虎杖 12 克。水煎服，每日 1 剂，15 日为 1 个疗程。适用于精子不液化所致的不育症。

【验方 09】（廖文涛，2015 年 8 月 28 日）

（1）不育酒。熟地黄、何首乌、黄精、肉苁蓉各 50 克，巴戟天、杜仲、续断、鹿角胶、菟丝子、枸杞子各 30 克，熟附子、淫羊藿、肉桂各 15 克，狗鞭 2 条，米酒 3500 毫升。将各药浸泡于米酒中，50 日后服，早晚各服 15 毫升。1 剂药可连浸 2 次左右。服完 1 剂为 1 个疗程，可连服 2～3 个疗程。适用于男性不育症。

（2）种子散。枳实 20 克，蛇床子、锁阳、五味子、覆盆子、女贞子、菟丝子、黑芝麻、当归、黄精各 30 克，蜂房 15 克，淫羊藿 50 克。共研细面。每次服 12 克，每日 2 次，连服 2～3 个月。适用于少精子及精子活力低下所致的不育症。

（3）起阳汤。柴胡、枳实、木香、香附、郁金各 6 克，焦山楂、茯苓各 20 克，鸡内金、苍术、白术、半夏、陈皮、胆南星各 10 克，白芥子 15 克。水煎服，每日 1 剂。适用于阳萎所致的不育症。

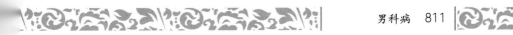

【验方10】（荣斌，2013年3月22日）

熟地黄30克，枸杞子15克，山药15克，茯苓15克，巴戟天15克，露蜂房10克，蛇床子10克，党参15克，补骨脂15克，仙茅15克，淫羊藿15克，山茱萸15克。水煎服，每日1剂。有补肾虚、益精髓之功效。适用于肾虚体弱、阳痿所致的男性不育症。肾阳虚，加附子15克、肉桂3克；肾阴虚，加知母15克、黄柏15克、鳖甲30克、青蒿10克、女贞子10克、墨旱莲15克、白薇10克、地骨皮10克（依据患者情况适当选用其中2～3味即可）；气血虚，加黄精20克、当归身15克、黄芪20克、鸡血藤30克。

【验方11】（张勤，2017年2月24日）

（1）莲子肉、沙苑子、芡实、莲须各10克，煅龙骨、煅牡蛎各15克。水煎服，每日1剂。或制成水泛丸，每次6～10克，温开水送服，每日2次。适用于肾虚遗精。

（2）龙骨6克，韭菜子4克。共研细末，空腹用黄酒调服，每日1剂。适用于肾虚遗精。

（3）五倍子600克，茯苓150克，龙骨75克。共研细末，水泛为丸，如梧桐子大。每次7克，饭前用盐汤送服，每日3次。适用于肾虚遗精。

（4）龟板20克（先煎），沙苑子15克，金樱子20克，山药20克，芡实20克，桑螵蛸20克，山茱萸15克，知母8克，黄柏8克，石菖蒲10克，牛膝10克。水煎，分早晚2次服，每日1剂，15日为1个疗程。适用于遗精症。心火偏亢，加黄连、莲子心适量；肝火偏亢，加龙胆草10克、山栀子10克；湿热偏盛，加萆薢10克、碧玉散1包；阳痿早泄，加菟丝子20克；前列腺炎伴尿频、尿后余沥不尽，加益智仁10克、乌药10克。

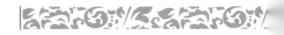

【验方12】（蒋振民，2018年3月30日）

菟丝子300克，茯苓、石莲肉各90克，五味子240克，山药180克。菟丝子先浸酒，取药酒煎煮山药，再将诸药共研为末，调和为丸。每次服10克，每日3次。适用于心阴不足所致的思虑太过、失眠多梦、烦躁；肾气虚损、肾阳不固所致的小便余沥、夜梦遗精、多饮多食、消瘦。

【验方13】（任纪海，2015年3月13日）

（1）苦瓜1个，芡实粉10~15克，冰糖30克。将苦瓜捣烂如泥，加芡实粉、冰糖和匀。分1~2次服，每日1剂。有降火滋阴、涩精之功效。适用于阴虚火旺所致的遗精。

（2）芡实、山药各30克，莲子15克，炒酸枣仁10克，党参3克。文火煎至药渣烂熟，服汤，另加白糖15克拌药渣同服，每日1剂。有健脾补肾、固精之功效。适用于遗精。

（3）栀子3~5克（研细末），莲子心10克，粳米50~100克。莲子心与粳米一同煮粥，待粥将成时，调入栀子末稍煮即可，或加白糖适量服食。有清热利湿、止遗之功效。适用于湿热内蕴所致的遗精。

（4）生地黄20克，天冬、麦冬、山茱萸各10克，党参、茯神、远志各8克，夜交藤、牡蛎各30克，黄连、肉桂各3克，甘草6克。水煎，睡前服，每日1剂。有滋阴降火、交通心肾之功效。适用于心肾不交所致的遗精。

（5）白芍、生地黄、五味子各10克，栀子、黄芩、龙胆草、木通、柴胡、川楝子、甘草各6克。水煎，分2次服，每日1剂。有疏肝解郁、清泻相火之功效。适用于相火旺盛所致的遗精。

（6）山药、党参、黄芪、龙骨、牡蛎各10克，茯苓、茯神、

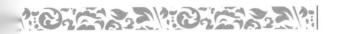

酸枣仁、莲须、芡实各 8 克，远志、桔梗各 6 克，木香、甘草各 3 克。水煎，分 2 次服，每日 1 剂。有调补心脾之功效。适用于心脾两虚所致的遗精。

【验方 14】（鲁莱光，2014 年 7 月 25 日）

仙鹤草 40 克，金樱子 30 克。水煎服，每日 1 剂。一般服药 5～6 剂可显效。适用于滑精。

【验方 15】（许士芳，2015 年 2 月 13 日）

当归、赤小豆、土茯苓、仙鹤草各 15 克，海螵蛸 12 克，茜草 10 克。水煎服，每日 1 剂。适用于血精症伴腰痛腰酸、神疲倦怠、心烦、面色萎黄、小腹坠胀等。

【验方 16】（梁兆松，2015 年 10 月 23 日）

在房事生活中，有些男性射精时会出现阴茎、会阴、尿道、阴囊及下腹部等处疼痛，医学上称之为射精痛。它主要由性生活过频、生殖系统炎症、尿道结石等方面的原因引起，这些原因可使下尿道和生殖系统充血、水肿，受压迫或阻塞，射精时可引起刺激产生疼痛。此外，尿道狭窄，精液排出受阻，也会导致射精痛。中医认为，房劳过度，耗伤肾精；湿热下注，络脉不通；精道瘀阻，气血不行等，均可导致射精痛。当发生射精痛时，首先要辨证求因，遣方用药，方可取得满意的疗效。

（1）肾阴不足型射精痛。症见射精痛，伴心烦多梦、腰膝酸软、体倦乏力、头晕目眩、口干舌燥等，舌红、苔少，脉细稍数。治宜滋补肾阴。方选六味地黄汤加减：茯苓 20 克，山药 20 克，玄参 15 克，生地黄 15 克，丹参 20 克，牡丹皮 10 克，木通 10 克，

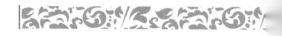

泽泻 10 克，肉桂 6 克，生甘草 6 克。水煎服，每日 1 剂。

（2）湿热下注型射精痛。症见射精痛，伴小便热赤浑浊、心烦少寐、大便后重不爽、脘腹痞满等，舌苔黄腻，脉数。治宜清热利湿。方选四妙散加减：苍术 10 克，黄柏 10 克，牛膝 10 克，车前子 10 克，茯苓 20 克，丹参 20 克，枳壳 10 克，甘草 6 克。水煎服，每日 1 剂。

（3）精道瘀阻型射精痛。症见射精痛，伴下腹部胀满、小便困难等，舌质紫暗有瘀点，脉涩。治宜行瘀散结、开通精窍。方选抵当汤加减：当归尾 15 克，桃仁 10 克，大黄 10 克，陈皮 10 克，红花 10 克，丹参 20 克，牛膝 10 克，甘草 10 克。水煎服，每日 1 剂。尿道结石，加金钱草 30 克、海金沙 20 克、瞿麦 10 克、鸡内金 15 克；精液带血，加三七 6 克、琥珀 5 克（冲服）。

【验方 17】（李典云，2013 年 11 月 15 日）

路路通 30 克，王不留行 25 克，牛膝 20 克，生麻黄 15 克，仙茅 25 克，韭菜子 25 克，淫羊藿 50 克。水煎 2 次，煎取药液250 毫升，入木盆，先熏蒸会阴部，待温度适宜时浴足，每次 35 分钟，每晚睡前 1 次，10 日为 1 个疗程，一般 1～2 个疗程奏效，连用 5～10 个疗程。适用于不射精症。用药期间禁房事，忌酒。

【验方 18】（王同翠，2017 年 8 月 25 日）

（1）吴茱萸 50 克，青盐 45 克，白酒适量。将上药急火炒烫，和匀分装数袋，热熨小腹部和阴囊。每次 20～30 分钟，每日 2 次。适用于不射精症。

（2）樟脑、龙脑、薄荷脑各等分。捣碎，混匀，密封备用。用时取 0.6～1.0 克，纳脐中，再滴入白酒 1～2 滴，外以胶布固定。傍

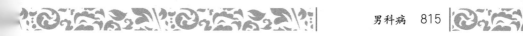

晚用药，房事后去掉。适用于不射精症。可配合服用助阳通精汤：淫羊藿、肉苁蓉各 24 克，远志、石菖蒲各 15 克。捣碎，水煎 2 次，晚 8 时服头煎，10 时服二煎，以少许白酒兑服效佳。

（3）细辛、淫羊藿各 20 克，五倍子 30 克。水煎取液，趁热熏洗会阴部。每次 5～20 分钟，每日 1 次。适用于不射精症。

（4）冰片 1 克，王不留行籽 7 粒。上药共研细末，调匀，用消毒干棉球擦净肚脐，将药填于脐内，再用麝香止痛膏敷贴，以紧贴药末不外漏为度，3 日换药 1 次。适用于不射精症。